U0879019

中国西部
麻醉住培基地现状
及研究进展

主　编：甯交琳　李　茜　侯丽宏

主　审：易　斌　朱　涛　董海龙

顾　问：刘　进　熊利泽　鲁开智

副主编：黄建成　雷　迁　思勇玉　徐桂萍

闫文军　倪新莉　朱耀民　顾健腾

北京大学医学出版社

ZHONGGUO XIBU MAZUI ZHUPEI JIDI XIANZHUANG JI YANJIU JINZHAN

图书在版编目（CIP）数据

中国西部麻醉住培基地现状及研究进展 / 甯交琳，李茜，侯丽宏主编. -- 北京：北京大学医学出版社，2025. 7. -- ISBN 978-7-5659-3392-9

Ⅰ. R614

中国国家版本馆 CIP 数据核字第 2025JN7761 号

中国西部麻醉住培基地现状及研究进展

主　　编： 甯交琳　李　茜　侯丽宏

出版发行： 北京大学医学出版社

地　　址：（100191）北京市海淀区学院路 38 号　北京大学医学部院内

电　　话： 发行部 010-82802230；图书邮购 010-82802495

网　　址： http://www.pumpress.com.cn

E-mail： booksale@bjmu.edu.cn

印　　刷： 北京信彩瑞禾印刷厂

经　　销： 新华书店

责任编辑： 王智敏　　**责任校对：** 靳新强　　**责任印制：** 李　啸

开　　本： 850 mm × 1168 mm　1/16　　**印张：** 21　　**字数：** 600 千字

版　　次： 2025 年 7 月第 1 版　2025 年 7 月第 1 次印刷

书　　号： ISBN 978-7-5659-3392-9

定　　价： 160.00 元

编 委 会

序

住院医师规范化培训（简称“住培”）是毕业后医学教育的主体环节。2013 年，国家卫生计生委等七部门联合印发《关于建立住院医师规范化培训制度的指导意见》，经过十年的持续努力，现已逐步建成了全系统配套的政策体系、大体量适配的培训体系、高效率运转的管理体系、多维度支撑的保障体系，实现了我国医师现代培训体系由“5+0”向“5+3+X”新体系的历史性重塑。各地区省市也逐步建立并完善相应的培训体系和保障机制，一批富有地方特色的实施办法和规定要求陆续推出并在实践中不断得以完善。

西部，中国最辽阔的区域，拥有 2/3 的国土面积和中国最长的边境线，但也曾是中国较为封闭和落后的地区之一。相当长的一段时期中，都与东部存在明显的发展差距。2007 年，《西部大开发“十一五”规划》的实施，让西部迎来了高速发展的春天，包括教育、卫生在内的各项事业也都取得了显著成效。

2013 年底，国家在全国范围内正式启动建立住院医师规范化培训制度。在这一大的历史背景下，西部地区的各个住院医师规范化培训基地抓住这一难得历史机遇，紧紧依靠当地政府主管部门，发奋图强，埋头苦干，克服困难，加快追赶，经过十年坚韧不拔的持续奋斗，终于使西部地区的住培工作赶上了国家的整体发展步伐，较好地实现了七部门在《关于建立住院医师规范化培训制度的指导意见》中提出的总体奋斗目标。在这一历史性的奋进过程中，西部地区的各个住培麻醉专业基地一马当先，用自己的汗水与智慧，谱写了中国住培史上的麻醉篇章。

为记录下这一有历史意义的奋斗历程，由四川大学华西医院麻醉手术中心、空军军医大学西京医院麻醉科及陆军军医大学西南医院麻醉科三位基地主任牵头，以“合作、交流、共享、发展”为目标，以提高麻醉学科临床人才培养质量、促进麻醉医师培养同质化、助力西部麻醉住培教学合作、推动西部麻醉学教育发展的初衷，遴选出有特色的 27 家基地，总结基地建设经验，编写出《中国西部麻醉住培基地现状及研究进展》一书。全书分为“基地介绍”和“中国西部麻醉教学研究进展”两部分。第一部分系统展现了 27 家麻醉住培基地的教学管理现状、取得的成绩、面临的挑战；第二部分则分类总结了 27 家住培基地在麻醉住培教育方面所做的积极探索。这是中国西部十年住培教育及探索的宝贵结晶。该书的出版与发行，不仅可增进联盟内乃至西部麻醉住培基地之间的相互了解和成果经验分享，还对我国西部麻醉医学住培教育过去十年与未来的发展趋势进行了总结和展望，可为制定相关麻醉住培政策提供数据支持和参考。

在此，我谨向所有热爱医学教育的麻醉同仁们，以及参与本书编写的专家学者和工作人员，表示最衷心的感谢！

愿中国西部麻醉住培教育在大家的共同努力下，继续蓬勃发展，为我国医学教育事业的更大发展，谱写更加辉煌的新篇章。

齐学进

前 言

自 2013 年国家住院医师规范化培训制度全面实施以来，住培体系已发展成为医疗卫生人才培育的核心支柱，成为重塑临床医师成长路径的战略纽带。麻醉学科作为围手术期医疗安全的“生命护航者”，其住培质量不仅关乎手术患者的预后，更深刻影响着舒适化医疗的普惠进程与全民健康福祉的保障。在健康中国战略背景下，麻醉医师的角色已从“手术台后的隐形守护者”转变为“全生命周期疼痛管理的主导者”，其专业能力直接决定着无痛诊疗的覆盖范围、急危重症抢救的成功率，以及患者对医疗服务的获得感与幸福感。

为响应国家区域医疗均衡发展战略，破解中国西部地区麻醉人才同质化培养难题，2023 年陆军军医大学西南医院、四川大学华西医院和空军军医大学西京医院联合中国西部 10 个省（自治区、直辖市）27 家代表性住培基地，成立“中国西部麻醉住培基地协作联盟”，拟携手共同推动西部麻醉学住培事业的发展。这一开创性举措不仅标志着西部麻醉学毕业后教育进入协同化、标准化发展的新纪元，更成为推动优质教学资源下沉、助力健康扶贫与乡村振兴的战略支点。通过构建“资源共享－师资互通－课程对标－质量均质”的四维协同机制，联盟为破解西部地区麻醉人才“数量不足、分布不均、能力参差”的结构性矛盾提供了系统性解决方案，其深远意义已超越医学教育范畴，成为践行“以人民健康为中心”发展理念的生动实践。《中国西部麻醉住培基地现状及研究进展》的编纂，正是对这一历史进程的深度回顾与理论升华。本书以“现状梳理”和“进展洞察”为主线：

第一部分全景扫描西部 27 家麻醉住培基地的建设图景，既呈现“5+3”住培模式下的标准化建设经验，亦直面资源配置效率、带教师资激励等共性挑战。通过详实数据揭示，住培基地的辐射效应已使西部地区麻醉医师数量五年增长 42%，无痛分娩率从不足 10% 跃升至 65%，体现了规范化培训对提升医疗服务质量的直接驱动。

第二部分聚焦西部麻醉教育研究从“技术工具应用”向“教育生态重塑”的范式转变，深度解析“可视化技术革新传统教学场景”“教学查房标准化流程构建”“形成性评价与终结性评价融合机制”等创新实践。研究揭示，经过住培体系培养的麻醉医师，其临床决策能力显著提升、围手术期并发症发生率显著降低，充分证明同质化培训对医疗质量提升的核心价值。

本书编纂历时两载，经编委会多轮审议、27 家住培基地编委及执笔人协作打磨，终成此稿。作为西部麻醉住培发展的阶段性总结，它既是“里程碑”——系统回答了“如何培养适应分级诊疗需求的麻醉人才”的时代命题；亦是“集结号”——昭示着从“规模扩张”迈向“质量跃升”的新征程。诚邀学界同仁以本书为起点，共探麻醉住院医师培训同质化提升之道，让舒适化医疗的暖阳照亮祖国的每一寸土地，为中国麻醉教育事业书写新发展篇章，为民族复兴筑牢健康根基。

李　茜　侯丽宏　甯交琳

2025年4月

目　录

第一部分

基地介绍

第二部分
中国西部麻醉教学研究进展

1

第一部分

基地介绍

01 第一章 陆军军医大学西南医院麻醉专业住培基地

第一节 陆军军医大学

中国人民解放军陆军军医大学是具有悠久历史和光荣传统的全国重点大学、军队重点建设院校、全国首批博士学位授权单位、全国首批开办八年制医学教育高校，是“红色军医精神”的积极倡导者和传承者，也是“白求恩精神”的发源地。2017 年，陆军军医大学以第三军医大学为基础重建，纳入白求恩医务士官学校、西部战区陆军综合训练基地军医训练大队、解放军第八医院、解放军第二六〇医院、解放军第三二四医院，形成重庆、河北石家庄、新疆呼图壁、西藏日喀则四地部署格局，占地 9079 亩，对外称“陆军军医大学”。

陆军军医大学是医学类高等教育院校，主要面向陆军、火箭军、武警部队培养医疗卫生军官和文职人员，同时面向全军培养医疗卫生军士，主体培训任务是本科教育、研究生教育、军士职业技术教育、现职军官基本培训，同时还承担现职军官辅助培训、文职人员岗前培训、文职人员专业培训、预选军士培训、军士升级培训、直招军士岗前培训、新兵入伍训练、住院医师规范化培训、国家和地方应急医疗救援力量培训、对外军事培训等任务，是全军培训层次最多、培训体系最全的院校之一，在全国医学院校中始终位于第一方阵。拥有博士学位授权一级学科 10 个、硕士学位授权一级学科 12 个、专业学位类别 7 个、博士后流动站 9 个，国家重点学科 13 个、重点培育学科 4 个，军队“双重”建设学科专业领域 3 个，重庆市“一流学科”3 个，国家重点实验室、国家工程技术研究中心各 1 个，国家地方联合工程实验室、国际联合研究中心各 2 个，教育部重点实验室 3 个，军队后勤科研实验室 19 个，国家级实验教学示范中心和国家级虚拟仿真实验教学中心 3 个，8 个学科领域进入国际基本科学指标数据库（ESI）前 1%。现有高级专业技术人员 1700 余人，中国科学院院士 1 人、工程院院士 1 人，专业技术少将、待遇级别五级和技术三级以上专家 23 人，“国家杰青”“长江学者”“万人计划”等国家级高层次人才 110 余人次，23 人入选军队高层次科技创新人才工程，13 个团队入选国家教育部、科技部、自然科学基金委创新团队。

陆军军医大学是陆战医学人才培养基地、特色医学科技创新高地、军队预防医疗保健基地、军队卫勤重要战略支撑和红色军医文化传承阵地。在 80 余年办学实践中，始终坚持姓军为战的办学方向，形成了鲜明的军事医学办学特色和优势，为国防和军队现代化建设做出了重要的历史性贡献，主要体现在人才培养质量持续提升，军事科技创新成果丰硕，医疗服务保障品质卓越和卫勤战备建设坚强有力。

进入新时代，陆军军医大学坚持以习近平新时代中国特色社会主义思想为指导，深入贯彻习近平强军思想，全面贯彻新时代军事教育方针，紧紧围绕陆军“机动作战、立体攻防”战略要求，立足陆军、面向全军，秉持“以质量取胜、以特色取胜”办学思想，紧扣“建设部队满意、世界一流军医大学”奋斗目标，聚焦“军事医学部队一流、通用医学世界一流”建设标准，弘扬“求实、创新、勤奋、献身”优良校风，坚持一体化布局、内涵式发展，深入推进政治建校、改革强校、科技强校、人才强校、依法治校，不断为建设强大的现代化新型陆军做出新的更大贡献。

第二节 陆军军医大学西南医院

陆军军医大学第一附属医院（西南医院），是一所集医疗、教学、科研和预防、保健、康复于一体的现代化综合性“三级甲等”医院。前身系国民政府中央医院，1929年建于南京，1941年迁至重庆，1949年由西南军政委员会接管，1950年命名为西南医院，1975年改称第三军医大学第一附属医院，2016年转隶军委训练管理部，2017年转隶陆军，为陆军军医大学第一附属医院。

医院拥有国家重点（培育）学科12个，国家临床重点专科军队建设项目12个，军队“双一流”重点学科1个，军队医学专科中心14个，其中7个全军研究所、7个全军专科（专病）中心。2020年复旦大学医院排行榜综合排名全国第25，较上一年度上升3名，其中烧伤科位列全国第1，病理科位列全国第4，检验科位列全国第4，整形外科位列全国第8，康复医学科位列全国第9，普通外科等12个学科提名上榜。拥有中国科学院院士1人，三级以上教授64人（在职8人），“南丁格尔”奖章获得者2人，享受国务院政府特殊津贴专家22人，“国家杰青”“长江学者”“青年千人”“万人计划”“国家优青”等特殊人才20人，博士生与硕士生导师共207人。

长期以来，医院致力于临床高新技术培育，创新性开展3D打印缺损修复、异种皮移植、心肾联合移植、移动MRI等国际、国内领先的临床新技术30项。现已形成了烧（创）伤、消化系统疾病（肝病）、心脑血管病、感染病、运动损伤与康复、临床检验与病理精准诊断等优势领域，培育了乳腺、关节、风湿病、新生儿重症等专病特色，锻造了大器官移植（心、肝、肾多器官联合）、全系列微创外科（各系统腹腔镜、介入、内镜、射频）、干细胞与再生修复、肿瘤免疫与个体化诊疗、3D打印、大数据与人工智能等核心前沿医疗技术。

医院拥有博士学位授权一级学科9个（授权点32个，为临床医学博士学位授权一级学科牵头单位），硕士学位授权一级学科11个（授权点34个），博士后流动站7个，国家级住院医师规范化培训基地28个，国家专科医师规范化培训基地2个。建成全军首个临床技能模拟培训中心，获批国际灾难生命支持课程培训基地、国家级灾害医学虚拟仿真实验教学中心、国家临床教学培训示范中心。荣获全国高等医学院校大学生临床技能竞赛特等奖，全国护理本科临床技能竞赛一等奖。参与编写国家级规划教材27部。

拥有国家重点实验室1个，国家级科研平台3个，省部级重点科研平台25个。承担包括国家自然科学基金生命科学领域第一个重大项目、国家“973”、国家重点研发计划和军队重大项目等在内的课题3000余项，年获科研经费超亿元。在军事、临床和基础三大领域获国家科技进步一等奖3项（占全校3/7），二等奖15项，省部级一等奖以上成果50项。近年来，发表影响因子10分以上原创性论著70篇，20分以上原创性论著20篇，其中以第一作者单位在*Nature*、*Science*主刊发表原创性论著2篇。主办亚洲唯一烧伤领域期刊*Burns & Trauma*，成为年度世界烧伤专业影响因子最高的杂志。

参加抗击非典、抗震救灾、抗击新冠肺炎等国内重大灾害救援行动，承担维和医疗、援利抗埃等国际重大医疗救援任务，遂行“合作精神-2012”“联合救援-2016”“核救-2019”“生防坚盾-2019”等重大非战争军事行动，圆满完成国家和军队赋予的光荣使命。承担埃塞俄比亚国防军总医院与国防大学附属医院海外援建任务，受到广泛赞誉。同时承担国家与军队指令性帮扶任务，精准帮扶帮带军地10家医院，为边防官兵和老少边穷地区百姓提供人民军医的优质医疗服务，全面打造军民融合的一流服务品牌。

第三节 陆军军医大学西南医院麻醉科

陆军军医大学西南医院麻醉科组建于1954年，1961年正式建科，1987年获硕士学位授予权，2003年获博士学位授予权，2014年获批国家级住院医师规范化培训麻醉专业基地，2020年获批国家级住院医师规范化培训重点专业基地。现为军队临床重点专科，重庆市重点学科，重庆市研究生导师团队，连续8年获复旦“全国最佳专科排行榜”提名，是西南地区师资力量雄厚、特色突出、治学严谨、设备先进的创新型现代化学科。科室拥有磁共振成像（MRI）复合手术室、数字减影血管造影（DSA）杂交手术室及各专科手术室90余间，麻醉后监测治疗室（PACU）床位20余张，单日麻醉最高量超600台，日均麻醉量可达300台，全年麻醉/手术量位居全国前20，年恢复患者超1.5万例，是中华医学会麻醉学分会的区域麻醉、老年人麻醉以及靶控输注技术培训中心。

科室现有医护人员230余人，其中医疗人员80余人，护理人员150余人，科研助理4人；其中博士研究生/博士后导师4人，中国杰出麻醉医师1人，重庆英才·创新领军英才3人，陆军科技英才2人。陆军军医大学西南医院麻醉科是全国首批“国家老年麻醉联盟单位”“基层医院麻醉科主任培训基地”“无痛内镜培训中心”“肝移植麻醉指导中心”“靶控输注技术培训中心”“区域麻醉培训中心”“老年人麻醉培训中心”等麻醉亚专业培训中心。构建了陆军唯一的“麻醉军医模拟训练平台”。

科室注重科学研究，历经三十余载积累，形成了以“围手术期器官保护”的基础研究方向和“围手术期危重不良事件的预警和干预决策支持研究”的交叉领域研究方向，获得重庆市科技进步一等奖等省部级和军队奖项10余项，获批国家重点研发计划项目、国家科技支撑计划等国家级课题50余项，省部级及军队课题100余项；在 *Nature Communications*、*BJA*、*Anesthesiology*、*Critical Care Medicine* 等知名期刊上发表SCI论著80余篇；其中青年麻醉医生10余人获得国家自然科学基金，20余人获得省部级课题，发表高水平SCI论著。

科室致力于教育建设，是国内首批麻醉大数据平台建设单位之一，近五年来已申请到国家、军、省级教育教学课题10余项，近三年承担国家、省市级继续医学教育项目20余项，教学专利数项，并制作全军级慕课，发表教学类核心期刊20余篇。荣获2024年军队教学成果二等奖，2024年校级教学成果一等奖，2022年教学成果二等奖，第一届重庆市学位与研究生教育学会研究生教育教学改革研究优秀成果奖，重庆市优秀导师团队、陆军军医大学优秀教学集体、西南医院优秀教学集体等荣誉称号。

第四节 陆军军医大学西南医院麻醉专业住培基地

住院医师规范化培训是医学毕业后教育的重要组成部分，培训合格的临床医生及提高医疗质量极为重要，在医学终身教育中起着承前（医学院校基本教育）启后（继续医学教育）的作用，是临床医生培养过程的关键所在。麻醉学科作为围手术期医学的重要支柱学科，是保障手术患者围手术期安全与舒适的核心科室，是住院医师规范化培训的重点专业学科，也是临床住培需要轮转学习的科室，在住培工作开展中占有重要地位。陆军军医大学西南医院麻醉科于2014年获批国家级住院医师规范化培训专业基地，2020年获批国家级住院医师规范化培训重点专业基地（全国首批），在中国麻醉住培教育活动中起领先作用（图1-1）。

一、基地介绍

陆军军医大学西南医院麻醉科是首批国家级住院医师规范化培训重点专业基地，拥有住培教学

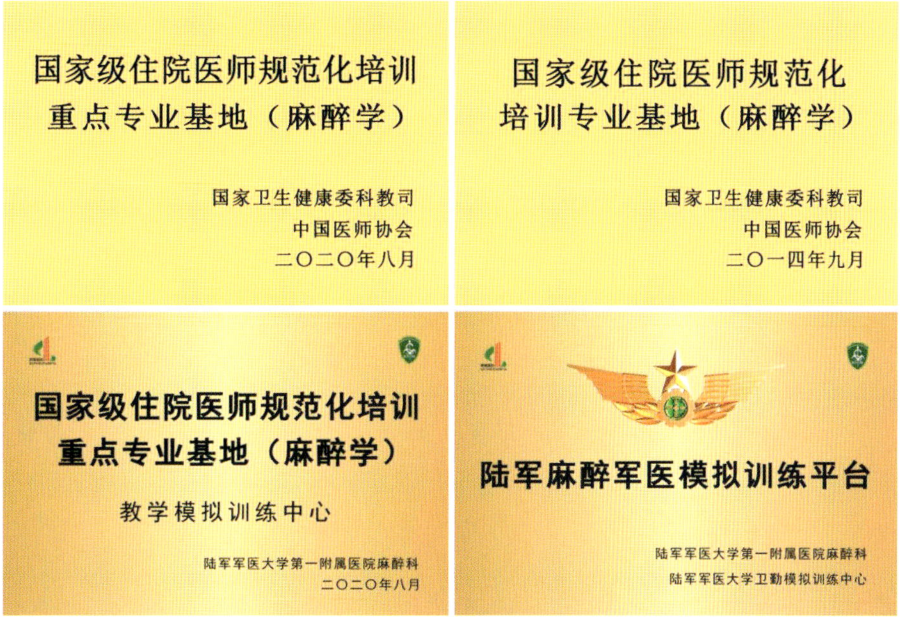

图 1-1　麻醉科住培基地及训练平台

模拟训练中心和陆军麻醉军医模拟训练平台，为住培教学和军医培训提供保障（图 1-1）。该中心目前暂位于西南医院外科楼二楼，拥有 SimMan 3G 创伤智能模拟人（212-02033）1 套，超声模拟训练系统 1 套，Dräger 麻醉机（Fabius TIRO）3 台，可视软镜纤维支气管镜（PL-F400）3 套，可视喉镜（Tdc-k3）5 套，靶控输注（TCI）微量泵（CP-730TCI）4 台，气管插管模型 3 套（成人 2 套，儿童 1 套），椎管内麻醉穿刺模型 4 套，动脉穿刺模型 1 套，深静脉穿刺模型 1 套，超声引导神经阻滞模型 1 套，心肺复苏模型及除颤仪 1 套。

在住培教学模拟训练中心和陆军麻醉军医模拟训练平台为住培活动开展提供保障的同时，全国首批、国内规模最大、军队唯一的西南医院临床技能培训中心也为住院医师的规范化培训提供了坚实基础。该中心位于阳光康居军事医学训练中心 4 楼、5 楼和三生公寓负 1 楼、1 楼、2 楼，占地约 6000 平方米；拥有国际国内先进的模拟教学仪器和培训设备千余台 / 套 / 件，总价值近 4000 万元，是目前国内规模最大、设备齐全、技术领先，集教学、示范、操作、考核等多功能于一体的全方位培训中心之一。中心设有物理诊断室、内科技能室、外科技能室、妇儿技能室、专科技能室、腹腔镜内镜介入技能室、创伤急救技能室、手术室、ICU 室、多媒体教室、监控室、评估室等功能训练模块，还设有独立的计算机室，引进了 MicroSim 计算机虚拟急救病例系统及 DxR 临床诊疗思维培训系统。

二、师资建设

（一）教学团队组织架构

科室设有专业基地主任、教学主任、教学秘书，负责管理、统筹和落实住培工作；设有质控专家组，负责教学活动的质量保障；设有教学小组，负责教学活动督导、质量提升；设有教学管理团队，负责规范住培制度、整理住培资料、协调工作安排和落实考核制度；设有初级、中级、高级师资团队，负责分层次住培带教和生活指导（图 1-2）。

基地主任易斌教授担任中华医学会麻醉学分会委员兼人工智能学组副组长、中国医师协会麻醉

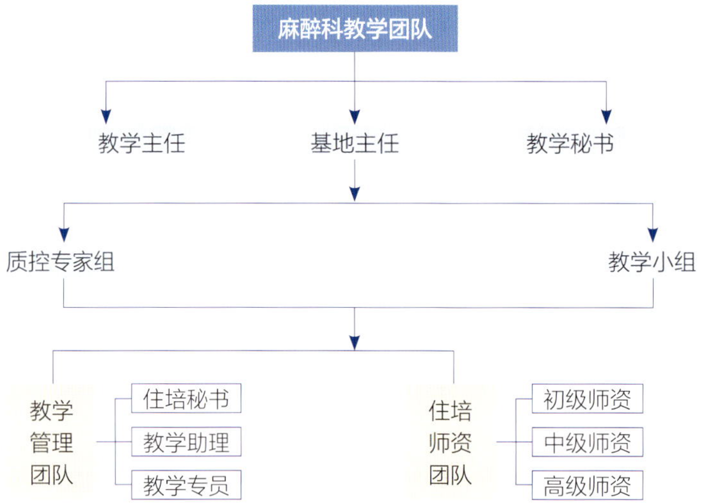

图 1-2　麻醉科教学团队组织架构

学医师分会委员、全军麻醉青年委员会副主任委员、重庆市医学会麻醉学分会副主任委员；重庆市学术技术带头人、重庆英才·创新领军人才、陆军科技英才；创伤与化学中毒全国重点实验室 PI；主持国家自然科学基金项目 6 项、国家重点研发计划课题 1 项、国家科技支撑计划分课题 1 项、重庆市重点课题、教改重点课题等省部级课题 10 余项。

教学主任甯交琳教授担任重庆市医师协会麻醉学分会委员、重庆市医学会麻醉学分会委员、中国心胸血管麻醉学会心血管麻醉分会委员；享有医院优秀青年医师津贴、优秀责任医师、优秀共产党员、三等功等荣誉；获得军队科技进步三等奖、重庆市科技进步一等奖各 1 项。主持国家自然科学基金 3 项、重庆市课题 1 项、亚洲麻醉创新基金 1 项、军队指令性课题 1 项、军队重大专项分课题 2 项、医院重点项目 1 项；担任临床医学本科、护理本科、专科大班课教员，教学督导评为“优秀”，获得陆军军医大学“优秀教员”2 次，陆军军医大学“讲台励兵”擂台赛二等奖。

（二）师资队伍

目前共有住培师资 46 人，正高 3 人，副高 27 人，主治医师 17 人，其中博士 11 人、硕士 20 人，参加省部级 / 国家级师资培训人数占比 65%。近五年，本教学团队申请到国家级、全军级、省部级教学课题 10 余项，连续多年被评为院先进教学集体，2023 年被评为校优秀教学集体，2024 年被评为院级优教团队；获评重庆市住培名师 2 名，西南名师 1 名，多名师资被评为院优秀带教老师，是一支教学经验丰富、科研实力雄厚、梯队建设完备的教学队伍（表 1-1）。

表 1-1　优秀教学集体及优秀教师奖项

时间	奖项
2016—2019 年	院先进教学集体
2021—2022 年	院先进教学集体
2023 年	校优秀教学集体
2024 年	院级优教团队

续表

时间	奖项
2017 年	优秀带教老师
2018 年	优秀带教老师
2019 年	优秀带教老师、优秀硕士导师
2020 年	优秀带教老师、优秀硕士导师、优秀教学秘书
2022 年	教辅之星
2023 年	优秀教学老师
2024 年	住培名师、西南名师、教学之星

（三）师资考核

科室导师团队根据师资年限和职称分为初级、中级、高级师资，每一级师资负责相应层次学生带教，师资通过自身学习可提升为上一级师资，同时我们也推出了师资退出制度：以住院医师季度性理论考核（15%）、临床亚专业组出组考核（15%）以及年度结业考核（20%）等为基础依据，再辅以住院医师的 360° 评价（50%）反映师资胜任力，对于连续两年住院医师考核及评价低于 80% 者，取消其下一年度带教资格。

为提高住培带教质量，丰富教学活动，科室对于师资和住院医师都实施了奖惩制度。每月进行带教师资和住院医师间的互评：以带教态度、带教水平、知识层面和知识收益为依据评选优秀师资，以学习积极性、临床表现力和理论考核成绩为依据评选优秀住院医师，评选出的优秀科室之星（“优秀教师”“优秀住院医师”）于科内展示，以提升师生教与学的动力，提高教学质量。同时，在科室开展的住培教学活动中，若出现教学事故、教学活动（小讲课、教学查房和病例讨论）被医院或科室督查不合格或被学员投诉者，都将取消次年参评优秀住培师资资格。

（四）师资培训

为进一步落实二十大提出的全面建设社会主义现代化首要任务——高质量发展，坚持以推动高质量发展为主题，加快高质量教育体系建设，陆军军医大学第一附属医院麻醉科举办“学科高质量发展论坛”系列专题讲座，邀请国内知名麻醉学专家及住培专家对麻醉学临床质量控制、麻醉学继续教育模式等进行深入交流与研讨，以提高团队的师资建设与力量，提升麻醉学人才培养质量，打造麻醉学科医、教、研一体化可持续发展，推进学科高水平建设。同时，我们也定期指派科室骨干师资参与院级、市级、省级及国家级培训，提升自身素质。

三、质量管理

（一）入科教育

在住院医师规范化培训活动中，入科教育是重要环节，可以让住院医师提前熟悉并适应学习环境，为快速进入临床工作打好基础。目前各专业科室对于入科教育仅限于口头宣教或者简单介绍，并没有完全起到教育目的。我们根据科室实际情况安排专人进行入科教育，为住培教学开展提供良好开端。住院医师入科后首先由住培秘书对科室环境进行简单的介绍，然后进行为期一周的入科教育活动（表 1-2），最后进行入科教育后考核，考核通过后方可参与导师选择和参加下一步教学活动。

表 1-2 入科教育活动

时间		模块	专题内容
星期一	08：00—08：30	专业基地学科背景、环境和组织构架	学科发展的历史与未来
	08：40—09：10		专业基地环境及师资介绍
	09：20—09：50	专业基地规章制度	科室规章制度
	10：00—11：00	专业基地培训内容、目标和计划	《住院医师规范化培训内容与标准》解读
			轮转计划及考勤要求
	11：10—11：40	各临床实践和技能考核制度及评价	培训手册填写、日常管理及反馈
	11：50—12：10		考核内容及考核形式介绍
星期二	08：00—17：00	本专业轮转期间需掌握的基础要求	麻醉科医疗设备的使用
			手术室无菌原则
星期三	08：00—17：00		参观护理医疗工作日常
			手卫生
星期四	08：00—17：00	麻醉前准备工作流程	麻醉前准备工作流程，麻醉信息系统的使用，毒麻药品、耗材的出入库等
星期五	08：00—12：00	专业基地医患沟通特点	外出麻醉及麻醉门诊术前访视工作流程
	15：00—16：00	入科教育考核	入科教育考核

（二）双导师制教学（责任导师和临床带教导师）

责任导师职责：负责住院医师日常、思想等方面。

临床带教导师职责：负责每日术间住院医师临床知识的带教，要求每日≥10分钟的床旁带教。

住院医师在整个住培活动中不仅要学习理论知识、技能操作，更应注重本身的素质培养。传统的住培培训模式注重住院医师入科后临床工作带教，但该培训模式让住院医师缺乏归属感，不能完全融入集体；另外，常规排班使得每一个住院医师每日带教导师不同，不能系统地了解其学习进展与技能掌握情况，难以做到放手培训，采取导师制度可以使住培教学更有针对性和连续性。而双导师制度的建立不仅解决了住院医师的教学，也关注了其生活和精神状态，能及时了解其问题所在。

每一年新入科住院医师配置一名责任导师，主要督查该住院医师的各项培训工作进展与考核情况，包括执业医师考试、年度考核、结业考核、轮转手册填写等，了解住院医师的思想动态和工作问题，为住培工作的开展和住院医师的生活学习提供保障。

（三）采用麻醉住培知识点模块化实施分层递进教学

落实国家关于分层递进培训的通知要求，根据培养对象的不同培训年限和能力素质要求，设置并实施递进上升、符合岗位胜任的阶段性培训目标，以达到培养能独立、规范地承担本专业常规诊疗工作的合格临床医师的总目标。培训过程中，以六大核心胜任力为导向，遵循医学人才成长规律，通过有效设置总体目标、年度目标，科学编排轮转计划，细化具体培训内容，使住院医师掌握的理论知识由浅入深、临床技能由初级到高级、临床思维由单一病种管理到多病种联合管理，最终达到培养具有良好的职业素养、全面扎实的专业能力、细致的患者管理能力、有效的沟通能力和团队合作能力、能独立从事麻醉专业诊疗工作的住院医师的目标。然而，实际的临床培训过程中，住院医师知识储备、医院工作模式、科室师资水平等多种因素将严重影响住培活动的高质量推进。对此，我们提出了分层递进联合模块化的教学模式。

1. 分层

1.1 住院医师分层

第一年：入科时，入科住院医师水平参差不齐，需了解住院医师有无执业医师资格、有无值班经历、有无三甲医院工作经历、学历、工作年限等。对刚从学校毕业或来自基层医院的住院医师，需要由带教老师定向带教 1 个月，然后参与各亚专科的轮转。无执业医师资格证书的住院医师不得安排值班。

第二年：督促未参加执业医师考核的住院医师努力通过国家执业医师考试。同时，参与各亚专科的轮转，并参与各项技能操作的实践。

第三年：参与复杂手术、急诊手术的麻醉和外出麻醉，如：心脏、大血管手术，外出胃肠镜、纤维支气管镜（纤支镜）、DSA 等手术的麻醉。

1.2 带教师资分层

通过重庆市中级职称考核并被医院认定的住培师资归为初级师资，每一年参加科室师资考核合格并通过重庆市副主任医师认定者可晋升中级师资，经科室支委会讨论具有临床领导能力并任命为科室亚专业临床组长者晋升高级师资。

1.3 分层教学

第一年新入科的住院医师由初级师资和中级师资进行带教，实现医学生向临床医师的转变：学习麻醉科工作常规，初步掌握常规的麻醉方法及手术等相关的理论知识与技能；掌握心肺脑复苏等急救技术；掌握病史采集、查体和实验室检查判读等进行综合术前评估的基本技能，提高与患者、带教老师及手术团队成员的沟通、协调能力，能制订基本的麻醉管理方案等。第二年住院医师由中级师资团队带教，在上级医师的指导和培训下，掌握麻醉各亚专业以及有创诊疗操作的麻醉实施与管理，熟悉常见合并症的处理与麻醉管理等。第三年住院医师由高级师资团队带教，通过完成累积一定数量常见手术的麻醉，在上级医师的监管下，能够独立实施常见手术的麻醉与管理；了解复杂手术和危重患者的围手术期管理；知晓麻醉学科国内外理论的新进展；初步掌握前沿的临床麻醉特殊监测和治疗技术。

2. 模块化教学模式

在理论知识小讲座和临床病例讨论等教学活动中，我们采取模块化教学，根据 5 个临床亚专业组的临床工作特点将其与《住院医师规范化培训内容与标准（2022 年版）》建议的 50 个知识点进行配比（表 1-3），结合知识点相关的疾病完善病例讨论，形成前后相互联系的教学模块，以进一步细化教学内容、整合教学知识、结合理论与实践、提高师资带教能力与住院医师学习兴趣，从而进一步提升住院医师规范化培训质量。

表 1-3　麻醉学理论课程相关知识点

理论课程相关知识点	理论课程相关知识点	理论课程相关知识点
1. 麻醉前评估与准备	7. 麻醉与呼吸	13. 麻醉与应激
2. 麻醉通气系统	8. 麻醉与循环	14. 水、电解质平衡与失调
3. 血流动力学监测及临床意义	9. 麻醉与血液	15. 酸碱平衡及失调
4. 心肺脑复苏指南	10. 麻醉与肾脏	16. 围术期液体治疗
5. 非麻醉患者镇静镇痛原则	11. 麻醉与肝脏	17. 围术期输血指征
6. 麻醉与脑血流、脑代谢	12. 麻醉与内分泌	18. 静脉麻醉

续表

理论课程相关知识点	理论课程相关知识点	理论课程相关知识点
19. 吸入麻醉	30. 椎管内麻 醉和治疗	41. 多器官功能障碍（MODS）
20. 局部麻醉药和局部麻醉	31. 控制性降压	42. 危重患者的营养
21. 肌松药及肌松药监测和拮抗	32. 麻醉恢复室和苏醒期并发症	43. 急性呼吸窘迫综合征（ARDS）
22. 作用于肾上腺素受体的药物	33. 日间手术的麻醉	44. 出血、凝血功能的监测和调控
23. 拟胆碱药和抗胆碱药	34. 术后镇痛的处理原则	45. 体温管理
24. 血管扩张药和强心药	35. 心脏病患者非心脏手术的麻醉	46. 中枢神经系统功能的监测
25. 气管插管和肺隔离术	36. 老年麻醉	47. 疼痛诊疗
26. 困难气道处理	37. 小儿麻醉	48. 加速外科康复（ERAS）
27. 麻醉期间的呼吸管理	38. 产科麻醉	49. 肥胖患者的麻醉
28. 麻醉期间的循环管理	39. 超声相关技术	50. 医学人文与医患沟通能力
29. 全身麻醉并发症	40. 神经阻滞	

3. 细化模拟教学实施方案

麻醉学是一门实践性和经验性极强的应用学科，优秀临床麻醉医生在具备系统、扎实的专业理论知识的同时，也应具备熟练的临床实践技能与良好的临床逻辑思维。研究证明，传统的教学模式因为知识点单一、缺乏结合实践的能力，存在诸多不足而难以保证培训质量。而模拟培训可为住院医师提供逼真的培训环境，在很大程度上弥补了临床客观条件的欠缺，是联系医学理论与临床实践的桥梁，有利于住院医师临床技能与思维水平的提高，是整个医学教育中极其重要的环节。国内外临床模拟培训经验证实，临床模拟培训是切实提高医学生临床诊断能力、操作能力和良好临床思维方式的行之有效的方法。

（四）基础技能和可视化技能培训

基础技能培训包括：气管插管，椎管内麻醉，动脉穿刺置管，中心静脉穿刺，心肺复苏及电除颤。可视化技能培训包括：纤支镜使用，超声辅助神经定位，双腔支气管与喉罩应用，经鼻气管插管和环甲膜穿刺。两大技能培训均可分为模拟培训和临床培训两部分（图 1-3），第一年及第二年住院医师，应掌握基础技能与可视化技能。在临床技能培训中心参与培训，由专门的技能培训师资负责模拟培训，待熟练掌握后进入临床培训阶段，实时参与临床麻醉操作工作。

（五）麻醉危机模拟培训 + 软件培训

麻醉管理在围手术期占有极其重要地位。在个体差异、基础疾病所致病理生理改变、麻醉致患者生理功能改变、手术刺激所致应激等多种因素的作用下，患者可能出现危及生命安全的过敏性休克、心搏骤停等突发情况。在此种情况下，住院医师对危机事件的处理能力尤为重要，关乎患者生命安全与预后。但临床麻醉工作中，由于麻醉危机事件相对少见，且在患者生命安全重于一切的情况下，身处危机情况中的带教导师难以及时、完整地培养住院医师的危机处理能力。因此，在住培过程中，住院医师危机处理能力的培养极具挑战。基于此，科室设立了麻醉危机模拟培训平台，并配置了专门的教学场地，建立了模拟手术室，配备相应的教学软件、设备及专业的教学团队，通过 SimMan 3G 高端智能模拟人的典型病例进行模拟教学，使住院医师体验临床真实环境，亲自参与案例运行、思考、反馈、沟通、抢救和自评等过程，旨在提高住院医师的理论知识储备和临床思维能力（图 1-4）。

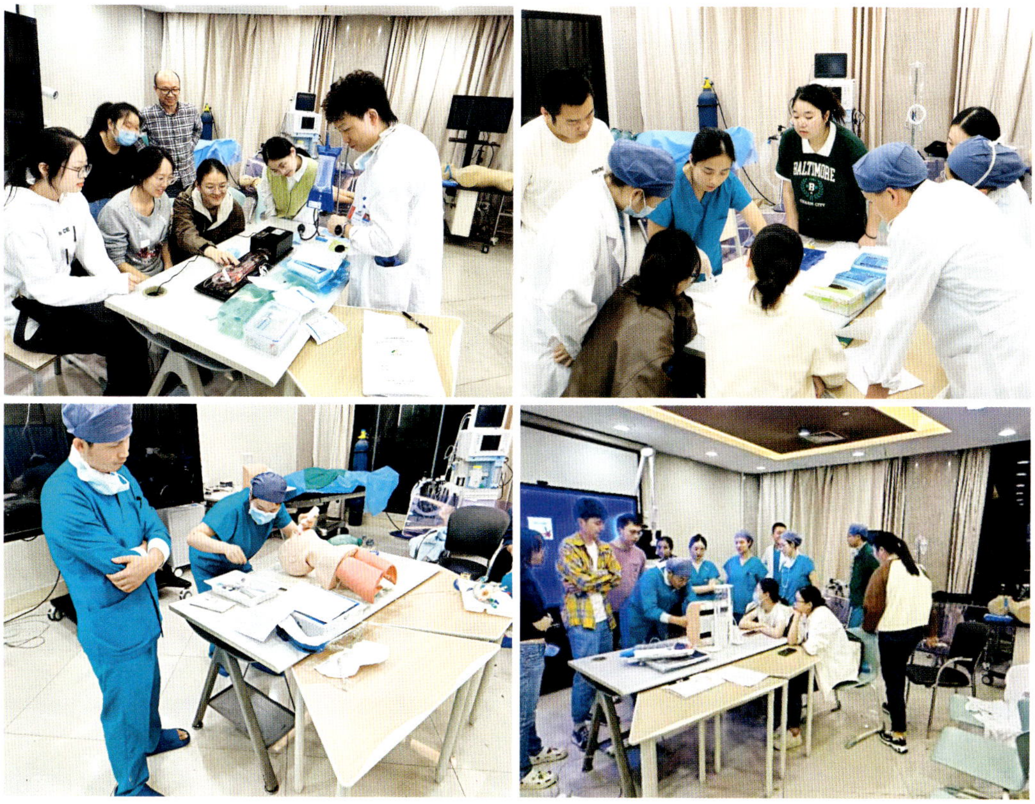

图 1-3　技能培训

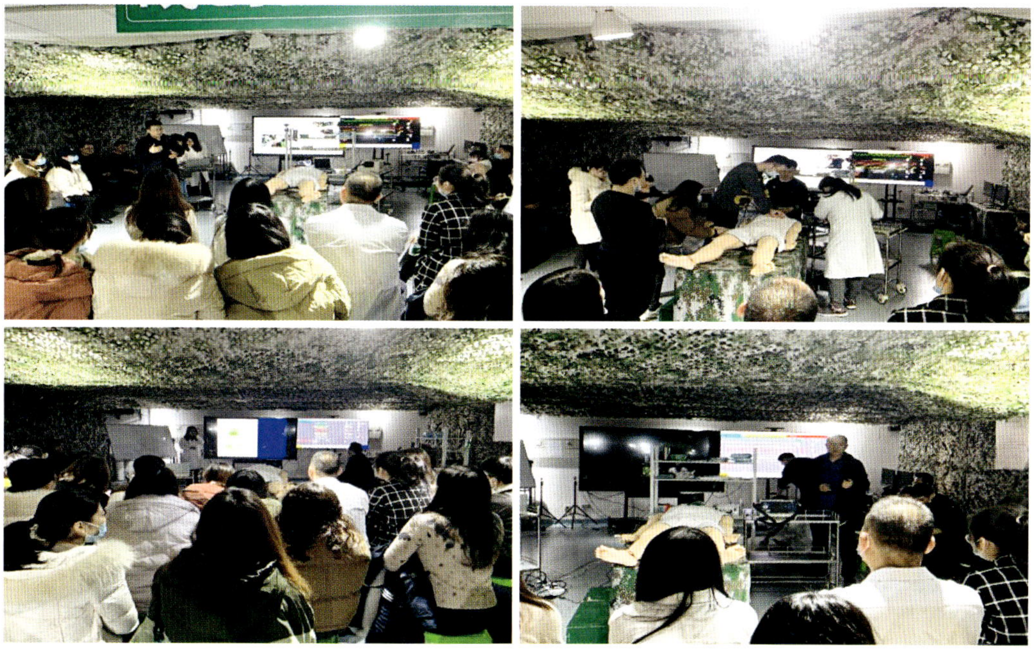

图 1-4　麻醉危机模拟培训

（六）完善教学大数据研究

利用“多源临床教学数据的实时采集与辨识”“面向人工智能方法的教学指标分析与预测预警模型的构建”“教学评测评估算法与智能教学干预提示”等多种关键技术，对住院医师临床技能操作和术中麻醉管理数据进行实时采集分析，并融合手术患者医疗信息系统／影像归档通信系统／电子病例（HIS／PACS／EMR）临床数据以及追踪随访数据，由此形成高质量临床技能培训教学数据集。同时，智能分析数据集与住院医师操作技能、评估评测、反馈以及患者预后等关联，构建临床技能培训评估评测反馈人工智能支持知识图谱，实现对住院医师培训期间技能培训质量的实时追踪，能够有效对住院医师临床技能的弱项以及不足等自动诊断和综合追踪预警，能够减少大量临床技能培训对指导医师的依赖度，切实提高每位麻醉学住院医师的临床培训质量。

（七）培训质量

自 2015 年住培招生工作以来，住院医师执业医师资格考试首次通过率、理论结业考核首次通过率和结业考核通过率均达到要求，住院医师满意度 100%，明显超过目标建设要求（表 1-4）。至今共培训了 160 余名具有良好职业道德、人际沟通能力、应急能力和团队精神，能独立从事麻醉常规临床工作，具备一定科研和教学能力的住院医师。根据已毕业住院医师就业基地的反馈，本基地培养的住院医师都能达到国家级住院医师规范化培训基本标准，能独立胜任相关临床工作，得到用人单位的肯定。

表 1-4 住院医师规范化培训质量

年份	执业医师考试首次通过率	结业临床实践能力考核首次通过率	结业理论考核首次通过率	年度业务水平测试百分位平均值	住院医师满意度
2020	100%	100%	100%	43.24%	100%
2021	84%	100%	100%	68.27%	100%
2022	100%	86.7%	100%	60.77%	100%

四、教学成果

本基地以住培教育、研究生教育及军事教育等为主题，对培训方式、培训质量、评估与考核系统等多个方面进行了探索与研究，并取得了一系列教学成果（表 1-5），包括教学课题 17 项、教学专著 5 部、教学文章 16 篇、教学专利 5 项、教学成果奖 3 项。基地三位指导医师参编了《住院医师规范化培训麻醉科专业教学查房实施指引（2024 年版）》。在临床技能操作上我们提出了超声引导教学，应用临床大数据提高住培及专业硕士培养质量，建立人工智能考核系统，解决了本基地住培教育中所存在的一些短板问题，有助于住培教育的革新。

表 1-5 教学成果汇总

成果类别	题目	
教学课题	2015Y0403	临床教学大数据在提高麻醉专业硕士研究生个体化临床培训质量的探索和应用
	2016B-XL020	心理干预在影响模拟培训质量的探索和研究
	YJZX16D28	心理干预对军队医学专业学位研究生心肺复苏模拟培训质量的影响
	SWH2016JG032	基于 Mini-CEX 的住培生麻醉学军事临床技能培训 SOP 设计和应用研究

续表

成果类别	题目	
教学课题	2017Y0503	基于改良 Mini-CEX 的麻醉学专业型硕士研究生临床技能培训 SOP 设计和应用研究
	B2-YX20180302-10	基于人工智能的麻醉学专业硕士临床技能培训考核系统的建立和应用研究
	YJG191019	麻醉学专业学位硕士研究生科研系统的研发与应用
	193368	麻醉临床教学考评系统的研发与应用
	YJG202039	基于教学大数据及 ML 算法研究的麻醉专硕生临床技能培训方案设计研究
	2022WSJK095	麻醉学住院医师综合能力规范化培训考核系统的构建和应用
	2022B23	核应急医学救援带污伤病员的麻醉标准化研究及培训推广
	2023bjg207	微信端麻醉住院医师电子岗前培训系统的构建与应用
	233573	分层递进联合模块化教学提升麻醉住培学员临床实践能力的设计与应用
	2023yjsB03	军地联合培养麻醉学硕士研究生科研能力模式的构建和运用
	PY202479	基于大模型技术构建《麻醉学》本科教学知识图谱
	2024A06	基于核心救治能力的“实战型”麻醉军医职业培训课程建设
教学专著	《麻醉与肾脏》	住院医师规范化培训数字化标准教程
	《麻醉学》	国家卫生和计划生育委员会住院医师规范化培训规划教材
	《药理学》	国家卫生健康委员会“十三五”规划教材
	《中国人民解放军陆军－陆军麻醉专业军官训练》	军事教材
	《基层军医手术学》	军事教材
教学文章	《中国高等医学教育》	基于 MicroSim Inhospital 软件的强化模拟训练在麻醉科住院医师急救能力培训中的应用
	《临床麻醉学》	一种安全简单的超声引导下腰丛神经阻滞新方法：“三叶草”法
	《中国高等医学教育》	超声引导在麻醉专业学生深静脉穿刺临床教学中的应用
	《中华全科医学》	TBL 教学模式在临床麻醉模拟教学中的初步应用
	《上海研究生教育》	应用教学大数据系统提升麻醉学专业型研究生教学质量的研究
	《中国高等医学教育》	基于 Mini-CEX 的麻醉学住院医师规范化培训的新教学模式设计和应用
	《中国高等医学教育》	心理反馈培训模式对提高模拟培训质量的效果分析
	《医学教育研究与实践》	人工智能在麻醉学专业硕士临床技能培训考核中的应用可行性探讨
	《麻醉安全与质控》	可视化超声技术提高蛛网膜下腔穿刺教学质量的探索
	《解放军医院管理杂志》	心理干预对军队医学研究生培训质量的影响
	《中国急救复苏与灾害医学杂志》	核应急医学救援沾染急救手术模块的设计与组训初探
	《中华医学教育探索杂志》	改良 Mini-CEX 在麻醉学住院医师规培教学查房中的应用
	《中华医学教育探索杂志》	PBL 教学查房在麻醉住院医师规范化培训中的实践
	《中国继续医学教育》	住培生临床麻醉学教学查房三种模式的事件与探讨
	《中华医学教育探索杂志》	整合医学理念联合 PBL 在麻醉住院医师规培教学中的应用
	《中华医学教育探索杂志》	模拟医学在麻醉住院医师规范化培训中的应用研究

续表

成果类别	题目	
教学专利	软件著作权：	麻醉大数据质控系统 V1.0
	软件著作权：	麻醉术后访视系统著作权 1.0
	教学发明专利：	一种智能教学辅助系统，20201134776.2
	软件著作权：	临床教学考评系统 V1.0
	软件著作权：	麻醉硕士研究生科研系统 V1.0
教学成果奖	第一届重庆市学位与研究生教育学会研究生教育教学改革研究优秀成果奖	提高麻醉专业学位研究生临床培训质量的探索和研究
	陆军军医大学校级二等奖	野战手术麻醉学教学体系的构建与研究实践
	陆军军医大学校级一等奖	核沾染合并创伤的麻醉与手术救治标准化教学体系构建与实践

受重庆市卫健委指派，本基地承办了 2023 年、2024 年重庆市住院医师规范化培训考官培训班。基地主任、教学主任及多名骨干师资在培训班中授课，基地骨干师资连续多年担任重庆市住院医师规范化结业考核考官。本基地还承办了 2023 年及 2024 年“国家胜任力为导向麻醉科专业住院医师规范化培训师资培训班”，并获得中国医师协会的高度认可（图 1-5）。

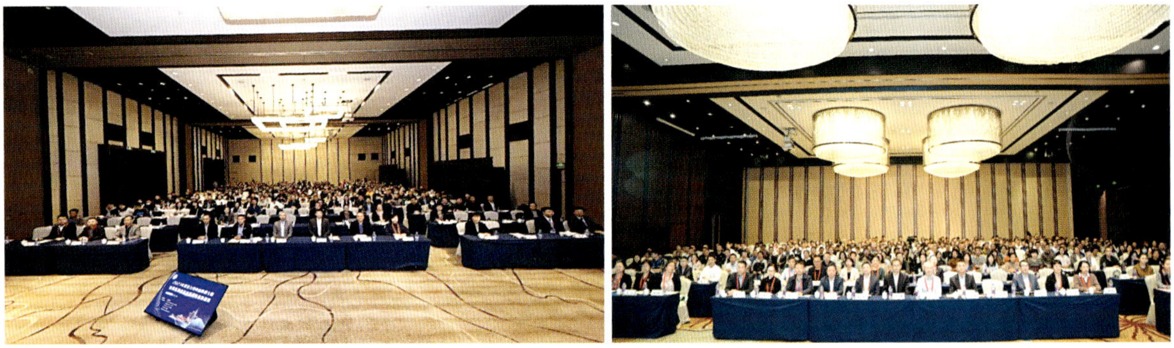

图 1-5 承办国家级住院医师规范化培训师资培训班

五、困境与展望

迄今，住培工作开展已有 10 个年头，住院医师培训正努力实现规范化和同质化，但是在我们的培训过程中仍然存在不足之处，距离国内顶尖团队要求还有差距。

（一）分层递进实施的问题

本基地分层递进的实施总原则为：第一年参与Ⅱ级手术和部分Ⅲ级手术的麻醉，第二年参与Ⅲ级手术和部分Ⅳ级手术的麻醉，第三年参与Ⅳ级手术、外出手术、门诊手术、急诊手术的麻醉。同时，结合住院医师的水平层次、个体差异安排分层递进学习方案，其理论与技能考核根据不同学年的认知程度和难度要求进行分层考核。然而，实际临床培训过程中，由于临床工作的复杂性，住院医师往往难以严格按照分层递进方案进行各亚专科麻醉的轮转。

（二）教学查房的问题

当带教的住院医师超过一定数量时，麻醉科的教学查房就难以像其他临床科室一样，在患者床边进行病史汇报、体格检查以及病情分析。因为麻醉科本身没有患者，只有等待患者进入手术间后才能进行，此时暴露出至少 3 个问题：第一，手术间人数限定问题；第二，手术患者比较反感当面讨论与麻醉手术相关的并发症等问题（与临床科室不同，往往涉及死亡、致残等）；第三，查房时间较长，患者在环境陌生的手术室难以配合。

（三）实际培训例数达标问题

在基地的考核标准内，对儿科、心肺转流（体外循环）手术麻醉量均有数量要求，由于该类手术量本身比较少，同时考虑手术间感控因素，需控制手术间内的人数，因此对本基地而言，达标有一定压力。

麻醉学是一门研究临床麻醉、调控生命机能、重症监测治疗和疼痛诊疗的科学。麻醉医师更是医师中的全能选手、外科医师中的内科医师、内科医师中的外科医师，麻醉学已由简单的“打一针”发展成保障医疗安全的关键学科、舒适医疗的主导学科、未来医院的支柱学科、医学创新的重点学科、社会熟知的品牌学科，在全面保障患者安全的诊疗过程中发挥重要作用，是安全医疗和舒适化医疗的重要保障。

麻醉住培是国家住培重点之一，是培养规范化麻醉住院医师的必要途径。住培工作是一项益国益民的政策，关系到我国医学人才的培养模式和医疗体制改革方案的顺利进行，需要大力推进。积极开展麻醉住培基地建设和提高麻醉住培人才培养，必将推动麻醉住培工作更快更好地发展，为建设特色社会主义国家谱写新篇章。

编　委：甯交琳
执笔人：王　芝

02 第二章 重庆大学附属江津医院麻醉专业住培基地

第一节　重庆大学

重庆大学创办于 1929 年，提出建设“完备弘深之大学”的愿景，到 20 世纪 40 年代发展成为文理工商法医各学科齐全的综合性大学。经过 1952 年全国院系调整，成为以工科为主的多科性大学。1960 年被确定为全国重点大学。改革开放后，学校进行了全面的恢复调整和改革建设，成为一所以工为主、多学科协调发展的高校。1998 年获批国家“211 工程”重点建设高校。2000 年原重庆建筑大学、重庆建筑高等专科学校与重庆大学合并组建为新的重庆大学，2001 年成为“985 工程”重点建设高校，2017 年入选国家“世界一流大学建设高校（A 类）”。2022 年重庆大学入选第二轮“双一流”建设高校，学校发展进入新的历史阶段，朝着中国特色、世界一流大学办学目标不懈奋进。

学校学科门类齐全，涵盖理、工、经、管、法、文、史、哲、医、教育、艺术 11 个学科门类，设 7 个学部 35 个学院，以及 7 所附属医院；教职工 5300 余人，在校学生 50 000 余人，其中研究生 24 000 余人，本科生 26 000 余人；校园占地面积 5300 余亩，有 A 校区、B 校区、C 校区、虎溪校区和两江校区。

重庆大学医学院：始建于 1946 年。1952 年全国院系大调整中，并入华西大学（现四川大学华西医学中心）。自 20 世纪 70 年代，重庆大学以生物医学为切入点，发挥工科优势，开始生命与医学领域的学科建设，其中生物医学工程学科为国家一级重点学科，临床医学、动物学与植物学、生物学／生物化学为 ESI 前 1% 学科。近年来，为契合“双一流”建设和发展的内在需求，恢复医学学科建设，于 2018 年 6 月成立重庆大学医学院，为重庆大学医学学科的全面建设迈出了至关重要的一步。医学院建设将坚持“高起点、研究型、入主流、有特色”的建设原则，坚持医工融合，依托重庆大学工科优势，探索与实践新医科的创新型发展路径，从医学前沿基础研究与研究生教育切入，逐步构建和完备医学学科体系、教学科研服务体系以及医教研融合体系，形成鲜明的学科特色，努力建设成为我国医学学科领域的重要一极，并将其打造为国际一流、高端人才集聚、新型人才培养和前沿医学研究的高地。

医学院经过六年多的建设，已经在学科建设、科研平台、人才队伍与附属医院等方面取得了快速的发展，逐步集聚了一支学缘结构合理，拥有外聘院士、国家级（青年）高端人才的高水平学术队伍。目前共拥有博士生导师 28 人，硕士生导师 138 人。2019 年获批“基础医学”“临床医学”一级学科硕士学位授权点，2021 年获批“临床医学”本科专业，2022 年获批“临床医学”一级学科博士学位授权点。已建成“神经智能研究中心”“精准医学研究中心”“创伤急救研究中心”等研究平台，建成医学公共实验中心和实验动物中心两大科研服务平台。在神经生物学、肿瘤学、急救与创伤医学、分子医学和再生医学等研究领域形成了一定的学科特色与优势。拥有重庆大学附属肿瘤医院、重庆大学附属三峡医院、重庆大学附属中心医院、重庆大学附属涪陵医院、重庆大学附属江津医院、重庆大学附属黔江医院、重庆大学附属人民医院 7 家三级甲等附属医院以及重庆大学附属沙坪坝医院。

第二节　重庆大学附属江津医院

重庆大学附属江津医院（重庆市江津区中心医院）始建于 1939 年，是一所集医疗、教学、科研、预防、保健、康复和医学救援为一体的国家三级甲等综合医院。医院设有博士后科研工作站、RE 医学教育基地、院士专家工作站、国家药物临床试验机构，是重庆市抗癌协会癌症康复与姑息治疗专业委员会主任委员单位。江津区 120 调度指挥中心设在本院。

医院设本部和东门分院，占地面积共 220 亩，业务用房面积 18 万平方米，资产总值超过 11 亿元。编制床位 1000 张，开放床位 1600 张，年门（急）诊量突破 120 万人次，出院病人 6.5 万余人次，年手术量 3 万余台次。医院配备先进的医用直线加速器、磁共振成像系统（3.0 T）、超高端科研型螺旋 CT、达芬奇手术机器人、数字化 C 型臂平板探测器血管造影系统、数字乳腺 X 射线摄影系统（乳腺断层 DR）、数字化医用 X 射线摄影系统（双板多功能 DR）、口腔颌面锥形束计算机体层摄影设备（口腔 CT）、双能 X 射线骨密度仪、最新型准分子激光系统 / 飞秒激光角膜屈光治疗机、体外循环机、人工心肺机系统（体外膜肺氧合，ECMO）、椎间孔镜、关节镜系统、神经内镜、超声电子上消化道内镜、全自动血细胞分析仪流水线等价值约 6 亿元的医学装备。

医院现有在职职工 1763 人，柔性引进国内国际知名专家 5 人。其中，国家级人才 1 名，重庆市创新科技领军人才 1 名，博士、硕士研究生 220 余人，高级职称 200 余人。在国家级、省级学术专业委员会任职 200 余人，中国中西医结合学会血液专委会常委 1 人、灾害医学专委会常委 1 人，重庆市级专业委员会主任委员 2 人、副主任委员 7 人。《检验医学与临床》杂志副主编 1 人、编委 1 人，《重庆医学》杂志编委 1 人，《湖南中医药大学学报》编委 2 人。

医院科室门类齐全。设有 35 个临床科室、12 个医技科室和 23 个行政后勤科室，其中，省部级重点学科 4 个、省部级临床重点专科 9 个、省部级特色专科 2 个。开设了儿童专科医院，肿瘤专科医院，江津区医学影像会诊中心（区域性），病理远程会诊中心，江津区呼吸疾病研究所。有重庆市重症医学科质量控制中心渝西分中心、江津区医学检验质量控制中心、江津区心血管病质量控制中心、江津区院感质量控制中心、江津区儿科质量控制中心、江津区呼吸科质量控制中心、江津区病理质控中心、江津区麻醉医疗质控中心等 12 个区域性质量控制中心。

医院科研势头发展强劲。博士后科研工作站自 2018 年开始招收博士后研究人员。累计发表文章 1000 余篇，其中高质量论文（CSCD、SCI、核心期刊）共 278 篇，获得各级各类科研课题 196 项，包括国家级和省部级课题、市重点项目等；获得包括省部级科研成果在内的多个科研奖项；国家发明、实用新型专利共 193 项；主编、参编专著共 92 部。

医院教学机构完整，教学设施完善，制度齐全，层次完备，是重庆大学医学院、西南医科大学、重庆医药高等专科学校校外理论课教学基地，是重庆大学等多所高校的研究生和博士后培养单位。医院现有博士后合作导师 2 名、博士生导师 4 名、硕士生导师 21 名，有 5 个国家级住院医师规范化培训基地、6 个市级住院医师规范化培训基地和 1 个市级护士规范化培训基地。已形成招收博士后、硕士研究生、本科生、住院医师、大班理论课学生、进修生和实习生的完整教学体系，为国家培养了大量医学人才。

医院设有复合手术室，开展了肿瘤立体定向放射治疗（放疗）、体外循环下的心脏瓣膜手术、纵隔肿瘤切除，颅内肿瘤切除，胰十二指肠联合切除、肝门胆道成形术与经颈静脉肝内门体分流术（TIPS），肺叶、肝叶、食管、全胃、结肠、膀胱、尿道等切除术，全髋置换术，椎间孔镜下的脊柱手术，人工晶体植入、超声乳化、羊膜移植眼表重建等眼科手术，等离子前列腺汽化电切、钬激光手术，肿瘤介入、氩氦刀、放射性粒子植入、微波、热疗等治疗项目，肺癌气管内介入（氩气刀、冷冻、支架植入）及经支气管动脉介入（化疗、栓塞），大咯血的支气管动脉栓塞术，心脏起搏器植入、介入治疗心脏瓣膜缺损、支架植入治疗冠心病和脑血管疾病等 300 多项高、精、尖手术；开展的腹腔镜下妇科、肝胆外科、泌尿外科、普外科相关手术，显微支撑喉镜下声带肿物切除术、显微镜下乳突根治、鼓室成形，内镜下鼻腔鼻窦手术等成熟的微创手术已广泛应用于临床。

医院承担了江津区及贵州省习水县、赤水市，四川省合江县，以及周边区县 500 多万人口的卫生健康与疾病诊治任务，特别是在疑难、急危重症的救治，肿瘤、感染和儿童疾病的诊治方面，发挥着巨大作用；在肿瘤的早期诊断及血管介入治疗、腔镜微创技术、心脏介入与心脏换瓣、脑血管病介入、颅脑损伤的抢救、白内障的超声乳化、泌尿系疾病钬激光治疗、缺血性疾病高压氧治疗等特色优势明显，已形成“内科外科化，外科微创化，治疗精准化”的医疗格局。医疗技术达到市内先进水平，在渝西南地区享有盛誉。

医院秉承“厚德、精医、求实、创新”院训，“病人至上、服务至真、质量至优”服务宗旨，坚持“科教兴院、人才强院、质量立院、依法治院”的办院方针，力争以一流的管理、一流的技术、一流的质量 、一流的服务，把医院建成在国内具有较强影响力的高水平研究型教学医院。

第三节 重庆大学附属江津医院麻醉科

重庆大学附属江津医院麻醉科手术室成立于 1992 年，经过几代人的努力，已经发展成为集临床麻醉、急危重症监测救治、麻醉复苏、疼痛治疗、急救、教学科研、手术护理、麻醉护理为一体的重要临床学科。特别是在医院成为国家三级甲等医院以来，科室发展迅速。2013 年成为重庆市麻醉医疗质量控制中心委员单位。2014 年成为重庆市首批麻醉专业住院医师规范化培训基地。2016 年获批重庆市临床重点专科。2019 年被选为中国医师协会麻醉学医师分会“精准扶贫—麻醉专科医联体建设”项目指导单位，帮扶四川冕宁县人民医院。2021 年成为江津区麻醉医疗质量控制中心挂靠单位。2022 年成功创建国家级麻醉住院医师规范化培训基地。

科室制度健全、流程合理、功能完善、管理规范。现有医师 25 人，护士 49 人，其中正高级职称 1 人，副高级职称 5 人，中级职称 36 人，西南医科大学兼职副教授 1 人，重庆医科大学兼职硕士生导师 2 人。参与西南医科大学和重庆医药高等专科学校的理论教学，是重庆医科大学、西南医科大学、遵义医科大学麻醉学实习基地。

科室位于重庆大学附属江津医院住院部外科楼 5 楼（办公生活区）和 4 楼（手术部）。手术部占地面积约 4350 平方米，拥有 17 个洁净手术间（含正负压手术间 1 间）、12 个麻醉恢复床位。布局合理，流程规范，设备设施先进，配有先进的麻醉设备、监护监测和支持设备，如多功能麻醉机、高端监护仪、高端血气分析仪、凝血功能检测仪、有创 / 无创心功能检测仪、自体血回输机、急危重症超声仪、脑氧监测仪、麻醉深度监测仪、中心静脉氧浓度监测仪、体外循环机、4K 超高清内镜系统、第四代达芬奇机器人手术系统、椎间孔镜、关节镜系统、神经外科导航机器人等，是本区域功能最完善的现代化手术室。

麻醉科年麻醉量三万余例。现常规开展各种临床麻醉、急危重症监测救治、体外循环技术、自体血回输、围手术期凝血功能监测、术中超声监测技术、早期并发症防治、术后疼痛治疗、分娩镇痛、超前镇痛技术、无痛胃肠镜检查治疗、无痛人流、内镜逆行胰胆管造影（ERCP）、气管镜检查、介入麻醉等特色诊疗技术，以加强围手术期生命体征的监测、内环境稳定的维持、器官功能的保护。

科室连续 11 年获得重庆市麻醉医疗质控中心优秀奖，连续多年获得医院先进科室称号，形成了爱岗敬业、团结互助、氛围良好的独特科室文化，被重庆市总工会授予“模范职工小家”、江津区总工会“先进职工小家”和江津区“工人先锋号”称号。

第四节　重庆大学附属江津医院麻醉专业住培基地

一、基地介绍

重庆大学附属江津医院麻醉科于 2014 年经重庆市卫生与计划生育委员会审批成为重庆市首批住院医师规范化培训基地。2022 年获批国家级住院医师规范化培训基地。按照 2023 年重庆市住院医师规范化培训专业基地年度综合评价指标，各项指标均达到标准。目前基地拥有教学设备包括高性能超声仪、多功能麻醉机、高端监护仪、可视电子软镜、纤维支气管镜、可视喉镜、TCI 微量泵、气管插管模型、椎管内麻醉穿刺模型、动脉穿刺模型、深静脉穿刺模型、心肺复苏模型及除颤仪等。基地配有示教室和信息网络系统，麻醉科手术室配备有手术实时摄录像系统。医院开通了住培管理平台，能满足住院医师信息化管理需求。医院设有图书阅览室，目前有书籍、期刊超过万册。医院向所有医师提供中国医院知识总库、维普中文生物医疗期刊、网络医学多媒体知识数据库、外文医学信息资源检索平台等电子医学图书、杂志检索系统。

二、师资建设

麻醉专业基地住培带教师资共 25 人，高级职称 10 人、中级职称 15 人，研究生及以上学历 9 人。多次被评为院级优秀住培基地、教学工作优秀集体。多名师资被评为院优秀教师。基地有一支临床工作能力突出、教学经验丰富、科研实力较强、梯队建设完备的优秀团队。

基地设有专业基地主任、教学主任、教学秘书，负责管理、落实和统筹住培工作。设有教学小组，负责具体落实住培规章制度、日常教学管理、住培资料整理、协调工作安排和落实考核培训等。

（一）基地考核培训

为了开展分层递进式教学，基地根据考核制度和实际情况，将师资分为初级、中级和高级师资。主治医师必须参加院级住院医师师资培训并考核合格后成为科室初级师资，三年以上主治医师通过基地考核晋升为中级师资，副主任及职称通过基地考核和讨论后晋升为高级师资。

每一季度基地开展师资理论及技能培训并进行考核，对没有通过考核的师资暂停教学带教活动，待下一季度考核通过恢复带教资格。所有师资每年均需参加院级师资培训，遴选优秀师资参加省级和国家级师资培训。

（二）师资评价

采取 360° 评价工具，分别由住院医师、所在科室、麻醉专业基地对带教老师进行评价，对评价结果进行分析，对教师进行反馈，提出存在问题及整改措施。

三、质量管理

依据《住院医师规范化培训内容与标准（2022 年版）》，将住培培训工作重点分为七个方面：

（一）完善并规范入专业基地教育

根据《住院医师规范化培训入专业基地教育指南（2022 年版）》，我基地根据指南标准制定含 5 个模块的入专业基地教育，详见表 2-1。

表 2-1 入专业基地教育

模块	专题内容
专业基地学科背景环境和组织架构	学科发展的历史及未来 思政、医学人文教育 专业基地的环境及师资介绍
专业基地培训目标、培训内容和轮转计划	《住院医师规范化培训结业临床实践考核标准方案》(麻醉科) 轮转计划及考勤要求
专业基地医疗工作等相关规章制度及流程	麻醉病历书写特点和规范 术前访视、术后访视(麻醉信息系统应用) 毒麻药的管理 麻醉科不良事件的识别及上报 麻醉科火灾等应急事件处理
本专业基地轮转期间所需具备的临床诊疗能力和掌握的技能操作要求	麻醉专业急危重症的识别及急救 仪器设备介绍 技能培训：气管插管 技能培训：椎管内麻醉 技能培训：中心静脉穿刺 技能培训：动脉穿刺 技能培训：心肺复苏 + 除颤 院内感染防护培训、无菌操作
住院医师参加临床实践和教学活动、接受评价考核和日常管理的要求	培训手册的填写规范 日常管理的要求及反馈途径 过程考核的内容及考核形式

（二）确定培训目标，实施分层递进教学模式

第一年，在上级医师的全程监督与指导下，学习麻醉科工作常规，初步掌握常规的麻醉方法及手术等相关的理论知识与技能；掌握心肺脑复苏等急救技术；掌握病史采集、查体和实验室检查判读等进行综合术前评估的基本技能，提高与患者、带教老师及手术团队成员沟通协调的能力，制订基本的麻醉管理方案等，实现医学生向临床医师的转变。

第二年，在上级医师的指导和培训下，掌握麻醉各亚专业以及有创治疗的麻醉实施与管理，熟悉常见合并症的处理及其麻醉管理等。

第三年，通过完成累积一定数量常见手术的麻醉，在上级医师的监管下，能够独立实施常见手术的麻醉及管理。了解复杂手术和危重患者的围手术期管理，并知晓麻醉学科国内外理论的新进展，初步掌握前沿的临床麻醉特殊监测和治疗技术。

（三）采取导师制

第一责任导师和专科责任导师，二者分工协作，共同完成对住院医师的教学任务。

第一责任导师为住院医师培训全过程的固定指导医师，全面负责所指导的住院医师的培养工作。第一责任导师的职责包括：导师作为住院医师的表率，言传身教，引导住院医师树立正确的世界观和人生观，提高住院医师的职业道德和业务素质；熟悉和掌握住培工作的相关政策、制度、培训标准及要求，协助住培专业基地、教学主管部门制订规范、合理的轮转计划；指导及督促住院医师完成培训任务，保证住院医师通过首次执业医师资格考试及结业考核；在工作中不断提高自身科研能力，同时培养住院医师查阅相关的中、英文文献资料及撰写学术论文的能力；加强与住院医师

的沟通，及时了解其在学习、工作、生活和思想等方面的情况，及时解决存在的问题和困难，每月至少有 1 次书面沟通记录。

专科责任导师的职责包括：在科室主任及住培教学组长的领导下，承担住院医师的带教工作；通过自学或参加师资培训等形式，不断加强医疗法规、医德医风、伦理与人文、医患沟通技巧、业务知识及教学能力等方面的学习，不断提高自身的综合素质；认真指导住院医师完成日常的学习、医疗工作；规范开展各种教学活动，圆满完成教学任务；指导和督促住院医师规范完成各种培训记录；关注住院医师的思想、学习和工作状况，发现问题及时上报科室住培教学组长，并与第一责任导师取得联系，及时解决存在的问题，完成其他的教学工作。

（四）规范开展教学活动

根据大纲要求将各种教学活动落到实处，主要分为理论小讲课、教学查房、技能培训、病例讨论、麻醉危机资源管理情景模拟培训等。

1. 部分教学查房展示（表 2-2）

表 2-2　部分教学查房展示

授课内容	授课内容
宫腔镜诊疗的麻醉教学查房	一例经尿道膀胱肿瘤电切术麻醉教学查房
新冠肺炎病毒阳性产科麻醉教学查房	一例二尖瓣置换术麻醉教学查房
一例心包剥脱术的麻醉教学查房	妊娠合并血小板减少剖宫产麻醉教学查房
一例腹腔镜输尿管切开取石术麻醉教学查房	胃 ESD 手术麻醉教学查房
上睑内翻矫正手术的麻醉教学查房	鼾症患者行气道重建的麻醉教学查房
小儿扁桃体切除后出血急诊止血术教学查房	一例儿童复苏教学查房
食管裂孔疝的麻醉教学查房	自体血回输教学查房
合并甲亢患者行食管癌根治术的麻醉教学查房	腹腔巨大肿物切除术的麻醉教学查房
PACU 拔管教学查房	分娩镇痛实施管理教学查房
一例股骨颈骨折患者麻醉教学查房	重度子痫、HELLP 综合征孕妇剖宫产的围手术期管理教学查房
大面积烧烫伤患者的麻醉教学查房	食管占位性病变的麻醉教学查房
老年髋部手术患者镇痛教学查房	妊娠合并阑尾炎的麻醉教学查房

ESD，内镜下黏膜剥离术；PACU，麻醉后监测治疗室；HELLP，溶血、肝酶升高和血小板减少，HELLP 综合征是妊娠期高血压疾病的严重并发症

2. 部分病例讨论展示（表 2-3）

表 2-3　部分病例讨论展示

授课内容	授课内容
腹腔镜结肠癌手术术中发生二氧化碳气栓	肥胖儿腹腔镜阑尾切除术
围手术期罕见严重过敏反应的麻醉管理	一例支撑喉镜术后声嘶的病例讨论
慢性呼吸功能不全患者肺叶切除术的麻醉病例讨论	老年髋关节置换手术的麻醉管理

续表

授课内容	授课内容
一例巨大胸骨后甲状腺肿的麻醉前讨论	一例经尿道前列腺电切术的麻醉思考
PCNL 术中突发心搏骤停的病例讨论	脓毒血症患者术中突发心房颤动的病例讨论
一例腹腔镜嗜铬细胞瘤切除术的麻醉讨论	体外循环中突发过敏性休克的病例讨论
过敏性休克患者的麻醉管理	胸外伤（心脏压塞）急诊手术的麻醉病例讨论
全麻鼻内镜手术术中气道高压的讨论	阑尾炎患者发生反流误吸的麻醉管理
小儿支气管异物取出术	一例 TAVR 手术前的麻醉讨论
肥胖患者减重手术的麻醉管理	一例输尿管碎石术后感染性休克患者病例讨论
一例咽部肿物行气管切开的麻醉病例讨论	老年危重型病毒性肺炎机械通气患者的治疗及脱机拔管
主动脉瓣重度狭窄患者行乳腺癌改良根治术的麻醉管理	一例围手术期脑梗死患者的麻醉病例讨论

PCNL，经皮肾镜取石术；TAVR，经导管主动脉瓣置换术

（五）优化教学模式实施方法

1. 对部分小讲课及技能操作进行精品课程录制（图 2-1）

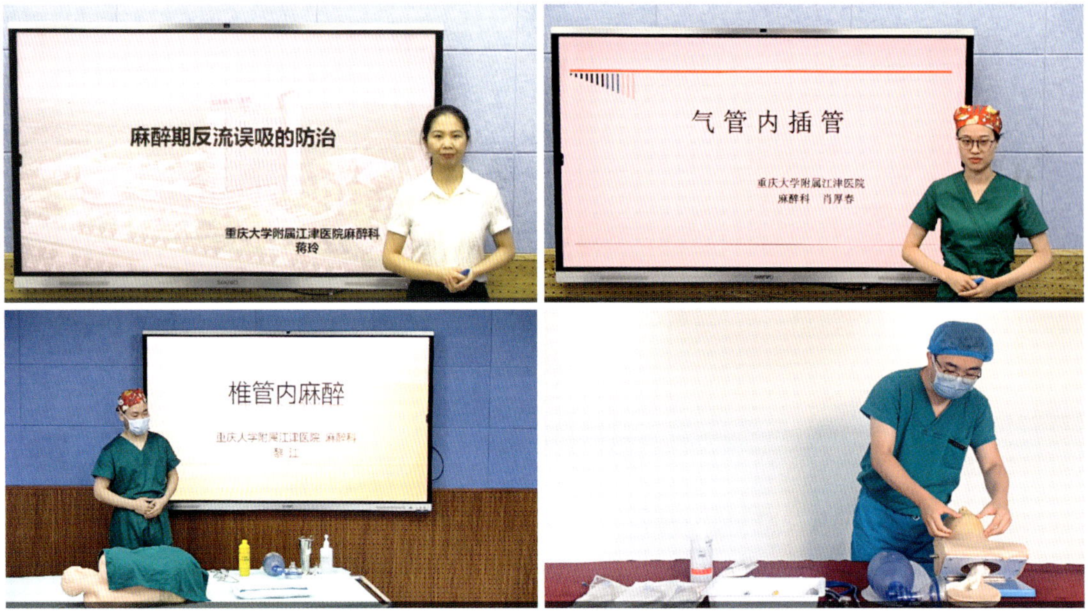

图 2-1　对部分小讲课及技能操作进行精品课程录制

2. 多模式教学方法相结合

通过耐心细致现场演示指导、标准化模型教学示教、与时俱进云端线上授课、相互学习共同探讨等（部分展示）（图 2-2）多模式教学方法结合进行教学授课。

3. 遇事不惊，临危不乱——做好麻醉危机资源管理情境模拟演练（图 2-3）

虽然目前本基地不具备 HPS（超级仿真综合模拟人）、SimMan 3G、SimMan 3G Trauma 等仿真模拟人，但基地努力克服困难，使用标准化病人、视频直播观看等方法，尽可能进行麻醉情境模拟演练。

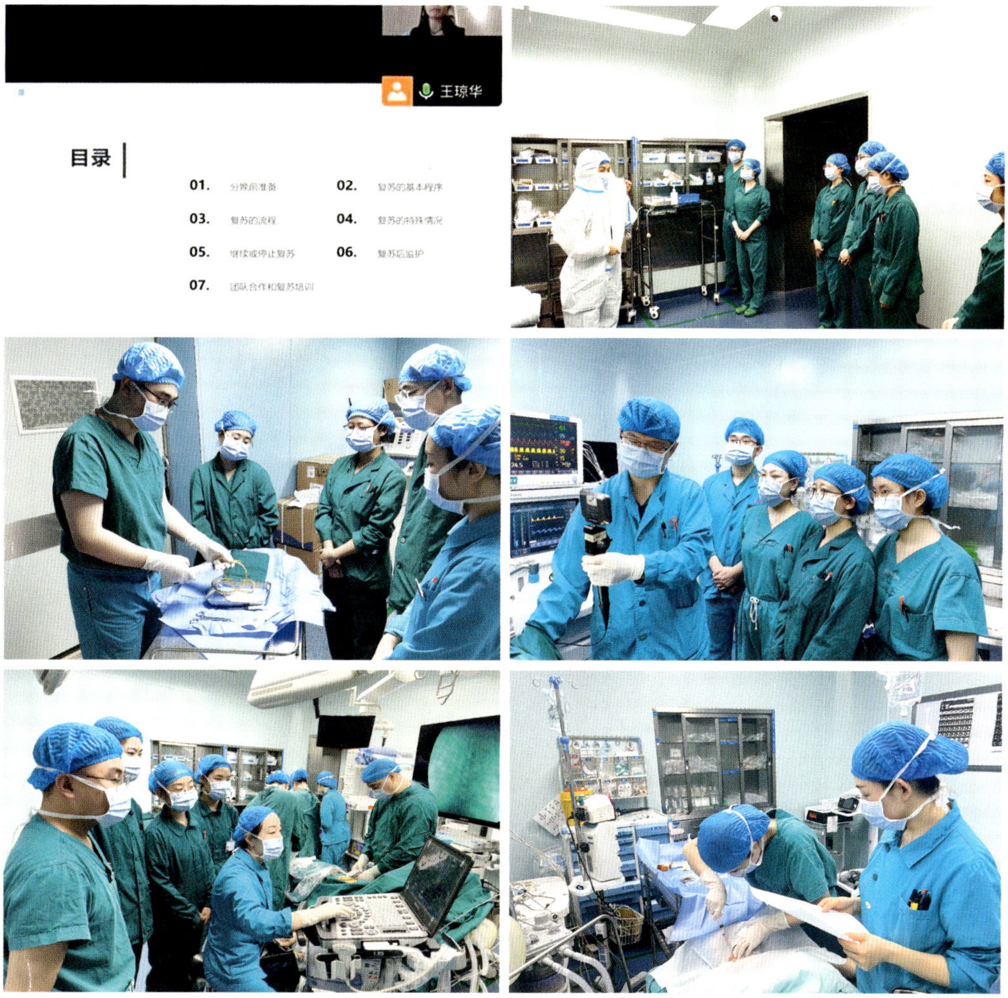

图 2-2　多模式教学授课

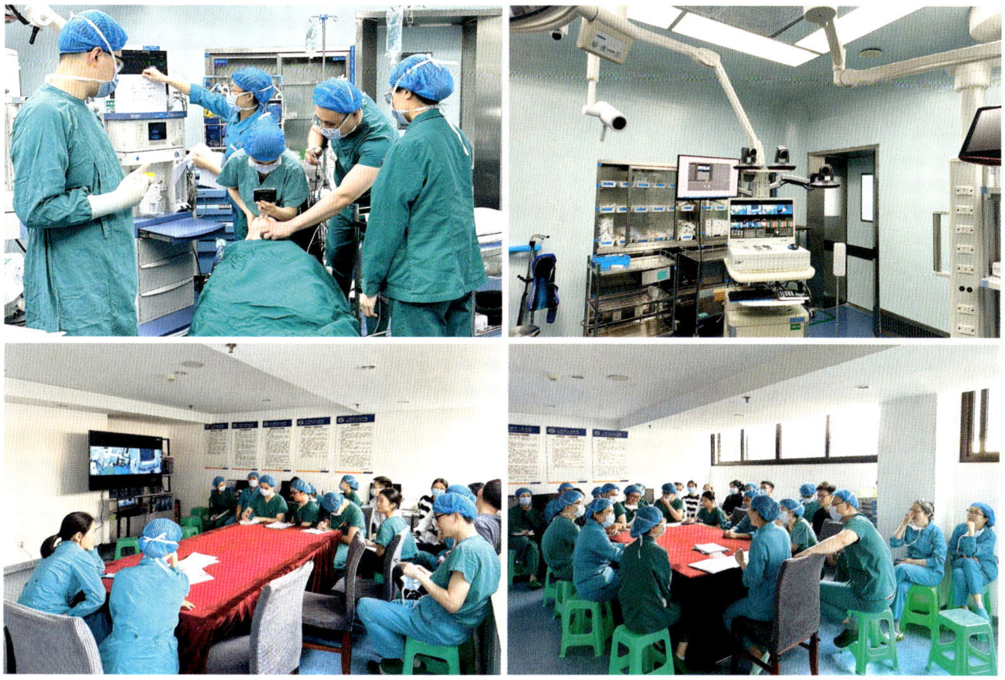

图 2-3　情境模拟培训

（六）严格把控住培考核，确保培训质量

考核包括日常考核、过程考核、出科考核、季度考核、年度考核。

1. 日常考核

严格落实考勤制度、请销假制度。

2. 过程考核

制订麻醉专业形成性评价 Mini-CEX 评分表和 DOPS 评分表，在轮转亚专业前期和后期对住院医师进行反馈、指导、评价。

3. 出科考核

分层递进制订出科考核方案，进行理论和操作考核。

4. 季度考核

年初制订季度考核内容与方案，按计划实施考核并总结。

5. 年度考核

分为理论考核和技能考核。技能考核严格按照住院医师规范化结业考核标准（2022 年版）考核（图 2-4）。

（七）培育住培文化

入基地时进行开学典礼，提出学习目标与未来展望，每年举行年终总结，住院医师准备 2～3 分钟演示文稿（PPT），总结当年学习，提出学习中的缺憾、来年的学习计划以及对住培教学管理的建议，每年基地评出优秀住院医师并颁发奖品。开展麻醉专业基地住院医师技能竞赛；开展结业典礼，结业住院医师总结规范化培训过程中的心得体会，给学弟、学妹提出建议，对教学管理工作提出意见与建议，交流自身的执业规划，麻醉专业基地为结业住院医师颁发纪念品（图 2-5）。

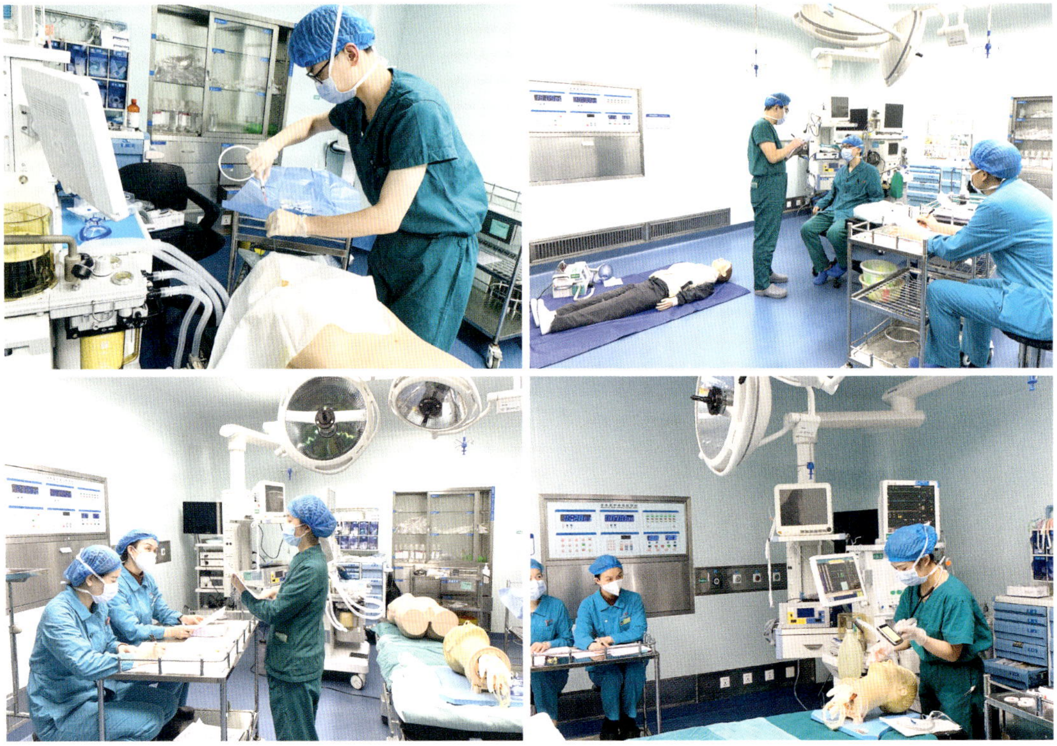

图 2-4 年度技能考核

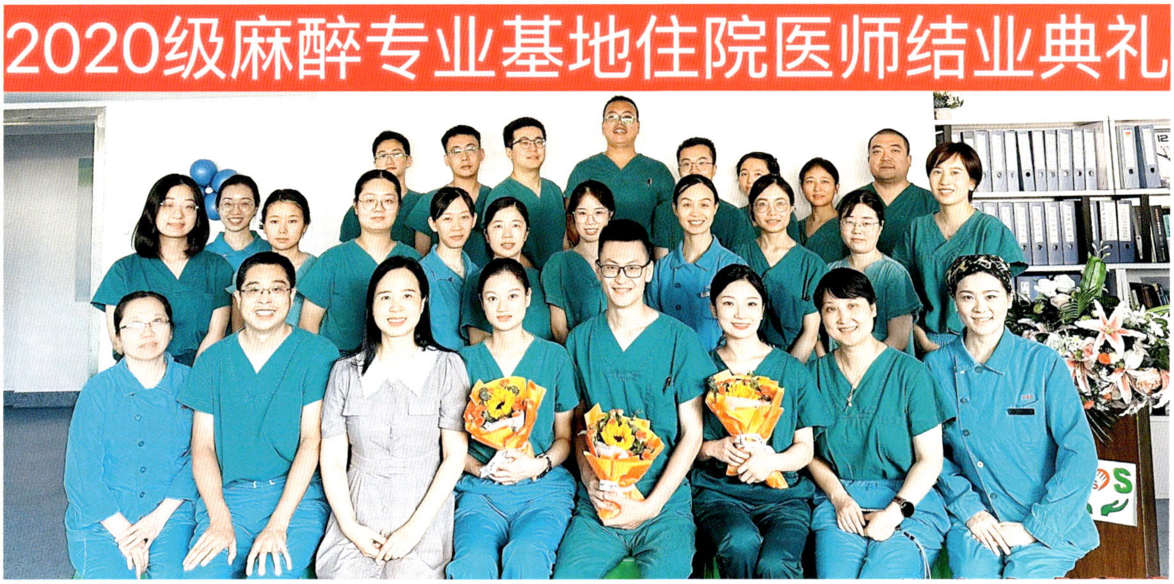

图 2-5　2020 级麻醉专业基地住院医师结业合影

四、教学成果

2015 年至今共招收麻醉专业住院医师规范化培训住院医师 38 人，已顺利结业 22 人，在培住院医师 16 人，专业基地多次被评为教学工作先进集体、优秀住培基地，多名带教老师被评为优秀带教老师（表 2-4）。基地住院医师连续四届代表医院参加重庆市住院医师规范化培训临床技能竞赛，均荣获“二等奖”（图 2-6）。

表 2-4　住院医师规范化培训质量

年份	执业医师考试首次通过率	结业临床实践能力考核首次通过率	结业理论考核首次通过率	住院医师满意度
2019	66.66%	100%	100%	100%
2020	100%	无结业住院医师	无结业住院医师	100%
2021	100%	100%	100%	100%
2022	50%	100%	100%	100%

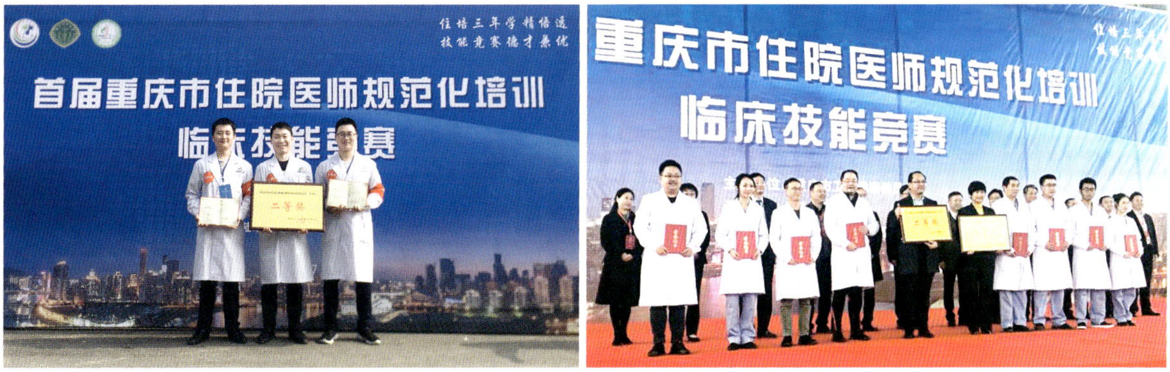

图 2-6　荣获临床技能竞赛“二等奖”

五、困境与展望

（一）困境

1. 住院医师思想上重视不足，毕业后再教育学习意识不强，对麻醉学科在临床医疗工作中的重要性认识不足，把住培学习当做完成任务、领取住培证书的一条通道，在住培学习过程中没有全身心投入，影响了培训效果。

2. 临床工作的繁琐以及科室人员的缺乏，影响教学活动按时开展，住院医师执业医师资格考试和结业考核压力大，身心健康需要随时关注和疏导。

3. 教学研究方面目前尚处于摸索阶段，教学团队尚未取得有效教学研究成果。

4. 危机资源管理模拟培训软件及高仿真模拟人等缺乏，影响培训效果。

（二）展望

麻醉专业住院医师培训是国家住培重点之一，是培养优秀麻醉医师的必要途径。希望基地通过积极开展麻醉专业基地建设和提高麻醉住培人才培养质量，坚持“三个对接”，强调“三个转化”，培养“三种素质”，实现“三医目标”，最终全面提升住院医师“六大核心胜任力”，逐步向国家重点住培基地靠近，向国家递交一份合格的答卷。

编　委：李　军
执笔人：黄文静

03 第三章 重庆大学附属中心医院麻醉专业住培基地

第一节 重庆大学

简介见前章。

第二节 重庆大学附属中心医院

重庆大学附属中心医院（又名重庆市急救医疗中心、重庆市第四人民医院）总建筑面积10.2万平方米，是一所集急救、医疗、科研、教学、预防为一体的三级甲等综合医院。医院履行重庆市政府公共卫生救援职能及主城八区120指挥调度和日常急救职能，通过国家胸痛中心认证，获批国家卫计委脑卒中防治工程委员会“高级卒中中心建设单位”，是中国创伤救治联盟常委单位、国际创伤救治联盟常委单位。是中华医学会急诊分会、创伤学分会常委单位。编制床位1200张，现有职工1565名，其中高级职称233人，有重庆医科大学、重庆大学硕士生导师31人次，重庆大学博士生导师4人次，国务院津贴专家8人，重庆英才・创新领军人才2人，重庆市有突出贡献中青年专家2人，市级学术技术带头人3人，市级学术技术带头人后备人选1人，市中青年医学高端人才6人，市中青年医学高端人才工作室4个，渝中英才1人，“西部之光”访问学者3人。医院建立“院士专家工作站”，聘请顶尖院校高层次专家近10名。医院设有39个临床医技科室、65个专病门诊，其中“急诊医学科”“神经外科”为国家临床重点专科，“创伤外科学”“院前急救医学”“重症医学”为重庆市医学重点学科，“麻醉科”“普通外科”“心血管内科”等多个学科为重庆市临床重点专科。创伤急危重症医学为全国具有较高影响力的优势学科群。医院在移动医院实践和移动生命支持技术、多发伤的综合救治、神经重症及颅脑创伤监护救治、心血管及大血管急危重症救治等方面极具特色。医院牵头建设重庆市航空医疗救援体系，拥有陆空立体急救医疗覆盖能力。

医院是国际紧急救援组织网络医院及国家（重庆）紧急医学救援队先遣队所在医院、重庆医科大学临床实习基地、重庆市首批住院医师规范化培训基地、国家级住院医师规范化培训综合基地、国家临床药师培训基地、国家级严重创伤规范化救治培训基地、重庆市航空救援联盟、重庆市急诊急救联盟、重庆创伤救治联盟牵头单位。医院多次在国内外重大卫生应急救援中发挥重要作用。

医院配备有先进的64排128层螺旋CT、1.5 T核磁共振、全数字化平板心血管造影机（DSA）、悬吊式和移动式数字化医用X线摄影系统、单光子发射型电子计算机断层扫描仪（SPECT-CT）、德国体外循环机（人工心肺机）、复合手术室、智能药房及全自动生化分析流水线等大型医疗设备。

医院常年开展医学院校本科、专科阶段理论课程教学和实习、研究生教学、国家住院医师规培、基层医院专业技术人员进修、全科医生骨干培训、转岗培训、基层医院急救技能培训等教学工作。医院建有设备完善的具有急救特色的临床技能培训中心，是重庆市急诊医学培训中心、美国心脏协会（AHA）心血管急救培训中心。2018年以来，医院申报并获批科研项目百余项，发表高质量论文200余篇，其中SCI收录论文近100篇，获国家科技进步二等奖1项，重庆市自然科学一等奖、科技进步奖一等奖各 1 项，重庆市科技进步二等奖 2 项及其他省部级厅局级奖 6 项。并已获批国家专利授权 50 余项，软件著作权近 10 项，出版专著近 20 部。

第三节　重庆大学附属中心医院麻醉科

一、科室简介

重庆大学附属中心医院（重庆市急救医疗中心）麻醉科（图 3-1）成立于 1988 年，经过近三十余年的努力，现已建成集临床、科研、教学于一体的专业学科，是国家级住院医师规范化培训麻醉专业基地、国家老年麻醉联盟成员单位、重庆市中青年医学高端人才工作室、重庆市麻醉质控专家单位、重庆市麻醉与围术期医学专科联盟单位、重庆市疼痛诊治联盟单位（图 3-2）。我科在严重创伤、急危重症及老年患者的围手术期管理与急救救治领域具有显著优势。麻醉科常规开展创伤外科、骨科、神经外科、胸心血管外科、普通外科、肝胆外科、泌尿外科、妇产科、眼耳鼻喉外科以及介入治疗等麻醉与急救等，教学范围基本涵盖所有麻醉亚专业学科内容。

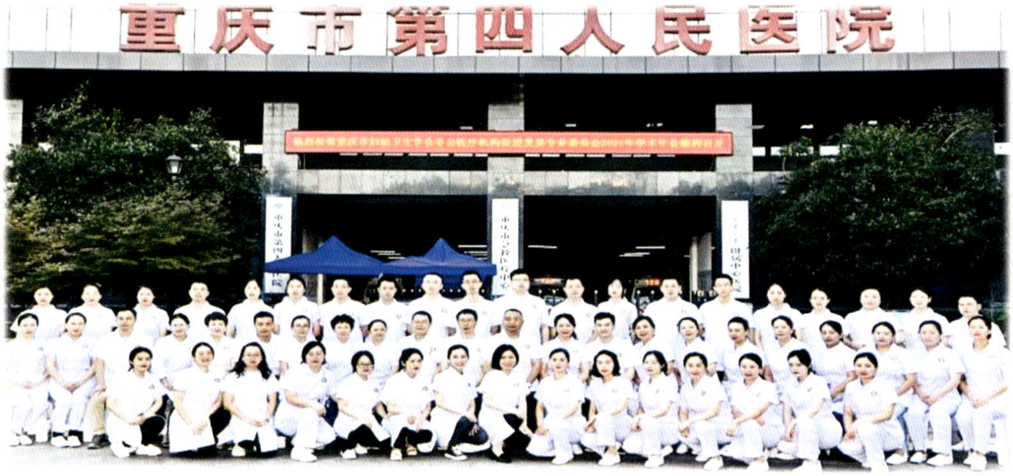
重庆市第四人民医院

图 3-1　麻醉科医护团队

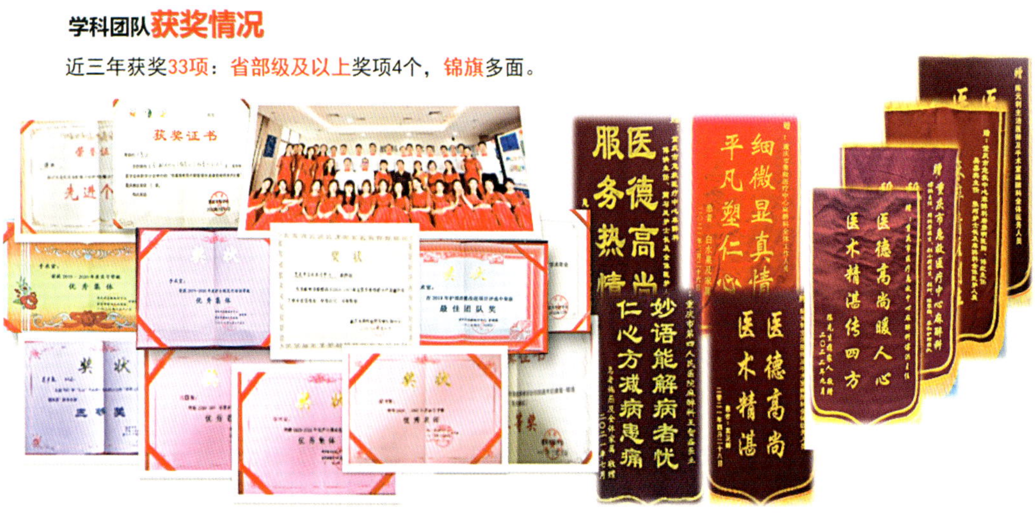
学科团队获奖情况
近三年获奖33项：省部级及以上奖项4个，锦旗多面。
获奖证书
医德高尚
服务热情
细微显真情
平凡塑仁心
妙语能解病者忧
仁心方减病患痛
医德高尚
医术精湛
医德高尚暖人心
医术精湛传四方

图 3-2　麻醉科荣誉墙

二、科室仪器设备

科室拥有 18 个层流手术间（1 个全数字化手术间）、两个 PACU 和疼痛门诊等（图 3-3），固定资产超过 3000 万元，面积约 4000 平方米。年麻醉量约 15 000 例次。除常规麻醉机和监护仪外，科室还配备有先进齐全的麻醉仪器和设备：呼吸机、急救转运呼吸机、全自动血气分析仪、便携式血气分析仪、各类管径的纤维支气管镜、除颤起搏监护仪、转运监护仪、肌松监测仪、便携式彩超、激活全血凝固时间检测仪、可视喉镜、麻醉机内部回路消毒机、麻醉深度监护仪、脑氧监测仪、电子注药泵工作站、高精度血液回收机等。同时科室拥有一间可视化直播手术间，并已经应用于教学实践中（图 3-4、图 3-5）。

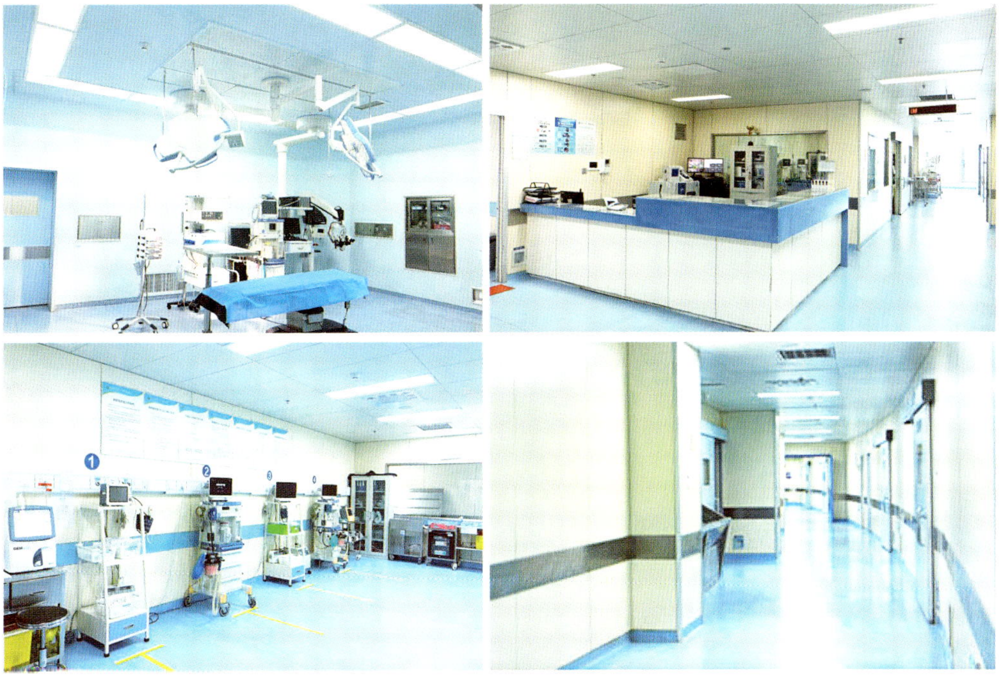

图 3-3　麻醉科手术室

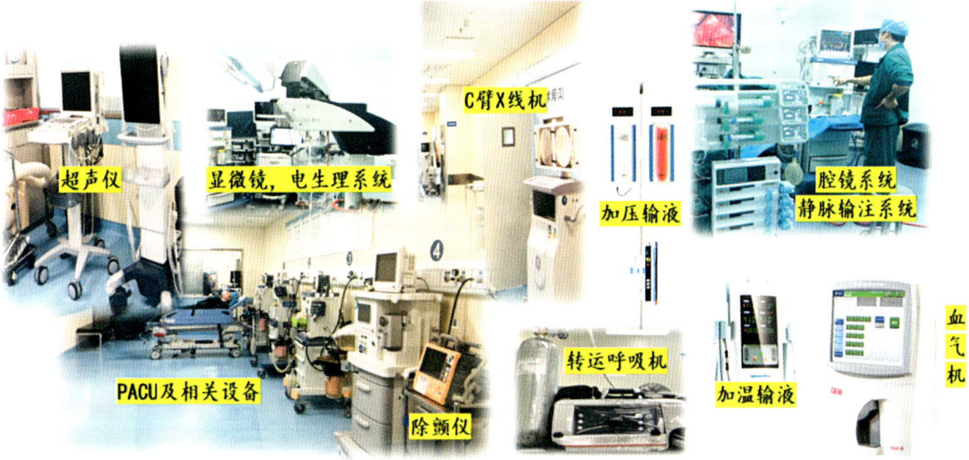

图 3-4　麻醉科仪器设备（一）

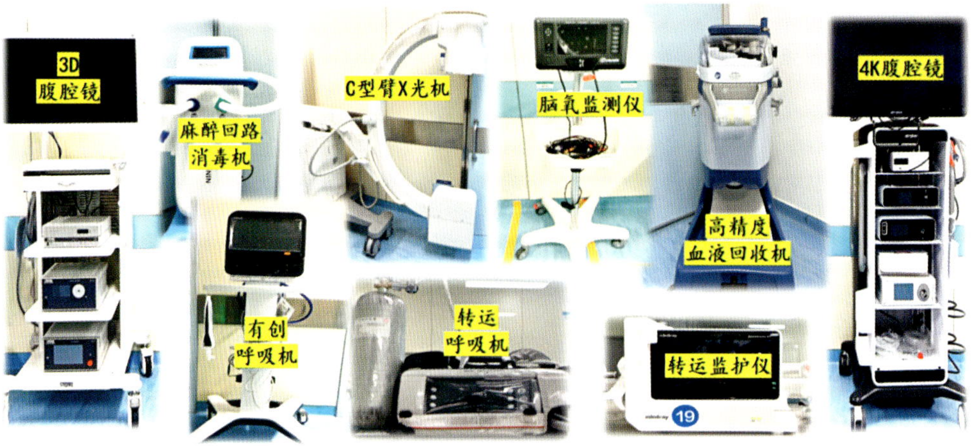

图3-5　麻醉科仪器设备（二）

三、人员结构

科室目前共 62 人，其中医生 23 人，护士 38 人（麻醉护士 6 人），科室秘书 1 人。在册指导医师 17 人，硕士 10 名，在读博士 2 名，在读硕士 4 人（图 3-6）。

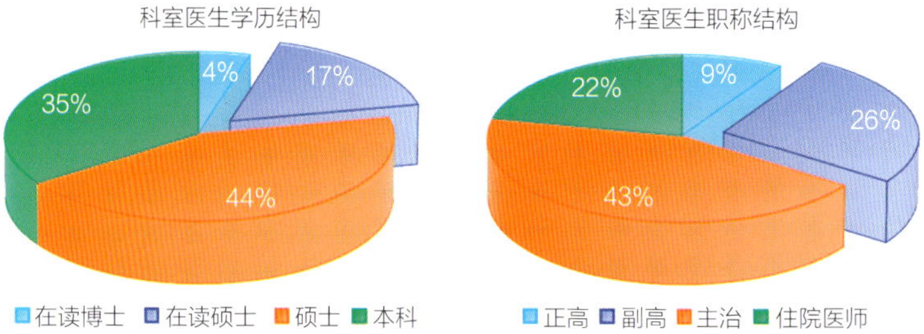

图 3-6　科室人员结构

四、学科特色与优势

科室以“急诊急救、多发伤、创伤休克、高龄”等患者麻醉救治为鲜明特色，每年开展各类手术室内外手术麻醉近 15 000 例次，其中> 60 岁患者占比 37.0%，ASA ≥Ⅲ级占比 35.9%，急诊急救占比≥ 40%。经过数十年发展和几代麻醉人的努力，依托医院特色，形成了以下主要学科方向：

（一）创伤休克麻醉

急诊急救手术占总手术数量比例常年保持在 35%～52%，近半数患者属创伤休克抢救，救治数量和水平均处于西部和重庆市前列。

代表诊疗技术：创伤休克评估及急救、容量复苏、体温监测与保护、血液回收及保护、困难气道管理技术（可视喉镜、电子软镜引导、光棒、声门上通气技术等）、清醒气管插管技术、动脉穿刺测压、中心静脉穿刺测压、血气分析及内环境调控等。

（二）老年麻醉

以大量老年患者麻醉工作为方向，使用 ASA 量表、MET 活动当量、Goldman 心脏风险指数、RCRI 心脏风险指数、Child-Pugh / MELD 分级等国际通用工具对老年患者重要脏器功能进行评估和风险预测。近几年实施 60～100 岁患者 10 000 多例次，约占同期手术总量的 35% 以上，领先于本区域三甲医院。

代表诊疗技术：高龄患者衰弱评估及麻醉管理，Swan-Ganz 导管心功能监测技术，老年患者血气分析及内环境调控，老年患者右心功能评估及管理等。

（三）胸、心、大血管外科麻醉

科室常规开展电视胸腔镜外科手术（VATS）（肺癌、食管癌、纵隔肿瘤及自发性血气胸等普胸手术）麻醉管理，同时涵盖体外循环或非体外循环下心脏瓣膜疾病、心脏外伤、先天性心脏病（如动脉导管未闭、房间隔缺损、室间隔缺损及法洛四联症）矫治术、冠状动脉旁路移植术、Stanford A 型主动脉夹层破裂大血管置换术等心血管外科手术的围手术期麻醉。在心脏介入手术领域，开展 Stanford B 型夹层支架置入腔内隔绝术、经导管主动脉瓣置换术（TAVR）、房颤射频消融术、房室缺损封堵术等微创术式麻醉，创新应用保留自主呼吸 VATS 技术、程序化镇静介入麻醉及区域神经阻滞复合麻醉方案。核心技术包括 ECMO 辅助生命支持、单肺通气氧合指数调控，形成以多模态镇痛和危重症快速周转为特色的胸心外科麻醉体系。

（四）神经外科麻醉

科室可独立开展各种无肌松全身麻醉管理、术中唤醒麻醉、头皮神经阻滞等各项高难度麻醉技术，配合实施各类全面神经功能监测技术，对各类复杂神经外科手术开展术中脑神经功能、语言运动功能的保护、颅脑损伤早期功能预判和防治，以及开颅手术的清醒镇痛技术。

（五）区域神经阻滞

超声引导区域神经阻滞已经在科室广泛开展，涉及整个围手术期镇痛领域。已全面实行超声引导神经阻滞包括：上肢神经阻滞、下肢神经阻滞、胸椎旁神经阻滞、腰骶丛神经阻滞、胸腹部神经阻滞等，并配合超声引导神经周围置管技术，服务整个围手术期治疗，取得让患者满意、手术医师认可的成效。

（六）疼痛治疗

疼痛诊疗紧跟学科发展进程，成为受众面广的特色诊疗项目。疼痛诊疗正在逐步全面开展，包括以下疾病的诊疗：神经病理性疼痛、难治性癌痛、头面部痛、慢性肌肉骨骼痛、脊柱源性疼痛等；开展以下技术：射频治疗技术、神经电刺激术、选择性神经阻滞治疗、星状神经阻滞治疗、关节腔内注射治疗、富血小板血浆（PRP）技术、银质针、小针刀治疗等，受到广大患者欢迎。

（七）各类新技术

科室常规开展全身麻醉、椎管内麻醉及区域阻滞麻醉的同时，坚持进行各类技术创新，如：轻比重单侧腰麻用于高龄患者髋部骨折、神经刺激器引导神经阻滞、超声引导神经阻滞及血管穿刺技术等。

近三年新开展新技术（区域领先）包括：保留自主呼吸的胸科全麻；深度镇静下喉罩替换气管拔管技术；超声引导髋关节神经阻滞技术应用于老年患者髋部手术；清醒镇静镇痛技术用于经皮椎体成形术（PVP）/经皮椎体后凸成形术（PKP）等。

同时，我科还开展患者自控镇痛（patient-controlled analgesia，PCA）、分娩镇痛技术等，产妇满意度大大提高。相关医疗质量、技术能力及管理规范性在市内均位居前列，并达到了国内先进水平。

五、科研建设

在学科带头人的引导下，科室的科研建设有了较大的发展，并取得一定的成果。近年来，科室在国内外发表多篇中英文论著，同时科研项目申报也取得较大进展，科内医、护人员积极申请多项发明专利和实用新型专利（图 3-7）。

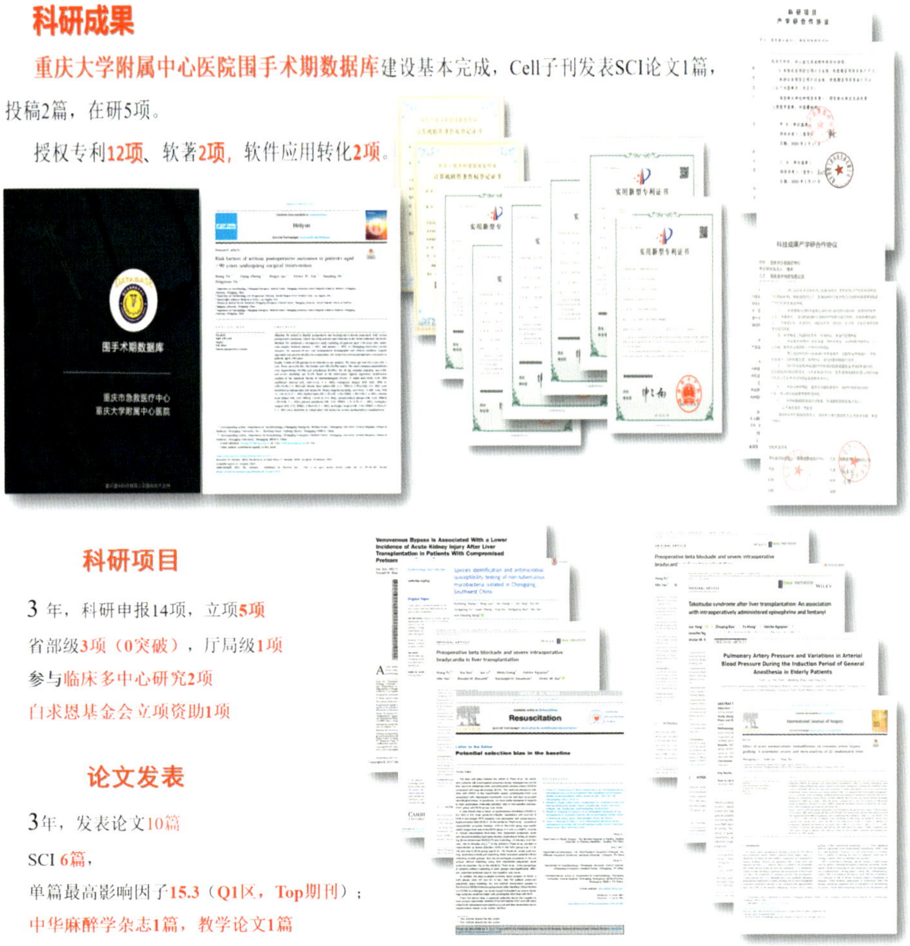
科研成果
重庆大学附属中心医院围手术期数据库建设基本完成，Cell子刊发表SCI论文1篇，
投稿2篇，在研5项。
授权专利12项、软著2项，软件应用转化2项。
围手术期数据库
科研项目
3年，科研申报14项，立项5项
省部级3项（0突破），厅局级1项
参与临床多中心研究2项
自求恩基金会立项资助1项
论文发表
3年，发表论文10篇
SCI 6篇，
单篇最高影响因子15.3（Q1区，Top期刊）；
中华麻醉学杂志1篇，教学论文1篇

图 3-7 学科科研建设

第四节 重庆大学附属中心医院麻醉住培基地

一、基地介绍

麻醉科于 2013 年获批重庆市住院医师规范化培训麻醉专业基地即重庆医科大学附一院麻醉科住培协同基地，2020 年获批国家级住院医师规范化培训麻醉专业基地。本基地通过 10 余年的建设发展，已经拥有较为丰富的麻醉专业住院医师规范化培训教学经验（图 3-8）。

依据《住院医师规范化培训内容与标准（2022 年版）》及《重庆市住院医师规范化培训麻醉专业培训细则》要求，本基地要求麻醉科住院医师不仅要掌握麻醉科医师必须具备的监测、调控和支持人体基本生命功能的基本理论、基本知识和基本技能，还需要了解相关学科的基本医疗知识。通

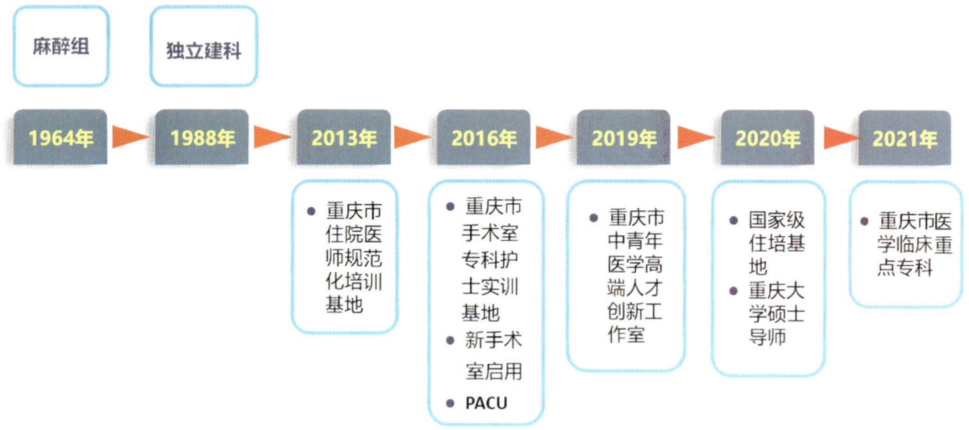

图 3-8　基地发展历程

过全面、正规、严格的培训，打下扎实的麻醉科临床工作基础；麻醉专业住培医师毕业时应当能够正确运用常规麻醉方法，掌握麻醉学相关的基本理论、基本知识、基本技能；掌握各科室手术常用的麻醉方法的实施和管理及常见麻醉后并发症的处理原则，能够正确和独立实施 ASA Ⅰ ~ Ⅱ级手术患者的临床麻醉，并且能够完成部分 ASA Ⅲ级手术患者麻醉，基本掌握心肺脑复苏术；在带教老师指导下具备一定的处理急危重症、ASA ＞Ⅲ级患者的危机管理能力，正确掌握高级生命支持的处理原则；同时拥有主动了解、学习麻醉学国内外理论新进展、前沿监测与治疗技术的敏感视角；毕业后能够成为具有良好的职业道德、人际沟通能力、应急能力和团队精神，具有独立从事麻醉科临床工作能力的合格麻醉医师。

麻醉相关技能培训则由基地设立培训方案，依托本院技能培训中心（重庆急诊医学培训中心）相关资源，进行全面有效的系统、规范培训。重庆急诊医学培训中心于 1993 年正式成立，隶属于重庆市急救医疗中心，是重庆市卫生局批准成立的唯一一所急诊急救知识及技能培训的专业机构。2008 年，依托此机构成立培训部，面向全市各级医院以及社会公众开展急救技能培训及急救知识普及传播工作。随着国民健康需求增长和医学领域的发展，2015 年医院组建临床技能培训中心（以下简称“培训中心”）。目前是重庆大学临床技能培训基地、国家住院医师规范化培训临床技能培训基地、重庆市科普基地、重庆市卫健委公众卫生应急技能培训基地、美国心脏协会心血管急救培训中心、重庆市住院医师规范化培训临床实践能力考核基地。近年来更承担了重庆市住院医师规范化培训结业考核全科、急救等多个住培专业的客观结构化临床考试（OSCE）考场任务。本基地学员接受三年分层递进的系统技能培训。第一学年主要由培训中心进行系统的执业医师实践操作技能考核项目的培训和考核；第二学年主要由基地进行麻醉专业基本技能操作培训；第三学年基地针对结业考核实践技能考核项目和《住院医师规范化培训内容与标准（2022 年版）》新增危机管理项目进行重点培训。每年在结业考核前，本基地和培训中心都会联合举行模拟住培结业实践技能考核，完全按照住培结业考核模式进行 OSCE 技能考核。

二、师资建设

（一）学术带头人

学科带头人傅洪教授（图 3-9），从事临床麻醉工作 20 多年，麻醉理论扎实、技术娴熟，擅长创伤休克救治、老年重症患者围手术期管理、小儿麻醉等。担任中国医学模拟教学联盟气道管理专业委员会、中国医师协会急诊医师分会信息化建设与智慧医疗专委会、中国老年医学会麻醉学分

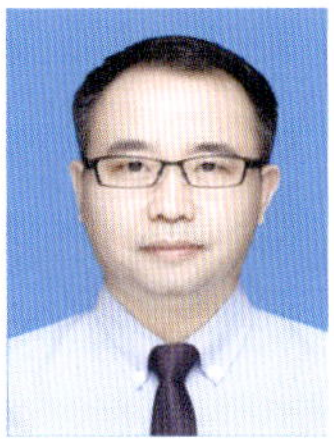

傅洪

教授

重庆大学附属中心医院（重庆市急救医疗中心）麻醉科主任
主任医师，硕士生导师
重庆市首批中青年医学高端人才
美国UCLA里根医学中心访问学者，国家工信部大数据分析师

- 中国医学模拟教学联盟气道管理专业委员会　常务委员
- 中国医学装备协会麻醉学分会　委员
- 中国老年医学会麻醉学分会　委员
- 重庆市医师协会麻醉学医师分会　常务委员
- 重庆市医学会麻醉学分会　常务委员
- 重庆市医院管理协会麻醉管理委员会　常务委员

图 3-9　科主任、学科带头人

会、重庆市医学会麻醉学分会和疼痛专业委员会、重庆市医师协会麻醉学医师分会、重庆市医院管理协会麻醉管理委员会、重庆市中西医结合学会麻醉专业委员会、重庆市高级职称评审委员会（麻醉专业）等国家级和市级学术团体副主委、常务委员或委员，同时也是重庆大学医学院麻醉学硕士生导师和国家工信部大数据分析师（图 3-10）。

学术任职

■ 国家级

- 中国医师协会急诊医师分会信息化建设与智慧医疗专委会 委员
- 中国医学装备协会麻醉学分会 委员
- 中华医学会麻醉学分会老年学组 委员

■ 省　级

- 重庆市护理学会手术室护理专业委员会 副主任委员
- 重庆市医师协会麻醉学医师分会 常务委员
- 重庆市医院管理协会麻醉管理委员会 常务委员
- 重庆市医学会麻醉学分会 委员
- 重庆市医学会疼痛专业委员会 委员
- 重庆市中西医结合学会麻醉专业委员会 委员
- 重庆市高级职称评定委员会 专家委员

■ 其　他

- 重庆市基本医疗保险工伤保险和生育保险药品目录调整咨询专家
- 重庆市麻醉质量控制中心专家
- 重庆市科技局科研项目评审专家
- 重庆市司法鉴定专家及ILTS专家等

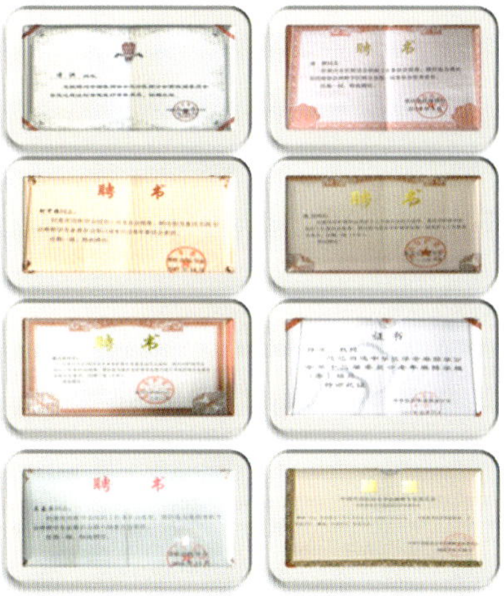

图 3-10　科室主任学术任职

（二）师资团队

现基地拥有院所师资库认证指导医师 17 名，其中住培责任导师 14 名。所有指导医师均在三年内获得院级师资培训合格证书。平均每年基地派遣指导医师接受省级、国家级师资培训并获得培训合格证书≥ 6 人次。

科室设有专业基地主任、教学主任、教学秘书、教学助理等岗位，负责管理落实和统筹住培工作；教学质量数据纳入每月质控监测，保障教学活动的质量；设有教学小组，负责规范住培制度、整理住培资料、协调工作安排和落实考核制度。教学任务与绩效挂钩，每月总绩效的 8% 作为教学考核绩效。

表 3-1　麻醉亚专业教师

带教老师组成	职称	麻醉亚专业	教学职务
1	主任医师	老年、创伤麻醉	科室主任、基地主任
2	主任医师	重症监测	
3	副主任医师	麻醉恢复室（PACU）	
4	副主任医师	门诊和手术室外麻醉	
5	副主任医师	疼痛诊疗	教学骨干
6	副主任医师	心血管外科麻醉（含体外循环）	教学骨干
7	副主任医师	普外科麻醉	教学骨干
8	主治医师	神经外科麻醉	教学主任
9	主治医师	骨科与矫形外科麻醉	教学秘书
10	主治医师	妇产科麻醉	教学骨干
11	主治医师	胸外科麻醉	
12	主治医师	小儿麻醉	教学骨干
13	主治医师	眼耳鼻咽喉科麻醉	教学骨干
14	主治医师	口腔与颌面外科麻醉	
15	主治医师	泌尿外科麻醉	
16	主治医师		
17	主治医师		

三、质量管理

（一）培训方案

1. 业麻醉专业轮转方案

1.1 培养“优秀能力的麻醉医师”、实施“分层递进”

1.2 麻醉住院医师分层递进式培养原则

①基础夯实阶段：掌握麻醉基本操作技能（如气管插管、动静脉穿刺）、围手术期生命体征监测及常见麻醉并发症处理。

②临床进阶阶段：独立完成普外科、骨科等常规手术麻醉管理，建立多器官系统疾病（如心肺功能不全、休克）麻醉风险评估能力。

③知识拓展阶段：拓展专科麻醉（如产科麻醉、小儿麻醉）知识，掌握超声引导神经阻滞、困难气道处理等进阶技术。

④专科深化阶段：针对亚专业方向（如心脏麻醉、疼痛治疗）进行专项轮转，参与复杂手术麻醉方案设计与实施。

⑤教研融合阶段：培养临床带教能力，主导教学查房与病例讨论，完成麻醉科研选题与论文撰写。

1.3 实施要点

①时间轴集中管理：每年度聚焦 1～2 个培养目标，避免多任务碎片化学习。

②能力认证考核：设置阶段性准入考试（如第一阶段需通过 ASA 基础麻醉操作认证）。

③导师制跟踪：为每位住院医师配置全程指导教师，动态调整培养方案。

1.4 三阶段多维度轮转培养模式构建

①一年级住培医师通过在普通外科麻醉、妇产科麻醉、麻醉恢复室、眼耳鼻咽喉科麻醉、骨科与矫形外科麻醉、门诊与手术室外麻醉专科轮转，在带教老师一对一教学下，扎实基本功，掌握基本麻醉管理技术，具备初步麻醉评估能力。

②二年级住培医师重点选择心内科、呼吸内科、超声科作为非麻醉专业轮转的主要科室，强化住院医师相关专业知识。重症和儿科麻醉专业则作为非麻醉科内的麻醉专科学习，安排在二年级集中管理。

③三年级住培医师安排胸外科麻醉、心血管外科麻醉、神经外科麻醉疼痛诊疗和口腔颌面外科麻醉等相对复杂而系统的麻醉专科轮转。本年度还将开展教学与科研能力专项培养，具体包括教学助理岗位实践（参与临床教学课程设计、实习生带教及教学病例讨论）、科研能力阶梯训练（文献检索与综述撰写、科研项目协作、学术交流参与）。通过上述培养，系统培养住院医师的教研核心能力（文献检索能力、学术报告能力、科研协作能力）。

2. 实践技能操作培训方案

2.1 基础考核技能

第一年由临床技能培训中心每月定期培训并考核，全年度需完成执业医师考核要求的 30 多项操作考核内容。之后定期由临床教学责任导师进行一对一技能培训，每季度进行统一考核，记录成绩，不合格者增加额外一对一辅导教学时间。

2.2 模拟教学、危机管理技能考核

由教务科组织，住培基地设计模拟教学方案、编写病例材料、培训标准化病人，组织教师担任考官，技能培训中心提供相应的场所和设备，定期进行模拟教学、危机管理技能考核比赛。

3. 采取责任导师制

新入科住院医师均配置一名责任导师，实行一对一责任导师制，保证每一位规培学员在科学习时间里得到指导与帮助，解决生活、学习工作中遇到的难题。每季度至少一次师生沟通会，导师手册记录沟通内容并由教学小组审核，其结果纳入学员季度评价和教师绩效考核。

4. 培训内容

4.1 学习带教与科研培训

在理论课程设计上，以麻醉专业理论课程为基础，新增紧跟时代动向的课程内容，从不同程度、广度、深度进行讲授，紧跟麻醉学科进展步伐；每周一次理论学习课程，每两周一次疑难病例讨论，每两周一次教学查房，每周一次英文文献分享；每月组织科内的麻醉实践操作规范化培训；同时开展线上教学、线上教学沟通会议等多种形式丰富教学活动，提高教学效率。定期举行超声引导下各种神经阻滞技术的 workshop，获得学员热烈欢迎，提高学员学习效率（图 3-11、图 3-12）。

在保证完成所有技能与理论的学习基础上，根据学员的兴趣爱好，增加相关技能与知识的学习；在每周和住院医师一起参与理论学习的基础上，科室提供文献查阅账号，增加学员中、英文文献阅读量，增强学员的学习能力；在学习任务之外，在科主任的指导、带领下，组织学员参加科内临床科研项目，增强学员的科研基础。积极推荐优秀学员参加院内外各种学术活动、比赛，多位规培学员获得市级专业领域学术演讲比赛奖项。设立了教学助理一职，由学员轮流担任；参与科室教学管理工作，有利于学员更加深入理解住培政策和制度。

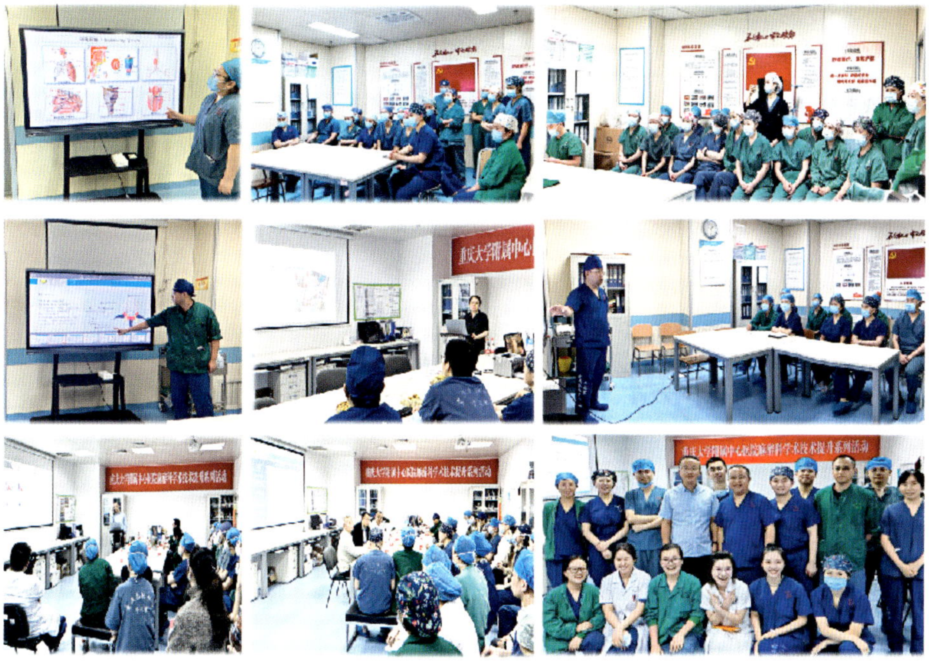

图 3-11　理论教学

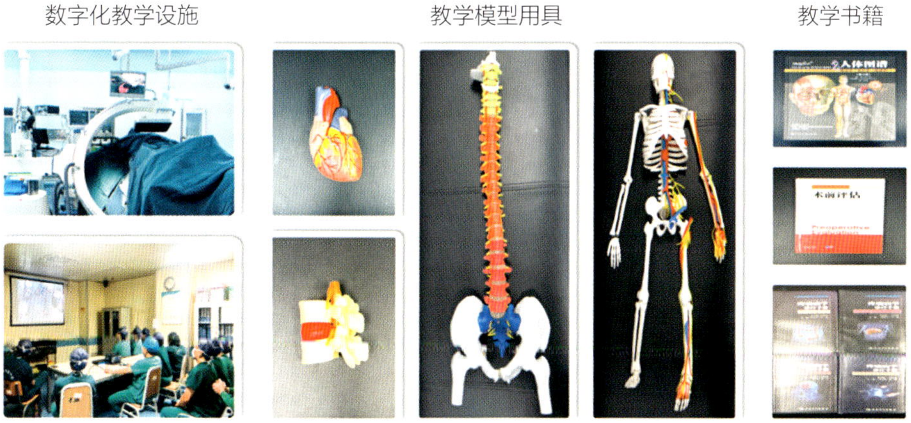

图 3-12　科内教学设施

4.2 丰富的学习机会

在临床麻醉教学中，一对一带教，保证学员获得规范的指导，有充分的实践机会（图 3-13）。

4.3 充分的临床实践机会

学员全程参与大量临床实践工作，实施各种麻醉方式，参与各种急危重症患者的治疗甚至抢救，“手把手教学”各类临床实践技能。科室自主设计多种适合手术室内麻醉专业的技能操作规范，制定统一的 SOP 操作流程，定期对教师和学员进行培训考核，“人人参与，个个过关”。

4.4 师生互动

每季度组织学员座谈，探讨教学内容和方法，以学员为中心的开展教学活动，加强科室文化建设，寓教于乐；每年举行师生联欢，增加师生情谊和沟通（图 3-14）。

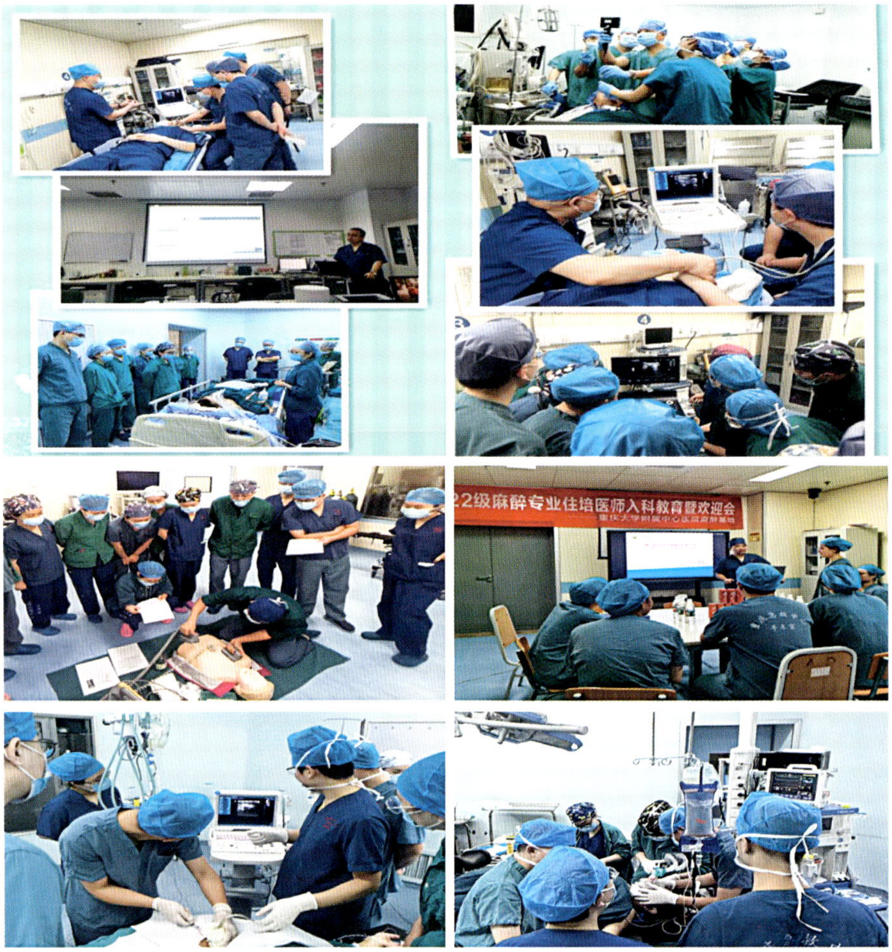

图 3-13 技能实践

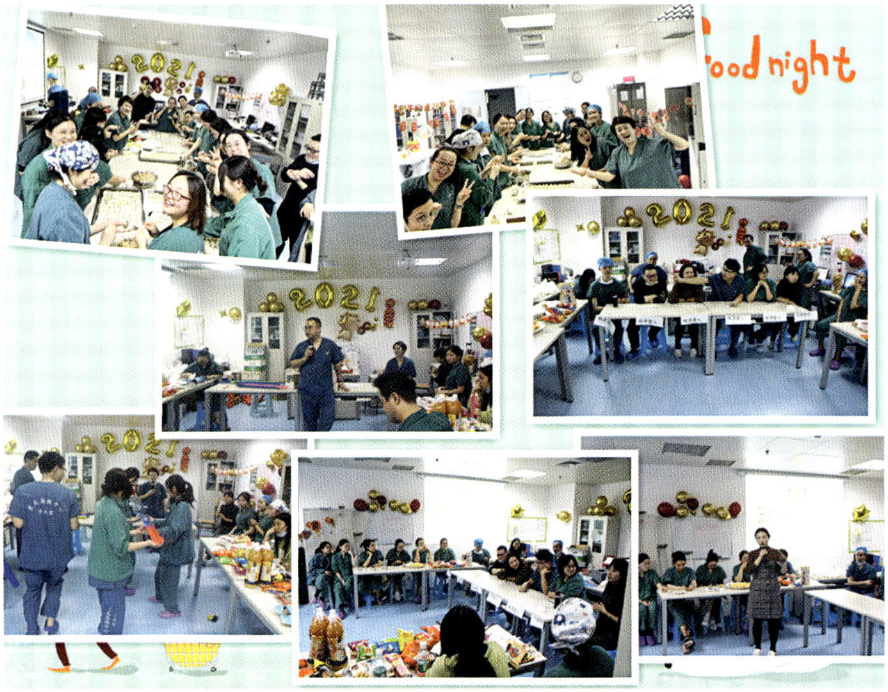

图 3-14 师生联欢

（二）教学评价与激励

1. 绩效考核：教学任务与绩效挂钩，总绩效的 8% 以上纳入教师教学考核绩效。
2. 教学质量评估、督导
①教学评价：教学周问卷星评价表，自主设计的年度师生 360° 互评表。
②季评：教学资料检查、自制评级量表；医院专家督查，3 个月一次。
③教学质控：亮点、不足、改进措施。
3. 教学激励
①学员临床工作绩效每名最高 1000 元 / 月。
②学员担任教学助理，补助 200 ~ 300 元 / 月。
③科室另设置教学秘书 1 名，补贴 500 元 / 月。

（三）学员考核

除医院规定的每月考核、出科考核、年度考核外，我科注重学员综合能力的培养和定期评价，增加了月质控中教学质控的内容，把学员每月的学习态度、听课情况、学习笔记、工作表现都量化评价后纳入质控项目，将自主设计的季度评价、年度评价表作为学员毕业评价的重要组成部分。定期审核学员的住培资料，保证材料填写的真实性和完整性，避免毕业前学员因毕业材料缺失导致延迟毕业的情况。

四、教学成果

2013 年至今共培养规培麻醉专业住院医师 48 名，均以优异成绩顺利毕业。培养其他专业住培医师百余人。目前在培麻醉专业住院医师 20 人。本基地多次被评为院优秀教学集体，多名指导医师被评为院优秀教学干部、院优秀教师，积极在核心期刊发表教学论文。近三年举办 1 次国家级继续教育项目，11 次市级继续教育项目，8 场学术技术提升系列活动等。共 100 余人次参加或主持省级会议；申报国家继续教育项目 3 项，获批 2 项，已完成 1 项，完成市级继续教育项目多项。多名学员参加重庆市麻醉专业学术会议的青年演讲比赛，并有三位获得二等奖、三等奖。多位教师参加每年医院的中、英文讲课比赛、教案比赛等，且多数获得较好名次。发表教学论文 1 篇。

五、困境与展望

（一）面临的困境

尽管基地已在住培工作中做了非常有意义的工作和创新，但在培训过程中我们仍然发现一些问题，存在一些困惑：

1. 麻醉住培教学活动缺乏适用于麻醉专业的规范教学评价体系，与现有的专供临床其他教学专业使用的评价体系不够相融。
2. 没有适合地区住培结业考核的麻醉住培题库和规范的麻醉实践技能考核培训平台。
3. 模拟教学设备极为昂贵，目前现有的模拟教学设备无法满足教学需求。
4. 麻醉住培教学科研课题申请平台相对局限。
5. 教学投入有限，教师教学投入与相应待遇不相符，绩效考核起不到激励和杠杆作用。部分教师对住培工作的重视不够，主动教学意识不强，没有充分认识基地与住院医师的关系实质，甚至出现对学员过分重视“用”忽视“教”或者只注重临床不注重医德、理论、沟通和科研能力的培养。

6. 住院医师主动学习的意识不足：把规培学习当做任务，目标仅仅定位为领取规培证书，在规培学习过程中部分学员对学习和工作的协调安排能力较差。

7. 规范化制度有待完善：临床工作的繁琐以及科室人员的缺乏，导致科室临床工作开展受困，而住院医师成为了我们临床工作的主力，身体和精神上的高强度压力降低了他们的工作积极性和学习主动性。完善规范制度，解决科室人员缺乏问题和改善住院医师临床压力是科室可持续发展的可靠保证。

8. 培训资金短缺：学员薪酬待遇不能匹配其高强度、长时间的临床压力，导致学员对培训的积极性不高，影响培训效果。

9. 由于临床专科细化加深，部分与麻醉相关的交叉学科独立后培训的连贯性和统筹性有一定的局限。

（二）改进与展望

1. 麻醉专业需加强院外合作与交流，引进交叉学科高级人才，拓展麻醉专业的执业范围，提升西部区域麻醉住院医师规范化培训基地整体的达标率和规范性。

2. 与同道一起探讨、建立规范的麻醉住培专业评价体系，建立实时更新的适合本地麻醉专业住培考核的麻醉题库。同时也期望有系统的、规范的麻醉实践技能考核培训规范专家库和培训平台。完善的地区模拟教学体系可以积极推进本地区各基地模拟教学硬件设施的完备和教学规范的发展。各基地协作交流推动高成本教学项目的规范实施。

3. 加强与其他专业的横向合作，积极推动上级部门增加麻醉教学科研项目的设立，拓展本专业住培教学的内涵，多学科协作进行更加全面、符合临床真实状态的模拟教学和危机管理教学体系。

4. 增加区域协作良性竞争机制和交流平台，让各基地学员有机会同台竞技，促进本区域麻醉住培教育公共平台建立，取长补短，丰富区域住培教学活动的多元化，提高住培教学的生动性和积极性。

麻醉专业目前已经被列为国家紧缺医学专业之一，国家高度重视麻醉专业住培工作，麻醉专业住院医师规范化培训已成为麻醉医师成才的必经之路。因此，麻醉专业住院医师规范化培训关系到人民医疗卫生建设的效果，也是一项利国利民的工作。积极推动麻醉住培工作的体系建设和区域基地培训质量的均衡发展，为国家和人民培养优秀的具有独立行医能力且能保障人民生命安全的麻醉医师已成为我们住培基地义不容辞的责任。让我们携手推进我国麻醉住培教育的发展，为建设中国特色社会主义国家添砖加瓦。

编　委：傅　洪
执笔人：欧阳玉芳

04 第四章 重庆市第五人民医院麻醉专业住培基地

第一节 重庆市第五人民医院

重庆市第五人民医院，位于重庆市南岸区弹子石长嘉汇核心区，是一所集医疗、教学、科研和预防保健康复为一体的现代化综合性三级甲等医院。医院建于 1896 年（清·光绪二十二年），始称重庆仁济医院，由英国基督教伦敦布道会传教士创办；1925 年，成立重庆仁济高级护士职业学校；1953 年，更名为重庆市第五人民医院；1961 年，成为重庆医学院教学实习基地；2011 年，成为国家三级甲等综合医院；2019 年，成为英国“剑桥医学院成员单位”；2020 年，获批国家级住院医师规范化培训基地；2024 年，由重庆市南岸区政府、重庆大学共建重庆大学附属仁济医院 / 重庆市第五人民医院。

医院始终坚持“人才立院”。通过实施引进、培养“双轮驱动”人才建设战略，不断提高人员数量和质量，为医院发展提供智力支持。现有职工 1200 余人，享受国务院政府津贴专家 1 人，硕士生导师 2 人，博士学历 31 人，硕士学历 196 人，正高级职称 71 人，副高级职称 166 人，重庆市区县级学术技术带头人 6 人，重庆市区县医学头雁人才 4 人。

医院始终坚持“学科强院”。通过不断加强建设，现有 46 个临床医技科室，有国家级认证医疗中心 4 个，重庆市区域医学重点学科 3 个、临床重点专科 8 个、特色专科 4 个，南岸区临床重点专科 7 个、诊疗中心 9 个。心内科联合剑桥大学皇家帕普沃斯医院创建“心脏卓越中心”，开展的复杂危重冠状动脉病变的介入治疗、房颤射频消融等技术均处于国内先进水平；神经内科与剑桥医学科研有限公司开展“神经病学卓越中心”建设，开展的脑动脉血管内机械取栓术和头颈部动脉狭窄血管成形术以及神经外科开展的脑深部电刺激（DBS）均处于市级先进水平；普通外科开展的微创胃癌、结直肠癌根治术、超低位直肠癌保肛手术，超高龄患者胃肠疾病手术，各类腹壁疝的微创手术，以及激光、手术、中医方法结合治疗肛门疾病具有特色和区域性优势；骨科开展微创四肢及骨盆骨折复位固定术、脊柱骨质疏松性骨折经皮成形术等使高龄患者得到快速康复，椎间盘突出症的全内镜手术等处于市内领先水平；肝胆胰外科开展的肝胆胰肿瘤标准化、精准化手术治疗及微创外科水平均达到市内先进水平；泌尿外科开展的尿路结石、前列腺增生及泌尿系统肿瘤微创技术处于市级领先水平。

医院始终坚持“科技兴院”。通过与科研院所合作，布局和实施重大项目，开展规范化高水平临床研究项目。目前已成功建设生物样本库、成立大数据实验室、共建区域精准医学实验室健康医疗大数据等项目；筹建衰老转化医学研究中心项目；与陆军特色医学中心高血压内分泌科（重庆市重点实验室）合作开展心血管病研究项目；与广州医科大学附属第一医院、广州呼吸健康研究院等合作打造睡眠呼吸中心等项目。

重庆市第五人民医院全院员工将秉承“仁爱、奉献、团结、奋进”的仁济精神，奋力拼搏，努力将医院打造成国际化、现代化、智能化、人性化的高品质一流的美丽山水园林式大型综合医院，为广大人民群众提供优质便捷的医疗服务。

第二节　重庆市第五人民医院麻醉科

重庆市第五人民医院麻醉科于 1988 年建科，是南岸区最早成立的麻醉专业机构，现为重庆市医学会麻醉学分会南岸区主委单位、重庆市南岸区麻醉医疗质控中心、重庆市麻醉学专业住培基地。经过三代人近 40 余年的不懈努力，已逐步壮大成为重庆南岸区师资力量雄厚、特色突出、治学严谨、设备先进的现代化学科。我科现有麻醉医师 16 名，包括主任医师 1 名、副主任医师 4 名，主治医师 8 名，住院医师 3 名；全层流净化手术室 20 间（含 DSA 手术室 1 间，CT 杂交手术室 1 间、机器人手术室 1 间、智慧远程手术室 1 间），日间手术室 6 间，并配套日间病房、预麻室与麻醉复苏室，设置无痛内镜诊疗单元 20 间，年均麻醉例数超 18 000 例，涵盖了临床几乎所有类型手术的麻醉。

科室注重临床技术提升，以精准化麻醉、舒适化医疗为指导理念，心胸、肝胆、普外以及骨科相关手术麻醉水平市级一流；以“围术期肺保护与医疗大数据研究”为科研方向，发表多篇 SCI 收录论文，相关成果获得同行高度认可；同时承担南岸区各级医院危重患者的抢救、治疗、复苏以及麻醉质量管控工作。

科室长期致力于教育建设，作为南岸区唯一的麻醉学专业住培基地，以“大数据下麻醉教学理念及教学方式”为研究方向，组织并参与了多项教学课题，获批市区级继续教育项目十余项，发表各级别学术论文数十篇；负责重庆医科大学临床本科理论教学、临床麻醉实习、住培教学、进修教学，以及南岸区医学会麻醉专委会组织学术工作。

第三节　重庆市第五人民医院麻醉专业住培基地

重庆市第五人民医院教学历史悠久，抗战期间重庆仁济高级护士职业学校为全国输送了大批的护理人才。医院 1961 年成为重庆医学院教学实习基地，1994 年成为重庆医科大学教学医院，长期承担临床医学系本科生实习带教工作，2014 年起承担重庆医科大学第二临床学院康复治疗学专业、内科学、外科学等 7 门课程的理论授课，2020 年成为国家级住院医师规范化培训基地，2014 年成为住院医师规范化培训麻醉专业基地。数十年来，医院与科室秉承以临床反哺教学，以教学提升医疗水平的医教协同发展理念，助力青年医师快速成长。

一、基地介绍

医院历来重视教学发展，构建对应的职能部门与培训场所，为住培教学和临床技能培训创造良好土壤。

（一）住培教学技能中心

中心位于外科大楼 4 楼，面积 1023 平方米，配备 2 名专职管理人员和一批兼职技能指导教师，设置内科、外科、妇产科、麻醉、重症、儿科、全科等多个专项技能训练单元，拥有智能心肺腹部检查教学系统、外科综合训练系统等在内的教学模型 200 余套，完全满足现有各层次技能培训需求。

（二）医院图书室

医院图书室为全国总工会“职工书屋”，面向所有住培学员开放。图书室面积约 1000 平方米，藏书 1 万余册，期刊近 7000 种，提供阅览和外借服务；配有 40 余台电脑，能够登陆并使用维普网、中国知网、医疗卫生数字化资源系统、剑桥 E-Library 电子数据库以及电子图书期刊资源等数字资源。

（三）网络信息管理平台

平台配有4间教室，17间学习室，面积约764.5平方米，各教室均配备有多媒体设备用于教学；2016年启用“远秋住培管理系统”，进行住院医师的轮转管理，实现无纸化理论考试；2024年启用“临床思维训练系统”以加强住院医师临床思维培养。

（四）住培学员专用宿舍

宿舍占地面积14.5亩，可同时容纳200多人住宿，每间宿舍配有独立卫生间、热水器、空调等生活设施；同时配备了运动场地和娱乐设施，满足学员生活各项需求。

二、师资建设

师资体系建设是保障住院医师接受高质量培训的关键，是医学教育中至关重要的组成部分。

（一）教学团队组织架构

基地设有专业基地主任、教学主任、住培秘书、教学组长以及各教学小组，分工合作完成住培整体工作（图4-1）。

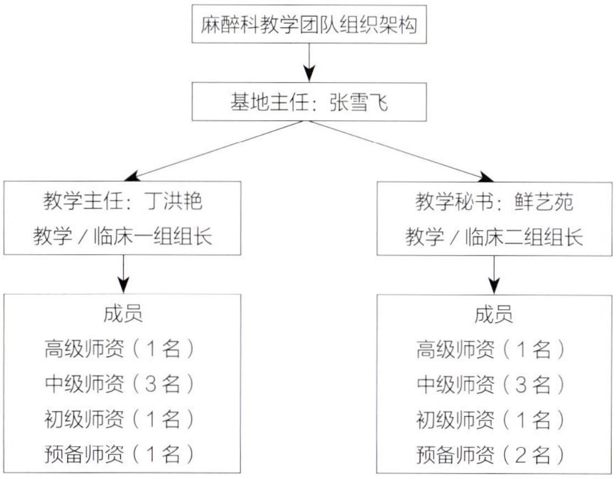

图4-1　麻醉科教学团队组织架构图

基地主任张雪飞，担任南岸区医学会麻醉学分会会长，南岸区医疗质量控制中心麻醉质控中心副主任，重庆市医学会麻醉学分会委员、疼痛学分会委员，重庆市中西医结合学会麻醉专业委员会常委、疼痛分会常委，重庆市医师协会麻醉学医师分会委员会委员、疼痛医师分会委员会委员，重庆抗癌协会麻醉与镇痛专业委员会委员，重庆市麻醉质量控制中心专家组成员，重庆市妇幼卫生学会麻醉与镇痛专委会常委，重庆市医院协会麻醉管理委员会委员，发表多篇中文论著。

教学主任丁洪艳，担任重庆市医学会麻醉学分会青年委员，南岸区麻醉质量控制中心秘书，主持多项科研项目，发表多篇中文论著。

住培秘书鲜艺苑，担任重庆市医学会疼痛学分会青年委员，重庆市南岸区医学会麻醉学分会秘书，发表多篇SCI收录文章及中文论著。

我科设置有两个临床组。为了临床与教学进一步融合，科室将临床组与教学组合并，即临床组成员同时负责该组内所有的教学事务；除基地主任以外，所有医师按照师资能力（高级、中级、初级、预备师资）均匀分配到两组内。

（二）师资队伍

专业基地共有带教师资11人，其中主任医师1名，副主任医师4名，主治医师6名，均取得省市级以上师资培训合格证书，可为麻醉专业住培学员提供强有力的支持。

（三）师资考核

住培师资考核是保障医学教育质量的重要环节，我科从职称水平、带教能力和教学主观能动性三个维度展开系统性评估。带教师资需要具备中级以上专业技术职称，从事临床工作满 5 年，具备扎实的医学理论、丰富的临床经验；带教能力通过住院医师的 360° 评价，以及院方每月的教学督导结果完成评估；教学主观能动性通过对教学工作的主动投入与创新意识，包括参与教学查房、病例讨论等规范化教学活动频次累积，自主设计教学案例或改革教学方法（如引入模拟教学、微课等）的创新成果，以及学员对教学态度的满意度评分综合评估。

（四）师资培训

为提高师资水平与教学能力，我科选派优秀带教老师参加省市级及以上的师资培训班，目前共计 13 人次；同时，院内每年定期为预备 / 初级师资组织师资培训，培训内容包括住培基本政策、教学查房的流程和注意事项、专项技能操作等，在通过理论、技能考核以后才能取得院内师资资质。

三、质量管理

除严格执行国家规定的分层递进教学原则以外，我科推行从“形式展示”转向“实质有效”的质量管理理念，从学员、师资以及流程三个方面进行质量管理。

（一）学员质量管理

1. 不同阶段的考核设置

1.1 月度考核

根据《住院医师规范化培训内容与标准》细分能力要求，结合麻醉科特点，制订临床技能达标清单，内容涵盖：①临床技能，如：第 1 年独立完成 10 次全身麻醉管理［需涵盖 ASA Ⅰ ~ Ⅲ级患者］、20 次动脉穿刺测压（成功率≥ 90%）；第 2 年完成 3 例危重症患者麻醉方案设计、完成 5 例超声引导下神经阻滞；第 3 年参与多学科会诊并提交诊疗建议 2 份。②理论学习，如：科内学习 4 次，院内学习 2 次，网络课程学习 4 次等。③模拟考试，包括理论与技能考试，75 分以上为合格，连续 2 次未达标者触发预警。除此之外，还通过 360° 能力评估完成每周临床思维、操作规范、医患沟通等的日常评价。

1.2 年度考核

院内实行全真还原模拟住培结业考试，设置 3 个考站，如：第 1 考站临床思维：标准化病人（SP）模拟一例合并冠心病患者的急诊阑尾切除术麻醉，考核学员风险评估与预案制订能力；第 2 考站技能操作：在高端模拟人上处理术中过敏性休克，重点考察急救流程规范性（如肾上腺素使用时机）；第 3 考站病例分析：提供术后躁动患者的监护数据。采用标准化病人和模拟设备，考官按“评分细则”逐项打分。科内则提前完成相对应的考试准备、复盘与总结。

2. 个性化反馈与改进

根据学习成绩，设置了“1+1”导师制：除责任导师外，为考核排名后 20% 学员匹配“强化导师”，制订个性化补训计划，每周跟进并签字确认。

匹配规则：对年度考核排名后 20% 学员，根据短板类型（如理论薄弱型、技能不足型）匹配对应特长的强化导师（如技能型导师：擅长超声引导技术的副主任医师，每周安排 2 次一对一穿刺训练）。

（二）师资质量管理

1. 准入管理

1.1 专家组评估：30 分钟教学查房［评分要点包括病例选择典型性、教学目标明确性；启发式提问次数≥ 3 次、错误操作纠正及时性；知识拓展深度（如引入最新 ERAS 理念）等]、50 分钟病例讨论（评分要点包括通过“你认为下一步该做什么检查?”等提问引导，而不直接给学员答案；能否结合影像学、检验结果综合分析；50 分钟讨论中学员发言占比等）各两次，平均得分 85 分以上。

1.2 学员评估：试带 2 名学员 1 个月，满意度评分 85 分以上。

2. 动态评估与改进

2.1 “三随机”督导：时间随机（不提前通知抽查教学活动）、专家随机（外院专家占督导组 30%）、学员随机（现场提问学员操作要点，检验教学效果）。

2.2 教学激励：与职称晋升挂钩（教学优秀人员提前进行晋升准备），与绩效挂钩（年度教学优秀人员次年绩效上浮 10%）。

（三）流程质量管理

1. 标准化 SOP 制定

入科教育 SOP [指各应知应会内容（如科室高危操作授权流程、纤支镜使用、请示汇报制度等）]；授课教案 SOP（比如必须包含“思政融入点”、能力培养目标等具体内容）、技能培训 SOP（将复杂操作分解为步骤化流程图，如七步洗手法、麻醉机检查五步法等）、出科考核 SOP（包含理论试卷、技能测试照片、存档期不少于 5 年），均有对应的标准化手册。

2. 动态监控与复盘

每月召开教学质控会，与学员代表共同讨论，将问题分类统计归类，逐层制订对策；完成 PDCA（Plan-Do-Check-Act）闭环表，要求每个整改项明确责任人、完成时间、验收标准，未达标项转入下一循环。

3. 文化管理

设立“住培质量文化墙”，展示优秀学员成长轨迹（以时间线展示优秀学员从“首次腰麻手抖”到“独立完成嗜铬细胞瘤麻醉”的进阶历程）、师资创新案例 [如图文展示教学工具专利（如改良型穿刺模拟器）、教学获奖展示等]，营造“质量为本”的工作学习氛围（如设置“麻醉安全月”，组织不良事件情景剧，由学员扮演错误操作导致的并发症案例并复盘）。

四、教学成果

从开始招收住院医师至今，我基地目前共培养住院医师 21 名，已有 12 名学员顺利通过执业医师考试和住培结业考试，并顺利走上工作岗位，取得良好反馈；以“实质有效”为教学管理的发展方向，发表了多篇教学文章。

五、困境与展望

多年来，重庆市第五人民医院麻醉住培基地在重庆市卫生健康委员会和各兄弟单位的指导帮助下，在院领导的高度重视和大力支持下，在职能部门和各专业基地的共同努力下，积极探索住院医师规范化培训模式，在组织管理、基地建设、师资培养及过程管理等方面取得了丰富的经验，使住培工作得以长足发展，并形成自己的特色与优势，获得各级部门、兄弟单位、住院医师和用人单位的一致好评。我基地的住培老师们热爱学习，不断提升自己的专业技术水平；同时也热爱住培工作，愿意和各位住院医师一起成长！

编　委：张雪飞
执笔人：丁洪艳

05 第五章 江苏省人民医院重庆医院（綦江区人民医院）麻醉专业住培基地

第一节 江苏省人民医院重庆医院（綦江区人民医院）

綦江区人民医院坐落于美丽的綦江河畔，占地面积100亩，编制床位1000张，是一所集医疗、教学、预防、保健、急救、科研为一体的三级甲等综合医院。2022年5月7日，国家发展改革委、卫生健康委、中医药局联合公布《第三批国家区域医疗中心建设项目名单》，由重庆市与江苏省人民医院合作共建的“江苏省人民医院重庆医院”项目落户綦江，过渡院区设在我院。

医院始建于1940年，其前身为綦江县人民卫生院。1994年晋级为国家二级乙等综合医院，2010年列入国家三级甲等医院建设单位之一，2011年晋级为国家二级甲等综合医院，2013年成为重医一院医院集团单位，2015年晋级为国家三级甲等综合医院，2020年成功通过第一轮三甲周期性评审。医院是重庆市首个“中国—以色列医院合作联盟”成员单位，中国医院协会常务理事单位、渝南黔北边界医疗联盟首届轮值主席单位、重庆市医院协会副会长单位、重庆市医院协会区县医院管理分会主任委员单位，建有重庆市博士后科研工作站、程京院士工作室、刘学忠院士工作室、綦江区精准医学实验室。

医院设临床、医技科室41个，拥有重庆市区域医学重点学科5个，市级临床重点专科10个，市级医疗特色专科4个，区级临床重点科室16个，区级医疗质量控制中心11个。在岗职工1300余人，院士1人（特聘），博士学历4人，硕士学历119人；正高级职称56人，副高级职称167人，中级职称474人；重庆医科大学兼职硕士生导师1人；重庆市区域学术技术带头人7名，重庆市区域医学头雁人才4名，綦江区名医工作室带头人5名，綦江区科技创新先进个人4名，綦江区骨干人才8名，綦江区实用人才140人。

医院设有国家食品药品监督管理局药物临床试验机构，是国家级住院医师规范化培训基地，获批国家级住院医师规范化培训专业基地3个、市级住院医师规范化培训专业基地4个，是重庆市护士规范化培训基地，是重庆医科大学附属第一医院医院集团成员单位、重庆医科大学附属綦江临床教学培训中心、川北医学院非直管附属医院，同时是重庆医药高等专科学校、遵义医药高等专科学校、重庆市医科学校的教学医院。近5年获得国家发明专利2项，实用新型专利近70项，每年发表包括SCI收录论文在内的高质量论文30余篇。自2016年起，医院先后派出医疗骨干赴法国、德国、美国等国际知名医院学习交流。邀请美国外科学院院士刘学忠来院开展专题讲座，与美国迈阿密大学耳鼻咽喉头颈外科建立深度合作。

医院能开展造血干细胞移植术、心脏大血管手术、腹腔镜胰十二指肠切除术、腹腔镜胃肠道肿瘤根治术、心血管手术、神经血管手术、外周血管手术、肿瘤介入诊疗技术、经纤支镜肺活检技术、消化内镜黏膜下剥离术、超声引导下神经阻滞术、血液净化技术、疼痛康复技术、危重孕产妇救治技术、危重新生儿救治技术等，诊疗技术在全市区县医院中处于领先地位，部分诊疗技术达到市级医院水平。

医院拥有 128 排双源螺旋 CT、64 排螺旋 CT、16 排螺旋 CT、落地数字减影血管造影仪（DSA）、悬吊数字减影血管造影仪（DSA）、1.5 T 核磁共振成像系统（MRI）、体外循环机、多功能数字胃肠机、彩色多普勒超声诊断仪、高端心脏超声仪、血管内超声、电生理导航系统、高清电子胃肠镜、双板多功能数字化 X 射线摄影系统、乳腺钼靶机等先进医疗设备。

医院将在以“医教研防管康六位一体”为功能定位的“十四五”战略发展规划的引领下，着力增强医疗服务能力建设和提高医疗技术水平，不断满足人民群众多层次、多样化的医疗卫生服务需求，努力为人民群众提供全生命周期的卫生与健康服务。

第二节 江苏省人民医院重庆医院（綦江区人民医院）麻醉科

麻醉科组建于 1976 年，经过几代麻醉人的共同努力，现已发展成为设备齐全、技术精湛、团结协作、勇于创新的临床科室，是医院优秀科室，是健康民心 100 强口碑榜“重庆民心科室”，是綦江区麻醉质量控制中心，并多次被评为重庆市优秀麻醉质控中心。

2012 年被评为区级重点专科，2013 年获批成为重庆市临床重点专科创建单位并于 2016 年创建成功。2016 年获批成为重庆市区域医学重点学科并于 2021 年成功通过验收。2016 年被批准成为重庆市临床麻醉医师规范化培训基地，现已成为重庆医科大学麻醉学专业本科生实习基地、川北医学院本科生实习基地。2022 年 4 月获批成为国家级麻醉专业住院医师规范化培训基地，2023 年 4 月成为中国西部麻醉住培基地协作联盟委员单位，2023 年 6 月成为“围手术期大数据多中心研究融合战略联盟”首批团队成员单位。

麻醉科现有麻醉医生 17 人，其中正高级职称 2 人，副高级职称 6 人，主治医师 7 人，硕士研究生 3 人。护理人员 27 人，其中高级职称 4 人，中级职称 8 人，初级职称 15 人，本科学历 23 人，大专学历 4 人。现拥有手术间 20 间，其中有可开展体外循环百级手术间 1 间，骨关节置换百级手术间 1 间，正负压感染手术间 1 间，每年手术室内麻醉在 10 000 例左右，手术室外麻醉超 10 000 例。配备有进口 Drager 麻醉机和国产 Mindray 麻醉机 16 台，进口呼吸机 4 台，麻醉监护仪 19 台，BIS 监测仪 6 台，拥有自体血液回输机、体外循环机、进口超声、自动凝血计时器、血气分析仪、射频控温热凝器、靶控输注泵、神经刺激器、肌松监测仪、可视硬镜、可视软镜、可视光棒、除颤仪、输液加温器、变温毯等国内领先的仪器设备，配有多个模拟教学设备，同时配备了手术麻醉信息管理系统、手术麻醉电子网络系统、手术监控摄像系统，能实时进行手术同步转播和视频会诊教学工作。此外，基于加速康复外科（ERAS）理念下的多学科治疗（MDT），大力开展多模式的术后镇痛业务，术后访视系统日臻完善，为信息化建设做好先期准备，满足了临床麻醉的需求，对推进舒适化医疗，创建无痛医院，确保患者围手术期安全起到了重要作用。

麻醉科现已广泛开展心胸外科、神经外科、泌尿外科、妇产科、耳鼻喉科、口腔颌面外科、眼科、小儿外科、脊柱关节外科、普通外科等亚专业麻醉。麻醉医师熟练并规范开展麻醉监测、椎管内麻醉、神经阻滞麻醉、静吸复合全身麻醉、全凭静脉麻醉、支气管麻醉、体外循环下心脏手术麻醉，以及肌松监测、经食管超声心动图（TEE）监测、血流动力学监测、超声引导动静脉穿刺、超声引导神经阻滞、心肌保护、血液保护、麻醉深度和脑功能监测——脑电双频谱指数（BIS）监测等麻醉方法和技术。我科还开设麻醉门诊，由高级职称麻醉医师对门诊及住院手术患者的麻醉实施做好宣传和评估。近几年，无痛内镜诊疗、无痛介入诊疗、无痛妇产科诊疗、无痛纤支镜诊疗、术后镇痛诊疗等手术室外麻醉日渐增多，为麻醉科带来了机遇和挑战。

第三节　江苏省人民医院重庆医院（綦江区人民医院）麻醉专业住培基地

一、基地介绍

麻醉学集多门临床医学知识、多种医学技能于一体，具有专业性与实践性强、涉及面广等特点，是保障手术患者围手术期安全与舒适的核心科室。麻醉专业住院医师规范化培训是麻醉医师毕业后继续教育的重要组成部分，也是成为合格的麻醉医师必须经历的培训，对提高麻醉学科整体水平和促进麻醉事业发展具有十分重要的意义。江苏省人民医院重庆医院（綦江区人民医院）麻醉科2016 年被批准成为重庆市临床麻醉医师规范化培训基地，2022 年 4 月获批成为国家级麻醉专业住院医师规范化培训基地，2023 年 4 月成为中国西部麻醉住培基地协作联盟委员单位。

近几年，医院不断加大教学投入，改善教学基础设施。培训基地教室（含临床示教室）占地总面积 2530 平方米（图 5-1），总计 63 间，示教室均配有投影仪、笔记本电脑和激光笔等教学设施，用于开展教学活动。基地建有可容纳 600 人的学术厅（图 5-2），可容纳 200 人的多媒体教室 1 间，可容纳 100 人的多媒体教室 2 间。2020 年新购标准化课桌 100 套、专用笔记本电脑等教学器材，用于院校融合成建制理论教学。

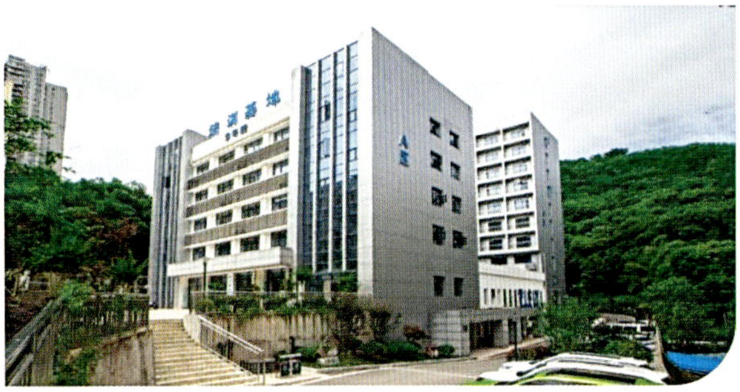

图 5-1　培训基地

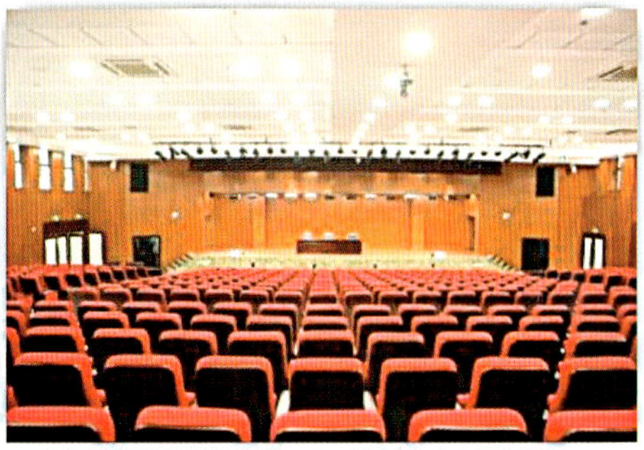

图 5-2　学术厅

2022 年，医院建成重庆市精品课程智慧教学基地，总计 4 间精品智能直录播示教室，采购了第三方提供的计算机信息检索系统与服务（大医医学搜索数据库），可访问图书 400 万种，涵盖中图法 22 个大类，医学类图书 25 万种，中文医学期刊 3600 多种，外文医学期刊 3 万多种，包含 Pubmed、Springerlink、Elsevier 等数据库，有纸质图书期刊 8000 余册，图书室约 200 平方米，阅览室 2 间约 120 平方米。医院购买了智医云考试系统，该系统涵盖了住院医师规范化培训、临床三基、执业医师考试等相关的考试题库，以及临床专业知识课件、临床技能操作视频等，可供指导医师和住院医师网上学习及练习，为他们提供了一个优质高效的学习平台。2022 年建成临床智慧录播教学系统、智慧录播理论培训系统、智慧直播临床技术示教系统，在与市卫健委连通后可确保住培学习的有效性。临床技能模拟培训中心占地 1800 平方米，含内、外、妇、儿、急救、体格检查实训室，模拟手术室，模拟 ICU 等教学场所。中心模拟设备种类齐全，医院先后投入百万余元购进大批训练模型和器具（图 5-3），并配备专人管理。

基地现有住培责任导师 4 名，指导医师 10 名，其中主任医师 2 名，副主任医师 5 名，主治医师 7 名。在麻醉各亚专业均具有一定的临床科研基础，近 5 年发表论文 33 篇，其中 SCI 收录 1 篇（影响因子 3.5），中国科学引文数据库（CSCD）收录 4 篇，其他 28 篇；现有市级科研项目 1 项，区级科研项目 20 余项，校级科研项目 2 项。麻醉科先后参与了由重庆医科大学附属第二医院麻醉科、上海交通大学医学院附属仁济医院麻醉科发起的多中心研究，现正与重庆医科大学、陆军军医大学、南京医科大学、川北医学院等高等医学院校的附属医院建立临床、科研、教学合作。住培指导医师均具有重庆市麻醉科住院医师规范化培训师资培训班培训合格证书，其中 2 人具有国家级住院医师规范化培训师资培训班培训合格证书。科室秉承“仁心仁术，厚德济生”的院训，严格按照国家住培大纲的要求认真做好理论讲授、临床技能培训、教学查房、小讲座、病例讨论及思想引领等工作。

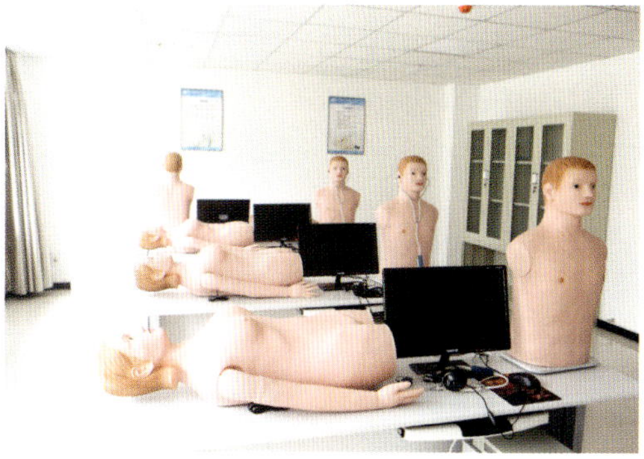

图 5-3　临床技能模拟培训中心训练模型

基地设有基地主任、教学主任、教学秘书，负责管理、落实和统筹住培工作。设立教学小组，负责教学活动的日常安排、督导、检查和反馈；设有质控小组，主要负责住培住院医师的临床、教学活动的质量保障。

基地主任栾国会毕业于哈尔滨医科大学，麻醉学硕士研究生学历，主任医师，中共党员，第七批省市优秀援疆干部人才，从事麻醉专业的医疗、科研和教学工作近 30 年，发表论文 10 篇，参编论著 2 部，获得市级科技进步奖 2 项，主持科研项目 1 项，主要研究方向为呼气末二氧化碳分压监测与围手术期安全，以及围手术期血流动力学监测的临床意义。曾到哈尔滨医科大学附属第二医院、卫生部北京医院进修学习，曾到新疆阿勒泰地区富蕴县人民医院医疗援助。担任川北医学院硕士生兼职导师、重庆市医学会麻醉学分会常委、重庆市医师协会麻醉医师分会委员、重庆市医院协会麻醉管理委员会常委、重庆市中西医结合学会麻醉学分会常委、成都高新医学会成渝麻醉与围术期医学专业委员会常委、中国民族卫生协会卫生健康技术推广专家委员会常委（麻醉学）、中国中西医结合学会围手术期专委会委员、中国心胸血管麻醉学会创新与推广分会委员、中国心胸血管麻醉学会围术期康复分会第二届委员会全国委员、中华医学会麻醉学分会第十三届委员会 ERAS 学组成员。

前基地主任廖林主任医师，中华医学会麻醉学分会 ERAS 学组成员，中国心胸血管麻醉学会基层委员会副主任委员，重庆市麻醉质控中心专家委员，重庆市医师协会麻醉医师分会副会长，重庆妇幼卫生学会麻醉与镇痛专委会副主任委员，重庆市医院协会药事管理专委会副主委，重庆市医院协会门急诊专委会副主委，重庆市中西医结合学会麻醉专委会副主委，重庆市抗癌协会麻醉专委会委员，重庆市医学会 ERAS 分会委员，重庆市首届区县医疗卫生学术技术带头人，“三峡之光”访问学者，法国图卢兹第三大学生物分子研究所访问学者，首届綦江区名医工作室领衔人，《重庆医学》等杂志审稿人，重庆市科委科研评审专家库成员。近年主持市科委、市卫计委和重庆医科大学等课题 6 项，以主要研究者获厅局级科教进步一等奖、三等奖各一项，以第一作者和通讯作者发表专业论文 17 篇，其中 SCI（IF: 3.5）1 篇、CSCD 5 篇，参编医学书籍 3 部。

教学主任李应清毕业于遵义医学院，副主任医师，重庆市中西医结合学会麻醉专业委员会委员，重庆市妇幼麻醉与镇痛专业委员会委员，綦江区麻醉质量控制中心专家组成员，曾在重庆医科大学附属第一医院、重庆医科大学附属儿童医院进修学习临床麻醉。近年来主持科研 3 项，新技术 3 项，发表论文 10 余篇，参编著作 2 部，发明专利 3 项。

教学秘书贾玲毕业于川北医学院麻醉专业，主治医师，曾到陆军军医大学第一附属医院麻醉科进修学习，从事临床麻醉工作 12 年，现攻读重庆医科大学在职研究生，先后荣获优秀教师、优秀科教助理、讲课比赛二等奖等荣誉。

二、师资建设

（一）师资遴选

住培带教师资作为住院医师职业生涯起步阶段的领路人，其带教质量显著影响住院医师的临床能力及实践基地的培训效果。基地根据国家、省级主管部门相关政策要求，结合基地实际情况，制定统一、规范的师资准入标准。参加遴选的医师必须满足热爱教学工作、具有丰富的临床经验、严谨的治学态度及规范的医疗行为；具有良好的职业素养、人际沟通和团队合作能力；熟悉住院医师规范化培训政策、制度和标准；具备扎实的专业理论基础和较强的教学能力；掌握《住院医师规范化培训内容与标准》要求；具有医学本科及以上学历、主治医师及以上专业技术职称。师资遴选需个人申报，经科室和专业基地审核，医院职能部门资格审查，并参加医院和基地组织的培训和考核，考核合格后的遴选师资名单报医院毕业后医学教学委员会审核。师资人员确定后医院内网下文公布，并发放院内师资证书。每年遴选师资上岗前明确住培师资的职责、带教任务及目标，责任落实到个人。

（二）师资培训

住培师资具有医师与教师双重身份，一方面需具备扎实的医学专业知识，另一方面需具备相当的教学能力、教学技巧和教学意识等。因此，每位教师均需参加我院组织的住培师资培训课程，涉及住培师资病历书写、临床技能、教学查房、医学人文等多个方面的培训，以重点提升住培师资的住培教学理念、教学技巧、教学能力。同时，采取“请进来，走出去”的方法，分期分批选派临床骨干教师参加省及国家组织的师资培训班（图 5-4），实现了师资培训全覆盖。

（三）评价与考核

师资考核评价是促进教师进步的动力，也是检验教学水平的重要指标。基地教学质控组每月对小讲课、教学查房、病例讨论等教学活动进行督导，对带教老师的教学能力进行考核和评价，结合基地教学小组每月召开的住培住院医师座谈会，对师资带教情况进行回访。医院对带教师资的评价采取住院医师评价与教师同行评价，专业基地以住培师资日常评价、月度考核评价及年度评价相结合的方式，对师资教学能力、工作量和住院医师进行 360° 评价。同时，结合所带住院医师季度考核成绩、年度考核成绩、结业考核成绩和执业医师资格考试成绩进行综合评估。对于评估不合格师资暂停带教资格，取消年度优秀教师评选资格。

三、质量管理

医院科教部作为职能管理部门，制定了有关住院医师管理、师资管理、待遇保障等相关培训制度，为我院住培工作从住院医师的入口招生到过程实施、到出口结业考核等各个环节、流程提供了规范、有序和有力的制度保障。为持续提高住院医师培训质量，主管院长牵头，建立由专业基地和轮转科室负责人及带教老师组成的质量控制小组和教学小组，负责住院医师的日常考核、培训检查与督导以及带教师资教学情况督导。基地主要从以下四个方面狠抓质量管理。

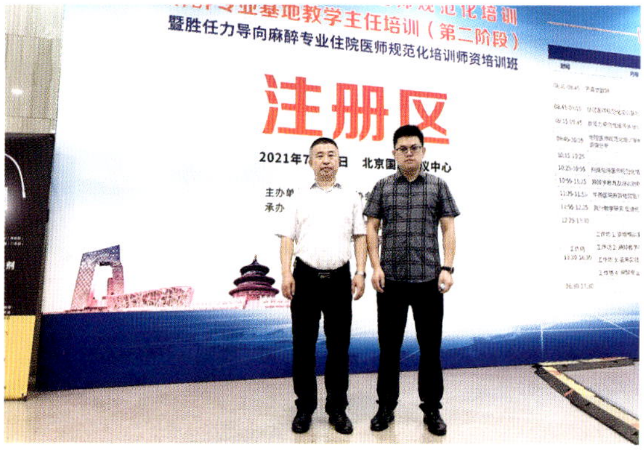

图 5-4 参加国家级师资培训

（一）入科教育

在住院医师规范化培训过程中，入科教育是住培计划的重要一环。入科教育作为住培工作开展的第一站，绝不只是简单的宣教或走流程，入科教育的培训质量以及规范化与否将直接影响后续住培工作的开展。成功的入科教育肩负着承前启后的重任，除了需要充分展示科室临床特点和要求外，还要为住院医师未来的工作和学习奠定良好的基础、树立积极的心态。基地为给住院医师创造良好的学习开端制订了详细的入科教育培训，经过培训并考核合格后方可进行住院医师和导师的双向选择，正式开始住院医师规范化培训的学习。

（二）双导师负责制

住院医师培训期间采用双导师负责制。临床导师由教学小组根据师资的职称将其分为初级导师（三年以上中级职称）、中级导师（副高级职称）及高级导师（高级职称），分别参与一年级、二年级、三年级住培住院医师的教学培训，引导其参与临床实践并指导其提高自主思考、临床思维等能力。责任导师全面负责住院医师的生活、学习、思想等：督查住院医师的各项考核与培训任务，包括国家执业医师考试、住院医师结业考试、轮转手册的填写等；协调和解决住院医师在培训过程中所遇到的困难，增强住院医师的归属感、提升培训质量，对住院医师的临床实践和品德修养提供全面指导（图 5-5）。

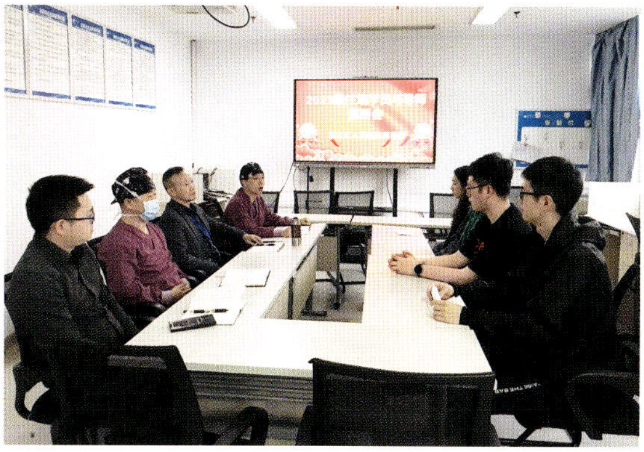

图 5-5　导师见面会

（三）分层递进培养

由于每一位住院医师的学习情况不同，基地以入基地时间为依据进行分层递进培养。住培第一年，在初级导师的指导下，学习麻醉科工作常规，初步掌握常规的麻醉方法及手术等相关的知识理论与技能；掌握心肺脑复苏等急救技术；掌握病史采集、查体和实验室检查判读等进行综合术前评估的基本技能，提高与患者、带教老师及手术团队成员沟通、协调能力，制订基本的麻醉管理方案等，实现医学生向临床医师的转变。第二年，在中级导师的指导和培训下，进行麻醉亚专业的轮转，熟练掌握有创操作的实施，熟悉常见并发症的处理及其麻醉管理等。第三年，通过完成累积一定数量常见手术的麻醉，在高级导师的监管下，能够独立实施常见手术的麻醉及管理；参与心血管麻醉等疑难复杂手术和急危重症患者的围手术期管理，参与手术室外麻醉及麻醉门诊工作，并了解麻醉学国内外新进展；参与实习与见习医生临床带教工作。

（四）教学活动

1. 每周三开展小讲课

根据麻醉专业住院医师规范化培训的标准和要求制订课表，包括基础知识、专科麻醉、临床指南解读等（图 5-6）。

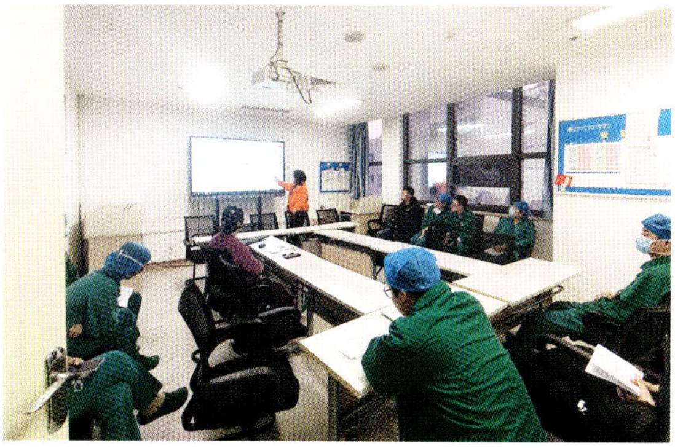

图 5-6　小讲课

2. 每月开展技能培训

根据麻醉专业住院医师规范化培训的标准和要求制订培训方案。通过组织视频观看、老师示教，学习操作步骤及基本规范。通过模拟教学和 workshop 形式锻炼住院医师动手操作能力。在临床实际工作中，临床导师“放手不放眼”，在保证患者安全的前提下，培养学生的实践能力（图 5-7）。

3. 每周四开展教学查房

教学查房前 1 周确定查房主题，术前 1 天主持查房导师挑选合适患者，在征得患者及家属同意后，指导住院医师制作查房幻灯片。查房当天早晨，主持查房导师首先在示教室内介绍此次查房主题及教学目的，住院医师简要汇报病史和麻醉计划。查体阶段，患者已被提前接入手术室并事先安排专人看护，住院医师对患者进行术前再评估，重点补充询问病史、检查和系统疾病相关的体征，主持查房导师可在一旁补充纠正。回到示教室后，住院医师继续汇报该患者的各项检查结果。然后，主持查房导师以互动方式向住院医师提问，内容涉及麻醉计划、术中可能遇到的情况以及处理方式等。期间主持教师可通过调阅电子病历，向住院医师演示一些较复杂的评估方法等。查房最后待住院医师回答所有问题后主持教师进行简要总结。通过教学查房提高住院医师采集病史、体征等临床信息的能力，规范临床思维，培养医学人文素养等（图 5-8）。

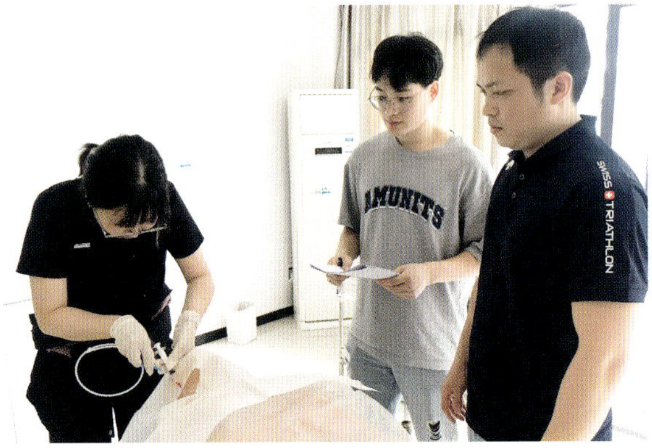

图 5-7 技能培训

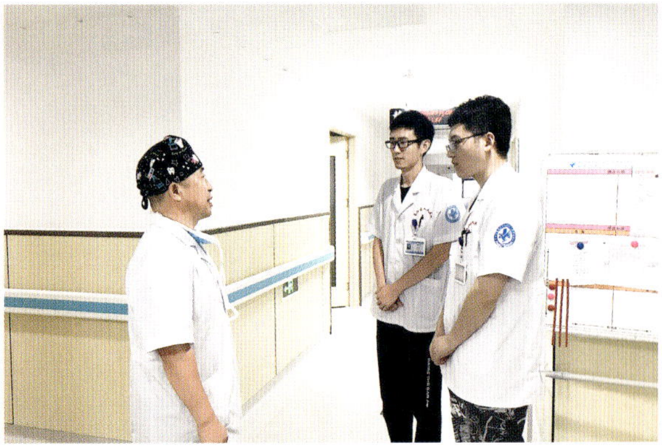
图 5-8 教学查房

4. 每月开展病例讨论

提前 1 个月由教学小组选定病例，病例选择原则是病史清晰、体征明确，诊疗记录详实，在病因、临床表现、诊断和鉴别诊断、检查或治疗过程中存在疑问或处理不当，需要进一步分析原因。授课老师事先就讨论内容查阅资料，设计合理的讲课方案，指导住院医师制作讨论幻灯材料。讨论过程中采用师生互动的形式，培养住院医师的主动学习意识和临床思维能力。亚专业组长补充后再进行集体讨论，以训练住院医师临床思维。

5. 每周五开展文献阅读

为加强住院医师外语及科研学习能力，住院医师在导师指导下制作麻醉专业英文文献学习 PPT。由住院医师讲解文献内容、朗读并翻译，从而提高住院医师专业英语的听、说、译及文献阅读能力。

6. 每月开展“讲好一节课”活动

为提高住院医师自主学习能力、沟通能力和教学能力，由住培三年级医师在责任导师的指导下，通过课题选择、备课、试讲等准备，每月给实习和见习医师“讲好一节课”。

基地致力于以培养住院医师六大核心胜任力为目标，坚持打造以规范执业习惯，培养缜密临床思维、严谨工作作风和认真学习态度为基础的住院医师技能培训平台，以及技能与人文并重，医术和医德并举的住院医师人文培训平台。

四、教学成果

自 2016 年基地开始招生至今，已连续招生 8 届，住培住院医师来自全国各地医学院校，住培招生完成率 100%。在这 8 年里，基地共培养 26 名优秀住院医师，已有 17 人顺利结业，其中 10 人在三甲医院工作。据已毕业住培住院医师的就业单位反馈，我基地培养的住培住院医师具有良好的职业道德、人际沟通能力、应急能力和团队精神，能独立胜任临床工作，得到了用人单位的一致肯定。

五、困境与展望

从 2016 年成为重庆市住培基地到现在成为国家级住培基地，我们的住院医师培训工作在不断地规范化和同质化，但在我们的培训过程中仍然有很多问题。

（一）分层递进实施问题

我科虽然结合住院医师水平层次、个体差异制订分层递进学习方案，然而在实际临床培训工作中，由于临床工作的复杂性，分层递进教学时常受到限制，住院医师也难以严格按照分层递进方案进行各个亚专业的轮转。

（二）实际培训例数达标问题

由于基地实际情况，儿科麻醉、心脏手术麻醉等大手术的麻醉数量较少，因此实现上述麻醉亚专科的培训达标较为困难。

（三）教学查房规范化问题

因为临床工作的特殊性，我们麻醉查房并不能像其他临床科室一样，依据相关标准严格实施规范化的教学查房，常常会出现患者不配合、教学查房时长无法达到标准、讨论内容不够全面等问题。

（四）住培师资积极性不高

住培师资兼具医师和教师的双重角色，不仅需要完成繁忙的临床工作，同时还面临着科研和晋升等工作需求的压力，导致临床、科研与教学难以同时兼顾，无法过多投入精力至临床教学活动。因此，部分住培带教师资对师资培训兴趣不高、参与度不强、积极性不够。

虽然存在各式各样的问题，但是医院高度重视麻醉住培教学工作，严格落实“一把手”责任制，形成院级领导小组、科教部、专业基地、临床科室四级管理体系，各司其职、层层落实。在西部麻醉住培基地协作联盟的帮助下，在医院的大力支持下，在基地主任的带领下，基地将以德育为根本，筑牢人文基础；以质控为核心，夯实全过程管理；多举措加强师资建设，提升师资带教能力；以住院医师为中心，全面提升服务保障水平和管理能力。秉承“仁心仁术，厚德济生”的院训，践行“始于需求，终于满意”的服务理念，坚持“有利于社会进步、有利于人民健康、有利于医院发展”的宗旨，继续坚定不移地开展麻醉学专业住院医师规范化培训工作，继续为国家、为社会培养更多优秀的麻醉学专业医学人才。

编　委：栾国会
执笔人：贾　玲

06 第六章 重庆医科大学附属永川医院麻醉专业住培基地

第一节　重庆医科大学

重庆医科大学创建于 1956 年，由上海第一医学院（现复旦大学上海医学院）分迁来渝组建，原名重庆医学院，1985 年更名为重庆医科大学。是国务院学位委员会批准的首批具有博士和硕士学位授予权的单位，教育部批准的首批来华留学示范基地，2015 年成为教育部、国家卫健委和重庆市人民政府共建高校。

学校由位于渝中区的袁家岗校区和位于重庆大学城的缙云校区组成，校园总面积 2650 亩。校园环境优美，风景如画。现有全日制在校学生 27 681 人，其中博士生 1218 人，硕士生 6655 人，本科生 18 914 人，专科生 260 人（支援少数民族项目），留学生 634 人。

学校现有 8 个一级学科博士学位授权点、14 个一级学科硕士学位授权点，3 个博士专业学位授权点、11 个硕士专业学位授权点；4 个国家重点学科，9 个学科进入 ESI 全球前 1%，其中临床医学学科进入 ESI 全球前 1‰，2 个重庆市一流学科，16 个重庆市“十四五”市级重点学科。

学校设有 22 个学院（系），开设 36 个本科专业。现有国家级一流本科专业建设点 19 个，重庆市一流本科专业建设点 28 个。临床医学、口腔医学、护理学、中医学专业已首批通过教育部专业认证。现拥有 1 个国家级临床教学培训示范中心，3 个国家级实验教学示范中心，1 个国家级虚拟仿真实验教学中心，14 门国家级一流课程，1 门国家级课程思政示范课程，4 门国家级精品资源共享课、3 门国家级精品视频公开课。

现有专任教师 3200 余人，其中高级职称专业技术人员 2000 余人，博士生导师 323 人，硕士生导师 1967 人。近年来，学校大力实施人才强校战略，面向海外延揽高层次人才，成建制引进多个具有国际水平的人才团队，加强本土人才引导与培育，逐步构建起“近悦远来”的良好人才生态，形成推动内涵式发展的强劲动力。现有中国工程院院士（外聘）、海外高层次人才、长江学者、国家杰青等国家级人才 57 人次，省部级各类人才 990 人次。现有 7 个博士后科研流动站，在站博士后 500 余人，人才塔基和师资蓄水池作用日益明显，人才队伍活力不断增强。

“十三五”以来，学校累计新增科技部、国家自然科学基金委等各级部门及横向项目 4500 余项，资助经费 11 亿余元；牵头承担了传染病防治国家科技重大专项、国家重点研发计划等国家级重大或重点项目，资助经费达 2.54 亿元。近五年发表 SCI 收录论文 10 000 余篇，年均增长率 15%。多项成果在《柳叶刀》《自然・医学》《新英格兰医学杂志》等国际顶级期刊发表。获得国家科技奖励、高等学校科学研究优秀成果奖等省部级以上奖励 50 余项，获得国家科技进步奖二等奖。获得全国创新争先奖 2 项。学校独立研制的高强度聚焦超声肿瘤治疗系统（海扶刀）属世界首创，是我国第一台具有完全自主知识产权的大型医疗设备，首台设备于 2020 年 12 月被中国国家博物馆收藏。新冠肺炎疫情发生后，学校成功研制出我国首个获批上市化学发光法新冠肺炎病毒抗体检测产品、新冠肺炎病毒抗原检测试剂盒、新冠肺炎病毒中和抗体鼻喷剂。抗抑郁和卒中药物相关技术、肿瘤免疫治疗等科技成果高质量完成转化。

学校高度重视高水平科技创新平台建设，将其作为打造国家战略科技力量的重要抓手。“十三五”以来，新增超声医学工程国家重点实验室、国家儿童健康与疾病临床医学研究中心等国家级、省部级研究平台 39 个。现有国家级、省部级研究平台 70 个，其中国家重点实验室、国家临床医学研究中心、国家工程研究中心、国家级国际科技合作基地等国家级平台 7 个，教育部重点实验室、教育部国际合作联合实验室、教育部省部共建协同创新中心及国家卫健委重点实验室等国家部委级平台 6 个；重庆市重点实验室、重庆市工程（技术）研究中心、重庆市临床医学研究中心、智库、科普基地等省级平台 57 个。

学校积极开展国内外交流合作，与欧洲、亚洲、北美洲、大洋洲的 23 个国家和地区的 52 所教育或医疗卫生机构建立了合作关系，其中包括英国莱斯特大学、美国达特茅斯学院、加拿大不列颠哥伦比亚大学、英国伦敦大学学院等国际名校；与英国莱斯特大学联合办有我国西部地区唯一获批的临床医学中外合作办学项目；同时，与复旦大学、西南大学等“双一流”建设高校开展长学制医学生的联合培养。

学校现有附属医院 15 所。附属第一医院、附属第二医院、附属儿童医院近 10 年连续入选复旦版“全国医院综合排行榜”百强。直属附属医院获批国家临床研究中心和国家区域医疗中心各 1 个，获批国家临床重点专科 34 个。现有编制床位近 20 000 张，年门诊量近 1546 万人次，年收治住院患者 66 万人次。

第二节　重庆医科大学附属永川医院

重庆医科大学附属永川医院创建于 1939 年，2009 年成建制划转重庆医科大学，是一所集医疗、急救、预防保健、康复、教学和科研为一体的国家三级甲等综合性医大附属医院（图 6-1）。是国家卫生健康委员会认定的国际紧急救援中心网络医院、重庆市规划的区域性医疗中心、重庆市医疗急救中心永川分中心、医保跨省异地就医联网即时结算定点医疗机构。是国家卫健委住院医师规范化培训基地、临床药师规范化培训基地、国家药物临床试验机构、中国胸痛中心、国家高级卒中中心、中国房颤中心、重庆市老年疾病临床医学研究中心、重庆市护士规范化培训基地、重庆市医师资格实践技能考试基地、重庆市首批住院医师规范化培训结业考核技能考核基地。2018 年成功创建成为重庆市智慧医院，2020 年成为互联网医院。医疗服务辐射永川及周边地区约 1000 万人口。

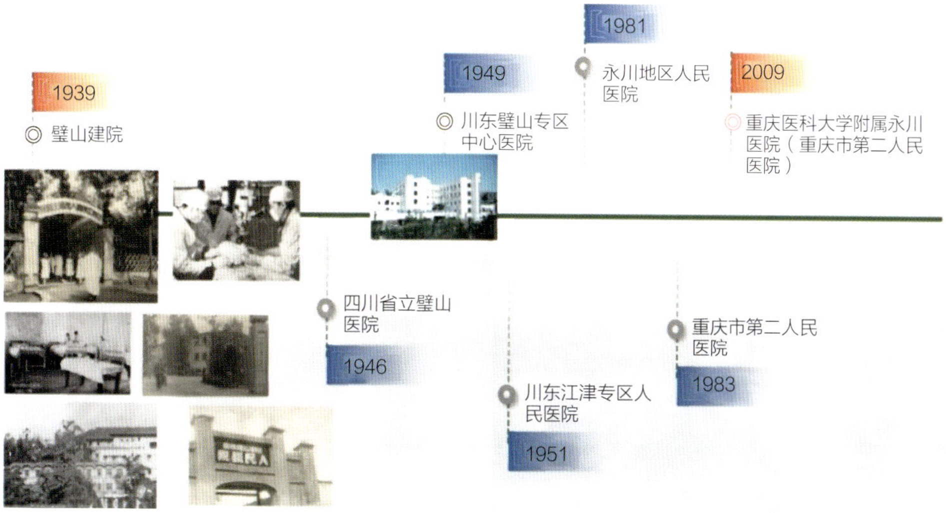

图 6-1　重庆医科大学附属永川医院历史沿革

医院分为萱花院区、兴龙湖院区、渝西区域公共卫生应急医院三部分。其中萱花院区占地 96 亩，包括教学部和医疗部，医疗用房 11 万平方米，编制床位 1500 张。兴龙湖院区占地 174 亩，正在建设中，其中医疗用房约 16 万平方米，编制床位 1200 张，教学用房 6 万多平方米，可容纳 2000 ~ 3000 名学生。渝西区域公共卫生应急医院 300 张固定编制床位，预留 700 张临时床位（图 6-2）。

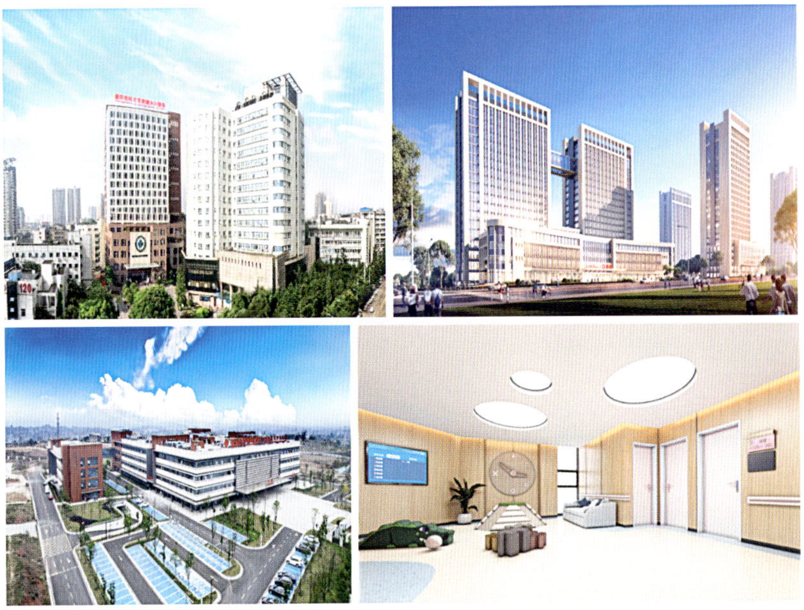

图 6-2　院区掠影

医院设有 47 个临床医技科室，拥有省部级重点学科 1 个（全科医学科）、省部级重点实验室 1 个（脑血管病研究实验室）、省部级临床重点专科 5 个（神经外科、神经内科、儿科、呼吸内科、肿瘤内科），省部级特色专科 2 个（骨科、呼吸与危重症医学科），是重庆市区域颈椎病临床诊疗中心，重庆市博士后科研工作站、重庆医科大学临床医学博士后科研流动站。医院全面开展院内学科建设，临床重点建设专科 10 个（心血管内科、普通外科等）、特色医疗专科 15 个（烧伤、消化、核医学等）（图 6-3）。

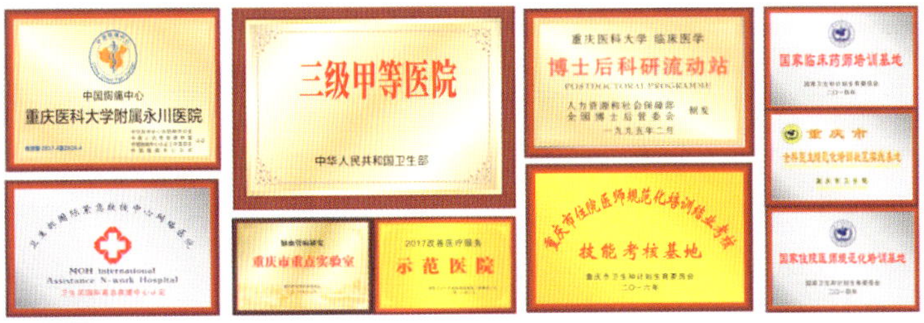

医院品牌

- 国家三级甲等综合性医院（2008年）
- 国家卫生健康委国际紧急救援中心网络医院
- 中国胸痛中心
- 国家高级卒中中心
- 中国房颤中心
- 重庆市医疗急救中心永川分中心
- 国家卫生健康委住院医师规范化培训基地
- 国家卫生健康委临床药师规范化培训基地
- 国家食品药品监督管理总局药物临床试验机构
- 重庆市规划的区域性医疗中心
- 重庆市新冠肺炎确诊患者集中救治定点医院
- 医保跨省异地就医联网即时结算定点医疗机构
- 重庆市护士规范化培训基地
- 重庆市医师资格实践技能考试基地
- 重庆市首批住院医师规范化培训结业考核技能考核基地
- 重庆市老年疾病临床医学研究中心
- 重庆医科大学临床医学博士后科研流动站
- 重庆市人社局博士后科研工作站
- 重庆市老年疾病临床医学研究中心
- 重庆市科普基地

图 6-3　医院品牌

医院全科医学科为重庆市市级质控中心，另有妇科、医学影像、病案管理、血液、神经内科、耳鼻咽喉 6 个市级质控中心渝西分中心，有麻醉科、感染管理、神经外科、耳鼻咽喉头颈外科、全科、眼科、呼吸内科、健康体检、护理、重症医学、急诊医学等 19 个永川区级质控中心。

2022 年医院门诊 82.5 万人次，出院患者 5.1 万人次，住院手术 1.5 万台次，总资产 18.99 亿元，净资产 14.82 亿元。院共有在职职工 2324 人，其中专业技术人员 1947 人（含住培 237 人、护培 137 人），劳务派遣 250 人，博士、硕士研究生 424 人，高级专业技术人员 222 人，中级 424 人，教授、副教授 76 人，博士生导师、硕士生导师 117 人，专任教师 340 人，离退休职工 412 人。

医院配有 256 层、64 层、63 层 CT 各 1 台、1.5 T 和 3.0 T 核磁共振成像系统各 1 台、双光子直线加速器、SPECT / CT、“飞秒”激光系统、四维和高端心脏超声诊断仪、移动式 C 形臂 X 射线机、DSA 血管机、高清胃肠镜和腹腔镜系统、海扶刀等先进诊疗设备。

医院坚持以一流的技术求发展，走科教兴院之路。成功开展了体外循环下各类心脏手术、急性脑梗死经皮血管腔内溶栓术和机械取栓术、颅内动脉瘤介入栓塞及夹闭术、经颈静脉肝内门体分流术、经皮冠状动脉介入治疗、经气管镜介入治疗技术、体外膜肺氧合（ECMO）、神经内镜治疗技术、高强度聚焦超声消融子宫腺肌病（HIFU）、肺部肿瘤热消融技术、经导管主动脉瓣植入术（TAVI）、零射线房颤导管消融术、浮针疗法等高精尖及特色技术。

作为重庆医科大学第五临床学院、全科医学院、护理学院永川分院，目前已构建起院校医学教育（含本科、硕士研究生及博士研究生）、毕业后医学教育、继续医学教育的完整医学教育体系，取得高校教师资格证人员 382 人。承办专业为临床医学（农村订单定向）、眼视光医学、护理学（专升本）专业，同时承担学校预防医学专业、生物医学工程专业的临床课程理论及实习教学，及其他院校学生的实习教学。现所辖本科学生 700 余人，全日制硕士、博士研究生 170 余人。作为国家卫健委住院医师和临床药师规培基地，重庆市护士规范化培训基地，我院现开展住院医师、护士规范化培训，全科医生转岗培训，临床实践技能培训，以及国家级和省部级继续医学教育项目，现有各类培训学员 500 余人。

第三节　重庆医科大学附属永川医院麻醉手术中心

重庆医科大学附属永川医院麻醉手术中心于 20 世纪 80 年代开始独立麻醉科建制，现有医护人员 84 名；医师队伍中有正高级职称 5 人，副高级职称 7 人，中级职称 10 人，住院医师 13 名；有硕士生导师 7 人，目前招收在培学员 25 人。经过几代人的努力，麻醉科已发展成为集医疗、教学、科研为一体的综合性临床科室，拥有 21 个手术间（2024 年底兴龙湖院区将再投入运行高标准手术室 18 个）、8 张麻醉后复苏床位，服务 17 个手术系列科室，并广泛开展术后镇痛、无痛内镜、无痛纤支镜、无痛分娩、疼痛门诊、儿童镇静等舒适化医疗服务，年麻醉例数 30 000 余台次，是渝西川东地区麻醉医疗龙头，是永川区麻醉质控中心依托基地，也是中华医学会麻醉学分会授予的首批“全国麻醉住院医生规范化培训基地”。近年来，基地通过“外引内培”进一步提升和优化了师资人才队伍，目前拥有出站博士后 1 人、博士 2 人、在读博士 2 人，80% 医生具有硕士及以上学历学位，4 人有国外学习、工作经历。本专科能够完成包括早产儿在内的全年龄段患者各种疾病及疑难杂症的临床麻醉与围手术期保障，在心胸大血管外科、骨科、小儿外科、神经外科、肝胆及泌尿外科等专业领域具有区域技术优势，在儿童舒适化医疗、单侧腰麻、体外循环灌注和 ECMO 等技术领域特色鲜明。

第四节　重庆医科大学附属永川医院麻醉学专业住培基地

一、基地介绍

重庆医科大学附属永川医院麻醉学专业住培基地是经重庆市和国家卫健委批准的首批省级和国家级麻醉学住院医师规范化培训基地，经过十余年的建设和发展，目前已经成为软硬件设施优良、师资队伍力量雄厚、培养质量靠前的本市麻醉学住院医师规范化培训基地之一（图 6-4）。基地与华中科技大学附属协和医院等国内麻醉学头部学科建立了全方位、宽领域、多层次的稳定联系，拥有以兼职首席医学专家姚尚龙教授领衔的优秀师资队伍，可为优秀规培学员反接轨攻读硕士学位提供便捷通道。本基地年麻醉例数 30 000 余台次，临床训练资源充足，亚专科门类齐全，可充分满足学员临床实践需求。基地拥有国内一流的麻醉机（工作站）、高清彩色多普勒诊断仪、无创及有创生命体征监测系统、脑氧监测系统、麻醉深度监测仪、纤支镜、血气分析仪、新一代智能化药品管理系统等临床设施，同时还拥有 CPR 模型、中心静脉穿刺模型、动脉穿刺模型、椎管内麻醉穿刺模型以及智能模拟人等模拟教学设施，可为规培学员提供全方位的临床实践和模拟培训。基地实施基地主任、教学主任、基地秘书、第一责任导师、专科指导医师等多层次培训管理，为培训学员提供 360° 全周期培训指导，规范化开展教学查房、教学病例讨论、小讲课、危机事件演练、模拟教学等活动，培训质量逐年稳步提高。此外，本基地还承担了疼痛门诊、疼痛病房、体外循环灌注等临床工作，为学员培训期间拓展知识结构、增长临床见识、丰富临床技能提供了必要条件。本基地能够提供包括早产儿在内的、合并各种疾病及疑难杂症、全年龄段患者的临床麻醉与围手术期保障，在心胸大血管外科、骨科、小儿外科、神经外科、肝胆及泌尿外科等专业领域麻醉具有区域技术优势，在儿童舒适化医疗、单侧腰麻、体外循环灌注及 ECMO 等技术领域特色鲜明。

（一）专科技术优势

1. 心胸大血管外科麻醉

我院心胸大血管外科是渝西地区成立早、规模大、技术力量最为雄厚的专业诊疗科室，是医院

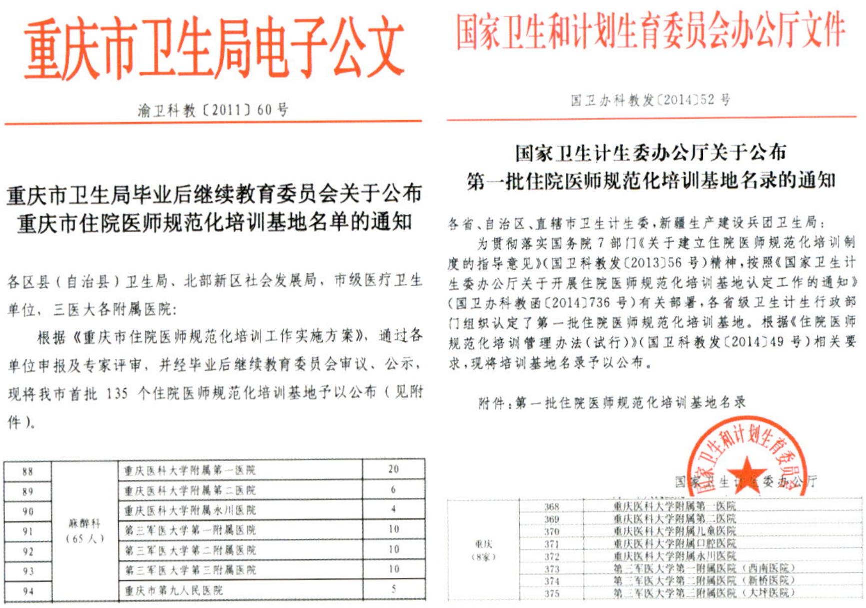

重庆市卫生局电子公文

渝卫科教〔2011〕60号

重庆市卫生局毕业后继续教育委员会关于公布
重庆市住院医师规范化培训基地名单的通知

各区县（自治县）卫生局、北部新区社会发展局，市级医疗卫生单位，三医大各附属医院：

根据《重庆市住院医师规范化培训工作实施方案》，通过各单位申报及专家评审，并经毕业后继续教育委员会审议、公示，现将我市首批 135 个住院医师规范化培训基地予以公布（见附件）。

88	麻醉科（65人）	重庆医科大学附属第一医院	20
89		重庆医科大学附属第二医院	6
90		重庆医科大学附属永川医院	4
91		第三军医大学第一附属医院	10
92		第三军医大学第二附属医院	10
93		第三军医大学第三附属医院	10
94		重庆市第九人民医院	5

国家卫生和计划生育委员会办公厅文件

国卫办科教发〔2014〕52号

国家卫生计生委办公厅关于公布
第一批住院医师规范化培训基地名录的通知

各省、自治区、直辖市卫生计生委，新疆生产建设兵团卫生局：

为贯彻落实国务院 7 部门《关于建立住院医师规范化培训制度的指导意见》（国卫科教发〔2013〕56号）精神，按照《国家卫生计生委办公厅关于开展住院医师规范化培训基地认定工作的通知》（国卫办科教函〔2014〕736号）有关部署，各省级卫生计生行政部门组织认定了第一批住院医师规范化培训基地。根据《住院医师规范化培训管理办法（试行）》（国卫科教发〔2014〕49号）相关要求，现将培训基地名录予以公布。

附件：第一批住院医师规范化培训基地名录

国家卫生计生委办公厅

重庆（8家）	368	重庆医科大学附属第一医院
	369	重庆医科大学附属第二医院
	370	重庆医科大学附属儿童医院
	371	重庆医科大学附属口腔医院
	372	重庆医科大学附属永川医院
	373	第三军医大学第一附属医院（西南医院）
	374	第三军医大学第二附属医院（新桥医院）
	375	第三军医大学第三附属医院（大坪医院）

图 6-4　省级和国家级麻醉学住培基地批准文件

重点建设专科。普胸亚专科年均开展胸腔镜微创肺、纵隔手术 500 余例，麻醉科与之紧密协作，在靶控输注、纤支镜定位、可视双腔、支气管堵塞、有创生命体征监测、肺功能监测等方向，积累了丰富的经验，具有较强技术力量，有力保障了患者安全。心脏和大血管外科是院级层面近年重点支持领域，年均开展体外循环直视下多瓣膜置换、主动脉瓣联合主动脉弓置换、TAVR、三尖瓣整形、冠状动脉旁路移植、卵圆孔未闭（PFO）介入封堵等心脏和大血管手术 300 余例，麻醉科承担麻醉和监测、体外循环灌注、术前术后 MDT 协同诊治，通过内环境调控、凝血监测、脑氧供需平衡、麻醉深度监测与调节等多种手段保障患者安全（图 6-5）。

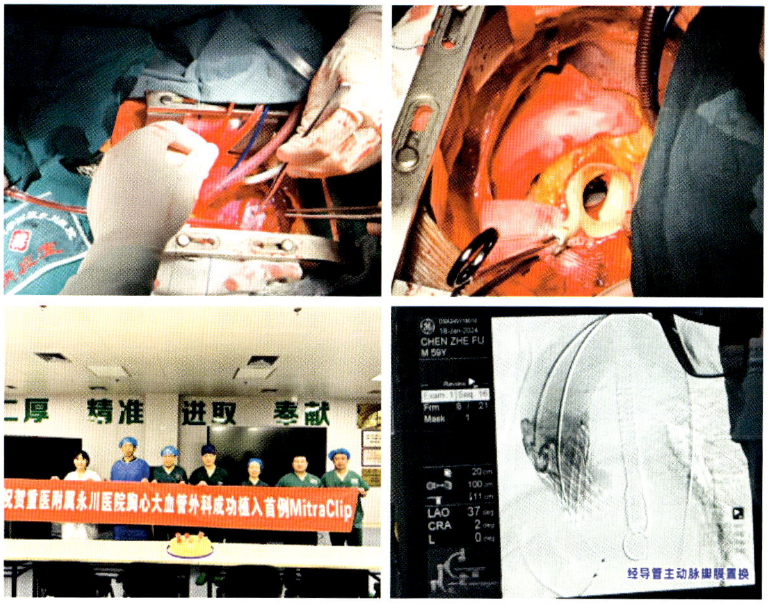

图 6-5　近期心胸大血管外科手术开展情况

2. 骨科麻醉

骨骼系统退行性病变是我国步入老龄化面临的重大社会健康问题，骨科是我院传统优势学科，是区域专科龙头，拥有脊柱、创伤、关节三个独立建制的亚专科，开放床位近 200 张。拥有全市唯一一家颈椎病区域专病诊疗中心，麻醉科以副带头人身份全面参与了该中心的筹备、申请和运行，常规开展区域专病诊疗中心 MDT 门诊；脊柱外科常规开展全脊柱椎间盘突出、椎管狭窄、腰椎滑脱、椎体椎管肿瘤、骨骼肿瘤、脊柱感染等疾病的常规和微创化治疗；创伤骨科断肢（指）再植、骨盆与髋臼严重损伤、严重多发伤综合救治能力处于国内一流水平；关节骨科常规开展髋、膝、肩关节置换、修复和关节功能重建，以及各类关节镜手术。骨科患者特点为高龄患者多、合并症多、器官系统功能损伤重，麻醉科通过开展特色单侧腰麻、神经阻滞、有创生命体征监测、麻醉深度监测、内环境监测及调控等工作有力保障患者麻醉和围手术期安全，并通过实施连续神经阻滞、完善术后镇痛和引入 ERAS 理念促进患者快速康复和回归正常生活。

3. 小儿外科麻醉

我院是全市少数具有独立建制且全面开展小儿外科治疗的综合性医疗机构，常规开展小儿普外、骨科、泌尿、耳鼻喉等专业常见病、多发病外科治疗，能够开展小儿急腹症、胆总管囊肿、胆道闭锁、漏斗胸、先天性巨结肠、先天性髋关节脱位、肠闭锁、肠狭窄、肠旋转不良等危急重症患儿的手术治疗。科室小儿外科麻醉技术力量雄厚，半数以上医师经过小儿外科麻醉的系统训练，能熟练开展儿童有创动静脉穿刺及监测、肺及循环超声评估、支气管堵塞单肺通气、小儿神经阻滞、早产儿及新生儿麻醉保障工作，长期承担指导区域内各级医疗机构儿童麻醉及围手术期保障工作，科室整体小儿麻醉技术水平居国内前列。

4. 神经外科麻醉

神经外科于 1976 年独立建科，开放床位 70 余张，拥有独立 ICU 床位 12 张，年手术量近千台次。广泛开展颅内动脉瘤夹闭、脑血管畸形直视切除、深部颅脑肿瘤切除、高位颈髓肿瘤切除、颈动脉内膜剥脱、经鼻入路鞍区肿瘤切除等高难度手术，广泛开展显微镜和内镜辅助颅内手术。麻醉科在术中脑功能监测、颅内压和脑容积调控、有创监测、危重颅脑损伤患者生命支持、围手术期脑氧供需平衡等方面进行大力保障，有力促进了神经外科发展。

5. 肝胆及泌尿外科麻醉

我院肝胆外科年开展全腔镜下肝叶肝段切除、复杂胆道取石、肝血管介入、肝恶性肿瘤消融、ERCP 等手术 600 余台次，麻醉科采取远程缺血预处理、低中心静脉压、代谢及出凝血监测等手段有力保障患者安全；泌尿外科常规开展各类结石、激光、经尿道前列腺切除术（TURP）、泌尿系畸形和各类肿瘤手术治疗，年均实施肾上腺肿瘤手术 50 余台次，麻醉科在前列腺综合征预防、嗜铬细胞瘤循环监测及调控、肾功能不良患者麻醉及围手术期保障等方面积累了丰富的经验。

（二）专科技术特色

1. 儿童舒适化医疗技术

麻醉科发挥自身学科优势，结合综合性医院实际诊疗场景，创新性地开展了儿童舒适化医疗，在 MRI、增强 CT、心脏专科超声、深静脉通道开放等方面形成了专科技术特色。

2. 单侧腰麻

老龄化社会中下肢骨关节疾病高发，该类患者往往长期卧床、年纪大、合并症多，椎管内麻醉是髋、膝关节置换、骨折复位等手术首选麻醉方式，能最大限度减少麻醉对患者的侵袭性，有助于术后康复和早期锻炼。传统腰麻对呼吸、循环影响大，术中生命体征波动大，对患者心脏、肺、中枢神经系统存在较高潜在风险。麻醉科十余年来持续研究和探索单侧腰麻的操作技巧和管理经验，逐渐形成了专科特色。

3. 体外循环灌注和 ECMO

我院体外循环灌注工作由麻醉医师承担，我科有 4 名主治医师具有体外循环灌注资质授权。除承担全部心脏直视手术的体外循环灌注外，还是 ECMO 工作的关键参与方，与心脏外科、ICU 等多学科协作，多次完成大手术后心肺功能支持、重症新冠肺炎救治、中毒急救等危急情况下 ECMO 操作任务，使之逐渐成为麻醉专科特色技术。

二、师资建设

1. 师资队伍

在毕业后教育委员会和培训基地组织领导下，麻醉学专业基地建立起了科学的管理体系，基地组织架构包括专业基地主任、教学主任、基地秘书、教学督导、教学组、模拟教学组以及专门负责麻醉医师规范化培训的指导医师。各成员工作任务分配明确，定期进行带教指导、带教老师培训、带教质量督查及教学研究工作。

1.1 基地主任简介

王寿勇，男，麻醉学博士、儿科学博士后、主任医师、副教授、硕士生导师、博士后合作导师、美国访问学者；主持国家自然科学基金、中国博士后基金、重庆市自然科学基金等研究项目 7 项，在国内外专业期刊发表论文五十余篇；担任中国中西医结合学会围术期专业委员会委员、中国心胸血管麻醉学会基层委员会和麻醉与身心医学委员会委员、中国医药教育协会麻醉学专业委员会委员、重庆市医学会疼痛学分会委员兼癌痛学组副组长、重庆市医学会麻醉学分会心胸血管麻醉学组副组长、重庆市中西医结合学会麻醉与镇痛委员会委员、重庆市抗癌协会麻醉与镇痛委员会委员、《国际麻醉与复苏杂志》特邀编委、人民卫生出版社麻醉临床专科知识库编委等学术职务，主持麻醉科工作，擅长各类临床麻醉、急救、急慢性疼痛管理和舒缓医疗。

1.2 教学主任简介

罗红霞，女，副主任医师、硕士生导师，重庆市医师协会麻醉学医师分会委员，重庆市麻醉质控中心专家组成员。

2. 师资培训与考核

基地师资全部经院级以上培训合格后持证上岗，并定期实施重复培训计划，定期选派骨干师资参加省级以上的师资培训，确保师资岗位胜任力（表 6-1）。师资考核按照《重庆医科大学附属永川医院第一责任导师年度带教考核指标》和《重庆医科大学附属永川医院专科责任导师年度带教考核指标》严格执行，毕业后教育办公室负责对基地及主任的考核，基地负责对秘书、第一责任导师及专科责任导师的考核，以制度形式保证考核结果的临床和教学实践运用。此外，还不定期举行学员对师资的双盲评价及反馈，根据反馈结果不断改进带教工作。

表 6-1 近年师资外出学习、培训情况汇总

时间	参会名称
2023 年	2023 年胜任力导向麻醉科专业住院医师规范化培训师资培训班
2023 年	2023 年住培基地管理人员培训班
2023 年	2023 年中国医师协会住院医师规范化培训麻醉科专业考官培训
2023 年	2022 年重庆市骨科和麻醉科住培师资培训
2023 年	2023 年重庆市住培后备师资培训班
2023 年	2023 年重庆市住培临床实践能力考核标准解读暨考官培训班
2022 年	《住院医师规范化培训内容与标准（2022 年版）》和《住院医师规范化培训基地标准（2022 年版）》解读师资培训班
2022 年	2022 年重庆市《住院医师规范化培训教学活动指南》解读暨教学规范实施师资培训班（第一期）
2022 年	2022 年全国住院医师规范化培训临床实践能力考核命题及考官线上培训班（麻醉）
2021 年	重庆市 2021 年住院医师规范化培训专业基地教学秘书培训班
2021 年	2020—2021 全国住院医师规范化培训教学主任培训暨麻醉科专业师资培训班
2021 年	2021 年全国住院医师规范化培训专业基地教学主任培训（第一阶段）

3. 继续教育

作为全国住院医师规范化培训基地，近年来每年均举办具有全国影响力的国家级及省级继续教育项目，邀请国内顶级麻醉学专家来院参加各类培训和交流（图 6-6）。

三、质量管理

本基地根据《住院医师规范化培训内容与标准（2022 年版）》，采取分层递进 / 分年度递进的形式进行住院医师规范化培训：

第一年，在上级医师的全程监督与指导下，学习麻醉科工作常规，初步掌握常规的麻醉方法及

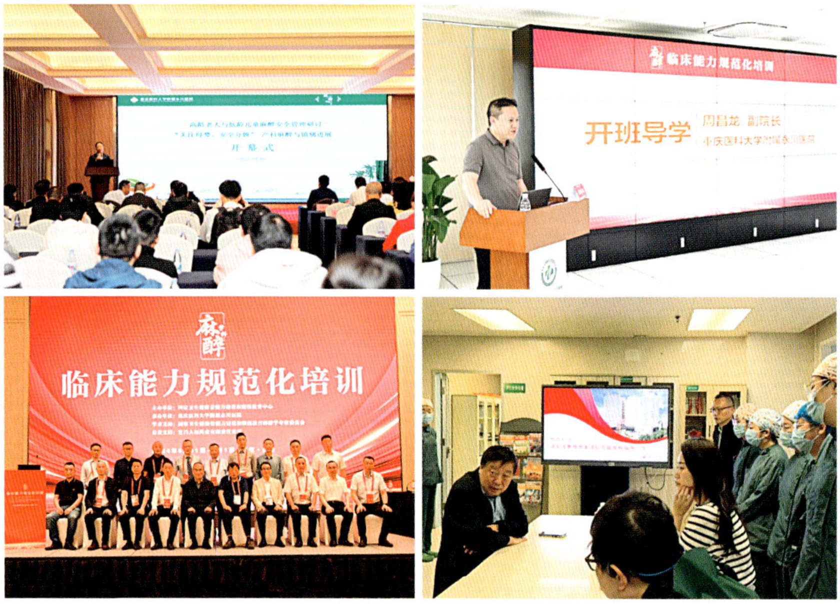

图 6-6　近年举办的继续教育项目

手术等相关理论知识与技能；掌握心肺复苏等急救技术，掌握病史采集、查体和实验室检查等进行综合术前评估的基本技能，提高与患者、带教老师及手术团队成员沟通、协调能力，制订基本的麻醉管理方案等，实现医学生向临床医师的转变。

第二年，在上级医师的指导和培训下，掌握麻醉各亚专业以及有创治疗的麻醉实施与管理，熟悉常见合并症的处理及其麻醉管理等。

第三年，通过完成累积一定数量常见手术的麻醉，在上级医师的监管下，能够独立实施常见手术的麻醉及管理；了解复杂手术和危重患者的围手术期管理，并知晓麻醉学科国内外理论的新进展，初步掌握前沿的临床麻醉特殊监测和治疗技术。

最终培养为具有良好的职业道德、人际沟通能力、应急能力和团队精神，具有独立从事麻醉科常规临床工作的能力，具备一定的科研和教学能力的临床医师。

1. 培训方案

采取在麻醉科各个亚专业和非麻醉科室轮转的方式进行，培训总时长为 36 个月，必选轮转时间为 33 个月，机动 3 个月。麻醉科轮转包括麻醉科所有亚专业的基本训练。

2. 教学活动

由专业基地主任、教学主任、教学秘书和骨干指导老师共同组成的教学小组根据分层递进培训理念及麻醉学理论课程相关知识点建议制订培训计划（见表 1-3、表 6-2），开展各类教学活动，包括：临床小讲课、教学查房、病例讨论、麻醉危机事件演练和模拟教学等（图 6-7 ~ 图 6-10）。

表 6-2　技能培训

麻醉技能要求	操作技术名称	指导老师
基本麻醉技能要求	气管插管全身麻醉	麻醉亚专科指导老师
	椎管内麻醉	
	外周神经阻滞	
	监护麻醉管理	

续表

麻醉技能要求	操作技术名称	指导老师
	动脉穿刺置管及监测	
	纤维支气管镜 / 可视插管软镜	
	双腔支气管插管及对位	
特殊麻醉技能要求	经鼻气管插管	麻醉亚专科指导老师
	中心静脉穿刺置管与监测	
	喉罩	
	自体血回输	
	呼吸机管理	
	胸腔穿刺术	
ICU 技能要求	腰椎穿刺术	ICU 专科指导老师
	快速气管切开造口	
	腹腔穿刺术	
	心肺复苏	
模拟培训相关课程	环甲膜穿刺切开术	模拟教学小组
	超声辅助定位神经阻滞	
	危机资源管理	

3. 导师制度

为加强住院医师规范化培训师资的管理，逐步实现住院医师培养与专业学位研究生培养接轨，提高住院医师规范化培训实效，我基地实行双导师制度。

指导住院医师规范化培训的导师分为第一责任导师和专科责任导师。前者具有重庆医科大学研究生指导医师资格，年龄不超过 57 周岁；符合重庆医科大学研究生指导医师申报条件的专科责任导师可试行纳入，为住院医师培训全过程的固定指导医师，全面负责住院医师的培养工作。后者是具有中级以上专业技术职称，符合住院医师规范化培训师资认定条件，经基地（科室）申报、医院

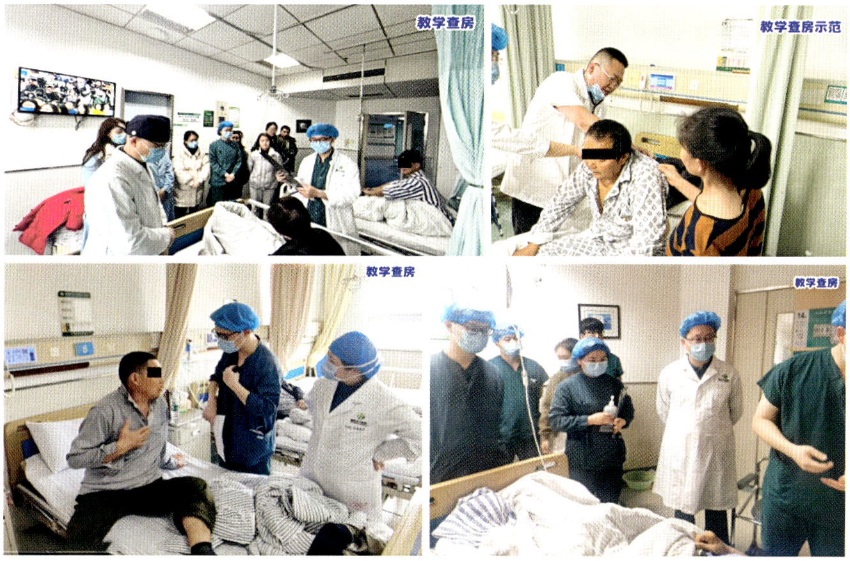

图 6-7　教学查房

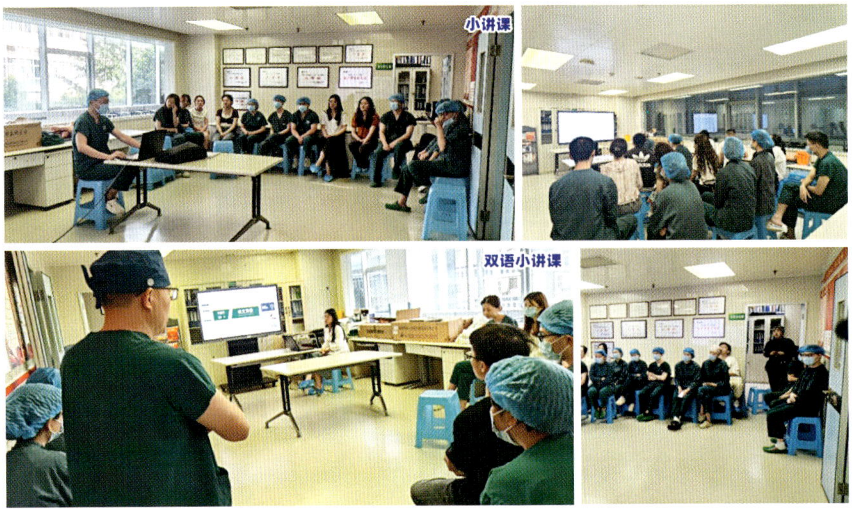

图 6-8 小讲课

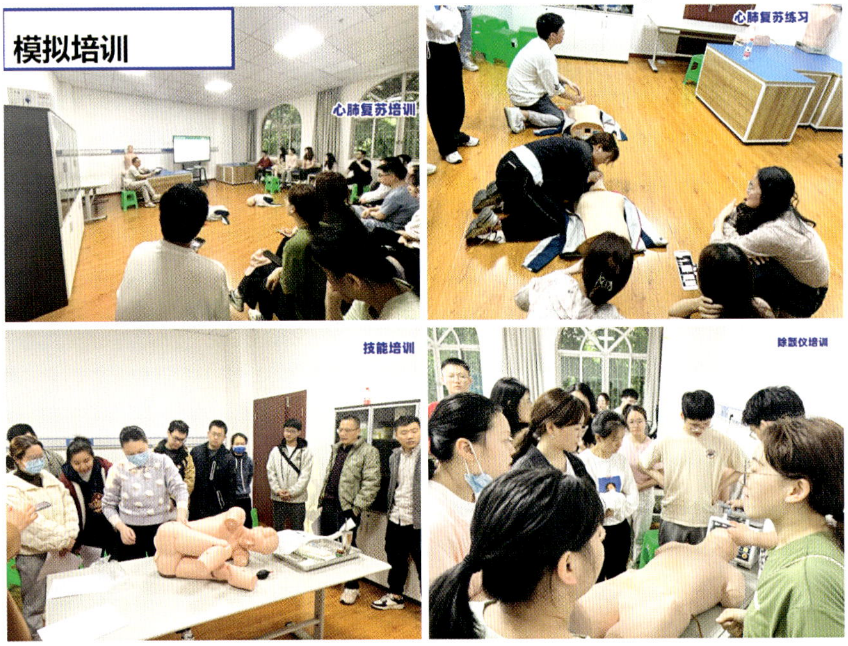

图 6-9 技能培训

批准，为住院医师在轮转科室的阶段指导医师，承担相关专科的技能指导与能力培养。二者分工协作，共同完成对住院医师的培训。

四、教学成果

1. 培训质量

自开展住培招生工作以来，我科共培训了近百余名（包括在培）具有良好职业素养、全面扎实的专业能力、有效的人际沟通能力和团队合作精神，能在麻醉科开展的常规临床工作中独当一面的优秀住院医师（表 6-3）。

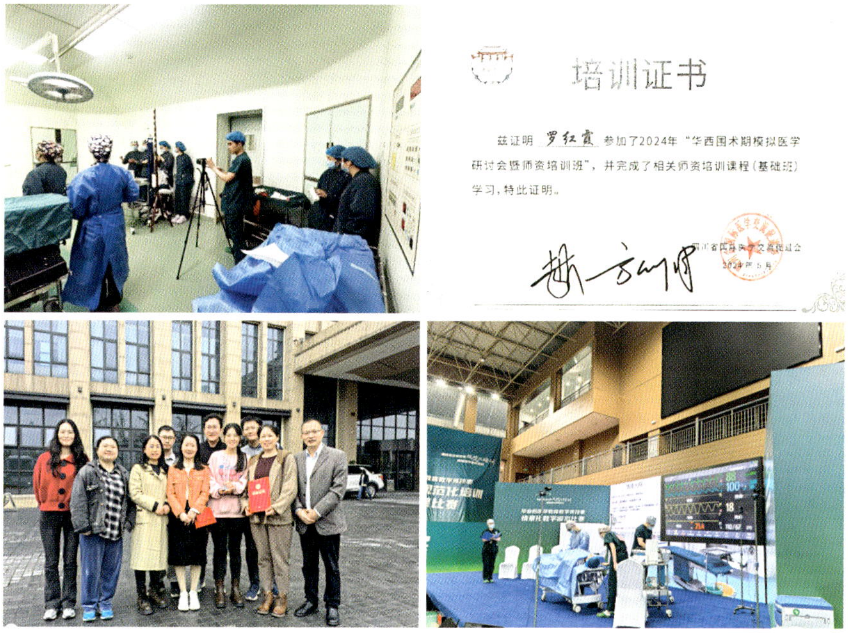
培训证书
兹证明 罗红霞 参加了2024年"华西围术期模拟医学研讨会暨师资培训班"，并完成了相关师资培训课程（基础班）学习，特此证明。

图 6-10　危机事件演练与模拟教学培训

表 6-3　住院医师规范化培训质量

年份	执业医师考试首次通过率	结业临床实践能力考核首次通过率	结业理论考核首次通过率	住院医师满意度
2020	88.9%	100%	100%	100%
2021	16.7%	100%	100%	100%
2022	71.4%	100%	100%	100%
2023	66.7%	100%	100%	100%

2. 教学文章

本基地以本科教育、住培教育等为主题，对教育培训相关内容进行探索研究，发表教学文章数篇（表 6-4）。

表 6-4　教学文章

年份	文章题目	期刊
2014	案例式立体教学法及其在麻醉教学中的应用	《中国校外教育》
2014	PBL 教学法在麻醉教学中的应用效果	《中国科教创新导刊》
2014	麻醉教学中的麻醉安全教育分析	《大学教育》
2014	讨论式教学方法在临床麻醉学教学中的应用	《中国科教创新导刊》
2016	提升麻醉教学质量从更新观念开始	《现代教育》
2017	PBL 教学法在麻醉学实践教学中的运用	《科学咨询》
2017	任务教学法在麻醉教学中的运用探研	《科学大众（科学教育）》
2017	试论如何激发学生的麻醉学习兴趣	《课程教育研究》
2017	任务教学法在麻醉教学中的运用探研	《科学大众（科学教育）》
2017	多媒体视频在非麻醉专业学生见习教学中的应用对比	《科学大众（科学教育）》

续表

年份	文章题目	期刊
2017	试论如何激发学生的麻醉学习兴趣	《课程教育研究》
2017	LBL+TBL 双轨模式教学法在麻醉科见习中的应用效果观察	《中国继续医学教育》
2018	可视喉镜用于麻醉教学与传统教学的效果对比	《科学咨询(科技·管理)》
2018	临床麻醉教学中 TBL 教学模式的应用	《科学咨询(科技·管理)》
2018	临床麻醉教学中超声引导腋路臂丛神经阻滞的应用	《科学咨询(科技·管理)》
2018	TBL 联合模拟人教学法在麻醉学本科生临床实习中的应用研究	《现代医药卫生》
2018	麻醉临床教学中循证医学教育的应用价值	《科学咨询(科技·管理)》
2019	微信平台联合 PBL 教学法在临床麻醉教学中的应用	《中国继续医学教育》
2019	基于高级综合模拟人联合 PBL 的麻醉教学研究	《科学咨询(科技·管理)》
2020	情境教学法在高校“麻醉学”课程中的应用探研	《成才之路》
2020	基于清华教育在线平台网络课程教学的全科医学专业麻醉学教学研究	《现代医药卫生》
2021	TBL 联合 SPOC 模式在全科医学见习教学中的应用探研	《成才之路》
2021	医患小讲座对医学研究生沟通能力的培养	《中国高等医学教育》
2022	基于微信平台的 CBL 教学法在麻醉教学中的应用	《中国继续医学教育》
2022	后慕课时代基于岗位胜任力的全科医学生麻醉学教学实践与体会	《甘肃教育研究》
2022	后慕课时代全科医学本科专业临床麻醉学教学的探索与实践	《中国继续医学教育》
2022	后疫情时代重庆市麻醉学临床教师岗位胜任力现状调查及对策研究	《卫生职业教育》

五、困境与展望

自 2012 年第一批麻醉住院医师进入我基地开始，住培工作已开展 10 余年。尽管在科室各位指导老师及规培医师的共同努力下，住培工作得到顺利开展，但是，在培训过程中，也仍有许多不足的地方：

1. 麻醉科专业基地细则指出，专业基地应遵循分年度递进的培训理念制订轮转计划及教学活动。但在临床培训过程中，繁琐的临床工作常常导致理论授课的分年度递进受到很大的限制，教学活动常常是面向三个学年段住院医师共同授课。

2. 在基地的考核标准内，各个亚专业手术麻醉量均有最低标准，但我院口腔颌面外科及心脏体外循环手术量比较少，处在达标边缘，存在一定压力。

3. 指导老师疲于应付繁琐的临床工作，导致对学员培训的积极性不高。今后会参照师资激励制度，提升教学绩效考核，弥补指导老师待遇不足问题，加强指导老师对教育培训的重视程度，提升培训质量。

住院医师规范化培训作为毕业后教育的重要组成部分，是医学生成长为合格住院医师的必由之路，而麻醉住培是培养优秀麻醉医师的必要途径，对于培养出具有良好执业道德、全面扎实的专业能力、能独立承担本专业临床诊疗工作的麻醉住院医师，提升麻醉医疗质量安全极为重要。应积极推动麻醉住培工作更快更好地发展，为祖国培养一代又一代优秀麻醉人。

编　委：王寿勇
执笔人：吴　悠

07 第七章 联勤保障部队第九四〇医院麻醉专业住培基地

第一节　联勤保障部队第九四〇医院

中国人民解放军联勤保障部队第九四〇医院（图 7-1）是一所具有悠久历史和光荣传统的综合性军队医院，1939 年创建于革命圣地延安，前身为八路军军医院。中华人民共和国成立前，先后称白求恩国际和平医院、西北人民解放军卫生部第二野战医院。中华人民共和国成立后，改称为西北军区第一陆军医院、西北军区总医院、兰州军区总医院、兰州军区兰州总医院。2004 年以后，因军队体制改革，先后有兰州空军医院和临夏解放军第七医院并入其中。2018 年 11 月，根据中央军委命令，以原兰州军区兰州总医院为基础，调整组建为联勤保障部队第九四〇医院。除本部外，医院现在兰州设有安宁医疗区（原解放军 473 医院）和两个派驻门诊部（原兰州军区门诊部和甘肃省军区门诊部），并代管酒泉解放军第九四四医院。本部院区占地面积 716.2 亩，设有 49 个基层科室，展开床位近 2300 张，拥有达芬奇手术机器人、射波刀、PET / CT、3.0 T 核磁、320 排 640 层 CT 等大型高精尖设备。现已发展成为集医疗、教学、科研、保健为一体的现代化三级甲等医院。

医院先后涌现出全军第一位“南丁格尔奖”获得者、“百年良医”、中国工程院院士等全国知名专家。护理“三查七对”“对抄勾对”等制度从这里起源。全军首例断肢再植手术在这里获得成功实施。在青海剿匪、对越自卫反击战、玉树抗震救灾、舟曲特大山洪泥石流抢险、高原使命课题演训、中外联合演习、国际维和、抗击非典、出征武汉勇战新冠中，医院均表现出高超的医疗救治水平，享誉军内外。“部队官兵谋打赢，我为官兵保健康”“人民群众奔小康，我为群众保健康”，在新时代中国特色社会主义强国建设伟大征程上，医院始终秉承“忠诚奋进、为战胜战、敬业创新、救死扶伤”的精神，为保障体系部队官兵和驻地人民群众健康做出了重要贡献，久负盛名，深受军地患者信赖。

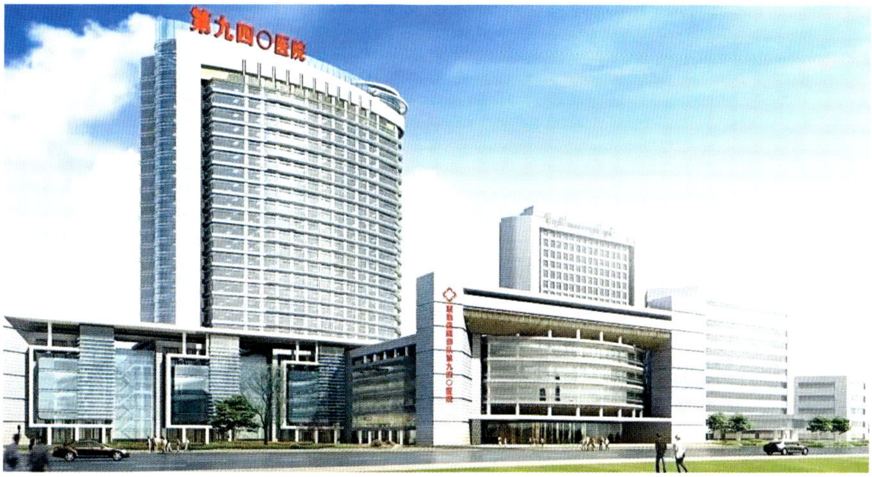

图 7-1　联勤保障部队第九四〇医院门诊大楼

医院目前拥有国家级重点建设学科 2 个、全军重点专科 1 个、联勤保障部队医学重点学科 9 个、甘肃省医学重点学科 29 个、甘肃省重点实验室 3 个、甘肃省临床医学研究中心 4 个、博士后工作站 1 个，是国家房颤中心、国家高级卒中中心、国家老年病临床医学中心区域分中心、国家血液系统疾病临床医学研究中心分中心、国家首批住培基地、中华医学会和中国医师协会临床药师培训基地。

医院建有 1000 平方米图书馆，与军事医学图书馆实现网络资源共享，拥有中外文数据库 10 个，可满足住院医师获取知识和科研的需求。同时，医院新建 1500 平方米的 OSCE 考试中心，设置 17 个考站，配备了 SimMan 3G 高级无线智能模拟人、多功能透明洗胃训练模型、三腔二囊管训练模型等模拟教学仪器 300 余件。定期设置"技能培训开放日"，住院医师可根据执业医师资格考试、结业考试等需求进行技能模拟训练。开展丰富的学术讲座及教学活动，如院内公开课、科技创新专题讲座、病例分析大赛、临床技能大赛、心理疏导趣味活动等。在 2022 年甘肃省组织的首届住院医师技能大赛中，斩获团体及个人一、二、三等奖共 21 项，参赛的 16 名选手均获得奖项。

近年来，医院获国家、军队和省级以上科研基金课题 170 余项，资助金额近 1500 万元，获多项国家、军队及省部级科研成果，医、教、研、保一体发展形势良好，医院综合实力不断迈上新台阶。

第二节 九四〇医院麻醉手术科

麻醉手术科于 1953 年由我国著名麻醉学专家尚德延教授组建，是全国创建最早的麻醉科之一。建科至今，在几代人的艰苦创业和不懈努力下，经过科室全体医护人员的接续奋斗，目前已发展成为由临床麻醉、无痛诊疗、麻醉门诊和腔镜中心等组成的二级学科和一级临床科室。科室技术力量雄厚、设备精良、设施完善、技术水平先进，是集医、教、研为一体全面发展的现代化科室。

2001 年成为"兰州军区麻醉与复苏中心"；2008 年麻醉手术科护理单元获"甘肃省优秀护理服务集体"称号；2010 年获原兰州军区联勤部"保障打赢先进单位"称号，多次获医院"先进党支部""先进科室"等称号；2011 年成为"甘肃省手术室专科护士培训基地"；2013 年成为"中华医学会麻醉学分会创伤与急诊麻醉培训基地""中华医学会麻醉学分会区域麻醉培训中心"；2014 年被批准成为"麻醉住院医师规范化培训基地"；2015 年成为"中华医学会麻醉学分会骨科麻醉培训中心"（图 7-2）。如今的麻醉科系兰州大学、宁夏医科大学硕士生培养点，学科总体技术水平在甘肃省、原兰州军区处于领先地位。

科室拥有一支由博士、硕士、本科等学历人员组成的合理人才梯队。现有一线在岗医护人员 127 人。科室医师现有博士 4 人、硕士 5 人、本科 31 人，护士均为大专以上学历；主任医师 3 名、副主任医师 6 名、主治医师 8 人、住院医师 24 人、麻醉护士 10 人、主管护士 3 人。在这支专业队伍中，包括硕士生导师 1 人，甘肃省第一层次领军人才 1 人，原兰州军区学科拔尖人才培养对象

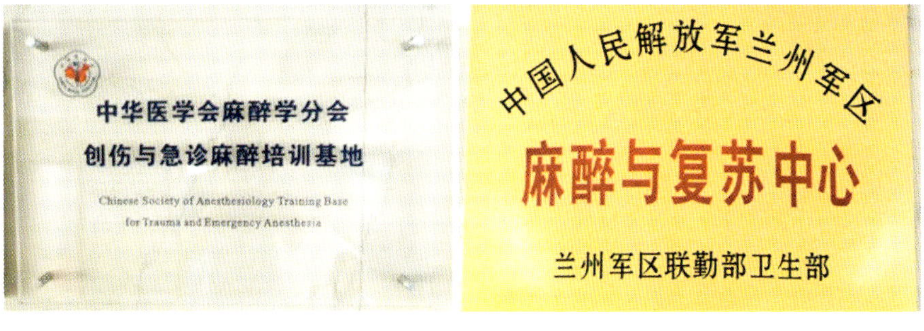

图 7-2 麻醉培训基地和麻醉与复苏中心牌匾

2 人，军队特殊专家津贴 2 人，原兰州军区成才标兵 1 人；有 5 位专家在 13 个军内外各专业学术团体中担任主任委员、常委、委员等职务，另有 3 人分别担任《中华麻醉学杂志》《国际麻醉学与复苏杂志》《临床麻醉学杂志》《中华医学》《西北国防医学杂志》等 8 个专业期刊编委和审稿专家。

麻醉手术科设备精良，两个洁净手术部共 33 间净化手术间，其中有 CT 手术间、杂交手术间、达芬奇机器人手术间、数字化手术间。ICU 有病床 35 张，疼痛门诊及疼痛病房有病床 24 张。手术室内配备各种先进的专业设备，包括麻醉工作站、多功能高级原装进口麻醉机、多参数生命体征监护仪、便携式超声、脑氧饱和度监护仪、便携式呼吸机、高频呼吸机、可视喉镜、血气及电解质分析仪、麻醉气体监测仪、麻醉深度监护仪、肌肉松弛监测仪、神经定位刺激器、血糖监护仪、有创 / 无创血流动力学监护仪、除颤起搏监护仪、纤维支气管镜、除颤仪、快速输血系统、术中保湿、保温及降温设备、微量注射泵、靶控输液泵、麻醉消毒机、手术显微镜、进口电视腹腔镜、自体血液回收机、C型臂X线机、高级多控电刀及多功能手术床等目前世界上最先进的医疗设备，总价值近7000万元。

随着外科手术不断向高难度、高风险挑战，尽管麻醉难度与风险不断增加，但通过全体工作人员的共同努力，许多麻醉禁区已被突破。近年来，麻醉手术科积极应用新技术，开展新业务，完成了一批高难度、高风险的手术麻醉，保证了外科各类手术的顺利开展。科室在各类手术麻醉，尤其在器官移植麻醉、心血管手术麻醉、高龄患者麻醉、婴幼儿麻醉、整形外科麻醉、各类腔镜手术麻醉、手术室外麻醉（包括无痛胃肠镜检查和治疗麻醉、无痛人流麻醉、介入检查和治疗麻醉）以及危重、疑难、特殊患者的麻醉和并发症处理方面积累了丰富的经验。其中，在临床麻醉、急慢性疼痛治疗、急危重症患者的救治和心肺复苏技术等方面，达到国内先进水平。

麻醉手术科先后荣获中华医学科技奖二等奖 1 项、甘肃省科技进步一等奖 1 项、甘肃医疗科技一等奖 1 项、军队科技进步三等奖 6 项、军队科技进步四等奖 5 项。近几年承担军队和地方各级科研课题 8 项、自选课题 3 项。全科在国内外专业杂志发表论文累计 100 余篇；参编著作 10 余部，如《危重病急症与多脏器功能障碍》《医学整形美容麻醉》《麻醉药理学》；发明专利 3 项，实用新型专利 8 项。与此同时，科室每年还申报 1～2 项军队和地方科研项目。

科室特色技术项目包括：①麻醉深度监测指导下的精确化麻醉；②自体血液回收在术中的应用；③危、重、疑、难、复杂患者的麻醉及围手术期重要脏器保护的研究；④微创手术的快通道麻醉；⑤超声引导下的神经阻滞麻醉和镇痛；⑥揿针耳穴刺激预防术后恶心呕吐；⑦颊针疼痛治疗；⑧超声引导星状神经节阻滞治疗睡眠障碍；⑨术中脉搏变异指数监测指导目标导向液体管理；⑩纤维支气管镜、光棒、可视喉镜等多项技术在困难气道管理中的应用等。

目前科室年麻醉例数达 36 800 例，ICU 年收治患者 350 余例，疼痛门诊年接诊患者近 5000 例。麻醉门诊开诊以来，2 年接诊有麻醉需求患者 2000 余人。

近年来，科室共培养硕士生 21 名。每年接受进修生 10 余名、实习和轮转医师 30 余名。5 年以来，麻醉手术科成功主办省级学术会议 4 次、军队一类继续医学教育项目 2 次、省级继续医学教育项目 6 次，并每月定期举办 1 期小型麻醉新技术、新业务培训班，不定期到省内基层医院举办各类培训班，培训基层麻醉医生上百人次。

第三节 第九四〇医院麻醉专业住培基地

一、基地介绍

2014 年，联勤保障部队第九四〇医院（原兰州军区兰州总医院）成为首批国家级住院医师规范化培训基地，麻醉科成为首批专科基地之一，当年即招收住院医师 11 名。麻醉住培基地拥有责

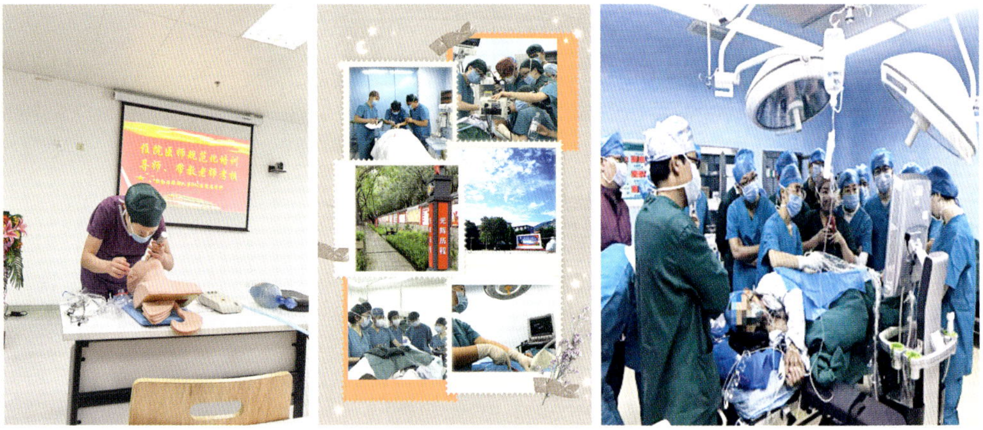

图 7-3 联勤保障部队第九四〇医院示教室

任导师 5 人、指导医师 21 人，其中高级职称 12 人，中级职称 14 人。拥有心肺复苏模拟人、气管插管模拟人、外周血管穿刺及椎管内麻醉穿刺模拟人等培训教具（图 7-3）。临床麻醉使用的超声仪器、可视喉镜、纤维支气管镜等全部对住院医师开放使用。麻醉专业基地指导医师严格按照国家要求进行入职培训和年度培训。2 人获得国家级住培培训指导医师证书，全部责任导师和指导医师均获得省级规范化培训指导医师证书。1 人获中国医师协会“2018 年度国家住院医师规范化培训优秀带教老师”表彰。

麻醉专业基地规范化培训工作严格执行中国医师协会和甘肃省卫建委规范化培训标准，形成了一整套完整的规范化培训制度。在临床带教过程中，以理论与实践相结合，积极启发和引导住院医师形成正确的临床思维，以集中理论授课、病例讨论、读书报告、交班汇报、技能比赛、出科汇报等多种形式引导、督促学生完成培训任务，掌握住培目标技能。

截至 2022 年底，该基地参加规范化培训的 59 名住院医师全部以优异成绩通过甘肃省规范化培训考核，获得合格毕业证书（表 7-1）。严格的制度、规范的培训带教、良好的培训效果使该基地多次顺利通过中国医师协会及甘肃省卫建委等组织的规培飞行检查，并获得一致好评。

表 7-1 麻醉住培基地历年住培情况汇总表

年级	入学	社会人	委培	本院规培
2014 级	11	8	0	0
2015 级	6	5	1	0
2016 级	7	7	0	0
2017 级	7	3	0	4
2018 级	8	5	0	3
2019 级	8	7	0	1
2020 级	4	2	0	2
2021 级	2	2	0	0
2022 级	6	6	0	0
合计	59			
在培	11			

二、师资建设

麻醉专业住培基地设有专业基地主任、教学主任、住培秘书，负责管理、落实和统筹住培工作；设有质控专家组，负责教学活动的质量保障；设有教学小组，负责规范住培制度、整理住培资料、协调工作安排和落实考核制度。

住培基地主任汪惠文，主任医师，医学博士，硕士研究生导师，毕业于空军军医大学，任中国人民解放军麻醉与复苏专业委员会青年委员、甘肃省医学会麻醉学分会常务委员、甘肃省医师协会麻醉医师分会常务委员、甘肃省中西医结合学会麻醉专业委员会副主任委员，从事临床麻醉工作二十余年，专业理论扎实、麻醉技术精湛，具备丰富的危重症患者麻醉及围手术期管理经验，精通包括超声引导下区域神经阻滞和困难气道管理等可视化精准麻醉前沿技术。发表包括 *Brit J Anaesth* 在内的 SCI 收录文章 5 篇，主持和参与国家级、省部级基金项目 5 项。研究方向为围手术期老年患者脆弱脏器的保护。

麻醉专业住培基地在基地主任领导下，设有教学主任负责管理具体教学工作。同时将责任导师和指导医师根据教学经验和能力专长划分为理论授课组、技能培训组、模拟培训组、危重患者组和疼痛治疗组，在住培教学不同阶段，按照教学任务要求分别由相应教学组开展相应内容的教学。基地指导医师教学实力雄厚、经验丰富、梯队结构合理，基地还通过多种手段和方法不断提升指导医师教学水平和能力。

（一）教学互评，不断提高教学质效

为丰富教学活动，提高住培带教质量，基地每月均进行指导医师和住院医师的互评。住院医师从带教态度、带教水平、理论水平和住院医师收益等方面对指导医师进行评价，指导医师对评价结果及时进行总结、分析，以评促进、以评促改，促进自身教学方式方法的改进，引导住院医师提高学习效率，加快学习进度，提高学习能力。指导医师从学习积极性、临床表现力和理论考核成绩等方面对住院医师进行评价。通过互评，科室每月评出学员之星和带教之星，并在基地范围内张榜表扬，激发住院医师和指导医师之间教与学的动力，提高教学质量。

（二）外出学习，持续加强指导医师力量

定期指派科室骨干指导医师参与院级、市级、省级及国家级培训，提升自身素质。如：2020 年选派人员参加了全国住院医师规范化培训专业基地教学主任培训；2021 年选派人员参加了全国住院医师规范化培训过程考核及评价体系能力提升指导医师培训班和甘肃省住院医师规范化培训指导医师培训班；2023 年选派人员参加了北京市住培管理和带教能力提升指导医师培训班和胜任力导向麻醉科专业住院医师规范化培训指导医师培训班。

三、质量管理

（一）入科教育

住院医师规范化培训活动中，入科教育是重要环节，可以让住院医师提前熟悉并适应环境，为快速进入临床工作打好基础。目前，各专业科室对入科教育仅限于口头宣教或者简单介绍，没有达到预期目的。麻醉住培基地根据实际情况安排专人进行入科教育，使住院医师能尽早进入状态，对接责任导师和指导医师，熟悉规章制度、设备操作规范和流程等，制订住培学习计划，为住培教学开展提供良好开端。

（二）采取分层递进联合模块化教学模式

落实国家关于分层递进培训的通知要求，根据培养对象不同的培训年限和能力素质要求，设置并实施递进上升、符合岗位胜任的阶段性培训目标，以达到培养能独立、规范地承担本专业常规诊疗工作的合格的临床医师的总目标。

培训过程中，以六大核心胜任力为导向，遵循医学人才成长规律，通过有效设置总体目标、年度目标，科学编排轮转计划，细化具体培训内容，使住院医师掌握的理论知识由浅入深、临床技能由初级到高级、临床思维由单一病种管理到多病种联合管理，最终达到培养具有良好的职业素养、全面扎实的专业能力、细致的患者管理能力、有效的沟通能力和团队合作能力、能独立从事麻醉专业诊疗工作的住院医师的目的。然而，实际的临床培训过程中，住院医师知识储备、医院工作模式、指导医师水平等多种因素严重影响住培工作的高质量推进。为此，基地提出了分层递进联合模块化教学模式。

1. 住院医师分层

第一年：入科时，住院医师水平参差不齐，需了解其有无执业医师资格、有无值班经历、有无三甲工作经历、学历、工作年限等。对于刚从学校毕业，或从基层医院来的住院医师，需要由指导医师定向带教 1 个月，然后再参与各亚专科的轮转。无执业医师资格证书的住院医师不得安排值班，但可以安排跟班。

第二年：督促无执业医师资格的住院医师努力通过国家执业医师资格考试。在此阶段，住院医师需参与各亚专科轮转与各项技能操作实践，并依据《住院医师规范化培训内容与标准》的要求，实行阶梯式分级培训。麻醉专业住院医师在麻醉手术科培训时间为 20 个月，每 3 个月为 1 级，逐渐递增，共分为 6 级。1 ~ 2 级住院医师入科时间小于 6 个月，建议参与一般风险手术麻醉；3 ~ 4 级住院医师工作时间大于 6 个月，建议参与较高风险手术麻醉；5 ~ 6 级住院医师工作时间大于 12 个月，可参与高风险手术麻醉；剩余的 2 个月时间在参与所有级别手术麻醉的基础上，可补充参与培训数量不足的亚专业麻醉。每一级住院医师均建立麻醉工作量登记和汇总手册，由住培秘书督促住院医师及时登记并汇总，查漏补缺，确保按时按点完成培训内容。

第三年：参与复杂手术、急诊手术的麻醉和手术室外麻醉，例如心脏、大血管手术及消化内镜、呼吸内镜、DSA 等手术的麻醉，并准备结业考核。

在分层教学和递进培养中，根据住院医师的不同学习阶段，开设不同难易程度的教学课程和教学活动，由浅入深，逐步提高，稳扎稳打，步步为营，既符合循序渐进的教学规律，也有助于住院医师对知识的吸收和消化，进而提高教学质量。老师对学生“持续观察、记录、反思”，师生间持续“指导、沟通、鼓励”。通过理论考核、技能考核、沟通能力、教学能力、科研能力进行综合考评，显现出良好的培训效果，也为住院医师顺利通过结业考核打下良好的基础。

2. 带教指导医师分层

麻醉专业住培基地对所有指导医师进行分层，规定主治医师未取得住培指导医师培训证书归为院级指导医师，主治医师（工作> 3 年）并取得住培指导医师培训证书归为住培指导医师，每一年参加科室指导医师考核合格并通过副主任医师认定可晋升住培责任导师。

3. 教学内容分层

第一年新入科的住院医师由院级指导医师和住培指导医师进行带教，学习麻醉科工作常规，初步掌握常规的麻醉方法及手术相关的理论知识与技能；掌握心肺脑复苏等急救技术；掌握病史采集、查体和实验室检查判读等进行综合术前评估的基本技能，提高与患者、指导医师及手术团队成员的沟通、协调能力，制订基本的麻醉管理方案等，实现医学生向临床医师的转变。第二年住院医师由住培指导医师团队带教，在上级医师的指导和培训下，掌握麻醉各亚专业以及有创治疗的麻醉实施与管理，熟悉常见合并症的处理及其麻醉管理等。第三年住院医师由责任导师带教，通过完成累积一定数量常见手术的麻醉，在上级医师的监管下，能够独立实施常见手术的麻醉与管理；了解复杂手术和危重患者的围手术期管理，并知晓麻醉学科国内外理论的新进展，初步掌握前沿的临床麻醉特殊监测和治疗技术。

4. 模块化教学

在住培理论授课和技能培训活动中，我们采取模块化教学，制定标准化课程、标准化课件，实行专家专讲制，以进一步细化教学内容，整合教学知识（图 7-4）。理论与实践相结合，不断提高指导医师带教能力及住院医师学习兴趣，从而进一步提升住院医师规范化培训质量。

第九四〇医院麻醉专业住培基地
规范化课程内容设置及考核方法建设方案

一，规范化课程内容及考核方法及要求

序号	课程项目	内容要求	授课人	考核要求
1	普通外科麻醉	人工气腹腹腔镜下手术麻醉 普外科手术麻醉（含急诊） 肝脏手术麻醉		试卷
2	骨科麻醉	四肢神经阻滞麻醉技术 脊柱手术麻醉 骨科手术麻醉		试卷
3	泌尿外科麻醉	常见泌尿外科手术的麻醉 机器人手术麻醉 嗜铬细胞瘤手术麻醉		试卷
4	眼耳鼻喉科麻醉	气管异物手术麻醉 眼科手术麻醉 耳鼻喉常见手术麻醉		试卷
5	口腔颌面外科麻醉	口腔颌面部手术麻醉		试卷
6	神经外科麻醉	神经外科手术麻醉 高血压患者的麻醉		试卷
7	胸心血管外科麻醉	普胸外科手术麻醉 单肺通气及肺隔离技术 心脏手术麻醉 心脏病患者行非心脏手术麻醉		试卷
8	妇产科麻醉	妇科手术麻醉 产科手术麻醉 孕产妇行非产科手术麻醉 剖宫产手术的全身麻醉		试卷
9	小儿外科麻醉	儿科手术麻醉		试卷
10	手术室外麻醉	无痛胃肠镜手术麻醉 无痛支气管镜检查治疗手术麻醉 无痛人流、宫腔镜手术麻醉		试卷
11	麻醉恢复室	气管拔管的并发症及预防治疗 麻醉苏醒期并发症及防治		试卷
12	院内急救	紧急气管插管技术		试卷
13	托下颌辅助通气技术	托下颌辅助通气技术		有考核和评分标准
14	全麻气管插管技术	全麻诱导和气管插管技术		有考核和评分标准
15	术前访视沟通能力	麻醉前评估与准备 麻醉前访视沟通能力（人文关怀）		有考核和评分标准
16	气道评估能力	气道评估		有考核和评分标准
17	椎管内麻醉技术	椎管内麻醉 椎管内麻醉相关并发症及处置方法		有考核和评分标准
18	中心静脉置管技术	中心静脉置管技术		有考核和评分标准
19	桡动脉穿刺及测压技术	桡动脉穿刺及测压技术		有考核和评分标准
20	喉罩通气技术	声门上气道管理		有考核和评分标准
21	双腔气管导管插管通气管理技术	双腔气管导管插管通气管理		有考核和评分标准
22	经鼻气管插管技术	经鼻气管插管		/
23	经纤支镜插管术	经纤支镜插管术		有考核和评分标准
24	心肺复苏术	心肺复苏术		有考核和评分标准
25	自体血回收技术	自体血回收技术 血液制品及围手术期输血技术		有考核和评分标准
26	麻醉基础	水电解质酸碱平衡及失调（包括血气分析）		试卷
27	麻醉基础	吸入全麻药物		试卷
28	麻醉基础	肌肉松弛药及肌松监测和肌松拮抗		试卷
29	麻醉基础	全麻期间严重并发症及处理		试卷
30	麻醉基础	日间手术麻醉		试卷
31	麻醉基础	围手术期低温技术 控制行降压（包含佤中心静脉压技术）		试卷
32	麻醉基础	老年患者的麻醉		试卷
33	麻醉基础	围手术期液体治疗		试卷
34	麻醉基础	静脉全麻药物		试卷

亚专业麻醉课程（红色），麻醉技能课程（蓝色），麻醉基础课程（黑色）

图 7-4　住培基地规范化课程内容设置

（三）细化模拟教学实施方案

麻醉学是一门临床医学，临床医学是一门实践性和经验性极强的应用学科，优秀的临床医生除应具备系统、扎实的专业理论知识外还应具备熟练的临床实践技能与科学的临床思维方式。研究证明，传统的教学模式偏重理论知识讲授、缺乏临床操作实践，存在很多不足而难以保证培训质量。模拟培训是联系医学理论与临床实践的桥梁，在很大程度上弥补了传统医学教学的不足，为住院医师提供逼真的培训环境，有利于他们的临床技能与思维水平的提高，是整个医学教育中极其重要的环节。国内外临床模拟培训经验证实，临床模拟培训是切实提高医学生临床诊断能力、操作能力和良好临床思维方式的行之有效的方法。

麻醉专业住培基地对住院医师临床基本技能培训和可视化技能培训均分为模拟培训和临床培训两部分。住院医师首先在临床技能培训中心参与培训，由专门的临床指导医师负责模拟培训，待熟练掌握后再进入临床培训阶段，实时参与临床麻醉操作实践。

（四）实施导师制

住院医师在整个住培活动中不仅要学习理论知识、技能操作，更应注重本身的素质培养。传统的住培培训模式注重住院医师入科后临床工作带教，住院医师缺乏归属感，难以完全融入集体；此外，常规排班使得每一个住院医师每日指导医师不同，难以做到放手培训。

基地实行责任导师制度，每一年新入科住院医师配置一名责任导师，主要督查该住院医师的各项培训工作进展和考核，包括工作中与临床带教老师的沟通，执业医师资格考试、年度结业考核、国家年度业务水平测试，轮转手册填写等，了解住院医师的思想动态和工作问题，为住培工作的开展和住院医师的生活学习提供保障。不仅如此，基地还要求责任导师每天必须进行≥10 分钟的床旁带教。即便责任导师不能系统地了解住院医师的学习进展与技能掌握情况，也能及时发现院级指导医师和住培指导医师教学中的一些问题，还可借机了解住院医师生活和精神状态，确保住培教学更有针对性和连续性。

（五）出科考核

1. 笔试

包括试卷考试与麻醉计划书写。

2. 临床技能现场考核

主要形式为现场操作考核，根据考核标准现场打分。

3. 模拟考核

针对不能实施现场考核或笔试不能实现考核目标的项目，实施模拟考核，考核设置标准化病人，如术前访视能力、院内急救等（图 7-5）。

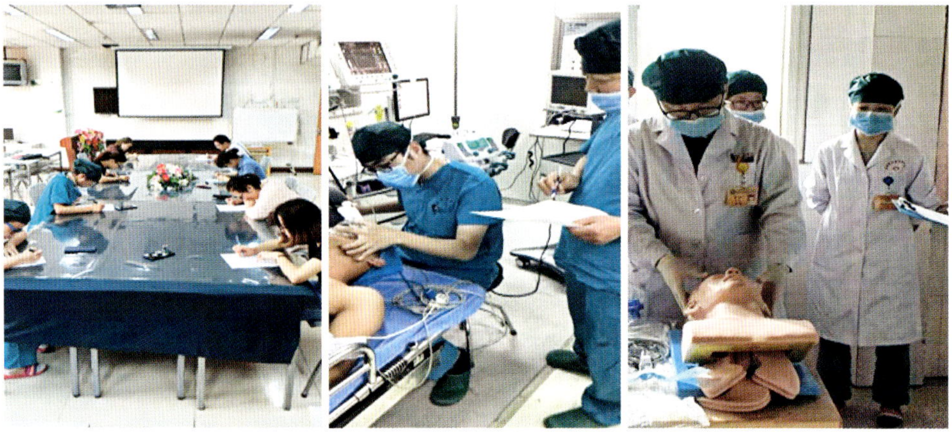

图 7-5　住培基地理论和技能考核

四、教学成果

（一）《住院医师培训进度量化表》

依据《住院医师规范化培训内容与标准》，结合医院和基地自身情况，制定《住院医师培训进

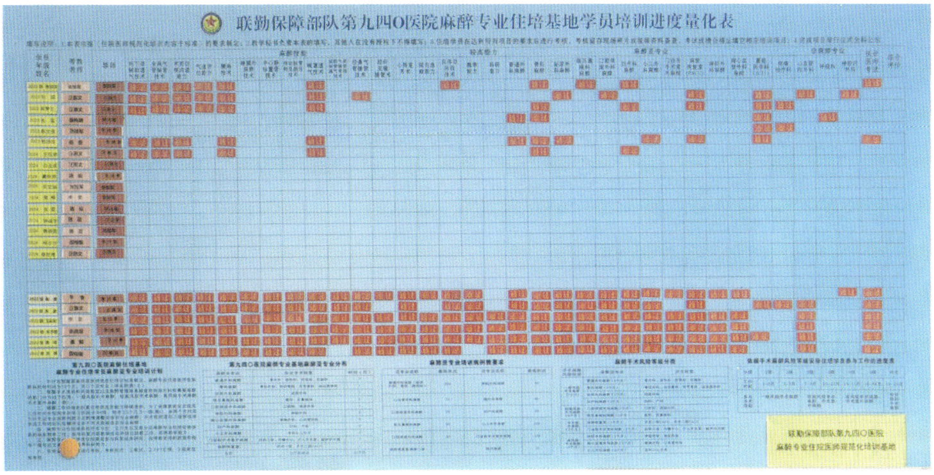

图 7-6　住院医师培训进度量化表

度量化表》并制作展板（图 7-6）。量化表主要分为三个部分：①麻醉技能：托下颌辅助通气技术、全麻气管插管技术、术前访视沟通能力、气道评估能力、腰麻技术、硬膜外麻醉技术、中心静脉穿刺技术、桡动脉穿刺及测压技术、喉罩通气技术、双腔气管导管插管通气管理技术、经鼻气管插管技术、经纤支镜插管术、心肺复苏术、院内急救能力、自体血回收技术。②麻醉亚专业及其他基地轮转情况：普通外科麻醉、骨科麻醉、泌尿外科麻醉、眼耳鼻喉科麻醉、口腔颌面外科麻醉、妇产科麻醉、小儿外科麻醉、门诊及手术室外麻醉、麻醉恢复室（PACU）、神经外科麻醉、胸心血管外科麻醉、重症医学科（ICU）、疼痛治疗科。③住培结业考试和执业医师资格考试通过情况：相应项目通过后在量化表公开展示并填充所通过亚专业的通过标签，使所有住培医师的培训进度尽皆显示，形成比学赶帮超的浓厚氛围。

进度量化表由教学秘书负责填写，住院医师完成相应项目培训后进行考核，考核留存现场照片或视频资料备查，考试成绩合格后全科公示，并举行仪式，在进度量化表相应项目栏中填充通过标签，使所有住院医师的培训进度一目了然，方便指导医师管理并利于教学秘书掌握住院医师状态，同时也提升了住院医师阶段成就感、促进了学习积极性甚至同级紧迫感。

（二）规范化课程内容设置及考核方法

依据《住院医师规范化培训内容与标准》设置规范化培训课程及考核方法，主要分四个部分：规范化课程和考核方法、规范化教学和考核要求、教案编写要求、教案模板。其中规范化课程分为三类：亚专业麻醉、麻醉技能、麻醉基础知识。考核方式主要有三种：笔试（包括试卷考试与麻醉计划书写）、临床技能现场考核（主要形式为现场操作考核，根据考核标准现场打分）、模拟考核（针对不能实施现场考核或笔试不能完全实现考核目标的项目，实施模拟考核，考核设置标准化病人，包括术前访视能力、院内急救等项目）。

（三）非麻醉专业轮转住院医师临床带教内容

依据《住院医师规范化培训内容与标准》的要求，到麻醉专业基地轮转的 10 个非麻醉专业住院医师的培训内容主要有四个方面：麻醉常识、麻醉理论、麻醉技术与人文沟通。制作非麻醉专业住院医师麻醉科学习内容表格，完成学习后在相应的题目后打“√”确认（图 7-7）。对于希望讲述或者指导医师额外讲述的内容可根据个人需要提出要求，基地酌情予以安排，不断改进教学培训工作。出科时住院医师将学习内容计划表交予住培秘书，作为培训资料基地留存。

第九四〇医院麻醉专业住培基地
非麻醉专业轮转学员临床带教内容规范

年级： 专业： 姓名： 带教老师： 培训周期： 年 月 日－ 年 月 日

序号	临床指导内容	学员确认	备注
1	府醉简史（包含中外历史）		
2	为什么要称麻醉科医生为“麻醉医生”而不是“麻醉师”？		
3	麻醉方式的选择是由外科医生还是麻醉医生最终决定？		
4	全麻后会变傻吗？		
5	“感冒”了为什么不建议实施麻醉手术？		
6	麻醉手术前为什么不让患者吃饭？		
7	麻醉医生就“打了一针”然后没啥事坐那儿看机器，是这样吗？		
8	什么是全身麻醉？		
9	什么是椎管内麻醉？		
10	什么是神经阻滞麻醉？		
11	麻醉机的功能和使用操作？		
12	监护仪和患者的正确连接？		
13	监护仪数据的正确认识？各个数值代表的意义？		
14	气管插管前的准备有哪些？		
15	气管插管的操作流程		
16	给氧去氮和面罩通气技术		
17	如何确认气管插管成功？包括哪些确认方法？		
18	麻醉药品有哪些？各有什么作用？		
19	急救药品有哪些？各是什么用途？		
20	动脉穿刺置管的操作流程和临床意义是什么？		
21	中心静脉穿刺置管的操作流程和临床意义是什么？		
22	麻醉记录单的正确书写		
23	术前访视的内容		
24	如何进行气道评估？评估项目有哪些？		
25	血压升高和降低的临床意义以及处置措施是什么？		
26	SPO_2 降低的临床意义及处置措施是什么？		
27	麻醉机和监护仪报警的意义和处置方法？		
28	如何在麻醉前和患者沟通缓解其焦虑紧张情绪？		
29			
30			
31			
32			
33			

注释：此表为轮转学员所有，学员根据带教老师所讲授的内容在其后打“√”确认。出科时将此表交予教学秘书，对于希望讲述或者老师额外讲述的内容可简写于空白处。

图 7-7 非麻醉专业轮转住院医师临床带教内容规范

（四）实行亚专业麻醉风险等级培训

依据《住院医师规范化培训内容与标准》的要求，结合麻醉科自身情况制定阶梯式分级培训制度，将住培内容标准要求的亚专业麻醉依据医院外科情况进行细化分类，再根据麻醉风险等级分为三级：低风险麻醉、中风险麻醉、高风险麻醉。根据麻醉专业住院医师入学月份长短及经验积累，按麻醉风险等级由低到高依次安排临床技能培训（图 7-8）。

五、困境与展望

（一）住培标准缺乏客观衡量指标

我们的教学以六个胜任力标准为导向，且在住培的全过程中重视教学相长。但在实践中我们发现，尽管有住培结业考试和执业医师资格考试等终末衡量指标，但过程管理仍不尽如人意，其原因在于培训过程管理缺乏客观的衡量指标。阶段性考核起到了一定的督促和检视住院医师学习情况的目的，但其独立处置患者所应具备的专业能力和人文素养仍无确切的评价标准，如何在住培过程中真实反映住院医师综合能力仍有待于进一步探索和研究。

（二）指导医师教学能力参差不齐

我科所有指导医师均经过国家级或省级指导医师培训，取得了指导医师证书，但对教学工作的

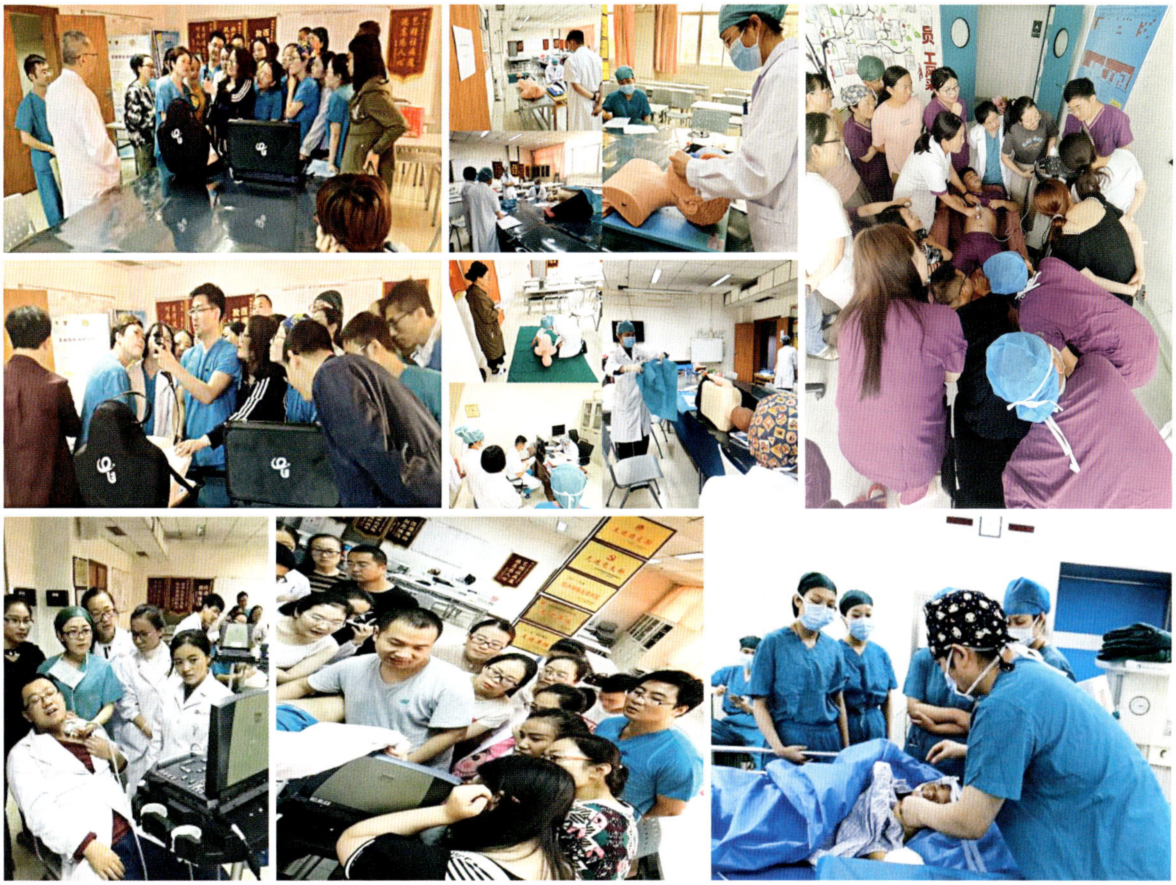

图 7-8　技能培训

投入和专注度仍差强人意。绩效的倾斜在一定程度上可以推进教学工作，但无法解决根本问题，动力不足、后劲不够、热情无法持续等问题依然突出。并非所有住培指导医师都有足够多的时间和精力用于教学，尤其是研究教学工作中存在的各种问题。这在教学实践中就表现为教学能力参差不齐，无法对基地住院医师形成同质化、高质量的培养。部分指导教师侧重于理论与实践技能的培养，却忽视了对住院医师日常生活与学习的关注；部分指导医师疏于精进教案，始终千篇一律、照本宣科，难以根据住院医师的需求做出调整与改变。

（三）研究生实验与临床工作冲突

部分住院医师为专业型硕士，毕业与实验的压力导致其难以全身心投入住培学习，甚至难以按时按量完成住培相关课程。部分住院医师临床实践例数无法达到要求，部分住院医师在实验的过程中遇到非预期、非计划的困难，导致实验计划与住培计划冲突等等。因此，如何在入科时就做好专业型硕士研究生的整体规划和安排仍是一个难题。如何对此进行调整，使住院医师在硕士课程学习、临床研究与住培学习三者之间实现平衡尤为重要，也是住培制度需要思考和研究的问题之一。

（四）部分住院医师思想上不够重视，学习敷衍

目前，取得三证（指：执业医师资格证、住院医师规范化培训结业证、专业学位硕士学位证）成为硬性指标，因此部分住院医师以拿证和结业为目的，直至培训结束也未能真正实现六个核心胜任力的提升。这一现象的出现，不仅反映了本科教育中思政教育的欠缺，也为住培阶段的正确引导

提出了难题。在教学实践中，我们甚至发现部分住院医师自参加住培之日起，就已在筹划离开卫生行业后的发展。尽管这是少数，但也暴露出了住培实践中所存在的问题。因此，需在住培遴选阶段即开始进行严格筛查和控制。

（五）安全管理问题较多

如何确保住院医师顺利完成规范化培训而不发生安全问题，也是住培工作的重要方面。但在临床实践中，由于住培基地与住院医师间不具备人事方面的隶属关系，对住院医师的整体管理仍存在较大困难，如何进行责任的合理划分、如何做到 8 小时工作之外的有效管理仍然值得我们深思。

住培工作是一项益国益民的政策，关系到我国医学人才的培养模式和医疗体制改革方案的顺利进行，需要大力推进。而麻醉专业是国家住培的重点之一，是培养合格麻醉医师的必要途径。积极开展麻醉住培基地建设和推进麻醉医学人才培养，必将推动麻醉学科更快更好地发展。我们有进一步做好麻醉专业住院医师规范化培训工作的信心和决心。

1. 开拓创新，加强住培规律研究

我们将定期召开教学会议，总结经验教训，分析、研判教学实施过程中遇到的问题和困难，从中探索、研究住培教学规律，鼓励创新性教学，撰写教学文章，申报教学课题，以期实现从实践到理论的提升。

2. 加强指导医师教学能力培养，提高指导医师教学能力

在科室层面，把住培教学与绩效、职称晋升、评优评先挂钩，突出住培教学的重要性，不断提高指导医师的教学积极性，进而实现住培教学质量的提升。条件允许的情况下，可进一步争取医院、医师协会等更高层次的政策支持。

3. 加强住培设施建设，完善住培管理制度

借助国家住培政策与其他相关政策支持，努力获取教学经费，不断完善和加强住院医师规范化教学的各种设施设备建设，建立规范化操作示范模拟手术室，购置麻醉相关操作模拟人和器具，建立和完善各类培训与操作管理制度，并形成常态化管理，为住培教学质量提升提供良好的基础支持。

4. 加强住培安全管理

通过问卷调查等形式探索住院医师规范化培训教学过程中住院医师与指导医师的心理特点、住院医师的学习期望等内容，适时调整教学计划与教学安排，强化培训过程中的医疗安全管理。同时，关注住院医师的生活与心理状况，加强相关管理，避免住院医师在培期间发生医疗安全事故和其他安全问题。

编　委：汪惠文
执笔人：王公孝

08 第八章 甘肃省妇幼保健院（甘肃省中心医院）麻醉专业住培基地

第一节　甘肃省妇幼保健院（甘肃省中心医院）

甘肃省妇幼保健院（甘肃省中心医院）是我国西部地区一家具有悠久历史的医疗保健机构。目前史料可追溯到1942年成立的甘肃省立兰州高级助产职业学校附属产院；1948年，在该院基础上创建了甘肃省妇婴保健院；1950年正式更名为甘肃省妇幼保健院；目前是甘肃省卫生健康委直属的非营利性公立三级甲等妇幼保健医疗机构。

建院八十多年来，妇幼人秉承“提高民族人口质量，提升人民群众生存生活质量”的使命，将医院建设成“六位一体”，综合实力位于西北一流、国内先进行列的大型保健医疗机构。医院始终坚持以人民健康为中心，发挥大型公立医院在医改中的示范和带头作用，先后三次荣获“全国卫生系统先进集体”称号，获评“医院管理先进集体”“母婴示范友好项目示范医院”“全国三八红旗集体”等荣誉称号，多次荣获全国管理、服务创新类奖项。2020年国家三级公立医院绩效考核中评为A级，位列全国妇产医院（含妇幼保健院）第7名。

医院立足甘肃，辐射西北，现辖七里河院区（甘肃省妇幼保健院）和安宁院区（甘肃省中心医院），总编制床位4500张，为人民群众提供全方位、全周期健康服务。现有职工总数3203人，其中，高级职称277人，博士、硕士学历占比超过43%。拥有享受国务院特殊津贴专家1名，享受政府特殊津贴专家1名，中国医师奖获得者3名，省领军人才6名，省优秀专家3名，省卫生系统领军人才6名。获批国家级住院医师规范化培训基地、国家级专科医师规范化培训试点基地；是兰州大学公共卫生学院，甘肃中医药大学临床医学院、护理学院、公共卫生学院研究生联合培养基地，拥有博士生导师和硕士生导师56名；与美国耶鲁大学、瑞典卡罗林斯卡医学院、丹麦哈维德夫医院等多个国家及港台地区的医疗科研机构建立协作关系并开展各类学术交流。“十三五”以来，先后荣获国家级科研课题立项5项，省级奖项33项。

甘肃省妇幼保健院位于兰州市七里河区七里河北街143号，编制床位1500张，承担全省妇女儿童的保健、医疗、科研、教学、计划生育技术指导、健康教育培训、妇幼卫生信息管理及妇幼保健领域对外交流等任务，是全省妇幼保健业务技术指导中心，是世界银行、世界卫生组织、联合国儿童基金会、人口基金会、英国国际发展部等妇幼保健国际项目合作单位。医院拥有国家级基地2个、国家级特色专科3个、省临床重点学科14个、省级质控中心6个、省级重点实验室1个、省级临床医学研究中心3个、省级急救中心3个、GCP认定专业6个。2021年医院门急诊量191.66万人次，出院患者近7.93万人次，手术量2.56万余台，年分娩量20 942例次。

2019年5月，甘肃省中心医院（安宁院区）开工建设。2022年5月全面试运行。该院位于兰州市安宁区莫高大道999号，总建筑面积近39万平方米，编制床位3000张。医院以“大综合、强专科”为学科定位，对标国际化一流医疗服务平台、高端医学科研与转化平台、高层次国际学术交流与教育平台，强势发展肿瘤综合诊治、心脑血管、微创外科、器官移植、疑难危重症及医疗康复等，与国内外一流医疗及科研机构合力探索共建国际化、航空港式医学服务。截至2022年8月底，门诊量已达 34.06 万人次，出院患者 3.41 万人次。

在新时代历史征程中，医院将传承根脉、面向未来，秉承“博爱、至诚、创新、卓越”的院训，坚持“让人民满意，让党和政府满意，让员工满意”的管理理念，向着全面建成学科特色鲜明、诊疗水平先进、综合实力领先的目标奋勇前进，努力实现“国际化医学航空港”的建设愿景，为增进人民健康福祉做出新贡献，为健康中国建设谱写新篇章。

第二节 甘肃省妇幼保健院（甘肃省中心医院）麻醉科

甘肃省妇幼保健院（甘肃省中心医院）麻醉科是医、教、研为一体的临床科室，承担临床麻醉、科研、基层业务指导、教学等工作，是全国产科麻醉培训基地、国家级住院医师规范化培训基地、中国医师协会分娩镇痛指导专家委员会成员单位、国家紧缺人才麻醉医学培训基地。

2021 年，随着甘肃省妇幼保健院安宁院区（甘肃省中心医院）的落成运营，麻醉科分为麻醉手术一部和麻醉手术二部，两院区实行一体化管理。目前，麻醉手术一部主要开展妇产、乳腺、小儿外科等学科手术，麻醉手术二部主要开展妇产科、普外科、神经外科、骨科、大血管心脏外科、胸外科、耳鼻喉科、口腔科、眼科、烧伤整形科、乳腺甲状腺外科、小儿外科以及相关学科介入手术等。

麻醉科共有净化手术室 47 间，其中七里河院区 17 间，安宁院区 30 间。医护人员 153 名，其中麻醉医生 55 人（主任医师 2 名，副主任医师 5 名，主治医师 19 名，住院医师 29 人），麻醉护士 18 名，手术室护士 80 名。年开展各类住院手术 3 万余例。其中，危重症孕产妇麻醉 400 余例，各类普通儿科麻醉3000余例，小儿心脏麻醉近400例。产科麻醉、重症孕产妇麻醉抢救及新生儿、儿科麻醉技术处于全省领先地位，具有一定的学科影响力。

年开展各类手术室外麻醉及镇痛 4 万余例。其中，无痛人流、无痛宫腔镜检查、无痛辅助生殖取卵术、儿童无痛胃肠镜及纤维支气管镜检查等 1 万余例。在省内率先开展椎管内麻醉分娩镇痛技术。目前，年开展分娩镇痛 1 万 2 千余例，分娩镇痛率超过 95%。2015 年开展小儿心脏外科麻醉及体外循环技术。2016 年开展麻醉医生进驻产房业务，进一步保障产妇分娩安全。2016 年被中华医学会麻醉学分会产科麻醉学组授予“产科麻醉医生培训基地”称号。2017 年 3 月起开设麻醉（镇痛）门诊。2018 年成为国家麻醉住院医师规范化培训基地。2019 年成立甘肃省首家麻醉科小儿支气管镜中心。2020 年，成立全省首家麻醉科小儿镇静镇痛中心，年开展各类儿童镇静超过 5000 例，填补了省内空白；同年在省内最早使用新生儿支气管封堵器开展新生儿胸科手术，开创了该技术的省内先河。已举办多期“高危产科麻醉及分娩镇痛新技术培训班”“妇产科、儿科麻醉医师能力提升班”“全省妇产科快速康复外科技术培训班”。2017 年 6 月成功举办“无痛分娩中国行”活动，由“无痛分娩中国行”发起人胡灵群教授带队，麻醉科、产科、新生儿科等专业学科的 8 位美国专家在我院开展了为期一周的学术活动；同期，我科启动了“无痛分娩甘肃行”活动，在全省 14 市（州）开展分娩镇痛推广及产科安全培训。通过三年的努力，甘肃省分娩镇痛率从不到 1% 上升至超过 30%。2020 年在全省率先开展产科自体血液回输技术，成功实施我省首例产科术中回收式自体输血。2022 年成为国家第一批疼痛综合管理试点医院。2023 年 7 月被中国妇幼保健协会授予“产科麻醉及分娩镇痛优秀基地”称号（图 8-1）。

麻醉手术科主要设备有数字化血管成像造影系统 2 台、X 线计算机断层扫描系统 1 台、CARL ZEISS 显微镜 1 台、移动式 C 型臂 X 射线机 1 台、开颅动力系统 3 台、面神经监护仪 1 台、超高清、双模块腹腔镜系统及宫腹腔镜、电子胆道镜 20 余套、进口麻醉机 40 余台、监护仪 50 余台、麻醉深度监测仪 13 台、全自动血气分析仪 3 台、ACT 凝血功能检测仪 1 台、电动手术床 40 余台、自体血液回收机 2 台、高流量加温输液（血）系统 1 台、彩色多普勒超声系统 6 台、新生儿转运暖箱 1 台

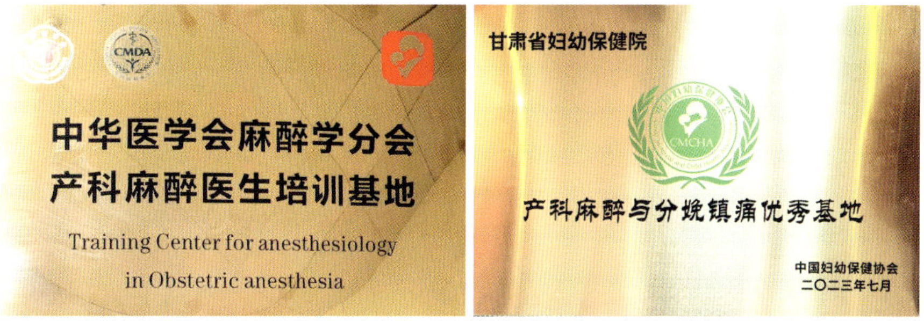

图 8-1　科室培训平台

以及可视喉镜、纤支镜、加温毯、空气波压力治疗仪若干台、高流量加压加温输血输液装置 1 台。

近年来，科室先后派麻醉医师 24 人次、护理人员 28 人次赴复旦大学附属儿科医院、中国医学科学院阜外医院、复旦大学附属中山医院、山东大学齐鲁医院、中山大学附属第一医院、浙江大学附属第一医院、上海市第六人民医院、上海交通大学附属新华医院、四川大学华西医院、中日友好医院、北京协和医院等地进修学习心血管麻醉、小儿气管镜麻醉、肝移植麻醉、骨科麻醉、围手术期 TEE 监测等麻醉技术及手术配合相关技术。

同时，科室一直重视国际交流与合作。2009 年以来，先后派出 3 人次赴新加坡接受医院管理培训，选派 1 人赴美国耶鲁大学进行科研合作项目交流培训，1 人赴美国坦帕医院学习交流。2014 年，选派 2 人赴丹麦哈维德夫医院学习快速康复外科技术。2015 年、2016 年分别选派 1 人赴美国太平洋医学中心进行分娩镇痛交流培训。2017 年，选派 1 人赴澳大利亚 Bendigo Health 进行麻醉学术交流培训。

近年来，麻醉手术科共立项科研课题 9 项，其中省级课题 3 项，市厅级课题 6 项；参与国内多中心研究 3 项；发表论文 96 篇，其中 SCI 收录论文 6 篇，国家级期刊 41 篇，省级期刊 49 篇；获得实用新型技术专利 54 项。

第三节　甘肃省妇幼保健院（甘肃省中心医院）麻醉专业住培基地

一、基地介绍

甘肃省妇幼保健院（甘肃省中心医院）麻醉专业住培基地成立于 2018 年 6 月，是第二批国家住院医师规范化培训基地，也是当时国内妇幼专科医院中为数不多的麻醉专业住培基地之一。2018 年起，基地开始招生，当时由于专科医院业务范围限制，部分亚专业麻醉业务量难以达到基地要求，与兰州市第一人民医院（综合三甲医院）协同开展住培工作，协同专业包括普外科麻醉、神经外科麻醉、骨科麻醉、心内科、呼吸科等亚专业和科室。2021 年安宁院区建成投入使用后，所有亚专业病例数均能达到住培基地标准的要求。

近年来，基地在住培教学和管理方面取得了显著的进步，通过不断优化住培教学模式，细化、落实指导医师培训与住培制度等措施，实现了住培质量的提升。

基地坚持以“麻醉与围手术期医学”为发展方向，以临床麻醉为基础，以教育为根本，以科研为先导，以患者为中心，全面开展临床麻醉、生命机能调控、重症监测治疗和疼痛诊疗实践，在以产科麻醉、儿科麻醉、小儿心脏麻醉为优势亚专业技术特色的基础上，狠抓成人综合学科麻醉亚专业，使骨科麻醉、神经外科麻醉、胸科麻醉、多发创伤麻醉等平稳顺利开展。在困难气道处理、创伤评估、五大中心建设中投入更多资源。努力使麻醉科成为医院临床运转效率的枢纽科室、医疗安全的关键科室、舒适化医疗的主导科室、社会公众认可的重点学科。

麻醉专业住培基地现有指导医师 18 名，其中麻醉专业指导医师 12 人，重症 / 急诊、心内、呼吸专业指导医师各 2 人。其中高级职称 9 人，中级职称 9 人。所有指导医师均参加过国家级、省级指导医师培训。麻醉科共有净化手术室 47 间，其中七里河院区 17 间，安宁院区 30 间。现有净化手术室 47 间（含复合手术间 2 间、DSA 手术间 3 间）。安宁院区模拟实训中心设置有模拟手术室、分娩室，以及各种麻醉专业模拟培训器材。基地硬件和软件条件完全满足住培教学需求。

二、师资建设

甘肃省妇幼保健院（甘肃省中心医院）麻醉专业住培基地的教学团队由韩旭东教授负责。韩旭东教授，主任医师，甘肃省妇幼保健院（甘肃省中心医院）麻醉手术科副主任，麻醉学教研室主任，麻醉住培基地教学主任，国家卫健委紧缺人才麻醉医学培训甘肃省妇幼保健院（甘肃省中心医院）基地负责人。担任甘肃省第十届、十一届青年联合会委员、甘肃省省直机关第三届青年联合会常务委员、中国医师协会麻醉学医师分会第六届委员会青年委员会委员、甘肃省医学会麻醉专业委员会第一届青年委员会副主任委员、甘肃省中西医结合学会麻醉专业委员会委员、甘肃省医学会疼痛专业委员会委员、甘肃省疼痛质控中心专家组成员等多项社会任职和学术任职。并在甘肃省妇幼保健院（甘肃省中心医院）学术委员会、医疗质量安全管理委员会、医疗设备与耗材管理委员会、药事管理委员会等多个委员会担任委员。曾在美国耶鲁大学、丹麦哈维德夫医院、美国太平洋医学中心接受专业培训和交流。2014 年作为项目负责人在妇产科围手术期开展快速康复外科技术，并获得年度院级科技创新一等奖及出国境人员项目推广绩效考核一等奖。2017 年起在全省开展“无痛分娩甘肃行”活动。带领麻醉科、产科、新生儿团队在省内进行椎管内阻滞分娩镇痛的推广及产科安全提升培训活动。2018 年起，举办“甘肃省妇产科儿科麻醉医师能力提升班”，迄今已举办 12 期，近百名甘肃省基层医疗保健机构麻醉医师接受麻醉能力提升培训，且青海、宁夏省级妇幼保健机构相继派出麻醉医生来院轮训。举办“甘肃省妇产科 ERAS 及分娩镇痛培训班”9 期，培训省内 56 家市、县级医疗机构麻醉科、妇产科、护理（助产）骨干 211 名，受到了基层医疗机构的一致好评。2020 年获甘肃省卫健委“甘肃省优秀医师”称号，同年获甘肃省妇幼保健院“我心目中的好医生”称号。作为负责人开展省、市级科研项目 6 项，全国多中心研究 2 项。以第一作者、通讯作者发表各类论文 20 余篇。其作为负责人的“加速康复外科技术在妇科围术期应用的关键技术研究及推广”课题获 2023 年甘肃省医学科技二等奖。

前基地主任张小兰教授担任中华医学会麻醉学分会产科麻醉学组委员、世界产科疼痛医师协会中国分会分娩镇痛专业委员会委员、中国心胸血管麻醉学会血液管理分会全国委员、甘肃省医学会麻醉学专业委员会常务委员、甘肃省医师协会麻醉学医师分会常务理事等学术任职。

麻醉专业住培基地设有专业基地主任、教学主任、基地秘书，负责管理、落实和统筹住培工作；设有教学小组，负责日常教学管理、住培资料整理和收集、协调工作安排和落实考核制度。设有教学质控小组，负责教学活动的评价与考核（图 8-2）。

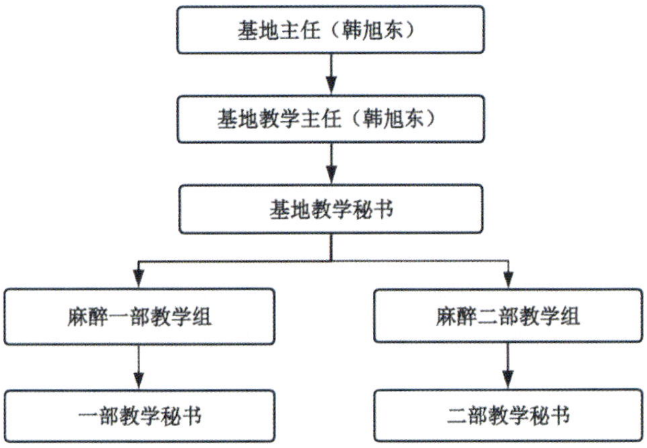

图 8-2 麻醉住培基地指导医师管理

教学团队由各个麻醉亚专业责任导师及

非麻醉专业指导医师组成。各亚专业组组长均由副高级职称以上且通过了省级以上师资培训的人员担任。2023 年选派 10 名住培指导医师参加国家级麻醉住培师资培训，学习规范化开展麻醉住培工作的新理念和方法。

基地制订了完善的住培轮转计划，涵盖产科麻醉、妇科麻醉、儿科麻醉、普外科麻醉、神经外科麻醉、骨科麻醉、心外科麻醉、胸外科麻醉、重症监护等主要麻醉亚专业及急诊、心内、呼吸专业。重视各科室和亚专业轮转过程管理，严格按照培训计划进行轮转和考核，确保住院医师能够在 33 周的培训期内全面掌握麻醉知识和技能。

教学团队注重不同亚专业之间的协同合作，以确保住院医师能够获得全面的麻醉知识和技能。通过相互协作与配合，各亚专业共同参与住院医师的培养，使得住院医师在培训过程中能够获得全方位的经验指导。这种协同合作的模式，有助于住院医师综合能力的提高，使其更好地适应复杂多变的医学环境。

为提高教学质量，基地在师资队伍建设方面，制定了严格的选拔、培养、考核与激励制度。在带教老师的选拔上，优先选择教学经验丰富、教学能力强的指导医师进入教学团队。新加入教学团队的指导医师，须接受教学理念和方法的系统培训，考核合格后方可担任住培责任导师。在考核方面，对每一位带教老师的教学投入时间、教学效果等进行全过程监督和评定考核。考核结果与指导医师的职称晋升和薪酬激励挂钩。

（一）师资考核

基地对住培师资进行定期考核，考核结果作为年终评优的重要依据。考核内容包括：

1. 教学活动记录：如开展教学讲座、病例讨论、操作技能培训等情况。
2. 教学效果：由住院医师在参与教学活动后填写教学活动评价表。
3. 教学能力提高情况：如参加教学培训、发表教学论文等情况。

（二）师资培训

基地鼓励带教老师参加各类师资培训活动，如国家或省级住培师资培训班、兄弟医院开展的教学经验交流活动等。定期邀请国内知名专家进行教学经验分享、专题讲座及技能培训指导等。

（三）末位淘汰机制

如果带教老师连续 2 年考核不合格，或存在严重违反教学规范行为，按照末位淘汰机制，该带教老师将不再担任住培教学任务，退出教学团队。通过末位淘汰机制，保证教学团队的教学质量和活力，有效激励每一位指导医师不断提升自己的教学能力和水平。

三、质量管理

麻醉专业住培基地制定了完善的基地管理制度，包括组织管理体系、人员职责、指导医师激励制度、指导医师考核管理办法、住院医师培训计划、住院医师考核管理办法等。在培训过程中，基地实行导师负责制，由责任导师负责住院医师在培期间的学习、考核、思想状况等。为保证住院医师学习进度的一致性，基地实行双院区住培同步教学，确保同年级住院医师能够在相同的学习环境中共同进步。

基地采用了多元化的教学模式，包括英文文献学习、小讲课、病例讨论、技能培训等。特别是对于住院医师负责的病例讨论，由指定导师对课件制作进行指导和帮助，使得住院医师对病例讨论设计、病史资料收集、正确临床思维的建立等有了一定的认识。住培基地设立了 140 节课的住培课程，涵盖基础理论、临床麻醉、麻醉安全、麻醉质控、课题设计等方面的内容。每周在固定时间举行住培晨课讲座，提供深入学习专业知识的机会。在培训过程中，注重理论学习和实际操作相结合，确保住院医师既能理解麻醉学科的理论框架，又能够将临床技能熟练应用于实践中。

在住培管理中，不断优化住培过程管理。首先，严格规范落实轮转计划。在住院医师正式进入基地开始培训前，即制订了详尽的轮转计划，并严格按照轮转计划进行培训，尤其是非麻醉亚专业的轮转，本基地教学秘书与轮转科室负责人及教学秘书做好衔接和沟通，确保住院医师在非麻醉科室的轮转过程中能够按照教学计划和目标进行学习。基地教学秘书不定期抽查住院医师的学习情况，确保在麻醉科外轮转的麻醉专业住院医师“有人管、有人带”，保证教学质量。其次，严格入科／亚专业轮转前教育，使住院医师在亚专业轮转前对亚专业相关学习目标、注意事项有一定了解，在学习时针对性更强，培训效果更好。最后，严格出科考核和年度考核。出科考核由考核小组组织，考核成绩由考核小组组长签字确认。对于考核不合格的住院医师，要求在限定的时间内进行补考，直至通过考核。同时，将住院医师补考次数纳入指导医师年度考核，督促住院医师和指导医师提高对教学的认识和重视。

为了进一步提高教学质量，基地在师资队伍建设方面实施了严格的选拔、培养、考核和激励机制。在带教老师的选拔中，优先选择教学经验丰富、教学能力强的医生进入教学团队。加入教学团队后的医生需接受教学理念和方法的系统培训，通过院级考核合格后方可担任住培带教指导医师。

在指导医师考核方面，对每一位带教老师教学投入时间、教学效果等进行全过程监督和年终评定考核。这种全方位的考核机制不仅有助于保持教学质量的稳定，也为指导医师的职称晋升和薪酬激励提供了明确的依据，激发了教学队伍的积极性和创造性。

基地自 2018 年开始招生，目前共招生 21 人（2018 级 5 人，2020 级 4 人，2021 级 7 人，2022 级 4 人，2023 级 1 人），其中社会住院医师 7 名。已结业 10 人，在培 11 人。

基地在吸引和培养住院医师方面取得了初步成效。通过不断拓展招生渠道，吸引更多具有潜力和热情的住院医师参与到麻醉住培中，是未来基地发展的重要方向之一。

在住培工作的开展过程中，为更好地适应医学科技不断发展的趋势，基地积极探索创新培训模式。通过与其他医学机构合作，引入先进的培训理念和技术，使培训更贴近实际需求，更具针对性。这种灵活性和开放性的培训方式，有助于提升住院医师的实际操作技能，培养更具前瞻性的医学专业人才。在培养专业技能的同时，基地也注重培养住院医师的团队协作能力。通过不同专业之间的协同合作，住院医师能够更好地理解整个麻醉科的运作机制，提高应对复杂情况的协调能力。这也符合当今医学领域对于高素质医学人才的需求。

总之，甘肃省妇幼保健院（甘肃省中心医院）麻醉专业住培基地通过在教学管理、师资队伍建设、培养方案制订等方面采取一系列科学而严密的措施，并不断创新和完善，为培养合格的麻醉医师、提升未来麻醉学科整体水平做出了一定贡献。今后，基地将在国际化交流、科研创新等方面继续努力，为麻醉学科的发展贡献更多的力量。

四、教学成果

基地培训教育起步虽较晚，但通过持续探索与改进，已取得初步成效。目前共有 10 名住院医师顺利完成培训并毕业，住院医师的优秀表现使基地有幸获评为“优秀教研室”（表 8-3）。

展望未来，我们将继续优化培训课程设置，采用灵活多样的教学方式，不断提高培训质量。同时，致力于建立科学合理的评估与考核机制，使之与培训目标和效果充分对接。希望通过这些努力，进一步提升培训效果，使更多住院医师能系统掌握所需知识与技能，顺利完成培训，并在今后的工作中能够充分运用所学，在实践中不断成长。

表 8-3　近 5 年基地教学成果

年度	奖项	获奖集体或个人
2018 年	园丁奖	韩旭东
2019 年	院级优秀教研室	麻醉学教研室
2020 年	园丁奖	韩旭东
2020 年	甘肃省优秀医师	韩旭东
2022 年	院级优秀教研室	麻醉学教研室
2023 年	全国“醉佳 CP”舒适化诊疗病例演讲比赛甘肃赛区一等奖	李燕

五、困境与展望

甘肃省妇幼保健院（甘肃省中心医院）麻醉专业住培基地开展住培工作较晚，在思想认识、住培管理能力、师资能力建设等诸多方面还面临一些困难。

1. 住培管理工作需要进一步规范。受人力资源等因素影响，目前仍然存在重临床、轻教学的思想，在教学工作中投入的精力和时间不够，基地管理人员、指导医师及住院医师对住培工作的认识不够。

2. 受地域、医院平台、院际竞争等因素限制，麻醉住培招生，尤其是高质量生源的招收日益困难。

3. 模拟实训基地刚建设完成，具备模拟教学硬件条件。目前正在探索模拟教学模式及方法，缺乏有经验的模拟教学指导医师。

4. 对麻醉教学查房规范开展缺乏经验，也没有成熟的借鉴模式，目前尚在探索中。

甘肃省妇幼保健院（甘肃省中心医院）麻醉专业住培基地的发展尚处于起步阶段，与国内顶级医院之间还有很大差距。今后要在教学理念、教学管理、教学技能、指导医师培养、教学研究等各方面向联盟其他优秀基地不断学习，加强住培能力建设，促进麻醉住培工作尽快走上良性发展道路。

09 第九章 甘肃省人民医院麻醉专业住培基地

第一节 甘肃省人民医院

甘肃省人民医院建于 1950 年，是甘肃省政府所属的集医疗、科研、教学及预防保健、康养为一体的综合性国家三级甲等医院，全国百姓放心百佳示范医院。除本部外，有西院区、兰州新区分院两个分院。医院核定床位 3650 张（其中本部 2600 张，兰州新区分院 500 张，西院区 550 张），现开放床位 3355 张。职工 3772 人，其中高级职称人员 653 人，博士、硕士学历 1506 人。享受政府特殊津贴专家 3 人，国家卫生健康突出贡献中青年专家 1 人，国家卫生健康行业经济管理领军人才 1 人，甘肃省领军人才 26 人，甘肃省优秀专家 3 人，享受甘肃省高层次专业技术人才津贴专家 42 人，陇原青年英才 6 人，甘肃省卫生健康骨干人才 8 人，甘肃省青年卫生健康人才 10 人。

医院有业务科室 136 个，其中临床科室 113 个，医技辅助科室 23 个。有甘肃省普外临床医学中心、甘肃省口腔临床医学中心 2 个医学中心，有内分泌、护理、重症医学、普外、心血管内科、麻醉科 6 个国家临床重点专科，有甘肃省医疗卫生重点学科 34 个、重点专业 12 个，有普外、临床检验、麻醉、血液透析、院内感染、合理用药、心血管外科、神经介入、护理、全科医学、内分泌（糖尿病）、消毒供应、创伤救治、罕见病门诊等 15 个甘肃省质量控制中心。

医院拥有达芬奇机器人手术系统、EDGE 靶向放射外科肿瘤治疗系统（速锋刀）、CT 影像引导高能直线加速器肿瘤治疗系统、外科术中放射治疗系统、骨科手术机器人、PET / CT、SPECT / CT、3.0 T 超导型磁共振成像系统、IQon Spectral CT 等一大批先进的大型医疗设备和国家卫健委批准、正在配置中的肿瘤诊断设备 PET / MR，配备有层流净化手术室和先进的消毒供应中心、重症监护室。拥有覆盖甘肃全省市县级医院和部分乡镇卫生院的甘肃远程医疗会诊中心。

国家肿瘤学科疑难病症诊治能力提升工程项目落户我院，国家卫健委胃肠肿瘤诊治重点实验室获批，国家一类 A 级核辐射救治基地、甘肃化学中毒救治基地、甘肃省外科肿瘤分子诊断与精准治疗重点实验室、甘肃省内分泌代谢病重点实验室、甘肃省消化道肿瘤防控工程研究中心、甘肃省大型生物样本库及生物信息工程研究中心、甘肃省分子病理诊断技术工程研究中心、甘肃省代谢性疾病临床医学研究中心、甘肃省肛肠疾病临床医学研究中心、甘肃省睡眠临床医学研究中心、甘肃省烧伤与创面修复临床医学研究中心、甘肃省麻醉与脑功能临床医学研究中心、甘肃省医学检验临床医学研究中心、甘肃省临床检验中心、甘肃省老年医学研究所、甘肃省干部体检中心、甘肃省野外流动医院、甘肃省危重孕产妇救治中心、危重新生儿救治中心和儿童早期发展示范基地均设在我院。同时，我院是国家药物临床试验机构、卫生部临床药师培训基地、国家住院医师规范化培训基地和甘肃省全科医生培养基地，也是博士后科研工作站。

甘肃省人民医院是兰州大学人民临床医学院、兰州大学非直属教学医院、甘肃中医药大学第一临床医学院、甘肃中医药大学甘肃省人民医院研究生联合培养基地、江苏大学甘肃临床医学院，也是宁夏医科大学的教学医院，还承担了甘肃医学院、河西学院等院校的临床教学工作，是“一带一路”医学人才培养联盟副理事长单位。近年来，医院在科研方面取得了长足的进步，获国家自然科学基金 87 项，先后获中华医学科技奖、甘肃省科技进步一等奖等多项科研奖励。

医院先后与美国南佛罗里达大学、TAMPA 总医院、法国奥巴勒基金会医院、以色列西勒雅法医学中心等多个国外医疗机构建立了长期合作关系。通过多种渠道加大中青年业务骨干研修深造力度，每年选派业务骨干和管理人员赴美国、英国、法国、加拿大、德国、丹麦、日本、韩国等国家和香港、台湾地区培训学习和交流。

作为政府的医院、人民的医院，医院始终把发挥社会公益性放在一切工作的首位。在医院的一切工作中，始终坚持“人民医院为人民”的服务宗旨，始终坚持公益性第一的服务职能，始终坚持“以人为本”的服务理念，并把这种办院理念强化于医院工作的全过程，贯穿于医院的每一个医疗环节中，渗透于每一位医务人员的行为中。近年来，医院先后荣获“全国抗震救灾英雄集体”“全国卫生系统思想政治工作先进单位”“中国最佳医院管理团队”“万名医师支援农村卫生工程先进单位”“甘肃省文明单位”“甘肃省人才工作先进单位”“人文爱心医院”“中国医院质量管理（医疗）卓越奖”“改善医疗服务创新医院”等荣誉称号。

第二节 甘肃省人民医院麻醉手术科

甘肃省人民医院麻醉手术科始建于 1950 年，科室经过几代麻醉人的奋斗取得了辉煌的成绩，现成为集医疗、教学与科研为一体的麻醉学临床基地，拥有先进的医疗设备和具有严谨、协作、创新、卓越精神的医护团队。

甘肃省人民医院麻醉手术科为甘肃省麻醉质控中心依托单位、甘肃省麻醉与脑功能临床医学研究中心依托单位、麻醉住院医师规范化培训基地、手术室专科护士培训基地，是兰州大学、甘肃中医药大学、江苏大学、宁夏医科大学硕士生培养点，江苏大学博士生培养点，甘肃省继续再教育基层帮扶定点医院科室，甘肃省医疗紧缺人才培训基地，在国家、省级学术团体内任职 40 多个。分别于 2014 年和 2020 年获得硕士、博士学位授予权，现为甘肃省麻醉学重点学科，是甘肃省师资力量雄厚、特色突出、治学严谨、设备先进的创新型现代化学科。是首批国家级麻醉专业住院医师规范化培训基地，培养住院医师 60 余人次。同时培养研究生、实习医生、进修医生近百人。

近 10 年，我科是甘肃省首个获得国家自然科学基金的麻醉学科，同时也是甘肃省获资助项目最多、SCI 发表最多的麻醉科室。2014 年，建立甘肃省首个麻醉护理单元，走在全国前列。2018 年，建立甘肃省首个预先麻醉室，开展业务全面，国内领先。在西北地区首先开展围手术期患者的经食管超声技术，围手术期规范化、个体化镇痛管理，全麻不插管高频常频叠加喷射通气技术，父母陪同下的小儿麻醉诱导技术等全国领先，微创心外科手术麻醉后快通道复苏居全国前列。是省内首家全手术室覆盖麻醉深度监测的单位。成立甘肃省首个日间麻醉手术部门，主导建设日间手术麻醉工作流程，并完善规章制度。科室始终坚持以科研推动临床的可持续发展，成功申报多项国家自然科学基金和省市级科研项目，并成功申报甘肃省麻醉与脑功能临床医学研究中心，为科室的进一步发展奠定了良好基础。通过实施人才培养战略，科室现设有十余个技术力量雄厚的亚专业组和专业技术组，麻醉医疗安全支持网络日趋完善，在全国的学术地位不断提高。

科室在临床工作方面重视围手术期医学理念的落地，重视患者围手术期转归。LiDCO 和 EV1000 血流动力学监测技术，以及全麻不插管双频喷射通气技术国内领先，实现了对各类危重患者的精准麻醉。通过预先麻醉—手术麻醉—术后复苏无缝衔接，保证了手术麻醉的安全与高效。疼痛管理组织完善，信息化管理国内领先，通过开展超声引导下神经阻滞术前 / 术后镇痛、无痛气管镜诊疗以及无痛内镜、患者自控镇痛等技术进行疼痛综合管理，以实现围手术期全程、多模式、个体化镇痛，进而倡导并落地“舒适化医疗”理念，积累了丰富的经验，获得了患者的一致好评。

科室设备齐全，与国际接轨。拥有先进的麻醉监护仪44台，麻醉机34台，靶控注射泵40台，超声机3台，纤维支气管镜7条，困难气道车2台，视可尼4台，可视喉镜30台，除颤仪2台，麻醉机内部回路消毒机8台，呼吸机消毒机1台，自体血连续回输机6台，输血输液加温仪6台，术中保温毯机22台，EV1000设备1台，LiDCO设备2台，高频常频喷射呼吸机1台，麻醉深度监测仪30台，肌松监测仪3台，血气分析仪3台，转运监护仪4台，转运呼吸机1台，智能药车2台、微量注射泵工作站6台。科室同时是医院麻醉专业技术培训基地，拥有环甲膜穿刺和切开训练模拟人1台，高级气管插管仿真训练模拟人5台，高级心肺复苏训练仿真人1台等培训设备。

第三节 麻醉专业住培基地

毕业后医学教育，尤其是住院医师规范化培训教育对于增强医学毕业生对理论知识的掌握、提高临床实践能力具有重要作用，是建设卫生人才队伍的重要举措。麻醉学专科性强、知识覆盖面广，如何提高麻醉医师的毕业后医学教育水平，尤其是麻醉专业住培质量，对于麻醉学科的发展具有重要意义。甘肃省人民医院于2014年获批成为国家第一批住院医师规范化培训基地，承担住院医师规范化培训组织管理、过程管理、师资建设、培训对象管理、支撑保障等培训工作。

一、基地介绍

甘肃省人民医院麻醉手术科是首批国家级住院医师规范化培训重点专业基地，依托于甘肃省人民医院住院医师技能培训中心基地，是集临床、教学、示教、操作、考核等为一体的培训中心。临床技能培训中心配备有尽可能贴近临床实际的高仿真模拟人与培训环境，以开展临床教学和考核，相关建设、资源配置、组织管理、师资培养均能满足不同层次、不同阶段临床医师的培训需求，既体现了以人为本的理念，又为医学生技能培训提供了极好的条件，意义重大。

技能培训中心建筑面积3000平方米，环境整齐、宽敞明亮，拥有基础与专业培训室，包括内科、外科、妇产科、儿科、五官科、中医科、急救技能培训室，以及模拟全科门诊、模拟ICU、模拟手术间、模拟产房训练室、内镜培训室、数字化医学模拟培训室。

技能培训中心拥有内科技能室（高智能数字网络化体格检查教学系统、全功能诊疗穿刺模拟病人、气胸处理及腹腔穿刺训练模型、骨内灌注及股静脉穿刺腿部模型）、外科技能实训室（腹腔镜模拟训练系统、腔镜初级培训室、经食管超声模拟教学及临床技能培训系统、术前无菌操作模拟人、闭合式四肢骨折固定训练模型、外科多技能训练模型）、妇科儿科实训室（新生儿复苏模型、婴儿急救室、儿科技能操作区、妇科分娩区、高智能数字化产科技能训练系统、妇科技能操作区）、急救技能室、五官全能技能室、中医技能室（开放式辅助教学系统、智能耳穴仪、脉象采集仪、临床思维综合系统）。引进SimMan3G高端综合模拟人，进一步强化了医护人员的临床思维能力，有助于住院医师结合临床知识对病情进行分析，能够独立完成救治任务的全过程。

二、师资建设

目前共有住培师资44人，正高5人，副高10人，主治医师15人，住院医师14人，其中博士学历1人，博士在读2人，硕士学历41人，是一支教学经验丰富、科研实力雄厚、梯队建设完备的教学队伍。

科室设有基地主任、教学主任、教学秘书，负责管理、落实和统筹住培工作，规范住培制度，整理住培资料，协调住培工作安排；设有亚专业教学小组负责管理住培进度；设有住培考核专家组，负责落实考核制度（图9-1）。

学科带头人阎文军教授担任基地主任，现任甘肃省麻醉质控中心主任、中华医学会麻醉学分会委员、中国医师协会麻醉学医师分会委员、中国中西医结合麻醉专业委员会委员、中国心胸血管麻醉学会理事、甘肃省医学会麻醉学分会副主委、甘肃省中西医结合麻醉专业委员会副主委、甘肃省医师协会睡眠专业委员会委员，《临床麻醉学杂志》《中华麻醉学杂志》《国际麻醉学与复苏杂志》编委等职。甘肃省第十四次妇女代表大会代表，获得首届中国医师节优秀医师、甘肃省领军人才、甘肃省陇原人才等多项荣誉，目前已发表论文 50 余篇，其中 SCI 收录 20 篇，参译《米勒麻醉学》（中文版第 7、8、9 版）。获国家自然科学基金 3 项，甘肃省自然科学基金 3 项，甘肃省卫生行业项目 1 项，兰州市医疗卫生专项 1 项，甘肃省重点人才项目 1 项，获省市级科技进步奖 4 项。

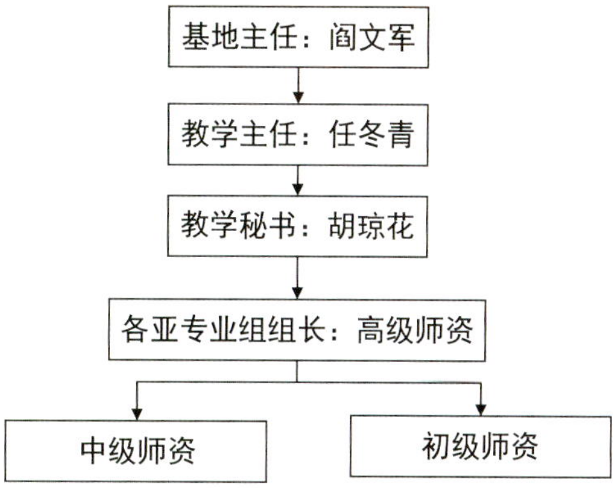

图 9-1　麻醉手术科师资团队

教学主任任冬青教授，现任甘肃省人民医院麻醉科副主任，担任中国女医师学会第二届麻醉专业委员会委员、中国心胸血管麻醉学会舒适化医疗分会委员、中国心胸血管麻醉学会胸科分会青年委员、中国心胸血管麻醉学会器官移植分会委员、甘肃省医学会麻醉学分会青年委员会副主任委员。参译《气道管理学》（第 4 版），发表多篇学术论文，主持甘肃省卫生行业课题 2 项、兰州市科技局课题 2 项（主持 1 项，第一参与者 1 项）、甘肃省人民医院科研创新平台项目 1 项、甘肃省中医药大学第一临床医学院重点课题 1 项。

三、质量管理

根据“住院医师规范化培训结业实践技能考核指导标准”的要求，从临床麻醉住院医师规范化培训的培养方案出发，制定培训考核内容。通过全面、正规、严格的 3 年规范化培训，使住院医师能够提高个人临床业务能力，达到麻醉科专科医师水平，能独立、规范、基本正确地运用常规麻醉方法，进行常见手术患者的麻醉和监测，并了解和掌握新的理论、观念和临床实践指南，提高较复杂麻醉操作技术的水平，初步掌握急、危、重症麻醉管理。培训过程中，以提升岗位胜任力为主线，以质量为核心，坚持问题需求导向，抓住培训模式、过程监管、机制建设三大关键环节，聚焦难点，持续改进，全面推动住培质量提升。

（一）培训要求

住培工作重点分为四部分，具体要求如下。

1. 培养住院医师良好的人文素养和责任感；培养优良的医德医风，廉洁行医。

2. 系统掌握麻醉学相关的基本理论，进一步规范地培训麻醉期间常用的监测技术、一般麻醉操作技术及特殊麻醉技术。轮转麻醉各亚专科，了解国内外麻醉知识新进展，能够将理论与临床实践相结合。

3. 具备较强的临床思维能力，能熟练运用麻醉学常用的临床技能，并可独立进行常规及较复杂手术的麻醉管理。

4. 鼓励住院医师进行科研训练，能一定程度阅读麻醉学外文书刊，培养一定的听、说、读、写能力。

（二）培养过程

1. 全面了解

新入科住院医师第一周熟悉科室环境，由带教小组通过个人档案、面对面交谈和摸底考试等方式，全面了解每个住院医师的实际情况，掌握他们的长处和不足。

2. 专人带教

指派教学经验丰富的高年资主治及以上医师作为该住院医师的指导医师，负责指导、监督及管理该住院医师的培训情况与进度，帮助该住院医师完成培训计划。

3. 严格执行

综合医院麻醉科临床工作繁重，指导医师只具有指导、监督和管理的作用，不可急于求成、中途改变住院医师的培训计划。同时，指导医师需和带教小组保持沟通，严格执行住院医师的培训计划。

4. 灵活掌握

因住院医师的毕业院校、临床经历不同，技术水平可能相差很多，指导医师可根据个人情况缩短某些方面的培训时间，进而延长其薄弱方面的培训时间。培训结束后经全面评比、考核不能达标者，需延长培训时间。

（三）培养模式

1. 由过程导向性向结果导向性转变

除了强调住院医师完成相应例数的麻醉操作，还强调培训效果与培训质量的提升，进而提高住培住院医师综合能力。

2. 理论知识结合实践技能，强调能力导向型培训

反复强调并重复理论知识学习，加强技术培训，同时进行基于实践的学习和改进，以加强临床思维能力的培养。

（四）培训计划

住院医师的培训计划具体分为 4 个阶段，包括：1 周的入科培训（第一阶段），第一年的培训（第二阶段），第二年的培训（第三阶段），第三年的培训（第四阶段）。

1. 第一阶段

住院医师入科后，进行 1 周的了解和学习，包括对科室的环境、文化、规章制度、工作流程等进行初步了解，为后续的培养打下良好的基础。

2. 第二阶段

住院医师入科第一年的培训，此阶段需固定指导医师，进行基础理论、技能培训、临床麻醉实践，然后完成考核。

2.1 固定指导医师

新入科的住院医师在完成岗前培训后安排“一对一”的指导医师。指导医师为高年资主治以上资历的医师，并固定带教一年。如指导医师因各种原因无法带教，则可交由预备指导医师暂时带教。由基地主任作为师资团队组长全面负责住培工作，教学秘书编写培训计划，各专业组组长负责带教亚专业麻醉。

2.2 基础理论学习

由带教小组组长、教学秘书及指导医师负责制订理论授课计划。理论授课内容每年循环一次，

需保证授课质量，讲课内容中体现继续教育的“四新”理论（新理论、新知识、新技术和新方法），每年讲课内容要有 10% 的更新。基础理论学习固定在每周一早晨 7：15—7：50，住院医师在课后需在理论授课登记本上进行签到登记并扫码上传至 CCMTV 系统。同时，住院医师需要参加周二早晨科室业务学习（以新技术、新业务为主）、临床病例讨论及周三早晨青年医师沙龙，通过反复的理论学习，提高住院医师的知识储备，提高麻醉管理水平（图 9-2）。

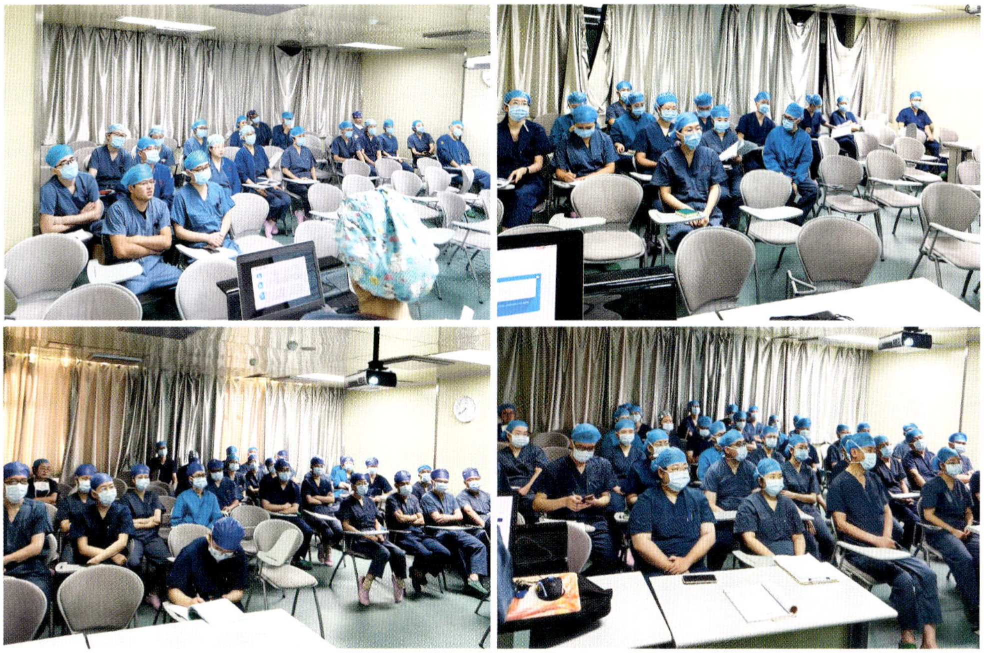

图 9-2 理论授课

2.3 技能培训

要求住院医师在第一年培训过程中掌握麻醉相关操作。要求指导医师按照由简到繁、由易到难的分步原则进行带教，做到放手不放眼，保证培训医师和患者双方的安全和利益（图 9-3）。

2.4 临床麻醉实践

日常跟随固定指导医师进行为期一年的临床麻醉实践学习，参加各种择期手术麻醉和日间急诊手术麻醉，通过临床实践规范掌握各种临床操作技能，学习各专科手术麻醉管理，要求指导医师手把手指导住院医师临床实践中各种手术患者的麻醉管理，包括术前访视、麻醉方案制订、术中麻醉管理及术后相关麻醉并发症的预防处理，培养临床麻醉思维和处理紧急、意外情况的能力。

2.5 考核

对第一年住院医师的考核包括理论考核和技能考核。

2.5.1 理论考核

以试卷的形式每月考核一次（内容为当月每周一早晨基础理论知识培训内容），以督促住院医师掌握各亚专业麻醉的基础知识及临床应用。

2.5.2 技能考核

于第一年培训结束后立即开始，考核内容及标准详见《麻醉住院医师考核手册》。技能考核专家组由科内 3 名高级师资组成，每项考核项目需经考核专家组严格考核并签字确认。

2.5.3 第一年培训后的达标水平和要求：

①掌握麻醉基础理论，对麻醉学科发展有一定了解。

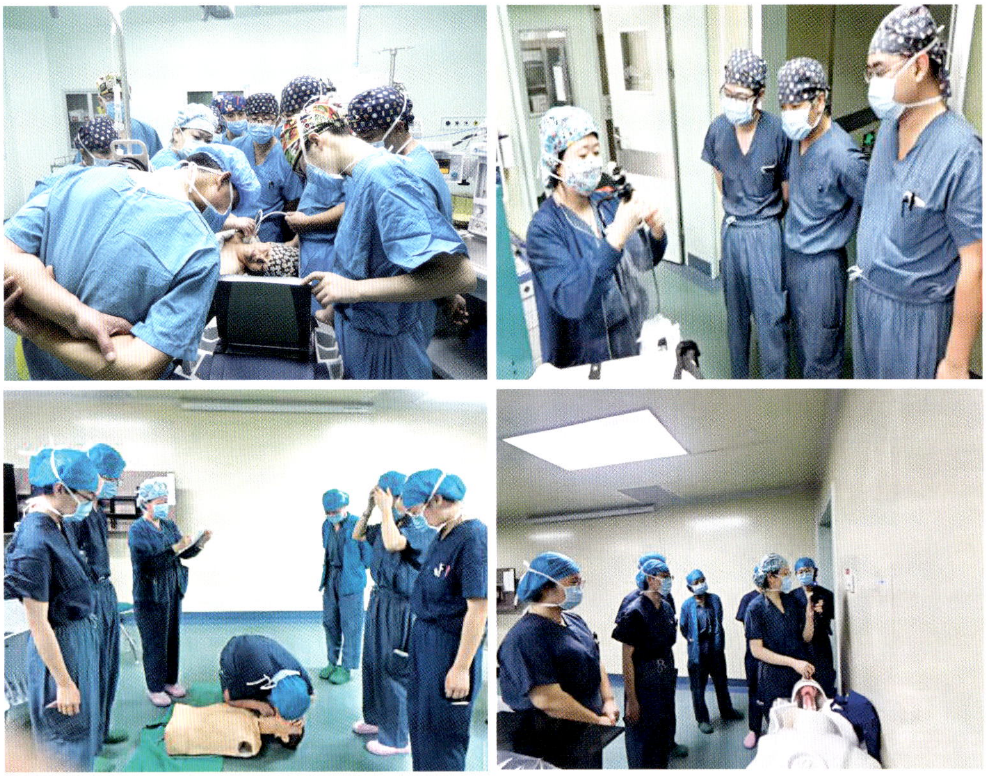

图 9-3 临床技能培训及考核

②掌握常用监测技能，掌握常见麻醉机、监护仪的使用方法。

③较规范地掌握一般的麻醉操作技术、掌握中心静脉和桡动脉穿刺技术和困难气道的处理方法。

④熟悉各专科麻醉管理特点，可独立处理常见手术的麻醉。

3. 第三阶段

入科第二年的培训，经过第一年的理论和实践培训后，住院医师需掌握一般的麻醉操作技术和独立处理常见手术麻醉的能力，并进行进一步的培训，包括：亚专业的轮转学习，第二阶段技能培训及考核。

3.1 亚专业的轮转

经过第一年的培训后，住院医师根据培训计划需要轮转的亚专业主要包括预麻室、PACU 室、神经阻滞、无痛胃肠镜、胸科手术麻醉、日间手术等。

3.2 第二阶段技能培训

参加亚专业轮转过程中接受第二阶段的技能培训项目，包括基本的气管插管、喉罩、动静脉穿刺，以及更高级别的技能培训项目如纤维支气管镜、软镜与双腔支气管插管、封堵器操作、双频喷射呼吸机、经食管超声、肺部超声扫查、高级血流动力学监测（EV 1000 与 Lidco）及脑氧监测等。

3.3 考核

本阶段结束后的考核以第二阶段技能培训项目考核为主，技能考核专家组由科内 3 名高级师资组成，每项考核项目需经考核专家组严格考核，通过后需经专家组签字确认方可生效。在第二年年底结束时所有考核必须完成，否则培训延期。

4. 第四阶段

在完成以上技能考核后，第三年的住院医师需继续每周一的理论知识课程学习，并且继续完成亚专业轮转，在原有基础上进一步提高临床麻醉技能，熟悉各专科麻醉管理特点。

（五）质量管理

住培基地致力于加强考核指标的可评价性，保证岗位胜任力标准的落地。通过定期考核提高住培质量与效果，避免不按大纲教学、不按计划轮转、培训内容缩水。加强教学查房、小讲课、病例讨论等的频次，抓好住培过程管理。

四、教学成果

自 2015 年住培招生以来，麻醉住培住院医师执业医师资格考试首次通过率，结业考核首次通过率均达到要求，住院医师满意度 100%，达到目标建设要求（表 9-1）。至今共培训了 63 名具有良好的职业道德、人际沟通能力、应急能力和团队精神，可以独立从事麻醉科常规临床工作的住院医师。

表 9-1　住院医师规范化培训质量

年份	执业医师考试首次通过率	结业考核首次通过率	住院医师满意度
2020	50%	87.5%	100%
2021	66.67%	60%	/
2022	100%	/	100%

五、困境与展望

尽管住培工作得到顺利的开展，但是我们在培训过程中仍然发现一些不足和困境：

1. 规范化培训制度有待完善

因临床工作的繁琐以及科室人员的短缺，住院医师成为临床工作的主力，很大程度降低了住院医师工作积极性和学习主动性，导致无法严格完成培训计划，甚至部分亚专业轮转例数不足。

2. 完善的带教体系缺乏

目前导师制度单一，各学科导师和指导医师之间缺乏沟通，缺乏对培训中问题的针对性指导。基地师资队伍建设需进一步加强，制订完善的师资培训计划，重点把握师资带教过程中的重点、难点以及问题症结，有针对性地加以培训，并有步骤地实行培训考核。

3. 培训资金短缺

住院医师薪酬待遇不能匹配其高强度、长时间的临床工作，导致住院医师对培训的积极性不高，影响培训效果。

4. 科研能力培养不足

目前的培训计划及培训细则主要侧重于临床能力的培训与考核，对于住院医师科研能力的培养尚需进一步推进。

麻醉住培是国家住培重点科目之一，是培养合格麻醉医师的必要途径。住培工作的进步，也意味着我们将培养出更全面的麻醉人才，以全面保障患者安全，这也是舒适化医疗及安全医疗的重要基础。作为教育管理者，对该项工作必须要积极探索研究与努力创新，并在实践过程中不断完善，以确保住院医师规范化培训稳健顺利运行。

编　委：任冬青
执笔人：李　婷

10 第十章 贵州省安顺市人民医院麻醉专业住培基地

第一节 贵州省安顺市人民医院

安顺市人民医院［又称：广州医科大学附属第一医院安顺医院、青岛市市立医院（集团）成员医院和贵州医科大学非直属附属安顺中心医院］成立于1935年，历经两次迁址、八次更名，是贵州省最早建立的公立医疗机构之一，是目前安顺市实力最强、规模最大的集医疗、教学、科研、预防保健、急救、康复为一体的非营利性三级甲等综合医院，先后获得“全省文明单位”“全省民族团结进步模范集体”“全省卫生和计划生育工作先进集体”“全省抗击新冠肺炎疫情先进集体”“全国平安医院建设突出集体”等荣誉称号。

安顺市人民医院包括院本部、关岭分院、安顺市养护院（安顺市老年病医院）、开发区春雷社区医院四个部分。院本部位于安顺市西秀区黄果树大街140号，占地面积800亩，建筑面积35万平方米，分为医疗科研教学区和健康休闲养生区两大部分，2017年10月整体搬迁投用，编制床位1680张、开放病区41个、医技科室11个、职能科室25个，其中贵州省省级重点学科建设项目4个、贵州省省级重点专科建设项目10个，贵州省省级特色专科1个，安顺市市级重点学科（专科）23个，是全市29个医疗质量控制中心的挂靠医院。

医院大力实施“科教兴院、人才强院”战略，分别与清华大学、北京大学第三医院、北京大学人民医院、四川大学华西口腔医院、青岛市市立医院（集团）等20多所国内知名学府、著名医院建立了人才培养关系，源源不断地为医院培养医疗技术人才和管理人才。医院现有职工2300余人，其中高级职称近400人，省政府特殊津贴获得者2人，贵州省优秀科技工作者2人，贵州省“千人创新创业人才”1人，贵州省高层次创新人才4人，硕士生及博士生100余人，硕士生导师5人，市管专家及中青年优秀专业技术人才71人，“安顺名医”7人；在国家、省级医药学会任职近百人，在安顺市医学会所属的专业分会中有19名主任委员、37名副主任委员。出版专著5部，在省级以上专业期刊发表论文千余篇，其中SCI论文7篇，获地厅级及以上科技进步奖40余项。

医院配置有数字化平板血管造影系统、3.0T磁共振系统、平板式数字化X线摄影系统（单板DR／双板DR）、64排螺旋CT、全数字化平板乳腺X线摄影系统、数字化平板移动式C形臂机、多功能数字化胃肠机、高端彩色多普勒超声诊断系统等大批发达国家原装进口的先进医疗设备，以及设施完善的数字手术室、杂交手术室。

医院十分重视教育教学工作，长期承接本科及以上医学生的临床教学和实习任务。从2018年9月开始承担贵州医科大学医学检验专业本科整班制教学工作。从2019年9月开始承担贵州医科大学临床医学本科班教学工作，着力推动医教协同、健康有序发展。同时，医院拥有19个国家级住院医师规范化培训专业基地，是中国医师协会批复成立的安顺市基层医疗卫生人才培训基地、贵州省产科专科护士实习基地、贵州省骨科专科护士实习基地、贵州省新入职护士培训基地和贵州省基层医技人才培养基地。

第二节　安顺市人民医院麻醉科

安顺市人民医院麻醉科手术室的历史可追溯到 1958 年，是安顺地区最早成立的麻醉科室之一。本科室于 1959 年开展相应的手术麻醉，1990 年以前为大外科管理，2006 年单独建立麻醉科。经过几代人的不懈努力，麻醉科手术室不断发展壮大。现有麻醉医师 25 人，其中主任医师 2 人，副主任医师 3 人，主治医师 12 人，住院医师 9 人。麻醉护士 6 人。手术室现有护士 42 人，其中副主任护师 3 人，主管护师 13 人，护师 17 人，护士 9 人。

2017 年 10 月安顺市人民医院搬迁至新院区，现有 29 个手术间，目前开放使用 19 个手术间，其中百级手术间 3 间，千级手术间 9 间，万级手术间 4 间，隔离手术间 1 间，麻醉恢复室床位 9 张。手术的麻醉安全性处于市内领先水平。

麻醉科拥有多台世界最先进的麻醉机、多功能监护仪、麻醉深度监护仪、超声、血气分析仪等；还有先进的仪器设备如胸腔镜、腹腔镜、宫腔镜、关节镜、膀胱镜、经皮肾镜及经尿道碎石系统、经尿道前列腺电切系统、C 型臂光机、莱卡显微镜、骨科及脑科动力系统、自体血回收机等。能够满足各种高、精、尖、微创手术的需要，从而为患者提供了最优质的治疗条件。

麻醉科现已广泛开展心胸外科、神经外科、泌尿外科、妇产科、耳鼻喉科、口腔颌面外科、眼科、小儿外科、脊柱关节外科、普通外科等亚专业麻醉。麻醉医师熟练并规范开展麻醉监测、椎管内麻醉、神经阻滞麻醉、静吸复合全身麻醉、全凭静脉麻醉、支气管麻醉、体外循环下心脏手术麻醉，以及肌松监测、血流动力学监测、超声引导动静脉穿刺、超声引导神经阻滞、心肌保护、血液保护、麻醉深度和脑功能监测——脑电双频谱指数（BIS）监测等麻醉方法和技术。我科还开设麻醉门诊，由高级职称麻醉医师对门诊及住院手术患者的麻醉实施做好宣传和评估。

麻醉科手术室还承担了贵州医科大学麻醉专业 5 年制学生和我院临床住院医师规范化培训的教学任务，是我市的重点学科。麻醉科手术室有一支高素质的护理团队，每年带教各院校实习护士近 200 人次。

手术麻醉科秉承“安全、有效、无痛”以及“优质、关怀”的服务理念，以为患者提供安全的围手术期麻醉医疗及护理为宗旨，运用流程化的管理模式，实现专科化的手术配合，提高手术配合质量，在充分保证技术、设备的前提下，我科还加强医疗护理质量管理，使医疗护理质量得到明显提高，近几年无麻醉相关死亡事例及护理差错事故发生。

手术麻醉科团队正努力建成学习型、和睦型团队，至今已在各级刊物上发表论文 30 余篇，在科室中形成了“比、学、赶、帮”的良好氛围，为维护医院的良好形象、提升医院的知名度不懈努力。

第三节　安顺市人民医院麻醉专业住培基地

一、基地介绍

麻醉专业住院医师规范化培训基地成立于 2014 年 9 月，于 2015 年开始招生，截至目前共招收住院医师 21 人，并通过了历年省级督导检查。目前共有住培师资 21 人，其中正高级职称 3 人，副高级职称 4 人，主治医师 14 人，硕士学历 2 人。

二、师资建设

（一）院内及科内培训

为了更好地开展住院医师规范化培训工作，本院不定期邀请全国知名住培专家到我院进行培训、指导和讲解，指出各基地存在的问题和不足，提高基地师资的理论知识水平和业务水平。三年以上主治医师参加院级住院医师师资培训并考核合格后方可进行住培带教，科室每半年进行指导医师考核，考核合格后才能继续带教。同时采取老师与老师间、老师与学生间的互评制度，对于评价较差的老师进行整改和暂停带教资格，对优秀的指导医师进行表彰，以提高住培师资的积极性。

（二）外出学习

科内定期安排骨干医师参加省级及以上住培师资培训，通过培训提高师资能力，进而带动基地住培工作的发展。

科室设有专业基地主任、教学主任、教学秘书，负责管理落实和统筹住培工作；设有教学小组，负责规范住培制度、整理住培资料、协调工作安排和落实考核制度；设有技能培训组，负责管理和实施技能培训，规范技能操作，对住院医师定期实施技能考核。

三、质量管理

根据最新《住院医师规范化培训内容及标准》，住院医师住培期间采用导师负责制。教学小组根据师资的职称将其分为初级导师（三年以上中级职称）、中级导师（副高级职称）及高级导师（高级职称），分别参与一年级、二年级与三年级住院医师的教学任务。每位导师每年负责指导 1 名住院医师，导师根据住院医师的特点，引导其参与临床实践并指导其提高独立思考及临床思维的能力。第一年，在初级导师的指导下，学习麻醉科工作常规，初步掌握常规的麻醉方法及手术等相关的知识理论与技能；掌握心肺脑复苏等急救技术；掌握病史采集、查体和实验室检查等进行综合术前评估的基本技能，提高与患者、指导医师及手术团队成员沟通、协调能力，制订基本的麻醉管理方案等，实现医学生向临床医师的转变。第二年，在中级导师的指导和培训下，熟练掌握有创操作的实施，熟悉常见合并症的处理及其麻醉管理等。第三年，通过累积完成一定数量常见手术的麻醉，在上级医师的监管下，能够独立实施常见手术的麻醉及管理；参与疑难复杂手术和急危重症患者的围手术期麻醉管理，同时了解麻醉学国内外新进展。

每位导师在负责期间还需督查住院医师的各项考核任务，包括国家执业医师资格考试、住培医师结业考试，轮转手册的填写等，并协调和解决住院医师在培训过程中所遇到的困难。导师还注重增强住院医师的归属感、提升培训质量，对住院医师的临床实践和品德修养进行全面指导。

（一）小讲座

根据《住院医师规范化培训内容与标准》制订课表，包括基础知识、专科麻醉、临床指南解读等，每月 4 次，每周四早上 7：40 准时进行，由当月承担教学任务的麻醉亚专业组组员进行授课（图 10-1）。

（二）技能培训

根据《住院医师规范化培训内容与标准》制订培训内容，每月进行一次，培训开始时间为规定日期的 14：30，由技能培训小组负责当月培训。先通过观看视频进行理论知识、操作基本步骤和方法的学习，然后进行模拟教学和 workshop 以培养住培医师实际操作能力。在实际临床工作中，严格遵守安全第一的原则，任何有创操作均在带教导师指导下进行，每月月底导师对其负责的住培医师进行临床技能操作考核并及时将考核结果反馈给教学小组（图 10-2）。

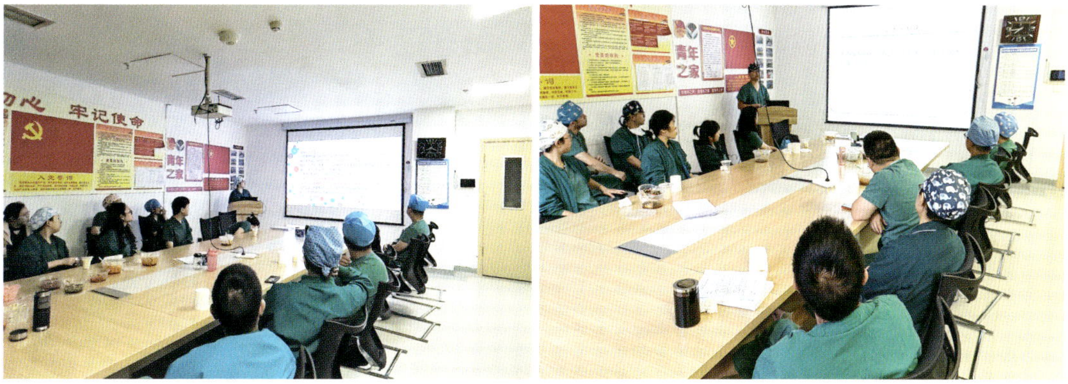

图 10-1　小讲座学习

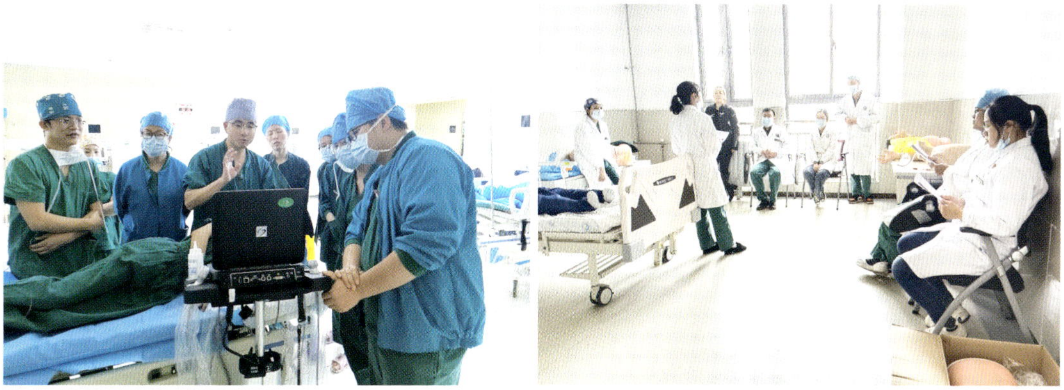

图 10-2　临床技能培训及考核

（三）疑难病例讨论

根据《住院医师规范化培训内容与标准》制订培训内容，每月进行两次，时间是每月第二周和第四周的星期二早上 7：40，讨论内容为当月亚专业组相关疑难危重病例，遇特殊情况临时调整。住培医师在指导医师的指导下制作讨论 PPT。病例讨论模式是首先由住培医师汇报病例、分析病例特点、制订麻醉计划、阐述术中可能出现的问题及对策等，然后由亚专业组组长补充后进行集体讨论，进而实现训练住培医师临床思维的目标（图 10-3）。

（四）教学查房

根据《住院医师规范化培训内容与标准》制订培训内容，每月进行两次，时间为每月第一周及第三周的星期二早上 7：40，遇特殊情况临时调整。由指导医师选择查房病例，住院医师在查房前准备好 PPT，在手术间完成床旁病史采集、体格检查、麻醉前评估等内容，然后回示教室对麻醉预案、诊疗计划等内容进行讲解、分析、归纳、讨论（图 10-4）。

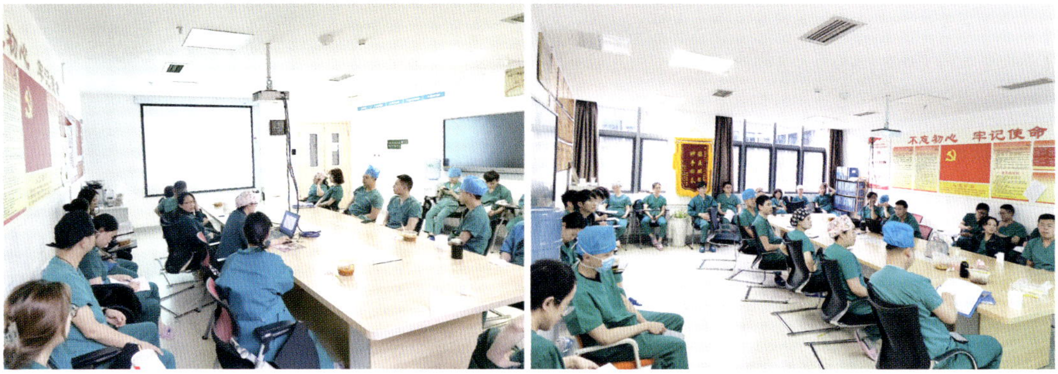

图 10-3 疑难病例讨论

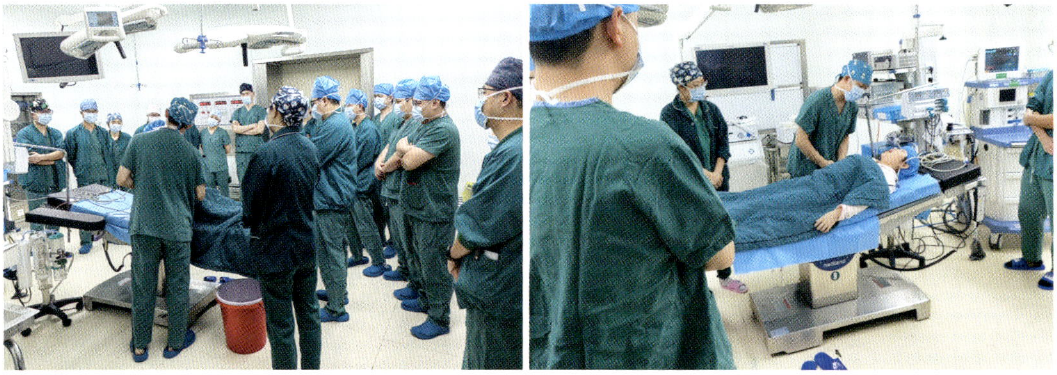

图 10-4 教学查房示教

（五）住院医师行政管理制度

1. 住院医师必须经过岗前教育、技能培训，考核合格后方能上岗工作。

2. 住院医师应自觉遵守医院的各项规章制度，严格遵守科室规定的作息时间，按时上下班，不迟到、早退或擅离岗位。不得擅自调班、代班。认真履行《住院医师管理规定》。若违反科室规章制度者，将责其离岗教育，培训时间顺延。

3. 麻醉基地讲课、教学查房、专题培训、会议等，全体住院医师无特殊原因不得请假，请假需提前 1 天，并书面说明请假事由。

4. 住院医师按计划轮转到麻醉基地，必须凭医教科住培办公室开出的转科通知单报到，麻醉基地不得自行接收住院医师到基地培训。

5. 住院医师必须经出科考核后报医教科住培办公室审定，方能进入下一科室培训。

6. 请病假、事假超过两周者，应延长该科室培训一个月；未完成该科室培训计划者不得出科，应继续在该科室培训一个周期。

7. 住院医师在培训期间，应认真填写《住院医师登记手册》，如抽查发现未填写登记手册，则按不合格处理（重新轮转培训）。

8. 住院医师在三年培训期间应按规定参加医院组织的业务学习。

9. 住院医师不得在三年培训期间无故离职，因故需提前终止培训者，须提前 30 天提出申请，获得批准后方可办理离科手续。终止培训生效之前仍应坚守岗位、尽职尽责。

（六）住院医师考勤考核制度

1. 住院医师考勤由教学秘书负责。

2. 住院医师自报到之日起，直至培训结束，均属考勤范围之内。

3. 有事无法参加培训者，需提前请假，培训当日请假原则上不予批准。

4. 住院医师工作日的安排：每年工作日为 240 天，因事假、病假及其他事由耽搁的工作日，须在次年内补足（参照住院医师规范化管理细则相关规定）。

5. 请假 3 天以下（含 3 天）由本人书面申请，指导教师和科室主任签字后生效，并登记在考核表上；3 天以上，由医教科住培办公室签字后生效；不请假擅离科室者，报医教科住培办公室，按医院规定作旷工处理，旷工超过 5 天者视情况终止培训。

6. 住院医师应当将当天完成的工作内容如实填写在培训工作量化登记本上，由指导医师逐项签字，经科室主任审核签名，工作量方可生效。

四、教学成果

自 2015 年住培招生工作以来，住院医师执业医师资格考试首次通过率、结业考核首次通过率、住院医师满意度都达 100%（表 10-1）。至今有 9 名住院医师顺利结业，12 名住院医师在培，结业住院医师都具备独立从事常规麻醉临床工作能力及一定教学能力。

表 10-1　住院医师规范化培训质量

年份	执业医师考试首次通过率	结业考核首次通过率	住院医师满意度
2020	100%	100%	100%
2021	100%	100%	100%
2022	100%	100%	100%

五、困境与展望

1. 由于我院未开展心血管外科手术，对于心脏手术麻醉的病例只能与协同医院配合进行，希望医院能尽快开展心血管外科手术，弥补此项不足。

2. 由于教学资源的缺乏和师资能力的不足，发表教学文章存在较大困难。

3. 临床工作繁琐和科室人员短缺，指导医师进行科室临床工作的同时还肩负着住培带教工作，任务繁重，身体和精神上的高强度压力降低了指导医师的积极性和主动性。

4. 由于资金的缺乏，住院医师在繁重的临床工作和住培培训任务中得不到与劳动相匹配的酬劳，导致住院医师积极性降低，重视程度不够，降低了培训质量。

5. 教学资源匮乏，教学设备短缺，如可视化培训、危机模拟培训等，导致部分教学活动无法开展。希望在医院及基地的共同努力下，能成为集智能化手术间、智能化仿真模拟人、智能化模拟软件等于一体的实训基地。

编　委：任雪锋
执笔人：徐泽均

11 第十一章 宁夏回族自治区人民医院麻醉专业住培基地

第一节　宁夏医科大学

宁夏医科大学前身是 1958 年建立的宁夏医学院。1962 年改称宁夏大学医学系。1972 年，上海铁道医学院搬迁至银川，与宁夏大学医学系合并重建宁夏医学院。2002 年，宁夏卫生学校、宁夏护士学校并入宁夏医学院。2008 年 8 月，学校更名为宁夏医科大学。2014 年，宁夏师范学院医学院并入宁夏医科大学。至此，学校成为宁夏唯一的医学高等教育学府。

学校是国家教育部、卫健委、宁夏回族自治区人民政府共建高校。有教职员工及医护等人员 7800 余人（含直属附属医院），其中专任教师 1433 人。有博士生导师 180 人，硕士生导师 1150 人。全日制在校生 13 612 人（含博士、硕士、本科、专科、留学生）。有雁湖、双怡两个校区，占地面积共 1700 亩，设有 18 个教学机构，11 个教辅科研机构，2 所直属附属医院，12 所非直属附属医院，52 所教学实习医院。

学校有医学、理学、管理学和工学 4 个学科门类，23 个本科专业，其中有临床医学、医学检验技术、药学、预防医学、护理学、口腔医学、中医学、中药学 8 个国家级一流专业，5 个国家级特色专业，9 个自治区级特色优势专业，5 门国家级一流课程。有 3 支国家级教学团队，13 支自治区级教学团队。有 2 个国家级实验教学示范中心，9 个自治区实验教学示范中心。获国家级教学成果奖 5 项。

学校有 6 个博士学位授权点，17 个硕士学位授权点。有 8 个国家中医药管理局中医药重点学科，5 个自治区级重点学科，4 个自治区级优势特色学科，7 个自治区一流建设学科，临床医学和药理学与毒物学进入 ESI 全球前 1%，有科技部省部共建国家重点实验室培育基地 1 个，部（委）重点实验室 4 个，教育部省部共建协同创新中心 2 个，自治区级重点实验室 10 个，自治区工程技术中心 4 个，自治区级临床医学研究中心 10 个，自治区级研究所 13 个。

学校秉承“开放办学、内涵发展、强化特色、注重创新”的办学理念和“修德济人、笃学精术”的校训，凝心聚力，力争一流，目前已发展成为一所规模、结构、质量、效益相协调，在全国同类院校中有一定影响力和知名度的高等医学院校。“十四五”期间，我们将始终坚持中国特色社会主义教育发展道路，坚持新发展理念，坚持高质量发展，围绕立德树人根本任务，培养德智体美劳全面发展的社会主义建设者和接班人，向着建设西部一流、国内知名、国际有影响、特色鲜明的教学研究型大学努力奋斗。

第二节　宁夏回族自治区人民医院

宁夏回族自治区人民医院创建于 1934 年，是一所集医疗、教学、科研、预防、保健、康复、急救为一体的三级甲等医院，是宁夏医科大学附属自治区人民医院暨第三临床医学院、北方民族大学非直属关系附属医院。同时，也是宁夏人民医院医疗集团核心单位。

医院总占地面积 604.46 亩，建筑面积 32.76 万平方米。下设院本部、西夏分院、宁夏医疗急救中心、宁夏眼科医院和宁南医院五个院区，编制床位数 2630 张。现有职工 3740 人，其中硕士及以上学历人员 795 人，研究生导师 115 人，享受国务院、自治区政府特贴 54 人次。拥有直线加速器、3.0T 核磁共振及各种内镜等大型医疗设备上千台（件）。医院是国家电子病历系统功能应用水平分级评价五级单位。建成了基于全成本核算等一院多区一体化运营管理平台和以支付结算为纽带的互联网医院平台，实现五个院区一体化管理模式。

医院是国家卫健委“脑卒中筛查与防治基地医院”，眼科、麻醉科、临床护理为国家临床重点专科，中医脾胃病科为国家中医重点专科。设有自治区专科区域医疗中心 7 个、自治区级临床诊疗中心 15 个。是宁夏眼科、创伤骨科等 12 个质量控制中心挂靠单位。是全国首批全科医生规范化培养基地、住院医师规范化培训基地、第二批国家专科医师规范化培训制度试点专科培训基地、国家医师资格考试实践技能考试基地、国家临床药师培训基地。医院服务范围涉及陕、甘、宁、蒙等省区 1300 多万人口。2024 年完成总诊疗量 242.65 万人次、出院患者 12.31 万人次、手术量 5.74 万台次，平均住院日 6.46 天。

医院是国家博士后科研工作站、国家药物临床试验机构，宁夏临床医学研究所挂靠单位。近五年获批各级各类科研项目 610 余项，其中国家自然科学基金项目 17 项，20 项科研成果获自治区科学技术进步奖，其中一等奖 2 项。

医院是国家建立健全现代医院管理制度试点医院。是全国文明单位，曾获全国卫生系统先进集体、百姓放心示范医院、医疗扶贫贡献奖、全国援外医疗工作先进集体、人文爱心医院等荣誉称号。2022 年荣获全国消除疟疾工作先进集体称号。与北京、上海、湖南、天津等地医疗卫生机构以及美国、法国、德国、以色列、日本、新加坡、英国及阿拉伯国家医学界保持着广泛的交流与合作。

第三节　宁夏回族自治区人民医院麻醉科

宁夏回族自治区人民医院麻醉科成立于 1972 年，是集医疗、教学、科研于一体的大型麻醉医学临床基地。随着医院的快速发展，从新院落成启用到五个院区的扩张发展，十年间先后被授予国家重点临床专科、宁夏麻醉学医疗质量控制中心、中国区域麻醉培训基地、宁夏麻醉临床医学研究中心、重庆市麻醉与围术期医学专科联盟成员单位、国家老年麻醉联盟成员单位、住院医师规范化培训基地、维思模 5G 共享教室、中国西部麻醉住培基地协作联盟委员单位（图 11-1），并于 2014 年获批国家住院医师规范化培训麻醉专业基地，也是卫生部专科医师培训基地之一。

麻醉科现为宁夏医科大学麻醉学硕士点、博士点和博士后流动站，曾批准为西北民族大学麻醉学硕士点。科室现有麻醉医师 91 名，高级职称 21 人，中级职称 39 人，初级职称 31 人，博士学历 4 人，硕士学历 46 人，博士生导师和博士后导师 1 名，硕士生导师 6 名，在读博士研究生 7 名。麻醉科共拥有 62 个手术间，31 张恢复室床位，手术室内麻醉手术量超过 5 万例，可实施包括新生儿及高龄患者的各类麻醉、体外循环下心脏手术、骨科术中唤醒脊柱侧弯矫形手术等。麻醉手术室配有高流量（> 10L/min）供氧源及吸氧装置和设施，多功能监护仪，简易人工呼吸器，呼气末二氧化碳监测仪，除颤仪，容量泵和微量注射泵，转运注射泵，体温监测与保温设备，可视喉镜，转运呼吸机，纤维支气管镜，麻醉信息系统，心排血量监测，麻醉深度监测，肌松监测，麻醉药物浓度监测设备（颐坤 QSight 420MD 质谱仪），凝血功能监测［活化凝血时间 ACT 分析仪、血栓弹力图仪（Thrombelastography，TEG）］，超声仪器［B 型超声（二维）、M 型超声、彩色多普勒超声（D 型）、频谱多普勒超声仪、云超声，经食管超声心动图（TEE）］，血液回收设备，加温加压输液设备等。高质量的围手术期监测和管理为全院各类手术的开展提供了安全保障。

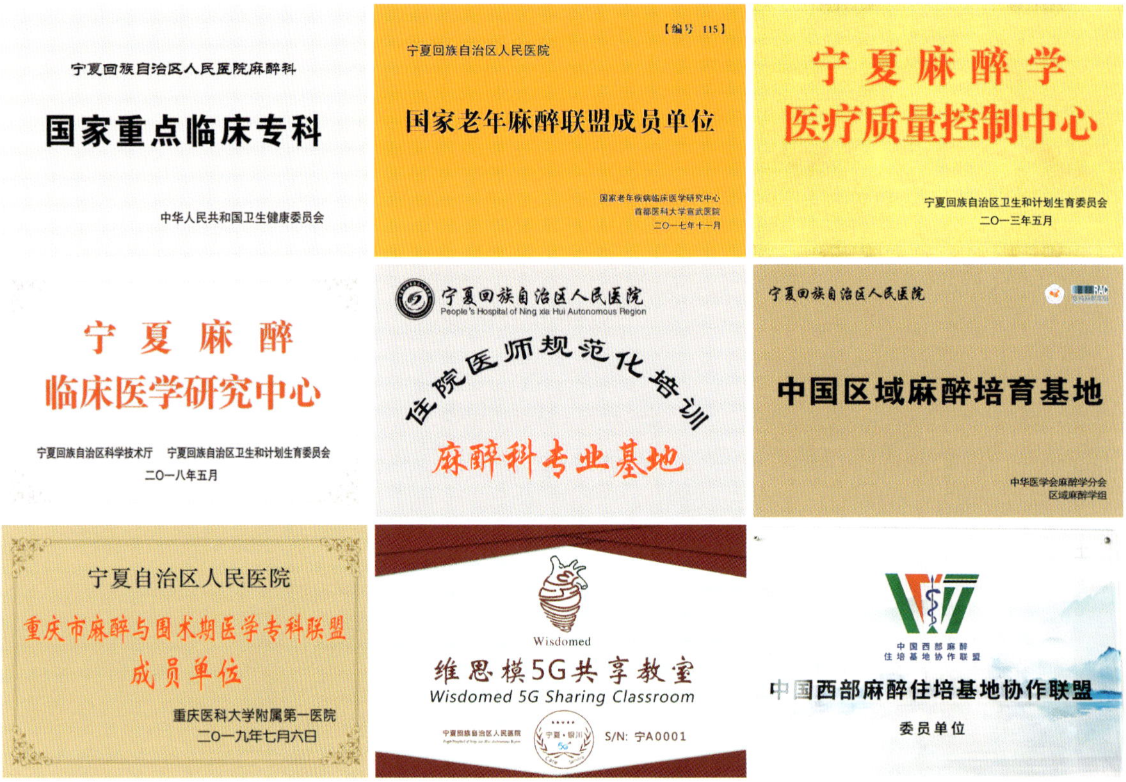

图 11-1　麻醉科平台

科室建立了完整的麻醉医疗制度、科学规范的管理流程，以学科为导向的骨科麻醉、普外科麻醉、心胸外科麻醉、妇产科麻醉、疼痛和舒适化医疗麻醉、头颈外科麻醉等 12 个麻醉亚专科，尤其以老年患者骨科麻醉、急危重孕产妇麻醉、区域神经阻滞麻醉为主要特色，超声引导下可视化精准麻醉和细针等比重腰麻技术省内领先，其中细针穿刺等比重布比卡因腰麻简便、安全、有效、并发症少，大大减轻了老年患者的致死率，受到省科技厅重点支持及大力推广。此技术推广及成功转化以来，节约经济成本约两亿元。以促进患者术后康复，改善围手术期转归为目标的手术快通道麻醉也是我科“为患者而麻醉”的重点工作，这一理念提高了医疗质量，降低了并发症，取得了良好的社会效益。同时，这些成果的实现使麻醉科被授予国家老年麻醉联盟成员单位。

麻醉科以院本部为核心分为五个院区，在医院高质量发展方向的引领下发挥着各自的特色和优势。院本部在完成大量日常手术麻醉的同时承担科研教学工作以及各类手术室外麻醉，先进的麻醉理念及高超的麻醉技术为宁夏及周边地区人民带来了优质的医疗服务。以新落成启用的西夏儿童救治中心为依托的西夏麻醉科培养了一批儿科麻醉人员，用过硬的专业技术和优质的服务为西夏医院的大力发展增砖添瓦。

近年来，麻醉科业务发展稳步提升，科研及教学步伐加快，截至目前麻醉科承担国家自然科学基金 2 项，中央引导地方专项 1 项，省部级课题近 50 多项，教学课题 4 项，科研经费近千万元，发表论文 50 余篇，其中 SCI 收录 10 余篇。在科学发展观的指引下，科室在临床、教学、科研等领域达到了国内先进水平。

中组部团中央分别于 2017 年和 2022 年选派湖南省人民医院刘景诗院长和复旦大学妇产医院孙申副主任担任医院副院长，协助麻醉学科建设。2023 年医院又分别聘请刘进教授及俞卫锋教授为院级首席专家，指导麻醉科进一步发展、提升。宁夏回族自治区人民医院麻醉科医生始终谨记“厚德精术，医泽百姓”的院训，以过硬的临床技术为患者提供最优质的医疗服务。

第四节　宁夏回族自治区人民医院麻醉专业住培基地

住院医师规范化培训是毕业后医学教育的重要组成部分，对于培训合格的临床医生，提高医疗质量极为重要。住培在医学终身教育中起着承前（医学院校基本教育）启后（继续医学教育）的作用，是临床医生培养过程的关键所在。麻醉学科作为围手术期医学的重要支柱学科，是保障手术患者围手术期安全与舒适的核心科室，是住院医师规范化培训的重点专业学科，也是临床住培需要轮转学习的科室，在住培工作开展中占有重要地位。宁夏回族自治区人民医院麻醉科于 2014 年获批国家级住院医师规范化培训麻醉专业基地，在中国麻醉住培教育活动中逐年进步。

一、基地介绍

宁夏回族自治区人民医院麻醉科于 2014 年获批国家级住院医师规范化培训麻醉专业基地，是医院首批重点住培专业基地。麻醉手术中心在“活路留给患者，困难留给自己，对患者不舍不弃，尊重生命，敬畏生命”及“医生的思路是患者的出路，医生的眼界是患者的世界”的文化理念下承载了区内外各种复杂危重患者的麻醉工作。宁夏回族自治区人民医院麻醉专业基地在医疗服务与保障、人才培养与储备、科研创新、团队人文及发展等方面实现了快速发展，取得了显著进步。宁夏回族自治区人民医院麻醉科被评为中国初级创伤救治 PTC 项目培训基地、中国西部麻醉住培基地协作联盟委员单位、国家老年麻醉联盟成员单位、中国区域麻醉培育基地。

宁夏回族自治区人民医院临床技能培训中心为住院医师的培训提供了坚实的基础。临床技能培训中心成立于 2011 年，是集临床理论、技能培训与考核等功能为一体的培训机构。中心占地面积近 8000 平方米，培训面积占 3000 平方米，主要集中在二楼、三楼、四楼及五楼。二楼设有网络教室 2 间、理论教室、心肺听触诊技能培训室，三楼设有模拟 ICU、基础生命支持技能培训室、外科技能培训室，四楼设有妇儿科技能培训室、虚拟腔镜技能培训室，五楼设有 OSCE 考站等单元。麻醉基地整体条件良好，病种病例及手术操作能够充分满足住院医师规范化培训需求，基地设有独立的示教室，配套先进的多媒体教学设备及教学模拟人。

目前麻醉专业基地带教师资共 28 人，主任医师 8 人，副主任医师 11 人，主治医师 9 人，其中博士学历 3 人，硕士学历 9 人。基地设基地主任 1 名，教学主任 1 名，教学秘书 1 名，教学组成员 9 名。多名带教师资获得省级及以上住培师资证书。基地由高年资主治医师担任带教老师实行一对一指导，负责培训工作。基地设立 12 个亚专业组，亚专业组长由科室诊疗组长担任，指导临床及教学工作。基地承担宁夏省住培结业考核（实践技能考核）考官任务，近几年安排多名麻醉带教师资担任住培结业考核临床实践技能考核考官。迄今为止，基地已经培训住院医师近百名，博士生 1 名，硕士生 17 名，在读博士生 9 名，在培住院医师 26 人（其中专硕研究生 17 名），择优留院 10 名，培养了一批素质优秀、技术过硬的麻醉医师。

基地目前承担国家自然科学基金 2 项，省部级课题 50 余项，科研经费近千万元，在核心期刊发表论文多篇。细针引导穿刺芬太尼 - 布比卡因等比重腰麻，获 2021 年度宁夏科学技术进步奖三等奖。

基地拥有一流的硬件设施和良好的工作环境，各手术间配备先进的麻醉机、多功能监护仪、肌松监测仪、自体血液回收，加温加压输液仪等设备。基地业务涉及临床麻醉、麻醉与复苏、全院急救、手术室外麻醉（内镜检查与治疗麻醉、产科计划生育麻醉）、DSA 介入麻醉、疼痛门诊诊疗、麻醉复苏室等工作。基地承接了区内外各种复杂病理产科，老年重症患者关节置换，脓毒血症患者的麻醉以及各类严重创伤患者的抢救等，诊疗水平在区内处于领先水平。科室开展重症老年患者围手术期连续有创动脉压力监测及心排血量监测，提高了这类患者围手术期安全性；开展全麻肌松下小儿气管异物取出麻醉技术，提高了小儿气管异物取出的成功率和安全性，挽救了大量生命；开展细针引导等比重腰麻穿刺技术，提高了老年患者围手术期安全，降低了术后认知功能障碍等不良事件的发生率。近年来科室相继配合完成机器人手术、大血管手术等高精尖手术。通过亚专业组轮转，住院医师在岗位胜任力方面有所提升。

二、师资建设

（一）教学团队组织架构

科室设有专业基地主任、教学主任、教学秘书，负责管理、落实和统筹住培工作；设有质控专家组，负责教学活动的质量保障；设有教学小组，负责规范住培制度、整理住培资料、协调工作安排和落实考核制度。

基地主任叶青山教授，担任宁夏临床麻醉质量控制中心主任委员、中国心胸血管麻醉学会理事、中华医学会麻醉学分会质量管理学组委员、《中华麻醉学杂志》通讯编委等。主持国家自然科学基金项目 1 项，省部级项目 20 余项，其他各类科研项目共计 50 余项。获得宁夏回族自治区科学技术进步三等奖、国内引才 312 计划、科技成果转化奖、中国 PTC 组织贡献奖（国家级）、宁夏医学科技三等奖、凤城名医、优秀教师等奖项。从事教学工作 30 余年，培养博士生 9 名、硕士生近 40 名，参与主讲“临床麻醉学”“麻醉设备学”“麻醉应用实践与解剖”等本科生课程，所培养的毕业学生已成为科室的中坚力量。

（二）师资队伍

基地通过遴选机制共遴选住培带教师资 28 人，主任医师 8 人，副主任医师 11 人，主治医师 9 人，其中博士学历 3 人，硕士学历 9 人。近五年，本教学团队申请教学课题 4 项，2023 年被评为院级优秀教学集体，多名师资被评为院级优秀教师，是一支年轻、有活力、积极上进、梯队建设逐步完备的教学队伍。基地为培养一支高素质的师资队伍，保障住院医师规范化培训的工作质量，制定了麻醉专业基地师资管理及师资绩效考核标准。住院医师规范化培训实行“双师制”，师资类型包括指导医师和责任导师。

（三）师资考核

医院住院医师规范化培训工作指导委员会，对住院医师规范化培训师资实行分级管理，负责全院师资统筹管理、师资审批、健全激励机制、制订师资培训计划并组织实施。麻醉专业基地负责师资考核、带教质量监督，并根据评价体系进行师资评价与师资动态管理，师资遴选及资格认定，建立师资管理库和个人教学档案。师资定期参加麻醉专业基地及院内组织的业务学习和能力指导培训，不断提高师资队伍整体素质。

指导医师实施动态管理，每年开展师资评价工作，对考核不合格者实行淘汰。有下列情况者，退出师资队伍：上年度考核基本合格及以下者，或师德、医德医风考核不合格者；无故不参加医院组织的院级师资培训班或未取得当年院级师资培训证书者；无任何原因不承担医院、专业基地及科室教学工作任务或履职不到位者；在公共场合或网络、自媒体渠道发表不正当言论，给医院造成严重后果者或恶劣影响者；当年违反《新时代高校教师职业行为十项准则》者；本人自愿要求退出师资队伍者。指导医师原则上每 5 年开展再认定工作，依据综合评价结果，对评价等次为优秀、良好的带教师资直接续聘，对评价等次为合格带教师资重新遴选聘任。

麻醉专业基地负责师资常规考评工作，每年度进行一次，使之制度化、程序化、合理化。指导医师的评价采取集职业素养、专业能力、教学能力、完成教学任务数量与质量四个方面于一体的形成性评价方式。评价内容以岗位胜任力为核心，包括职业道德、临床工作能力、岗位履职、科研论文能力等方面。指导医师及责任导师考核内容包括带教数量、教学任务与质量、轮转手册审签、住院医师病历修改等方面，结合工作实际，按需开展。外出进修、下乡、支援等客观原因且时间超过6个月及以上，不予参加当年师资评价考核工作。指导医师评价考核结果与指导医师资格、评先评优挂钩。基地及时分析、反馈评价结果，持续提升教学质量。

（四）师资培训

按照医院制订的住院（专科）医师规范化培训带教师资培训工作规划，采取分批分层次，短期与长期培训相结合，开展职业素养和教学能力等方面系统培训。带教师资培训采取脱产与自学相结合、集中教学与远程教学相结合、理论教学与实践教学相结合、院内与院外培训相结合、点滴式培训与集中式培训相结合的方式，通过线上、线下多种途径展开（表11-1）。带教师资培训内容涉及法规、政策与制度，带教能力与方法，考核能力与评估，岗位胜任力综合职业素养等四个方面。带教师资培训效果的评价采取考核或撰写学习心得报告的方式进行衡量，完成培训且考核合格者，授予院级师资培训合格证书和继续医学教育学分证书。指导医师上岗前必须经过岗前培训合格、带教能力（包括教学查房、病案讨论、理论授课等）考核合格、师资资格认定，医院住培管理科审批后方可上岗。对考核不合格者，取消指导医师资格，需重新参加上岗培训并考核合格后，提交师资资格认定申请，获得审批方可再上岗。

表11-1　师资培训汇总

时间	会议名称
2020年	2020年住院医师规范化培训高峰论坛
	2020年教学主任第一阶段培训
2021年	华西围术期模拟医学教育师资培训班
	2021年住院医师规范化培训临床思维能力培训班
	2021年教学主任第二阶段（麻醉）
	全国住院医师规范化培训临床实践能力考核命题及考官线上培训班
	2021年住培高峰论坛
2022年	华西围术期模拟医学教育师资培训班
	2022年住培临床实践能力考核命题及考官培训
	2022年住培高峰论坛
	2022年住院医师规范化培训教学秘书第一阶段培训班
	2022年教学活动解读师资培训
2023年	2023年全国住院医师规范化培训医学模拟教育骨干师资培训班
	2023年胜任力导向住院医师教育师资培训班
	2023年住培基地内涵建设院级督导和评估新进展培训班
	2023年住院医师规范化培训麻醉专业基地骨干师资培训班
	2023年毕业后医学教育论坛
	2023年住院医师规范化培训麻醉科专业考官培训

续表

时间	会议名称
2024 年	2024 年胜任力导向住院医师教育师资培训班 华西围术期模拟医学研讨会及师资培训班 2024 年全国住院医师规范化培训医学模拟教育骨干师资培训班 2024 年胜任力导向麻醉科专业住院医师规范化培训师资培训班 2024 年住院医师规范化培训管理人员及骨干师资培训班 2024 年毕业后医学教育论坛

（五）师资激励

麻醉基地建立奖惩并举、统筹兼顾的激励制度，坚持物质激励和精神激励相结合，以物质激励为基础，精神激励为主体，职业发展激励、能力及学术地位提升等方面为补充的多元化师资激励机制，激发指导医师教学热情。指导医师实施以岗定薪激励机制，遵循“岗移薪变”原则，兑现相应岗位特殊津贴，设定岗位考核指标，建立公平、合理薪酬制度体系。以各类教学活动的费用规定为依据，结合指导医师按照每月带教住院（专科）医师（含专硕 / 专博研究生）数量及开展的各类教学活动情况，考核后发放相应的带教项目工资。指导医师承担教学任务可作为临床、医技诊疗组长竞聘，卫生系列高级职称评审、聘任加分项目，同时作为医院遴选硕士（博士）生导师（具备博士学位除外）的必备条件。其中，承担全科医学教学任务指导医师同等条件下优先聘任。每年依据《医院教学先进集体与个人评选管理办法（试行）》开展一次师资评先选优活动，对评选出的优秀指导医师实行表彰奖励，同时优先推荐参加中国医师协会、自治区卫生健康委等上级部门优秀指导医师评选活动。指导医师教学工作量记入科室个人工作量，其与住院（专科）医师合作取得教学科研立项、成果、论文、著作等内容计入专业基地或科室指导医师科研工作量。

三、质量管理

当前在深化我国医药卫生体制改革的新形势下，住院医师规范化培训作为医学终身教育承前启后的关键环节，是向专科医师发展的必备阶段，是医学临床专家形成的必由之路，也是提高医疗服务水平，保证医疗安全的有效手段。近年来，本专业基地的住院医师规范化培训工作取得了快速发展，各种医疗运行指标、手术麻醉工作量、疑难危重患者数量、麻醉及疼痛门诊就诊人数等指标逐步攀升，与此同时也意味着参加住院医师规范化培训的住院医师临床工作量明显增加。临床工作量的增加可以在很大程度上增加临床实践的机会。经过近几年的培训，现对我院麻醉基地住院医师规范化培训质量管理总结如下：

（一）明确培养对象，统一培训要求，培养高尚医德与责任意识

基地在培训过程中严格按照培训要求，严谨作风、扎实基础知识、扩大临床知识，注重能力培养，培训工作实行统一要求，即：统一的培训方案、统一的培训细则、统一的考核办法和考核登记手册、统一的培训合格证书、统一的培训课程设置要求。在住院医师规范化培训和专科培训工作中，严格执行《宁夏回族自治区住院医师规范化培训细则》和《宁夏回族自治区人民医院住院医师规范化培训细则》，坚持以加强能力培养为核心，遵循医学人才成长规律，精心制订并实施培训计划，加强过程管理和考核，强化临床技能训练。在培训过程中，加强对培训对象的人文知识和医德医风的培训和教育，不断提高住院医师医疗水平，满足老百姓的健康需求。

我科在住院医师规范化培训中加强职业道德和责任意识的培养，把职业素养文化融入培训中。督促带教老师以身作则，潜移默化教育住院医师。在临床工作中，带教老师结合遇到的具体情况有针对性地进行分析、讨论，指导住院医师深入剖析问题，培养职业素养。在培训过程中，带教老师要加强对住院医师沟通能力的培养，提倡“以人为本”的服务理念，注重医患沟通能力的培养。

（二）建立教学管理考核评估制度，建立完整的课程体系

基地严格按照医院制定的统一标准进行住院医师培训工作，按照国家及医院要求，对各种教学活动进行了课程设置（表 11-2），并认真及时完成。每次教学活动结束后，通过 360° 评价对指导医师进行教学质量同行反馈，评价内容包括：职业素养、专业能力、教学能力、教学任务完成情况、医德医风等内容，旨在不断提升教学能力，加强住院医师能力培养。针对住院医师，制定了详细的出科考核内容，同时进行 360° 评价，评价人员包括教学管理人员、带教师资、护理人员及培训学员。每月医院住培管理科及基地针对住培工作进行总结。

经过近几年的住院医师规范化培训工作，基地住院医师培训工作逐渐成熟。2023 年基地按规定制订并落实教学计划，按年度分层、分级制订教学计划，共完成教学活动次数 200 余次，其中专科讲座 48 次，教学查房 22 次，病例讨论 24 次，情景模拟演练 24 次，临床实践技能培训 24 次，医学专业英语培训 21 次，文献阅读 12 次，跨科室团队合作教学 1 次，学生小讲课 95 次。

表 11-2　宁夏回族自治区人民医院住院医师规范化培训课程设置

序号	类型	教学活动	频次
1	理论授课	小讲课（学生）	每周 2 次
2		专科讲座	每周 1 次
3	实践教学	教学查房	每两周 1 次
4		病例讨论	每两周 1 次
5		临床实践技能	集中教学每两周 1 次（一对一带教随时开展）
6		情景模拟教学	每两周 1 次
7		跨科室团队合作教学	每季度 1 次

（三）柔性引进专家团队，举办多种培训和学术活动

为加强基地住培师资教学能力，2023 年我院柔性引进了上海交通大学仁济医院麻醉科俞卫锋教授团队，定期来我科进行教学指导工作。为进一步改善教学科研能力，基地不定期邀请国内外著名专家来我科指导教学科研工作，连续两年举办“麻醉危机资源管理情景模拟教学培训班”，培训住院医师多名，取得了良好的教学效果，并培养了基层住院医师危机资源管理能力。近几年，基地举办了多项学术活动（表 11-3）。

表 11-3 举办的学术活动

编号	培训班
宁卫继 2022-1-0609	细针穿刺芬太尼 - 布比卡因等比重腰麻与神经阻滞培训班
宁卫继 2022-1-0608	麻醉危机资源管理的情景模拟教学培训班
宁卫继 2023-1-0593	麻醉危机资源管理的情景模拟教学培训班
宁卫继 2023-1-0586	“翻转课堂”在麻醉学教学查房中的实施与思考
宁卫继 2024-1-0555	麻醉危机资源管理的情景模拟教学培训班
宁卫继 2024-1-0802	麻醉学专业案例库建设研讨会

（四）增加投入，改善教学条件，建立模拟教学案例

为改善教学条件，医院及基地不同程度地投入了专项经费用于住院医师培训和教学设施基本建设，购置教学设备，改善教学示教室，增购图书等。麻醉基地配备专门的教学示教室、多功能多媒体设备、麻醉教学专用模拟设备，提高了住院医师实践技能水平。每年召开住院医师规范化培训教学工作总结大会，表彰优秀住院医师，对培训过程中存在的问题进行通报，安排新的工作任务。

基地建立了模拟教学案例，并借助 3G SimMan 模拟人进行全方位互动的模拟培训，提供逼真的学习环境，在不危及真实患者的情况下进行危急重症的麻醉处理，训练了学员的团队合作、领导才能及沟通技巧等能力。

（五）加强指导与监督，稳步推进住院医师规范化培训工作

医院住院医师规范化培训工作指导委员会（住培管理科）充分发挥组织、管理、指导、协调的职能，积极开展毕业后医学教育的相关政策和规划研究，加强对住院医师规范化培训和专科医师培训工作的指导和监督，对培训基地实施动态管理，并定期组织专家开展督导检查工作，同时在医院 OA 上进行教学督导工作总结。麻醉基地督导专家组及教学小组定期对教学活动、带教培训工作、住院医师住培手册填写、临床实践能力等进行督导检查，针对培训过程中存在的问题及时反馈，限期整改。

（六）参与临床研究，培养科研思维

在住院医师培训素质培养中增加了临床科研能力培训和专业英语培训，要求培训人员积极参加科室科研工作，培养科学研究思路和态度，为未来个人发展打下基础。目前，基地多名住院医师已参与科室科研工作，进一步提高了自身临床科研思维能力。

（七）取得教学奖励，提高住培医师三甲医院就业率

2021 年基地被评为院级住院医师规范化培训重点基地，多名师资被评为院级优秀教师。自 2015 年住培招生工作以来，住院医师执业医师资格考试首次通过率、结业考核通过率和理论结业考核通过率逐年提高（表 11-4）。基地培训的多名住院医师培训结束后就业于国内多家三甲医院麻醉科，住院医师的临床实践能力、临床思维能力及医德医风均受到了社会和用人单位的认可。

表 11-4　培训考核成绩统计表

年份	执业医师考试首次通过率	结业考核首次通过率	住院医师满意度
2021	33%	100%	100%
2022	71.4%	86.6%	100%
2023	83.3%	100%	100%
2024	85.5%	89.3%	100%

四、教学成果

基地教学涵盖住培教育、研究生教育、本科教育等，并获得了一系列教学成果（表 11-5）。

表 11-5　基地教学成果

成果类别	名称	
教学课题	2021	“翻转课堂”在麻醉学教学查房中的应用探讨
	2021	基于“情景模拟”的医学生教学模式研究
	2024	以“立德树人”为导向麻醉学实践技能课程思政融入的探索研究
	2024	基于互联网 + 医疗大数据背景麻醉医学专业临床思维训练教学体系构建
参编参译图书	科学出版社	《神经科学》
	科学出版社	《区域麻醉与疼痛治疗并发症》（中文翻译版）

五、困境与展望

近年来，住院医师的培训已逐步实现了规范化与同质化，培训质量逐步提高，但是和国内顶尖团队还有差距。

（一）培训需要进一步规范化

住院医师规范化培训的根本目的在于提高住院医师的素质，培养高质量人才，但部分住院医师培训过程不规范，个别亚专业由于病例数相对较少而未严格按照轮转计划进行轮转，考核不足，导致要求住院医师掌握的知识及技能没有掌握，培训质量不高，执业医师考试通过率较低。

（二）教学质量仍然需要进一步提高

我科虽然培训质量逐步提高，但住院医师规范化培训基地的社会影响力、区域辐射面偏低，教学活动仍然需要进一步规范化、标准化和同质化；考核和培训未充分结合，考核题库需要进一步建设和规范；培训师资水平还需要进一步提高。

（三）麻醉专业基地内部亚专科轮转还需要进一步加强

我科一共有 12 个亚专科，但根据基地的考核标准，儿科、口腔科等手术麻醉量难以保证学员在轮转期间达到相应的数量要求。尽管在三年轮转期间可以逐步满足要求，但仍需要进一步优化亚专科轮转。

（四）题库数量不足，内容单一，题库质量参差不齐，知识老化，不能满足培训需求

目前题库的数量相对较少，无法满足住院医师的学习和考试需求，尤其是个别亚专业组题库资源匮乏。现有题库中的部分题目类型和内容较为单一，缺乏多样性和创新性，使得住院医师在学习考核中容易陷入固有思维，缺乏深入理解和思考的机会。由于题库开发缺乏规范化和标准化，题目质量良莠不全，知识老化，不能满足当前住院医师规范化培训的需求，需要进一步加强题库建设，提高住院医师规范化培训水平。

麻醉专业是国家重点住培专业之一，是培养规范化麻醉住院医师的必要途径，我科将全方位提升住院医师培训质量，以胜任力为导向进行住院医师培养，建立规范化、标准化、同质化培训方案，同时结合住院医师的个体化需求，积极开展麻醉住培基地建设，提高麻醉医学人才培养质量，为宁夏及周边地区培养更多的麻醉学人才，为建设中国特色社会主义增添一份力量。

编 委：叶青山
执笔人：朱小宁

12 第十二章 宁夏医科大学总医院麻醉专业住培基地

第一节　宁夏医科大学

简介见第十一章（第一节）。

第二节　宁夏医科大学总医院

宁夏医科大学总医院始建于 1935 年，是集医疗、教学、科研于一体的综合性三级甲等医院。

医院前身是由宁夏卫生实验处（宁夏回族自治区卫生厅前身）负责组建的宁夏省立医院。1951 年更名为宁夏省人民医院；1954 年更名为甘肃省第二人民医院；1958 年更名为宁夏回族自治区人民医院；1962 年更名为宁夏回族自治区第一人民医院；1973 年更名为宁夏医学院附属医院；2008 年更名为宁夏医科大学附属医院；2010 年更名为宁夏医科大学总医院。

医院占地 248.22 亩，建筑面积 265 485 平方米。设心脑血管病医院、肿瘤医院、口腔医院 3 家直属分支机构。2012 年成立宁夏医科大学总医院医院集团，现有会员单位 45 家。医院编制床位 3500 张。医疗服务量和效率居宁夏之首。2023 年总诊疗 325.5 万人次，出院 19.9 万人次，手术 8.3 万人次。平均住院日降至 6.4 天，为全区领先水平。连续五年稳居全国三级公立医院绩效考核 A+ 级，2022 年排名第 68 位。

医院现有职工 5698 人，其中：卫生专业技术人员 4972 人，有高级职称 1178 人，博士 200 人，硕士 1372 人。获中国青年科技奖 1 人，全国专业技术杰出人才 1 人，国家卫生部有突出贡献中青年专家 1 人，享受国务院特殊津贴 14 人，国家百千万人才工程第三层次 5 人；自治区特殊津贴 16 人，宁夏塞上英才 4 人，塞上名医 14 人，宁夏青年科技奖 4 人，自治区青年拔尖人才培养项目 55 人。获批自治区人才小高地 7 个。

医院拥有 11 个国家临床重点专科（含建设项目）：ICU、心血管内科、神经外科、心脏大血管外科、呼吸内科、普通外科、急诊科、肿瘤科、骨科、麻醉与围术期医学科、神经内科；自治区临床重点专科 8 个：骨科、妇产科、感染性疾病科、烧伤整形美容科、儿科、消化内科、麻醉与围术期医学科、肾脏内科；自治区优势特色学科 3 个：神经病学、临床检验诊断学、普通外科学；自治区重点学科 1 个：骨科。先后引进达芬奇机器人、MAKO 机器人等先进医疗设备，机器人手术开展突破千例。

医院大力推进医学科技创新，加强临床研究。建有生物芯片中心北京国家工程研究中心宁夏分中心、精子库、科研设备管理中心及外科学研究室等多个科研平台。获批建设 2 个省级重点实验室：宁夏临床病原微生物重点实验室、宁夏干细胞与再生医学重点实验室；2 个省级工程技术中心：宁夏 3D 打印工程技术研究中心、宁夏神经系统疾病诊疗工程技术中心；14 个省级临床医学研究中心，包括神经系统疾病、骨科与运动康复、心血管疾病、口腔、呼吸疾病、消化疾病、妇产科疾病、恶性肿瘤诊治、肝胆胰腺外科疾病、肾脏疾病、精神心理疾病、医学检验、围术期医学、感染性疾病临床医学研究中心。获批自治区创新团队 12 个、创新中心 5 个。近五年来，获各级各类科研立项 1690 项（其中国家科学自然基金 91 项），获得科研经费合计 3.49 亿元。发表 SCI 论文 1546 篇，单篇影响因子最高 74.699。获批自治区科技进步奖 23 项。授权职务专利 432 项，发明专利 21 项。

作为大学直属附属医院，医院现有研究生、本科和专科 3 个教育层次，承担 19 个学系、20 个本科专业的教学任务。设学位点 42 个，住培专业基地 33 个。现有国家级一流本科专业 2 个、国家级特色本科专业 1 个、国家虚拟教研室 1 个、国家级一流本科课程 1 个。有自治区级一流本科专业 3 个、自治区级优势特色专业 4 个、自治区级一流教研室 3 个、自治区级教学团队 4 个，获评自治区级一流课程 22 门、自治区级精品课程 8 门。建有国家博士后科研流动站。是国家级实验教学示范中心、国家级大学生校外实践教育基地、国家医师资格考试实践技能考试与考官培训基地、国家临床教学培训示范中心。获批国家重点住培专业基地 2 个。临床医学 ESI 连续 7 年进入全球前 1%。

医院始终坚持公益性，强化责任担当，先后派出 17 批医疗队 102 名队员赴贝宁共和国开展援外医疗任务。以“建设西北一流医院”战略目标为指引，以医院全面发展为中心，以学科建设为主线，以疑难危重疾病临床诊疗能力提升和科技创新突破为重点，持续深化“三个转变”，加快建设“八大体系”，扎实推进医院高质量发展，竭力为人民群众提供更加优质高效的医疗服务，为实现“健康宁夏”战略贡献总院力量。

第三节 宁夏医科大学总医院麻醉与围术期医学科

宁夏医科大学总医院麻醉与围术期医学科，经历 60 多年的发展历程，已成为集医疗、教学、科研为一体的临床二级学科。

1960 年以前医院没有设立麻醉专业，也没有专职麻醉医师，麻醉工作由外科医师轮流承担。主要开展局麻、腰麻和乙醚开放点滴吸入麻醉等；1960 年 1 月，经北京全国麻醉进修班，培养出宁夏第一位专业麻醉医师；1962 年 2 月，成立了宁夏第一个外科麻醉学组；1962 年起通过举办麻醉医师进修班或接受麻醉医师进修，为宁夏及周边省区（内蒙古、陕西、甘肃）等培养了大量麻醉专业人才；1964 年 10 月，成立麻醉手术科；1966 年至 1976 年开展针刺麻醉和中药麻醉；1978 年针刺麻醉输卵管结扎术获卫生部重大科研中医药成果二等奖；1982 年开展肾移植手术麻醉；1983 年 11 月 12 日，成立麻醉实验室；1983 年被卫生部评为全国卫生先进集体；1986 年进行犬、人的硬膜腔组织解剖学的研究；1987 年 4 月 10 日，麻醉科与手术室分开，同年麻醉科正式成立；1989 年应用纤维支气管镜解决困难气管插管，成立麻醉学教研室，开始招收麻醉专科（三年制）医学生；1993 年开展疼痛门诊；1994 年开展急性血液稀释及自身输血技术；1998 年成立麻醉研究室；1999 年依托宁夏医学院生理学和药理学教研室招收麻醉专业硕士研究生；2000 年招收麻醉专业本科学生；2001 年开展冠状动脉旁路移植术的麻醉、无痛人流及自体血回输技术；2002 年麻醉学教研室成为麻醉学专业硕士学位授予点；2003 年开展肝移植手术的麻醉，同年术中麻醉深度的研究获自治区科技成果三等奖；2004 年听觉诱发电位监测、喉罩应用于临床麻醉并开展无痛胃肠镜；2005 年开展肝硬化麻醉的实验和临床研究；2006 年取得卫生厅、教育厅、科技厅科研课题 3 项，开展心搏骤停早期应用肝素保护心肌；2007 年开展在神经刺激仪引导下行神经阻滞麻醉；2009 年独立设置疼痛病房；2011 年获批宁夏回族自治区麻醉技术创新中心；2018 年获批宁夏围术期器官保护研究创新团队；2019 年招收麻醉学专业博士；2021 年获批自治区临床重点专科并招收麻醉学学术博士；2022 年基于学科发展需要整合麻醉科与手术室更名为麻醉与围术期医学科，成立麻醉研究所并获批国家临床重点专科建设项目；2023 年获批宁夏围术期医学临床医学研究中心，同时获批中央引导地方科技发展资金专项“宁夏围术期医学临床医学研究中心电生理研究基础条件建设”项目。

科室现有麻醉医师 95 人，其中正高职称 19 人，副高职称 23 人，主治医师 53 人，博士学历占 13%，硕士及以下学历占 67%；教授 7 人，副教授 13 人；博士生导师 4 人，硕士生导师 13 人；具有国外留学经历者 13 人。

拥有层流手术室 61 间（包括心脑血管病医院 9 间、肿瘤医院 6 间），手术室外无痛诊疗工作地点 10 余处。配有自体血液回收仪、便携超声诊断仪、纤维支气管镜、脑氧饱和度监测、BIS 监测、Vigileo 血流动力学及心功能监测仪等医疗设备 400 余台 / 件。成立 13 个手术麻醉亚专业组，配合医院所有外科科室开展各项新技术新业务及疑难危重症复杂手术，如心脏 / 肝 / 肾移植术、达芬奇机器人辅助下各类手术、MAKO 关节机器人辅助下人工全髋 / 膝关节置换术、各类心脏手术及肩 / 髋 / 膝 / 腕 / 踝关节镜手术等。可常规开展全程清醒开颅麻醉技术、围手术期超声定位和诊断技术、可视插管技术、封堵器单肺通气技术、肌松监测技术、分娩镇痛技术等医疗服务。承担全院危重患者救治及急救复苏工作，也为全院患者提供全方位的优质无痛医疗服务。疼痛病区开展的三叉神经微球囊减压术、脊髓电刺激器置入术、鞘内药物输注系统植入术、肌骨超声疼痛诊疗技术、冲击波和射频技术等疼痛微创介入治疗技术极大地提高了慢性疼痛患者的满意度。

2023 年度完成临床麻醉 8.3 万余例（较 2022 年增长 22.8%），PACU 收治患者 6.5 万余例（较 2022 年增长 27.3%）；疼痛门诊接诊患者 18 799 人次，疼痛病房收治患者 705 人，手术人次 593 人，平均住院日 6.42 天。年开展新技术、新业务 20 余项。

2023 年科室承担国家级继续医学教育项目 2 项，自治区级项目 4 项，有 30 余人次参加国内外学习交流。2023 年完成麻醉学专业及各医学专业理论讲授 171 学时，实践教学 115 学时，完成 14 名麻醉专业实习生临床实践教学。2023 年新增责任导师 3 人，指导医师 19 人，招收麻醉专业住院医师 14 人，进修医师 15 人。

近三年承担国家级、自治区级科研立项 20 余项（其中国家自然科学基金 3 项），可支配科研经费逾 1000 万元，年发表学术论文 20 余篇，并已形成两个稳定的研究方向：一是围手术期脆弱脑功能保护；二是痛觉敏化的机制及防治措施。围手术期医源性器官功能损害的防治新策略科研成果获 2019 年自治区科技进步二等奖，在区内外具有较高的学术影响。

基础研究主要围绕“围手术期脆弱脑功能保护”和“睡眠障碍诱发痛觉过敏机制及干预措施”展开。成果“缺氧窒息心肺复苏后延迟低温的神经保护研究”中心肺复苏脑损伤新模型被多位学者采用进行相关科学研究和临床应用，得到同行认可；成果“上调 Iduna 对七氟烷所致发育脑神经毒性的作用”“Iduna 调控 Wnt 通路在新生大鼠缺氧缺血性脑轴突损伤中的作用”以及“禁食对肠道菌群源性外泌体及中枢神经系统炎症的影响”等项目成果获得了学术界的认可；“抗氧化对小儿缺血性心脑损害的防治”和“缺氧窒息延迟低温脑保护”成果分别获宁夏科技进步二等奖，为改善手术患者长期转归和结局提出了新见解，被临床广泛采纳。

临床研究主要围绕“围手术期并发症防治”展开，多项成果被推广应用，取得良好效果。其中“老年患者围术期危险事件的综合防治策略研究及应用”获自治区重点研发重点项目支持；成果“产科腰麻后低血压防治临床研究与实践”及“全身麻醉诱导期间足背与桡动脉有创血压相关性的前瞻性观察研究”结果被国际麻醉学顶级期刊 *BJA* 刊发；依据“加温输血对手术患者脑功能的影响及机制初探”成果数据，发挥麻醉状态下体温自身调节和低温脑保护功能，制订了术中保温及清醒期和恢复期有效加温防止寒战发生的体温管理策略，用于老年关节置换手术逾 5000 例，显著改善了患者入麻醉恢复室寒战和低体温发生率，降低了术后并发症；根据项目“不同浓度碘伏腹腔冲洗对兔血流动力学及酸碱平衡的影响”研究成果，证实造成肿瘤患者术中顽固性低血压和严重酸中毒的关键因素是碘伏液冲洗，提出用温盐水取代碘伏腹腔冲洗，推广应用于腹部手术约 20 000 例，明显降低了胃肠道肿瘤手术后非预期转 ICU 和死亡病例的发生；引进微创麻醉配合微创手术理念，创新开展“全程清醒开颅功能区肿瘤切除术麻醉技术”，开辟了宁夏清醒麻醉手术领域新路径，为更多脑功能区肿瘤患者带来了新的希望；开展的宁夏首例“全麻硬质支气管下气管肿物切除术”“全麻下全肺灌洗术”等标志着宁夏呼吸与危重症医学科治疗大气道复杂高风险介入诊疗手术水平达到新高度，跻身国内先进行列；面向县级医院开展的“可视化神经阻滞麻醉技术在基层医院的推广应用”“分娩镇痛与产科麻醉”“肌骨超声疼痛治疗”“气道培训”等适宜技术惠民专项，以及东西部联合重点研发项目，发挥了宁夏医科大学总医院学术引领的带头作用，有效推动了宁夏县级医院麻醉学科综合服务能力的提升，在业内享有较高学术声誉，对学科建设、人才培养与医学发展起到了重要的促进作用。

第四节 宁夏医科大学总医院麻醉专业住培基地

学科 2002 年获批“宁夏回族自治区住院医师规范化培训基地”，2008 年被宁夏卫生厅确定为“专科医师培训基地”，2010 年开展“研究生住培医师一体化培训”，2014 年获批国家级住院医师规范化培训麻醉专业基地（全国首批），2018 年被宁夏回族自治区卫生和计划生育委员会授予“先进专业基地”称号（图 12-1），2015—2017 年度被评为宁夏医科大学总医院“示范专业基地”（图 12-1），2022 年度荣获宁夏医科大学总医院“优秀住培专业基地”（图 12-1），在宁夏麻醉住培教育活动中起到了引领作用。

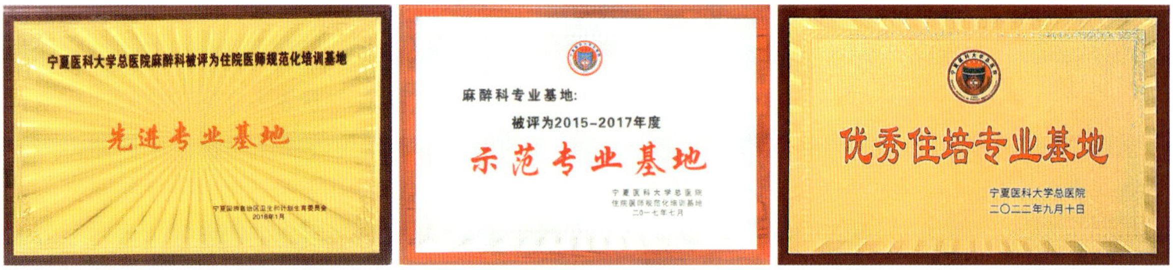

图 12-1 宁夏医科大学总医院麻醉专业住培基地荣誉

一、基地介绍

宁夏医科大学总医院麻醉专业住培基地下设三个教学点：总医院麻醉与围术期医学科、心脑血管病医院麻醉与围术期医学科、肿瘤医院麻醉与围术期医学科。专业基地主任由宁夏医学会麻醉学会主委、总医院麻醉与围术期医学科主任倪新莉教授担任，教学主任由宁夏医学会疼痛学会主委、总医院麻醉与围术期医学科第一党支部书记邓立琴教授担任。

宁夏医科大学总医院麻醉专业住培基地教学点设施设备完善。可按照《住院医师规范化培训内容与标准（2022 年版）》和《住院医师规范化培训基地标准（2022 年版）》的要求开展麻醉亚专业各项技能操作培训。同时，通过临床教学让住培医生掌握相关麻醉技术，教学效果得到了进一步提高。

此外，医院 2004 年成立的临床技能综合培训中心，是国家级实验教学示范中心、国家级大学生校外实践教育基地、国家医师资格考试实践技能考试与考官培训基地、国家临床教学培训示范中心、美国心脏协会（AHA）心血管急救培训中心、自治区腔镜中心和科普教育基地。建筑面积 9950

平方米，仪器设备近 2000 余台 / 件，是目前区内规模最大，设备齐全，集教学、培训和考核多位于一体的区域性核心教育基地，为麻醉专业基地住院医师的临床技能培训提供了坚实的培训保障。

二、师资建设

（一）师资介绍

麻醉专业住培基地师资严格按照医院住院医师规范化培训管理办公室要求，在满足国家住院医师规范化培训师资授予条件，并参加院级住培师资培训且通过相应考核后方具有带教资格。目前，麻醉专业住培基地三个院区（总院麻醉与围术期医学科、心脑血管病医院麻醉与围术期医学科、肿瘤医院麻醉与围术期医学科）具有带教资格的医师共 95 人（责任导师 24 人，指导医师 71 人），其中：总医院麻醉与围术期医学科责任导师 16 人，指导医师 56 人；心脑血管病医院麻醉与围术期医学科责任导师6人，指导医师9人；肿瘤医院麻醉与围术期医学科责任导师2人，指导医师6人。近年，本专业住培师资团队中多名师资被评为院级优秀师资（表 12-1），是一支卓越、敬业、专业的麻醉教学师资团队。

表 12-1　师资团队荣誉

年度	团队荣誉项	个人荣誉项
2020	优秀学位点	教学名师、十佳研究生导师
2021	优秀教学系	宁夏好医生、本科优秀教师、优秀研究生导师、优秀住培指导医师、优秀学系秘书、优秀学位点秘书
2022	优秀住培基地	教学名师、十佳研究生导师、优秀教学工作者、模范教师、优秀教学秘书、优秀住培秘书
2023	优秀学位点	教学名师、优秀卓越基地导师
2024	优秀教学系	优秀教师、优秀研究生导师、优秀住培教师、模范教师、优秀教学秘书

（二）教学团队

麻醉专业住培基地依据国家住培大纲要求，将带教师资按照“三级医师”原则分成 13 个麻醉亚专业带教小组：总院麻醉包括骨科麻醉（创伤骨科、脊柱关节、手足踝外科）、产科手术麻醉、普通外科（胃肠手术）麻醉、小儿外科手术麻醉、口腔手术麻醉、心脏大血管外科手术麻醉、疼痛病房疼痛门诊、麻醉恢复室、麻醉评估门诊、手术室外麻醉（无痛胃肠镜、无痛 ERCP、无痛支气管镜检查）；心脑麻醉包括普通外科麻醉（肝胆外科、泌尿外科）、眼耳鼻咽喉手术麻醉、神经外科手术麻醉；肿瘤麻醉包括妇科手术麻醉、普通外科甲乳手术麻醉、普胸外科手术麻醉。

由责任导师制定 11 项麻醉专科技能操作大纲与考核表，分别为全身麻醉、椎管内麻醉、神经阻滞麻醉、动脉穿刺置管、中心静脉穿刺置管、纤维支气管镜操作、喉罩置入、双腔支气管插管、经口或经鼻盲探气管插管、经鼻明视气管插管、自体血回输技术。疼痛病房开放床位 13 张，开展的诊疗操作种类主要包括经皮颈腰椎间盘热凝术、三叉神经微球囊减压术、脊髓电刺激植入术、鞘内吗啡泵植入术、输液港植入术、等离子治疗技术、腰交感神经射频术、超声介入治疗技术等。

（三）师资培训

1. 院内考核

宁夏医科大学总医院住院医师规范化培训管理办公室定期考核住培带教师资，不合格者取消带教资格。

2. 科内培训

麻醉专业基地与中美顶级医院麻醉专家联合开展了全国麻醉医师均可参加的国际化病例讨论，即每两周一次的“孜孜网上教室”，培养带教师资的临床思维能力，以及对临床病例的麻醉处理能力，进一步提升了带教质量。

基地多次邀请业内知名医院（北京大学第一医院、上海交通大学附属瑞金医院、上海交通大学附属仁济医院、上海交通大学附属上海市第一人民医院、南京鼓楼医院、复旦大学眼耳鼻喉医院、北京医院、兰州大学第一医院、深圳大学总医院等）知名专家莅临科室，和带教师资面对面沟通交流，从而开阔带教师资的视野，提高带教师资的素养。

3. 外出培训

为提高住培师资带教质量，加强住培师资队伍建设，基地指派住培带教师资参加院级、省级及国家级住培师资培训班，以提高带教医师教学水平，提升教学质量（表 12-2）。

表 12-2 近 4 年师资队伍外出培训情况

时间	会议名称
2021 年 11 月	2021 年住院医师规范化培训高峰论坛
2022 年 10 月	2022 年住培“两个标准”解读师资培训班
2022 年 11 月	2022 年住院医师规范化培训高峰论坛
2023 年 03 月	宁夏自治区卫健委组织浙江省医学科技教育发展中心举办的住培骨干师资赋能培训班
2023 年 04 月	华西第二医院筑浪学院医学生学业评价与考核专题培训
2023 年 08 月	宁夏回族自治区卫生健康干部培训中心胜任力导向住院医师教育师资培训班
2023 年 08 月	中国医师协会主办 住院医师规范化培训两个标准解读巡讲（第一期）
2023 年 11 月	中国医师协会主办 2023 年胜任力导向麻醉科专业住院医师规范化培训师资培训班（第一期）
2024 年 4 月	浙江省医学教育发展中心联合浙江大学医学院附属第二医院 住院医师规范化培训医学模拟教育与管理培训班
2024 年 6 月	广东省医学教育协会主办 珠江实训模拟师资培训班
2024 年 10 月	中国医师协会主办 2024 年胜任力导向麻醉科专业住院医师规范化培训师资培训班（第二期）

三、质量管理

（一）培训方案

1. 学员情况

目前，麻醉专业基地有麻醉专业在培住院医师共 83 人（住培 50 人、专硕 33 人），其中 2022 级住培 20 人，专硕 10 人；2023 级住培 14 人，专硕 12 人；2024 级住培 16 人，专硕 11 人。基地培养非麻醉专业住院医师 2022 年度 160 人，2023 年度 118 人。

2. 入科教育

入科教育是科室与住院医师建立感情的重要起点，也是保证住院医师无障碍入科、消除对新环境的紧张感和陌生感、增强住院医师自信心和归属感的重要教学活动。基地严格按照国家住院医师规范化培训要求，每月由专人对新入科住院医师进行入科教育，涵盖医院、科室情况（历史传承、科室文化、师资力量、临床工作、科研水平、教学能力、科室荣誉、规章制度及要求）解读、麻醉工作流程介绍、麻醉术前访视、术中正确书写麻醉相关文案、麻醉管理及注意事项、术后随访、消防培训、院感培训等内容，并将培训资料上传至住培管理系统，纸质记录单存档。同时，基地在医院临床技能综合培训中心对每年新招录的麻醉专业住院医师进行麻醉专项技能理论与实践结合培训（图 12-2），培训内容包括心肺复苏术、气管插管术、椎管内麻醉、动脉穿刺置管术及中心静脉穿刺置管术，并由麻醉亚专业医疗组组长进行理论授课，内容包括医患沟通、麻醉专项技能操作［纤维支气管（软）镜操作、经鼻气管插管、外周神经阻滞（超声引导）、双腔气管插管、喉罩置入、骶管阻滞及自体血回输］，为住院医师顺利进入临床培训工作奠定了基础。

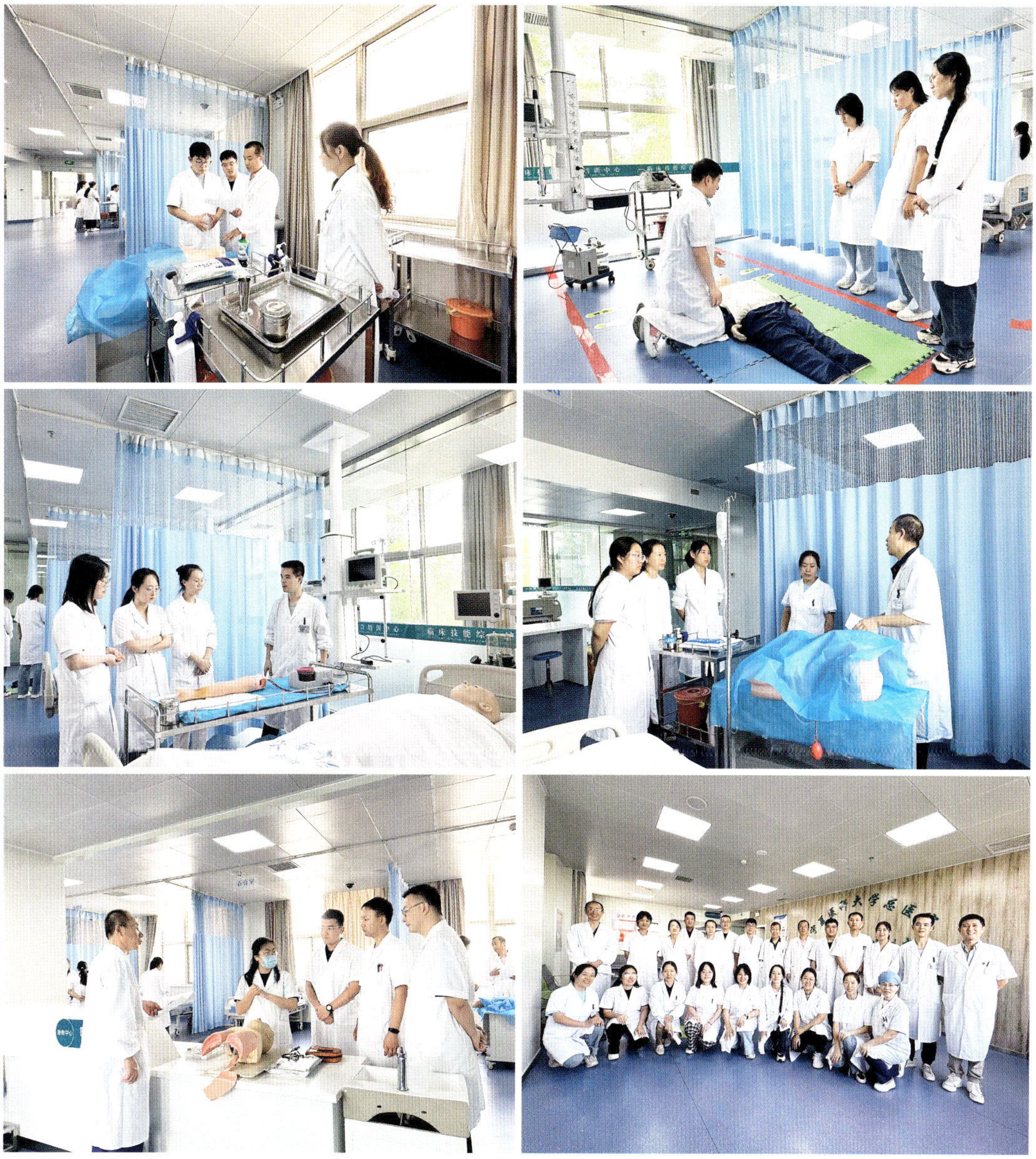

图 12-2　技能培训（2023 级住院医师）

3. 理论授课

认真开展教学活动是住院医师规范化培训的关键环节，包括明确带教模式、拟定培训内容、完成形成性评价。科学的带教模式与合适的教学方法对住院医师的成长至关重要。基地采用一对一的带教模式，根据带教师资的水平安排不同年级的住院医师，高年资主治医师带教一年级住院医师，副主任医师带教二年级住院医师，主任医师带教三年级住院医师。按照国家住院医师培训标准大纲要求开展多种形式的教学活动（表 12-3），丰富教学内容，为住院医师打牢基础、开阔视野。

表 12-3 教学活动安排

授课时间	星期一（7：20-7：50）	星期二（7：20-7：50）	星期三（7：20-7：50）	星期四（7：20-7：50）	星期五（7：20-7：50）	星期六（20：30-23：00）
授课内容	住培 小讲课 （每周一次）	读书分享 最新文献 解读汇报	病例讨论 教学查房 （每周交叉）	科室亚专 业小组 业务学习	知识更新 气道管理 超声应用	“孜孜网上教室” 病例讨论 临床思维

为保证理论授课的质量和培训效果，各项教学行为如发布通知、签到、上传、审核等环节均在住培管理系统上完成，并用纸质记录单存档。理论授课内容严格以住培医师必须掌握的知识点为基础进行扩展讲解，结合临床病例讨论强化记忆。读书分享和知识更新讲座有助于住院医师提高科研能力、紧跟学科发展动态、掌握专业前沿知识，深受住院医师的欢迎。每周三的病例讨论或教学查房病例均为住院医师亲身参与麻醉管理的病例，专为训练住院医师临床麻醉处理能力、培养其缜密临床思维而设置。在责任导师和指导医师的悉心指导下，住院医师对本专业基础知识、基础理论、基本技能的掌握都有很大提高。

与此同时，为进一步提高住院医师临床思维能力，麻醉专业基地与国内多家三级甲等教学医院的麻醉学科联合国内外麻醉领域知名的临床专家，从 2019 年 12 月 21 日起开启了主题为“住院医师临床思维训练营”线上病例讨论及临床专题讨论系列活动（表 12-4）。系列线上病例讨论活动主

表 12-4 “孜孜网上教室”病例讨论

期数	时间	题目
73	2022/8/27	术中疼痛
74	2022/9/04	一例主动脉夹层患者的麻醉管理
75	2022/9/17	胸科手术术中心搏骤停
76	2022/10/15	神经阻滞后突发抽搐
77	2022/10/29	减重手术患者麻醉后低氧血症
78	2022/11/12	肾囊肿切除术中突发心律失常
79	2022/11/16	凶险性前置胎盘大出血
80	2022/12/10	上颌骨囊肿切除术后突发意识丧失
81	2023/1/07	冠脉支架置入术后患者的麻醉
82	2023/1/28	全凭静脉麻醉术后苏醒延迟
83	2023/2/25	经尿道前列腺切除术后寒战
84	2023/3/11	黏多糖贮积症患儿的麻醉管理
85	2023/3/11	子痫患者剖宫产术中突发急性呼吸衰竭
86	2023/3/25	纳缇麻醉 * & 手术室外麻醉
87	2023/4/08	肺隔离症手术的麻醉管理
88	2023/4/22	脑电图指导个体化麻醉管理

续表

期数	时间	题目
89	2023/5/06	ERCP 患者围手术期麻醉管理
90	2023/5/20	出凝血相关性疾病的围手术期管理
91	2023/6/03	两例心搏骤停患者的病例讨论
92	2023/6/17	两例老年患者术后谵妄的病例讨论
93	2023/7/08	嗜铬细胞瘤和副神经节瘤的麻醉管理
94	2023/7/22	丙泊酚致敏的围手术期麻醉管理
95	2023/8/05	腹腔镜胆总管探查 + 胆囊切除术后苏醒延迟
96	2023/8/19	胸腔肿瘤切除术后呼吸抑制
97	2023/9/02	两次麻醉意外——原来都是 Kounis 惹的祸
98	2023/9/13	脑血流量的调节
99	2023/10/14	重度低氧血症患儿行支气管异物取出术的麻醉管理
100	2023/10/28	巨大右心房黏液瘤的麻醉管理
101	2023/11/18	重度颅脑损伤患者术后 24 小时内死亡的病例讨论
102	2023/12/02	“水”从何来？——全麻拔管后急性肺水肿
103	2023/12/16	髋关节置换术中呼吸心搏骤停一例
104	2024/01/06	胃穿孔修补手术围手术期心搏骤停

* 纳缇麻醉（natural airway/no tube IV anesthesia，NATI），是以丙泊酚镇静和氯胺酮镇痛为主，保持自主呼吸的一种麻醉方式

要围绕各家医院临床实践中遇到的真实病例，以及一些权威临床杂志刊发的个案报道，以问题为导向，就围手术期非预期事件（麻醉并发症）发生的前因后果展开讨论，同时就特殊病例的麻醉与围手术期管理，从术前、术中到术后，一环扣一环进行分析，重点指明面对临床实际问题时思考的方向，引领着住院医师层层递进，沿着病史、症状体征、可能的病理生理去分析，逐步得出结论。有些病例讨论进行到最后，通过专家的分析才使大家恍然大悟，同时，这种专家的临床思维启发便于参与讨论的同行们抱着好奇心和批判思维去发现问题，主动采集病史、症状及体征，准确评估患者病情，及时总结分析、培养和提升临床系统思维和综合判断能力。各位点评专家穿插各自领域最经典的临床专题进行讲座，分享中美间临床医生培养和临床实践操作的共性和差异，引导住院医师培养临床思维达到“知其然更要知其所以然”。引导住院医师对疾病的发生、发展和转归坚持问题为导向，通过敏锐的观察力和精准的判断力，一探到底，尤其是异常情况的病理生理、早期识别和正确处理。这不仅有助于住院医师形成清晰的临床思路，提高对临床病例的麻醉处理能力，还能提升语言表达能力、团队协作能力及临床胜任力。

4. 技能培训

2021 年麻醉专业基地住院医师培养方案再次重新修订，本着“分层递进，逐步提高”的原则，采用多院区（总院—心脑医院—肿瘤医院）相结合方式，统一入科培训、统一亚专业轮转安排、统一理论考核和分阶段技能操作考核。要求在住院医师入科后安排“一对一”带教，无论是责任导师或是指导医师，都要在认真带教的同时对住院医师予以思想方面的指引及生活方面的关爱，端正住院医师学习态度，使其认真领会党的二十大精神，保证其健康生活、快乐学习、勇毅前进。另外，带教师资要严格按照国家级住院医师规范化培训标准和技能操作考核评分标准规范带教，在培训过程中及时发现问题、解决问题。每天的培训结束后，要总结、分析，以不断提高培训质量和培训效果。

各院区严格按照住培大纲要求，参照已制订的轮转计划认真实施，保质保量达到培养要求。具体实施计划如下：

第一年：非麻醉科轮转学习9个月，包括心脏内科（病房1个月，CCU1个月）、呼吸内科（2个月）、普胸外科（2个月）、ICU（3个月），要求掌握规范的全身体格检查，呼吸系统、心血管系统、普胸外科常见疾病的诊断及治疗；掌握危重症患者的生命机能调控。麻醉亚专业轮转学习骨科麻醉3个月（包括创伤骨科、脊柱关节、手足踝外科各1个月），掌握常见骨科手术麻醉；熟练掌握心肺复苏、麻醉前访视和医患沟通、喉罩置入等麻醉专科技能。

第二年：麻醉亚专业轮转学习12个月，包括轮转普通外科麻醉（心脑医院）2个月（包括肝胆外科、泌尿外科各1个月）、眼耳鼻咽喉手术麻醉（心脑医院）1个月、神经外科手术麻醉（心脑医院）1个月、产科手术麻醉2个月、烧伤整形外科手术麻醉1个月、麻醉恢复室1个月、普通外科（胃肠手术）麻醉1个月、麻醉评估门诊1个月、手术室外麻醉2个月（包括无痛胃肠镜、无痛ERCP各1个月）。要求掌握上述麻醉亚专业常见手术的麻醉管理，熟练掌握气管内插管全身麻醉、椎管内麻醉、神经阻滞麻醉、动脉穿刺置管术等麻醉专科技能。

第三年：麻醉亚专业轮转学习12个月，包括妇科手术麻醉（肿瘤医院）1个月、普通外科甲乳手术麻醉（肿瘤医院）1个月、普胸外科手术麻醉（肿瘤医院）1个月、小儿外科手术麻醉2个月、口腔手术麻醉1个月、心脏大血管外科手术麻醉1个月、手术室外（无痛支气管镜检查）麻醉1个月、疼痛病房2个月及疼痛门诊2个月。要求掌握上述麻醉亚专业常见手术的麻醉管理，熟练掌握经鼻明视气管插管、双腔支气管插管、中心静脉穿刺置管等麻醉专科技能，掌握疼痛科常见慢性疼痛的诊疗。

5. 出科考核

所有住院医师轮转学习期间，应严格按照基地与科室相关要求进行培训学习，参加并通过理论考核（住培管理系统组卷）和专科技能考核（安排相应考核小组，小组由三位成员组成，至少一名成员为副高以上职称），完成360°评估、形成性评价等内容，由基地秘书审核，出科资料完善者方可予以安排出科。

6. 基地亮点

6.1 麻醉亚专业细分化

按照住培两个标准要求，本专业基地进行了临床麻醉轮转学习亚专业化，具体划分为13个亚专业带教小组（详见上文教学团队部分），以六大核心胜任力为导向，培养全面、正规、合格的临床住院医师。

6.2 多院区培训同质化

2021年度起麻醉专业基地执行“分层递进、逐步提高”的原则，结合2022年国家住培“两个标准”的要求，细化了麻醉亚专业，依据每个院区（总院，心脑医院，肿瘤医院）的优势亚专业，合理安排轮转计划，统一培训要求、培训标准与考核管理，达到同质化培养。

6.3 住培管理信息化

2021年宁夏医科大学总医院住培管理信息系统正式上线，提高了住培管理的质量。日常入科培训、教学活动发布、出科理论考核及考勤上报等事宜均可在住培管理系统上完成，方便基地管理、汇总分析、及时发现并快速解决问题。2022年麻醉专业基地在宁夏医科大学总医院住培管理信息系统上自建电子题库“临床麻醉理论与实践”，并细化到每个亚专业，以便本基地麻醉专业及非麻醉专业住院医师出科理论考核，并提升麻醉亚专业理论培训质量。

6.4 理论学习多样化

科室建立晨课制度，每周一至周五7：20—8：00由青年教师进行不同内容／形式的授课（表12-3），丰富住院医师理论知识。此外，每天还安排 5～10 分钟的专业英语学习，以提高住院医师专业英语水平。

6.5 临床思维训练国际化 + 教材化

麻醉专业基地与中美顶级医院麻醉专家联合开展全国麻醉医师均可参加的国际化病例讨论，在一种自发式的浓厚学术氛围支撑下，截至 2023 年底共完成了 100 余期病例讨论（表 12-4）、10 余期专题讲座（表 12-4）。由于每个案例都是真人现身说法，真实可信，可操作性强，非常贴近麻醉医师的日常工作和临床实际，所以内容特别受欢迎，堪称近年来基地关注热度最高的病例讨论和临床专题讲座。作为这一系列病例讨论活动的组织者与参与者，我们基于网上教室原课程视频，精选其中经典临床专题 7 期，特色病例讨论 64 期，组织住院医师共同参与，整理其中重要临床信息编写成文字，节选视频中讨论最精粹的知识点制作成数字信息，还原当时的讨论场景，使读者可以身临其境感受点评专家对问题的分析，深入浅出地展示系统性临床思维。为了方便读者对各章节的分类理解，我们采用新形态“纸”“数”融合形式，创新实现问题导向《麻醉学临床思维与案例分析》教材建设与应用，让更多工作在一线的住院医生从中受益。按内容类型将全书分为三篇：第一篇为临床专题，内容主要包括如何培养临床思维、围手术期特殊监测以及疼痛管理；第二篇为围手术期并发症，主要依据讨论的案例是否发生非预期事件如术后 24 小时死亡、术中心搏骤停、低血压、低血氧、心律失常、过敏、意识恢复不良及其他并发症；第三篇为特殊病例的麻醉与围手术期管理，主要依据麻醉风险点分为心血管事件、老年、出血及罕见病等。

6.6 微信沟通便捷化

基于互联网及通讯设施快速发展，2022 年度麻醉专业基地首次实行“先建群，后入科”的管理模式。借助住培管理系统可提前预览入科住院医师信息，入科前邀请住院医师加入微信交流群，提前告知住院医师入科流程及注意事项，且便于后期对住院医师的轮转学习进行全程管理，优化培训流程。

6.7 导师目标责任化

按照《住院医师规范化培训内容与标准（2022 年版）》和《住院医师规范化培训基地标准（2022 年版）》要求，麻醉专业基地以六大核心胜任力为导向，通过全面、正规、严格的培训，培养具有良好的职业素养、全面扎实的专业能力、细致的患者管理能力、有效的沟通能力和团队合作精神的临床麻醉医师。基地自 2023 年起试行责任导师目标责任制，旨在提高住院医师培养质量，责任导师为住院医师通过国家执业医师资格考试第一责任人，亚专业组长为住院医师掌握相应技能操作第一责任人。

（二）培训质量

自 2014 年获批国家级住院医师规范化培训基地以来，住培医师技能结业考核和理论结业考核首次通过率均达到国家要求，执业医师资格考试首次通过率有待提高。住院医师经过三年培训后，具备良好的职业道德、人际沟通能力、应急能力和团队精神，且能独立从事麻醉科常规临床工作，达到了国家住院医师规范化培训的要求，得到了用人单位肯定，为宁夏及其周边地区麻醉事业发展提供了有力保障。

四、教学成果

宁夏医科大学总医院麻醉住培专业基地教学涵盖本科、住培、研究生教育等方面，并在教改项目（表 12-5）、参编参译图书（表 12-6）、教学文章（表 12-7）方面取得一定成绩。今后，本基地带教师资将继续团结协助，奋发进取，在教学成果方面进一步争取佳绩。

表 12-5 教改项目

课题时间	课题类型	课题名称
2020 年	宁夏医科大学校级线上教育教学改革专项研究	微视频 - 翻转课堂在麻醉专业教学中的应用研究
2021 年	宁夏医科大学校级教改项目	环甲膜切开置管术动物模型的建立与应用
2023 年	宁夏医科大学校级教改项目	麻醉学卓越医师培养班
2024 年	宁夏医科大学校级教改项目	《麻醉学临床思维与案例分析》教材建设与应用
2024 年	宁夏医科大学校级教改项目	间隔训练在医学生情景模拟教学高级生命支持技能培训中的应用
2024 年	宁夏医科大学校级教改项目	新医改背景下基于 OBE 理念的麻醉药理学课程教学改革与实践

表 12-6 参编参译图书

教材出版社	出版物名称	时间
人民卫生出版社	《临床麻醉学理论与实践》	2017 年
人民卫生出版社	《临床麻醉学病例解析》	2019 年
人民卫生出版社	《现代麻醉学》(第 5 版)	2020 年
人民卫生出版社	《全国高级卫生专业技术资格考试指导——麻醉学》	2021 年
人民卫生出版社	《全国高级卫生专业技术资格考试习题集丛书——麻醉学习题集》	2021 年
北京大学医学出版社	《米勒麻醉学》(第 9 版)	2021 年
中国科学技术出版社	《Gregory 儿科麻醉学》(第 6 版)	2021 年
清华大学出版社	《慢性疼痛管理实践》	2023 年

表 12-7 教学文章

时间	题目	期刊
2018	临床麻醉学立体化教学模式探索	《中华医学教育探索》
2023	Establishment and application of cricothyrotomy in vivo	*BMC Med Educ*

五、困境与展望

（一）困境

《住院医师规范化培训内容与标准（2022 版）》发布后，国家住院医师规范化培训制度已逐步完善，宁夏麻醉住培也紧跟国家步伐前进，但因地理位置因素，宁夏麻醉住院医师目前在培训过程中依然存在不足，需逐步改善，以推进宁夏麻醉住培向前发展。目前所面临困境如下。

1. 执业医师考试首次通过率需提高

麻醉学科为无病床临床科室，执业医师资格考试难度相对较大。对此问题，本基地采取了提高带教质量、合理安排轮转计划、采用临床工作弹性制、优化住培学员学习条件等措施，以提高住院医师执业医师资格考试首次通过率。

2. 分层递进实施困难

临床麻醉轮转学习过程中，由于临床工作的复杂性，实际轮转过程中“分层递进”实施受限。

若严格按照“分层递进”计划进行轮转，易造成学员在某些亚专业扎堆的现象；同时，手术间人员数量的限制及临床病例数量的限制，将导致部分亚专业轮转难以达到预期效果，严重影响培养质量。

（二）展望

麻醉医师是手术患者生命的“守护神”——这句话足以体现麻醉医师在整个围手术期的重要性，亦反映麻醉学科在医学科学中的地位。人民的生命健康安全离不开麻醉学，离不开麻醉医师。目前，国家提倡安全、舒适、无痛化医疗，更加彰显麻醉学科的作用，大力发展麻醉学科是保障人民生命安全的重要举措。

2014 年国家提出住院医师规范化培训制度，之后国家卫健委逐渐形成各项规章制度以提高国家住院医师规范化培训质量。《住院医师规范化培训内容与标准（2022 版）》的发布，首次提出以六大核心胜任力为导向，通过全面、正规、严格的培训，培养具有良好的职业素养、全面扎实的专业能力、细致的患者管理能力、有效的沟通能力和团队合作精神的临床麻醉医师，为健康中国发展提供支持，为全民健康谱写华章！

宁夏地处西部内陆，麻醉学科发展要紧跟国家步伐，为宁夏、西部乃至全国卫生健康事业做出贡献！

编　委：邓立琴
执笔人：韦晓勇

13 第十三章 青海大学附属医院麻醉专业住培基地

第一节 青海大学

青海大学始建于 1958 年，现已发展成为一所以工、农、医、管四大学科为主，其他学科协调发展的教学研究型大学。学校占地 3000 余亩，面向全球和全国 31 个省、市、自治区招生。目前全日制在校生 2.7 万余人，其中研究生 5000 余人、本科生 2.1 万余人，学校有教职工 2086 人（不含附属医院 3071 人），专任教师中博士学历近 800 人。

青海大学医学部前身分别为青海医学院和青海大学医学院，成立于 1958 年的青海医学院开启了青海省的高等医学教育，是青海省唯一一所普通高等医学院校。2004 年 11 月青海医学院与青海大学组建为新的青海大学。2021 年 5 月省编委印发了《中共青海省委机构编制委员会关于成立青海大学医学部的通知》（青编委发〔2021〕17 号），标志着青海大学医学部的成立，开启了学校医学教育的新征程。

六十多年来，医学部立足青海、突出特色、服务地方，现已发展成为集本科生、研究生、留学生、成人教育及继续教育为一体的多层次、多形式办学新格局，为国家和青海省地方医疗卫生事业培养大批"下得去、留得住、用得上、干得好"的优秀医学人才做出了重要贡献。临床医学专业是学校优势特色学科，经过六十多年的建设与发展，先后获批为青海省一流专业、首批"卓越医生教育培养计划"项目。

医学部现有 3 个教学区（校本部学区、昆仑路学区、园树巷学区），教学及教辅部门有临床医学院、基础医学部、中医系、公共卫生系、药学系、高原医学研究中心、现代教育技术中心、图书馆和成人教育学院。现有教职工 266 人（不含附属医院），其中专任教师 180 人，具有副高职称以上人员 112 人，研究生学历教师 126 人，其中博士学位教师 63 人。现有享受国务院特殊津贴 4 人，教育部"新世纪优秀人才"支持计划 3 人，全国优秀教育工作者 1 人，全国优秀教师 1 人，全国中医药高等学校教学名师 1 人，中国侨界（创新人才）贡献奖 3 人，"发展中国家科学院基础医学科学"奖 1 人，青海省科学技术重大贡献奖 1 人，青海省优秀专业技术人才 3 人，青海省优秀教育工作者 1 人，青海省优秀教师 1 人，青海省"135"高层次人才 5 人，青海省自然科学与工程及技术学科带头人 7 人，青海省"昆仑英才"高层次人才 27 人。

医学部拥有 2 个一级博士学位授权点，7 个一级学科硕士学位授权点，12 个本专科专业，现有博士生导师 107 人，硕士生导师 602 人，有研究生、普通本科生以及成人教育学生接近 8000 人，生源来自全国 31 个省（区）、市，其中本科生 3562 人。65 年来，已培养 4 万余名各类高等医学人才。近几年，普通本科毕业生一次性就业率始终保持在 90% 以上。2021 年 9 月教育部教指委专家组对医学部中医学专业进行了认证考察，认为青海大学中医学专业符合《本科医学教育标准——中医学专业》的要求，给予了最高期限 5 年的认证通过。这也是青海大学第一个通过认证的专业。

医学部拥有 1 个国家级重点学科（高原医学），2 个国家级教学团队，2 个国家级特色专业建设点，2 个国家级一流专业，4 个省级重点学科；1 个教育部重点实验室，1 个青海省实验室，6 个省级重点实验室，2 个省级实验教学示范中心；3 个省级“人才小高地”建设项目，11 门省级精品课程，2 个省级一流专业（临床、护理），10 门省级重点课程。获批卓越医生（临床、中医）教育培养计划两项改革试点项目。高原医学学科是国家级重点学科，也是特色学科，2018 年入选青海省国内“一流学科”行列，研究成果已达到国际领先水平。医学部科研成果丰硕，荣获“发展中国家科学院基础医学科学奖”1 人，获“何梁何利基金科学与技术创新奖”1 人。青海省科学技术重大贡献奖 3 项，青海省科技进步奖 5 项，其中“慢性高原病诊断学及其防治措施的研究”等 4 项成果达到国际领先水平，“慢性高原病国际诊断标准”被国际高原医学会命名为“青海标准”，“青海道地药材唐古特大黄指纹图谱研究”等成果达到国际先进水平。国家科技部重点研发项目“青藏高原人类遗传资源样本库”建设完成。《青海医学院学报》更名为《中国高原医学与生物学杂志》，成为我省第一个“国字号”汉文版科技期刊。近年来，承担了国家自然科学基金及科技部、教育部、卫生部、青海省等各级各类科研项目 319 项，科研经费累计超亿元；具有自主知识产权的包虫病检测试剂盒已进入国家食品药品监督管理局创新医学器械特别审批程序。教师公开发表论文 347 篇，其中核心期刊 111 篇，SCI 收录 123 篇，*Science* 收录 3 篇；主编、参编教材、专著 58 部。

医学部现有临床教学基地 26 所，其中直属附属医院 1 所，非直属附属医院 4 所，教学医院 7 所，实习医院 8 所，社区卫生实践基地 2 所，实习基地 4 所。形成了以附属医院、教学医院、实习医院、社区卫生实践基地、实习基地为一体的临床教学格局。先后荣获“全国精神文明建设工作先进单位”“省级文明单位标兵”和“省级文明单位”称号。2019 年被教育部评选为全国第二批“三全育人”综合改革试点单位，中医系教工党支部获批教育部“全国党建工作样板支部”。

青海大学医学部坚持“立足高原、服务地方，建成高水平、有特色的西部一流医学院校”的办学定位，发扬新青海精神，抢抓双一流建设、部省合建、对口支援等重要机遇，坚持立德树人根本任务，面向“十四五”、面向未来，为健康青海提供优秀的医学人才而努力。

第二节 青海大学附属医院

青海大学附属医院（临床医学院）始建于 1959 年，经过六十多年的建设和发展，现已成为集医疗、教学、科研、急救、康复、预防、保健、药学服务等功能为一体的大型综合性三级甲等医院，也是我省唯一一所高等院校直属教学医院。设有青海大学临床医学院、青海大学附属肿瘤医院和青海红十字博爱医院，是青海省抗癌协会、青海省康复医学会和青海省女医师协会的挂靠单位。

医院拥有两个院区，占地面积 189.96 亩，建筑面积 23.4 万平方米。编制床位 2200 张，开放正式床位 2449 张。现有职工 3119 人，其中卫生专业技术人员 2783 人，高级专业技术职务人员 471 人（正高级职称 187 人，副高级职称 284 人）；博士学历 75 人，硕士学历 442 人。引进高层次人才 37 名、团队 4 个，建立院士工作站 1 个、院士专家服务基地 1 个，培养国家级和省部级高层次人才 158 人次、团队 3 个。

医院高度重视学科建设，全院设有管理部门 30 个、临床科室 55 个、医技科室 16 个。建有国家级临床重点专科 4 个，省级医学重点学科 6 个、特色专科 3 个，省级临床重点专科 17 个，省内一流建设学科 1 个，省级临床医学研究中心 5 个，省级医疗质量控制中心 13 个。建设化学中毒医疗救治基地、核与辐射损伤医疗救治基地、药物临床试验基地、基因检测技术应用示范中心等 10 余个国家级医药学基地。

医院积极推进医疗技术创新、不断提高医疗质量、持续加强医疗安全管理。内科学、肿瘤学、微创手术技术、重症医学、骨科学、医学影像学、病理学、医学检验学、康复医学等学科和专业的综合实力达到省内领先水平。能熟练开展体外膜肺氧合（ECMO）技术、造血干细胞移植技术、消化内镜下微创诊疗技术等大量先进医疗技术。

医院以医学人才培养为己任。建立了完整的临床教育教学体系，推进学院型规范化管理，已发展成为名副其实的临床医学高等学府。坚持立德树人、医教协同，推进学科发展和师资队伍建设，完善教学设施条件，提升教育教学质量。拥有临床医学一级学科博士学位授予资格、临床医学一级学科硕士学术学位及专业学位授予资格、护理学一级学科硕士专业学位授予资格。获批入选首批“国家临床教学培训示范中心”。常年承担本科教学、研究生教育（博士、硕士及外国留学生培养）、住院医师规范化培训、专科医师规范化培训、全科医师培训、专科护士培训、基层医疗机构骨干医师培训、继续医学教育、进修医师带教等多层次的临床教学任务，在我省医学教育事业发展中发挥着重要作用，为“健康青海”建设人才保障做出了重要贡献。

第三节 青海大学附属医院麻醉科

青海大学附属医院麻醉科是 1978 年在我省率先成立的第一个专业学科，经过 30 多年的不断发展，科室在医、教、研等各个方面都取得了可喜的成绩，处于省内领先水平。多年来麻醉教研室坚持规模化、外向型发展的方向，目前已形成临床麻醉、麻醉恢复室、疼痛诊疗中心、麻醉疼痛门诊、内镜麻醉中心、手术室等亚专科齐全的综合布局。目前科室有麻醉医师 37 名，主任医师 4 名，副主任医师 10 名，主治医师 11 名，住院医师 12 名，其中硕士生导师 4 名。2010 年被授予青海省麻醉科硕士研究生培养基地。2015 年被正式授予麻醉研究生硕士点。青海大学附属医院麻醉科在各届主任的带领下，领头开展并完成青海省科技厅“高原地区自体输血、血液稀释临床应用研究”“海拔因素对全凭静脉麻醉下丙泊酚血药浓度的影响”及“高海拔地区肝包虫内囊摘除术后镇痛效果及应激反应的观察”等科研项目，科室开展“三新”技术 30 项，撰写论文 100 余篇，其中核心期刊近 10 篇，著书 10 余部。2009 年以来连续承担国家外国专家局引智项目 10 项，国外及台湾地区共 17 名专家来科室进行学术交流并指导工作，加快了科室学科建设的发展与管理水平的提高，得到了全院好评。

麻醉科有 27 间手术间，包括 3 间门诊手术间。每间手术间都配备麻醉机、心电监护仪等基础监护设备，同时拥有麻醉深度监测仪、血气分析仪、除颤仪、血液回收机、微量注射泵、肌松监测仪、纤维支气管镜、床旁超声机、脑氧监护仪、心排血量监测仪等重症监护设备，不仅能满足日常手术的需求，也可配合手术科室开展心脏手术、肝、肾移植手术以及重大疑难手术，填补了多项省内空白。2022 年，麻醉科共完成各类手术 12 000 余例，手术例数逐年递增，为青海省的医疗事业做出了巨大贡献。

麻醉科成立了产科麻醉小组，麻醉医生 24 小时入驻产房，对有需求的产妇提供无痛治疗，在确保产妇和新生儿安全的同时，最大程度提高产妇的舒适度。麻醉科设立了麻醉门诊，安排副高及以上职称专家坐诊，主要向患者提供麻醉方面的咨询，对手术患者进行麻醉评估并提供治疗建议。门诊手术间大力开展较小、较简单的日间手术，大大减少了患者预约和等候的时间，为患者就医提供了便捷。

为积极落实、深化医改任务，持续推进省级区域医联体、省级专病联盟、专科联盟建设，每年派高年资医师参加“青南支医”“环湖支医”等帮扶基层医疗机构工作，助力推进分级诊疗工作。为能更好地配合手术，进行更好的围手术期管理，科室在不断加强自身学习的同时也采取“走出去、请进来”的方法，学习新技术、新理念。科室根据学科发展的需要，每年安排主治医师到外地进修、研学，致力于采用最先进的理念和技术为每一位患者解除病痛。科室坚持每周一次业务学习，采用讲授法、讨论法、演示法、案例法等多种方式传授麻醉学基础知识与前沿知识，形成了浓厚的学习氛围。

第四节　青海大学附属医院麻醉专业住培基地

一、基地介绍

青海大学附属医院麻醉专业住培基地自 2015 年成立以来，不断制定和完善基地的规章制度，明确住培基地的各项管理规范和工作流程，策划和组织住培基地人员的培训工作，扩大师资团队，完善教学设施设备，丰富教学内容，提升教学质量，确保住培基地的正常运行和良好发展。

目前麻醉基地教学团队分为管理组和教学组。管理组包括基地负责人、基地主任、基地秘书、教学秘书等岗位，负责麻醉基地的建设、发展及住培医师的管理；教学组负责日常的教学和考核。整个教学团队努力确保按计划完成教学任务，确保教学质量稳步提升，让更多的住培医师受益。

麻醉基地包含 12 个麻醉亚专业组，其中疼痛组由疼痛科负责，手术室外麻醉组由内镜中心负责。疼痛科设有疼痛病房和疼痛门诊，主要针对慢性疼痛进行诊疗，也对神经病理性疼痛进行干预性治疗，减轻患者的疼痛，取得了优异成绩。内镜中心主要负责无痛胃肠镜、宫腔镜、膀胱镜、支气管镜、胆道镜、鼻内镜等的检查，也承担 ERCP、无痛人流手术、食管异物取出术等。麻醉基地现拥有麻醉机 30 余台，超声仪 3 台，血液回收机 1 台，可视喉镜 30 余套，麻醉深度监测仪 3 套，肌松监测仪 2 套，纤维支气管镜 4 套，除颤仪 4 套，可开展各类手术的麻醉，包括深低温停循环心脏手术、肝移植手术、肾移植手术、各类介入和腔镜手术。近几年来，随着超声技术的大力发展，超声作为麻醉医生的“第三只眼”受到麻醉医师的青睐。我科前后共引进超声仪 3 台，帮助实施更精准的麻醉操作和管理，从而提升麻醉医师的诊疗水平。无创脑血氧监测仪的应用有助于麻醉医师更加安全、高效地开展心脏手术和大血管手术。麻醉深度监测仪的应用使麻醉医师不再惧怕术中知晓和麻醉过深，有助于进行精准麻醉和个体化麻醉。麻醉基地有气管插管模型 3 套、椎管内麻醉穿刺模型 2 套、心肺复苏模型 1 套以及各种教学设备，可开展日常的模拟教学、多媒体教学等。综上，麻醉基地从手术类型、设施设备、教学水平、师资队伍建设等方面都完全符合基地建设要求。

二、师资建设

教师是人才培养的中坚力量，是学校在市场竞争中的核心竞争力，麻醉基地教学管理组充分认识到了建设高素质师资队伍的重要性和必要性，努力建设以学科带头人为核心，以中青年学术骨干为中坚的结构合理、勇于创新、师德高尚、知识丰厚的教师队伍，以确保住培工作的顺利开展。

麻醉基地现有住培师资 25 名，其中 4 名为硕士生导师，均为主治医师以上职称，均有教师资格证和住培师资培训合格证书，每年担任不同学时的麻醉学教学。现有 10 余名住院医师积极参加师资培训，努力报考教师资格证，是基地师资的后备力量。基地每年通过不同的方式引进优秀的教师人才扩充教师团队，鼓励青年医师通过考硕、考博提高学历，鼓励教师参加培训班、学术研讨班等活动丰富知识，拓宽视野。同时，我们也积极招聘博士生，为科室带来新知识、新理念，提高科室人员的科研思维和科研能力。麻醉基地在 2020 年、2021 年有多名师资被评为院内优秀教师和优秀住培导师（表 13-1）。

为确保教学任务顺利进行、教学质量稳步提高，依据住院医师规范化培训要求，麻醉基地每年对住培师资进行 1 次师资考核（表 13-2）和学生满意度调查。同时，督促老师参加师资培训班（表 13-3），以此来提升师资的管理能力和带教能力。

表 13-1 优秀师资

学年	证书	职称	人数（位）
2020—2021	优秀住培工作管理者	主任医师	1
2020—2021	优秀住培基地主任	副主任医师	1
2020—2021	优秀住培导师	副主任医师	1
2020—2021	优秀住培指导医师	主治医师	1

表 13-2 责任导师考核表

项目	分值	得分	扣分原因
按《培训细则》规定学习病种，导师全程督促并注重住院医师基础知识的学习和巩固（查看住院医师《考核手册》、过程考核成绩）	8		
按《培训细则》对住院医师基本技能的要求，导师监督住院医师按要求尽早高质量完成基本技能的培训（查看住院医师《考核手册》、出科技能考核记录）	8		
导师要落实培养计划，了解、检查并督导住院医师轮转计划执行完成情况（查看住院医师《考核手册》和档案）	10		
导师要了解住院医师日常各项考核情况，听取各轮转科室医护人员及患者对住院医师的反馈意见（查看 360° 评估反馈记录）	8		
不定期参加住院医师的出科考核，按照本专业培训标准，对住院医师进行有针对性的个体化辅导（查看相关记录）	8		
导师与住院医师所在科室和教学管理部等相关职能部门保持动态交流，及时处理存在的问题	6		
导师全面指导住院医师理论知识、实践技能、创新能力和科学研究等方面学习，督促住院医师认真阅读专业书籍、参加学术活动（查看住院医师《考核手册》）	6		
导师要为人师表，严于律己，以身作则，把医学的科学性和人文性贯穿到培养住院医师的全过程中	5		
关心住院医师生活和学习，帮助其全面成长和发展。导师与住院医师至少每 3 个月进行一次面谈，每年 12 月书写一份住院医师年度成长报告	17		
导师每 3 个月检查一次住院医师《考核手册》，督促住院医师按《培训细则》的要求，完成对病种、病例和技能操作的学习，并签字确认	8		
指导住院医师通过年度考核、执业医师考核、年度水平测试、结业考核情况	16		
总分			

表 13-3 师资培训项目

序号	参加项目	方式
1	解读《住院医师规范化培训教学活动指南》	线下
2	住培临床思维训练能力提升师资培训班	线上
3	全国住院医师规范化培训专业基地主任培训班	线下
4	胜任力为导向住院医师教育师资培训班	线下
5	住培医学模拟教育管理人员培训班	线下
6	住院医师规范化培训高峰论坛	线上
7	中国医院协会模拟医学专业委员会第三届年会	线下
8	解读《住院医师规范化培训内容与标准（2022 版）》	线下

为确保患者的安全及手术的顺利进行，麻醉科每天在晨会期间开展疑难病例讨论，麻醉医师可以发表自己的意见，集思广益，为患者保驾护航。为提高麻醉医师的诊疗水平，拓宽诊疗思路，跟上医学发展的脚步，科室每周三进行一次理论知识学习，内容包括基础知识和学科最前沿的知识，内容丰富，气氛活跃。为确保临床工作的及时、高效开展，麻醉科每年安排麻醉医师进行相关技能培训（表 13-4）。

表 13-4　师资技能培训项目

序号	项目	级别	人次
1	神经阻滞临床常规技术规范化培训	国家级	2
2	气道管理培训班	国家级	2
3	围术期心脏超声培训 TEE 进阶班	国家级	2
4	围术期心脏超声培训 TEE 基础班	国家级	2

三、质量管理

教学质量管理是保证培养规范，促使教学效果达到课程计划和教学大纲的要求，从而对教学过程和效果进行指导和控制的活动。基地从培训目标着手，采取多种培训方法，通过过程考核和结果考核，以实现高质量的培训效果。

（一）培训目标

遵循《住院医师规范化培训内容与标准（试行）总则》的要求，以六大核心胜任力为导向，通过全面、正规、严格的培训，培养具有良好的职业素养、全面扎实的专业能力、细致的管理能力、有效的沟通能力和团队合作精神，具有良好的教学意识和自我提升意识，并在上级医师的督导下，独立、规范地承担麻醉专业常见病、多发病诊疗工作的临床医师。

（二）培训方法

为实现上述培训目标，麻醉科住院医师规范化培训依据《住院医师规范化培训内容与标准（2022 年版）》，采取分阶段递进和分年度递进的形式进行培训。

1. 阶段培训内容及要求（表 13-5），阶段培训考核（表 13-6）

第一阶段：一般为入科的第 1 个月，考核由指导医师负责，一般安排在第一阶段的最后一周。

第二阶段：一般为入科的第 2～6 个月，为期 5 个月，考核由指导医师负责，一般安排在第二阶段的最后一周。

第三阶段：一般为入科的第 7～20 个月，考核由亚专业小组组长负责，一般安排在第三阶段的最后一周。

第四阶段：一般为期 7 个月，包括疼痛科 3 个月，重症医学科 3 个月，手术室外麻醉 1 个月。带教及考核均由各科室的师资负责。

2. 年度计划和要求

第 1 年：在上级医师的全程监督与指导下，学习麻醉科工作常规，初步掌握常规的麻醉方法及手术等相关的知识理论与技能；掌握心肺脑复苏等急救技术。通过培养病史采集、查体和实验室检查及影像学检查等综合术前评估的基本技能，提高与患者、指导医师及手术团队成员沟通、协调能力，制订基本的麻醉管理方案等，实现医学生向临床医师的转变。

表 13-5　住院医师阶段培训计划

阶段	培训时长	培训内容及要求
第一阶段	1 个月	1. 熟悉手术室、麻醉科环境，了解麻醉科各项制度 2. 术前跟随术前访视，了解术前注意事项 3. 观摩椎管内麻醉、全麻及神经阻滞等麻醉操作 4. 熟悉麻醉记录单及相关病历的填写 5. 术后跟随护送患者回病房或 ICU，了解患者交接事项
第二阶段	5 个月	1. 麻醉理论讲授，侧重于椎管内麻醉、气管插管全麻、神经阻滞的生理学、药理学基础 2. 麻醉期间常用的监测技术及常见监护仪器、麻醉机、呼吸机等的术中使用、管理 3. 进一步规范化培训一般麻醉操作技术 [椎管内、气管插管、神经阻滞、双腔支气管插管、喉罩、监护麻醉（MAC）等] 4. 了解特殊麻醉技术（中心静脉穿刺、动脉穿刺、BIS、TOF、纤支镜的使用、控制性降压等） 5. 轮转各种麻醉专科（普外科、骨科、泌尿、心胸科、神经外科、小儿外、泌尿科、口腔、眼耳鼻喉、妇产科、复苏室等） 6. 了解术后疼痛治疗及其方案、疼痛诊疗的基本知识 7. 参加科内的业务学习 8. 鼓励其自己进行或参与其他医生的科研活动
第三阶段	14 个月	1. 麻醉理论讲授，侧重于专科麻醉的基础理论 2. 进一步规范化培训一般麻醉操作技术 [椎管内、气管插管、神经阻滞、双腔支气管插管、喉罩、监护麻醉（MAC）等] 3. 初步掌握麻醉期间较高级技术（中心静脉穿刺、动脉穿刺、困难气道的处理）及血气分析、BIS、TOF、纤支镜、血液回收等仪器的使用、管理 4. 轮转麻醉科亚专业组（普外科、骨科、心胸科、神经外科、小儿外科、泌尿科、口腔科、眼耳鼻喉科、妇产科、复苏室等） 5. 参加日常临床麻醉工作、夜班轮值、急危重等特殊手术麻醉，其中复杂大手术及 ASA Ⅲ级以上病例不少于三分之一 6. 掌握术后疼痛治疗及其方案 7. 参加科内的业务学习 8. 鼓励其自己进行或参与其他医生的科研活动
第四阶段	7 个月	疼痛科（3 个月） 1. 掌握疼痛科常见疾病的发病机制、临床表现、诊断和鉴别诊断及治疗原则 2. 掌握常用神经阻滞的适应证、禁忌证及规范化操作步骤 3. 能进行常见疾病有关影像学资料的阅读 4. 准确书写病例 重症监护室（3 个月） 1. 掌握危重症患者生命功能的监护 2. 掌握重要器官功能的判断和维护 3. 掌握急救复苏的技术和抢救流程等 4. 积极参加危重疑难病例讨论及业务学习 手术室外麻醉（1 个月） 1. 掌握无痛诊疗技术 2. 掌握日间手术的评估、麻醉管理及术后复苏

第 2 年：在上级医师的部分监督与指导下，掌握麻醉各亚专业及有创治疗的麻醉实施与管理，熟悉常见合并症的处理及其麻醉管理等。

第 3 年：通过累积完成一定数量的常见手术麻醉，在上级医师的监管下，能够独立实施常见手术的麻醉及管理。了解复杂手术和危重患者的围手术期管理，并知晓麻醉学科国内外理论的新进

表 13-6　住院医师阶段考核计划

考核时间	考核老师	考核内容	是否通过考核
第一阶段		1. 麻醉科术前访视的制度，术前访视的内容及一般处理 2. 麻醉记录单、麻醉签字单及相关麻醉文书的规范性书写 3. 麻醉科各项管理规章制度	
第二阶段		1. 蛛网膜下隙麻醉操作与管理 2. 硬膜外麻醉操作与管理 3. 气管插管操作与管理 4. 神经阻滞麻醉操作与管理 5. 急救心肺复苏理论与操作 6. 中心静脉及动脉穿刺操作及管理	
第三阶段		1. 麻醉中各种手术的气道判断、控制、处理 2. 术中呼吸监测的解读与控制 3. 血流动力学监测手段、解读、控制 4. 心血管病患者非心脏手术的麻醉管理 5. 手术麻醉中体位的影响与管理 6. 产科患者的麻醉管理 7. 小儿的麻醉管理 8. 老年患者的麻醉管理 9. 胸科患者的麻醉管理 10. 神经外科患者的麻醉管理 11. 腔镜手术患者的麻醉管理 12. 内分泌患者的麻醉管理 13. 耳鼻喉、头颈患者的麻醉管理 14. 骨科患者的麻醉管理 15. 血气分析结果的解读和处理	
第四阶段		疼痛科考核 1. 常见病、多发病的诊疗 2. 常见疾病的神经阻滞疗法 3. 病历书写、影像学判读等 重症监护室考核 1. 各种医疗文书的书写，独立思考、分析问题以及初步诊断能力 2. 呼吸机管理 3. 胸腔、腹腔、腰椎穿刺 手术室外麻醉考核 无痛内镜检查的麻醉管理	

展，初步掌握前沿的临床麻醉特殊监测和治疗技术，最终成为具有良好的职业道德、团队精神、人际沟通和应急能力，具有独立从事麻醉科常规临床工作的能力，具备一定的科研和教学能力的临床医师。

（三）考核

我科对住院医师培训比较严格，住培医师在住院医师规范化培训期间需参加多次考核。考核分为 5 部分：日常考核、亚专业出科考核、阶段考核、年度考核、结业考核。每部分包括理论考试和技能考核。日常考核由指导医师负责，亚专业出科考核由亚专业组长负责，阶段考核由教学秘书负责，年度考核由基地主任负责，结业考核是参加全国统考。

（四）质量管理

我们从教学目标出发，按照教学大纲的要求，使教学内容具体化，并把相关的教学内容具体分配到每位指导医师，采用多种教学方法，认真、负责地培养每一位住培住院医师，也利用多种反馈方式了解每一位住院医师的学习和生活情况，给予他们最大的帮助，全方位提升住培质量。在理论知识的教学过程中安排具有丰富教学经验的老师旁听，针对教学内容和教学方法提出建设性的意见和建议。同时，建立了 360° 评估系统，对学生和老师进行双向评估，以评促建，以评促改，不断促进科室教育的发展。此外，基地建立了奖罚制度，对优秀的教师和住院医师进行表彰与奖励，对表现不良的教师进行相应的惩罚，对不合格的住院医师进行批评和个体化辅导。

四、教学成果

麻醉住培基地自 2015 年成立以来，共招收麻醉住院医师规范化培训住院医师 35 名，其中在培人员 10 名，已结业住院医师 25 名。住院医师的结业率均在 80% 以上，其中有两年为 100%，超过全省的平均水平。在我院接受住院医师规范化培训后结业的住院医师均在二甲以上医院就业，麻醉水平及医德、医风等方面得到了用人单位的肯定。培训期间，住院医师们积极参加医院及全省组织的各种比赛，多次获得奖项（表 13–7），提高了学习积极性，也为麻醉基地带来了荣誉。科室指导医师在主任的带领下积极推进住培工作，积极申报教学课题，发表教学论文，应用先进的仪器和设备指导教学，不断地探索教学方法，提高教学质量。全科目前获批教学课题 6 项（表 13–8）。

表 13–7　住院医师获得的奖项

获奖项目	获奖次数	获奖项目	获奖次数
英语演讲比赛	6 次	病历书写比赛	3 次
临床技能比赛	4 次	优秀住院医师	3 次

表 13–8　申报课题

课题名称	项目编号	来源
医教协同对医学生临床思维能力的探索与研究	qyjg–202013	校级
超声模拟教学在麻醉科住院医师规范化培训教学中的应用	2021–wjzdx–59	卫健委
CBL 联合 MDT 教学模式在麻醉学专业住培学员教学查房中的应用	2023–wjzdx–84	卫健委
PDCA 循环下阶段性目标教学在麻醉科住院医师规范化培训中的应用	2022–wjzdx–82	卫健委
以问题为导向的 PBL 教学方法在麻醉本科教学中的应用	JY202142	校级
临床麻醉学	SYKC–2022–01	校级

五、困境与展望

自麻醉住培基地成立以来，教学团队不断学习新知识、探索新方法，努力培养麻醉技术过硬、医德高尚的服务型人才。但是在此过程中也遇到了一些困境。首先，青海地区住培生源质量偏低，加之住院医师对毕业后医学教育认识不足，容易满足于现状，培训质量较其他地区仍有一定差距；其次，师资带教能力相对薄弱，部分指导医师不注重教学能力的提升，轻技能及理论外的教学；再次，我院虽为综合医院，但儿科手术麻醉、体外循环麻醉、院内急救、气管切开的数量达不到基地考核标准。这些问题直接影响住院医师“首次执业医师资格考试通过率”和“首次结业考核通过率”，影响培训质量。

住院医师规范化培训是医学教育体系的重要组成部分，做好麻醉住院医师规范化培训是麻醉科每一位老师的职责所在。未来，麻醉科将迎来智能化发展和个性化、舒适化医疗的时代，这是机遇也是挑战。我们将借鉴更高水平基地的住院医师规范化培训方式、方法，努力开拓创新，积极克服困难，把住培工作做好、做强。同时，也要紧跟时代步伐，不断提高临床技术能力，深入开展科研工作，加强团队建设，加强跨学科合作，推动医院麻醉科的发展。

编　委：贾　珍
执笔人：李福梅

14 第十四章 汉中市中心医院麻醉专业住培基地

第一节 汉中市中心医院

陕西省汉中市中心医院（原汉中地区医院）成立于1965年，是市属公立性综合性医院，是汉中市最大的国家三级甲等医院、国际紧急救援中心网络医院，是全市医疗、教学、科研、急救、预防、保健和康复的指导中心，承担着全市384万人口、中高级领导干部、外宾的医疗保健和突发公共卫生事件、重大灾害事故的急诊抢救任务。

医院占地面积近100亩，建筑面积14.13余万平方米，定编床位1500张，实际开放床位1900张。设有50个临床科室，12个医技科室，29个行政职能科室。现有在职职工2056人（其中副高及以上专业技术人员197人，中级职称324人），享受国务院特殊津贴专家1人，市311人才33人，市级突出贡献专家8人，31人入选汉中市人才名录。烧伤科已通过陕西省评定申报国家级重点专科，骨科是省级优势专科，肿瘤内外科、妇科、产科、心血管内科、消化内科等多个学科在全市处于领先地位；医院拥有西门子PET-CT及美国GE回旋加速器，西门子双源CT，西门子128层螺旋CT，飞利浦双探头ECT及飞利浦1.5T和3.0T高场核磁共振，西门子、飞利浦多功能数字平板放射成像系统（DR），全数字化心血管造影系统，岛津数字胃肠镜，钼靶乳腺照相机，美国瓦里安直线加速器放疗系统，飞利浦FD-20平板探测器血管造影系统，飞利浦、西门子和GE系列高端彩超及四维彩超，全自动血细胞分析流水线，全自动生化免疫分析流水线，奥林巴斯电子腹腔镜，美国科医人高端美容激光治疗系统，钬激光碎石机等高精、先进仪器和设备1000余台（套）。纳里健康云平台胸痛中心及心电图会诊中心在我院建立，为我市分级诊疗和优质资源下沉搭建了良好的平台。

汉中市医学会16个专业委员会和市120急救中心、市应急指挥中心、市远程会诊中心、市全科医学教育培训中心、市产科急救中心、市糖尿病防治中心、市医学鉴定中心、爱婴医院、法医医学鉴定所均设立挂靠在我院，国家卫健委和省、市政府部门认定我院为国际医疗救援定点医院、中国卒中中心联盟单位、市城镇职工基本医疗保险定点医疗机构、市农村合作医疗定点医院。先后获评全国医药卫生系统先进单位、全国医院文化建设先进单位和全国“脑卒中高危人群筛查和干预项目先进单位”。

第二节 汉中市中心医院麻醉科

汉中市中心医院麻醉科成立于20世纪60年代中期。经过几代人的不懈努力和不断创新，现在的麻醉科已成为集临床麻醉、急救复苏、疼痛治疗、教学与科研于一体的一级临床科室。目前是陕南地区最大的麻醉科，规模在省内地市级医院中名列前茅。现我科为国家住院医师规范化培训基地，市级临床重点专科（图14-1），西安医学院硕士培养基地，有硕士生导师1名。

科室现有医师39人，麻醉专科护士5人。其中主任医师2人，副主任医师8人，主治医师26人，住院医师3人；包括研究生学历3人；多人攻读硕士学位。多名医师曾至北京301医院、上海长海医院、四川大学华西医院、空军军医大学西京医院等国内知名医院进修、学习。

手术室现有 2 个手术部（手术一部、手术二部），开放 24 个净化手术间，2 个麻醉后恢复室（PACU）。设备以国际知名品牌为主，如德国 Drager，美国 Ohemda 等高端麻醉机、飞利浦多功能监护仪。此外，科室还有纤维支气管镜、优亿可视喉镜、Philips 麻醉用超声、神经刺激仪、脑电双频谱指数（BIS）监测仪、NICaS 心功能监测仪等先进设备（图 14-2），为开展困难气道插管和支气管插管、神经定位、麻醉深度监测、有创压力监测、患者病情实时监控和治疗等提供了必要条件。我科在陕南地区最先开展术中自体血回输技术，现数量位于省内前列，此技术的应用使麻醉质量、患者安全进一步得到保障。

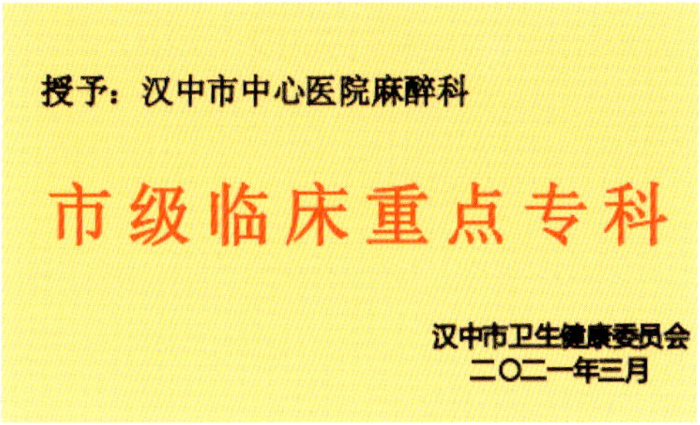

图 14-1　市级临床重点专科

开展的麻醉技术包括气管内插管全身麻醉、喉罩通气技术、腰硬联合麻醉、超声引导下神经阻滞麻醉、微创气管切开术等。在术中有创动、静脉压监测、BIS 监测、低温麻醉、控制性降压等技术的辅助下，我科可以安全完成上至百岁老人，下到新生儿各年龄段患者的麻醉，能够完全满足各临床科室的需求；并能够独立开展心内直视手术、不停跳冠状动脉旁路移植术、器官移植术等高风险、高难度手术的麻醉。科室近年来每年实施临床麻醉 28 000 余台，除手术室内麻醉外，还开展了多项手术室外麻醉工作，如无痛纤维支气管镜、无痛胃肠镜、无痛人流、分娩镇痛、床旁微创气管切开手术及日间手术的麻醉镇痛工作。科室还承担了院内抢救、术后镇痛、慢性疼痛、癌性疼痛的诊疗工作。

科室每年承担多名麻醉规范化培训住院医师和进修、实习医师的教学工作，组织高年资医师为西安医学院及汉中市职业技术学院临床医学专业学生进行理论授课及见习带教。

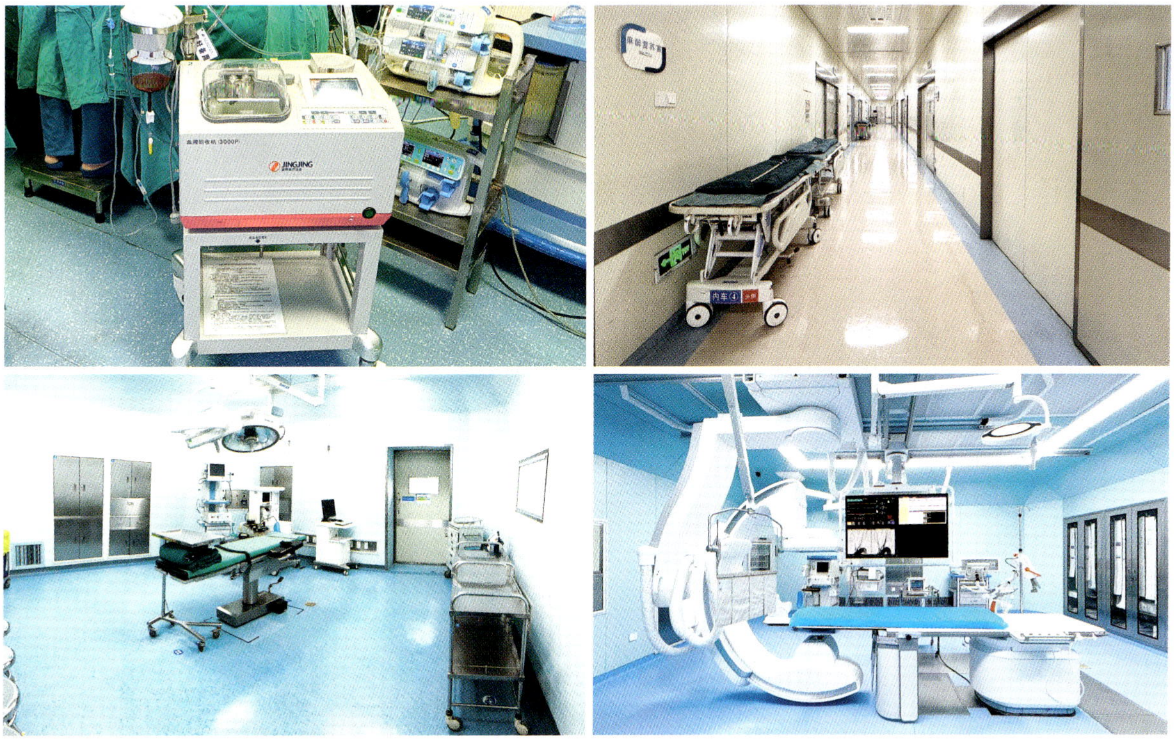

图 14-2　基地设施

第三节 汉中市中心医院麻醉专业住培基地

一、基地介绍

汉中市中心医院住院医师规范化培训麻醉专业基地，是院级优秀专业基地（图 14-3），师资力量强，有带教资质的指导医师 13 人。其中参加国家级师资培训 3 人，省级师资培训 13 人，每位指导医师理论知识扎实，临床经验丰富。麻醉手术病种多样、门类齐全，病种数量完全能满足住培要求，保证了麻醉亚专业的设立。基地以“岗位胜任力”为导向，严格按照住培教学大纲要求安排住院医师的轮转、技能培训、理论授课、病例讨论和教学查房。临床带教过程中不仅注重培养住院医师的实践操作技能，更注重对他们临床思维的训练。

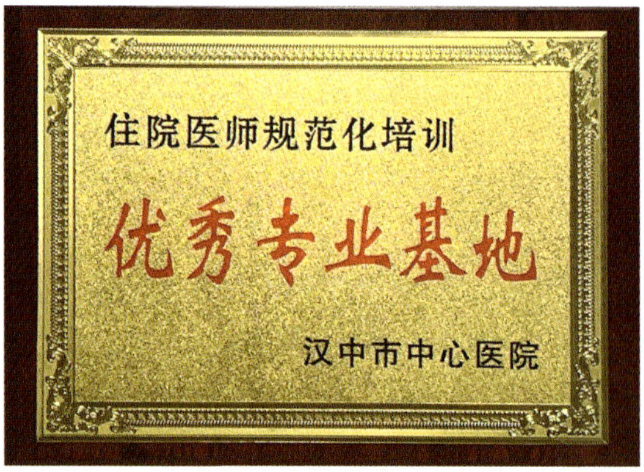

图 14-3 院级优秀专业基地

汉中市中心医院麻醉专业基地自 2017 年开始招生至今已有六年，已顺利毕业 12 名优秀的住院医师。六年对于一个住培基地的成长来说是短暂的。经过六年的风雨洗礼，它依然可能是一个相对年轻、相对缺乏经验的住培基地，但也是一个充满活力、积极向前的住培基地。2017 年，汉中市中心医院第一批招收了 4 名住院医师，此时基地刚刚成立，存在住培相关制度不完善，教学设备仪器不全，教学人员相对不足，导师缺乏授课经验等诸多问题。在国家卫健委和省卫健委的现场评估与指导下，基地不断调整改进，完善制度，落实改革，从严要求。在医院住培办和麻醉住培基地负责人张汉湘带领下，在教学主任黄柯冰与各位指导医师及住院医师的共同努力下，住院医师顺利地通过了考核。

2018 年，第二批住院医师如约而至。此时的基地已经具备了完整的框架，初具规模。基地的规章制度、教学模式、授课计划等方面有了很大的进步。各个住培基地与教学科室之间逐渐形成默契，将住培基地与科室之间相互串联起来，形成了相对完整的教学链。短短一年的时间，住培基地向前迈出了一大步。

2019 年，全国各地需要住院医师数量逐渐增加，但老牌的住培单位影响力也在日益扩大。多个专业住培基地相继出现招收不到住院医师的情况，但是汉中市中心医院麻醉住培基地在逆境中厚积薄发，往年的成绩得到了广大住院医师的认可。这一年，住培的住院医师数量由四名变成了五名。在教学体系逐渐完善，教学质量逐步提高的同时，麻醉住培基地十分重视人文关怀，责任导师与住院医师之间建立了一对一、点对点的关系，致力于住院医师的日常待遇、心理疏导，真正做到事无巨细。责任导师与住院医师之间相处融洽，其乐融融，不仅是师生，也是战友与朋友。

2020 年是特殊的一年，新冠疫情肆虐。在这一年，第一批全部由非基地人组成的住院医师队伍，不畏疫情艰险，来到了住培基地，开始他们的学习。融洽的氛围让他们很快地融入了这个团体，指导医师对于他们的指导与鼓励，让彼此不再生疏，像回到了一个温暖的大家庭。他们工作认真、学习刻苦，在轻松愉快的环境学习事半功倍，顺利地通过了执业医师资格考试。而后，他们又胸有成竹地踏进结业考试的考场，从他们自信的表情中可以看出志在必得的决心。同样，从这个基地走出的住院医师，都完全可以独当一面，成为一名有扎实功底、有一定经验的合格医生。

自 2020 年至 2023 年，陆续有老的住院医师毕业，新的住院医师报到，住培基地像母亲一样，从一开始的慢慢哺育，到看着自己的孩子茁壮成长，直到长大成人。虽然新鲜的血液不停地注入，但是基地的指导医师们一如既往、日复一日地风雨无阻，日夜兼程，在教育住院医师的同时还不断提高自身的教育能力和业务水平，力求在各方面更上一个台阶。在所有人员的努力下，基地从教学模式到人员素质，各方面都日益成熟，实现了现代化、多元化、全面化、个性化等多方位一体的教育体系（图 14-4）。

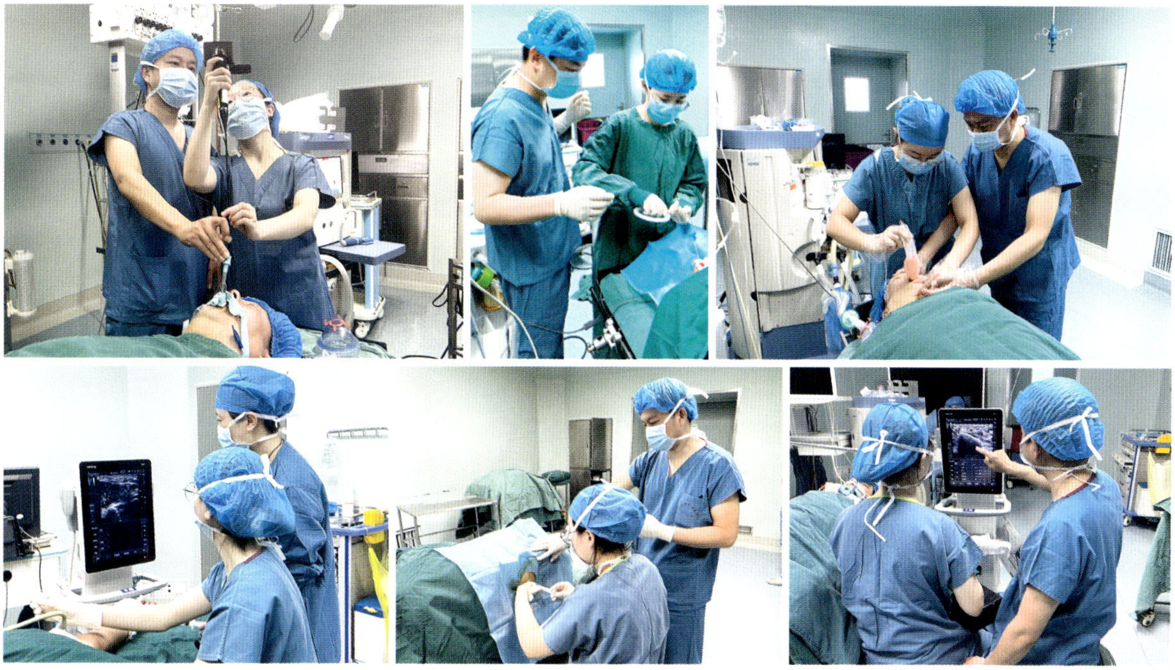

图 14-4　技能指导

二、师资建设

在住院医师规范化培训过程中，指导医师的水平对培训质量起关键性作用。培训基地指导医师应该具备高尚的职业道德、丰富的临床经验、一定的教学能力，且人数能够满足培训要求。

（一）指导医师遴选

按照国家卫健委制定的住院医师规范化培训带教师资管理办法，对指导医师队伍开展遴选工作，本专业基地指导医师遴选程序如下。

1. 本人申报：取得专业技术中级职称 3 年及以上，具备良好的职业道德、专业水平、教学能力，具备本科及以上学历，自愿申请加入住院医师规范化培训队伍的临床麻醉医师。

2. 专业基地对提交申报书人员进行审核，上报管理部门。

3. 由我院的住院医师规范化管理办公室对申报师资进行资格量化、公示。

4. 教学试讲：安排申报医师进行入职前试讲，由本专业基地组织具有丰富授课经验的带教医师进行现场评价及指导。

（二）指导医师培训

1. 院内培训：由医院住院医师规范化管理办公室依据分层递进、规范化、系统化的原则，组织全院师资集中培训，必须通过考核并取得院级师资培训证书才能继续参加临床带教（图 14-5）。

2. 外出培训：结合本专业特点及需求选派骨干指导医师外出培训（图 14-6）。

3. 网络学习：如有特殊情况，无法安排专人外出学习，则根据实际情况参加高规格的网络培训。

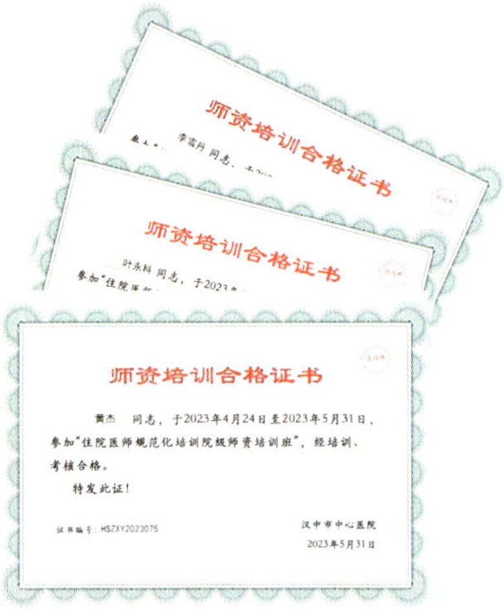
师资培训合格证书
师资培训合格证书
师资培训合格证书
黄杰 同志，于2023年4月24日至2023年5月31日，参加"住院医师规范化培训院级师资培训班"，经培训、考核合格。
特发此证！
汉中市中心医院
2023年5月31日

图 14-5 院内师资培训合格证书

（三）指导医师考核

目的是淘汰没有教学责任心和带教热情的指导医师，并通过考核确定优秀带教医师，进行表彰奖励。

每年对本专业基地全体指导医师从职业道德、教学活动开展、科研能力等五个维度进行考核评价（图 14-7）。

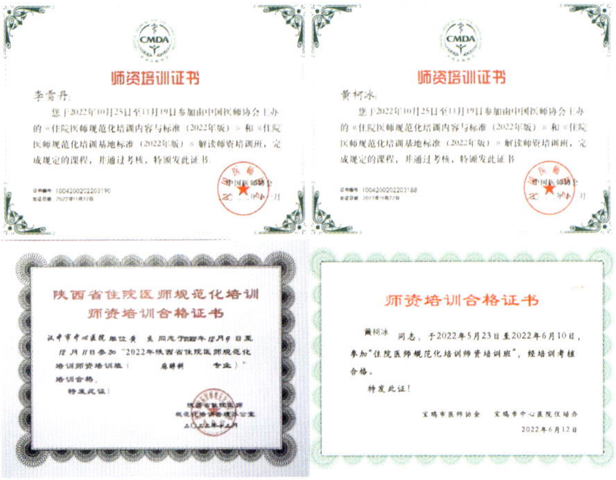

图 14-6 外出培训合格证书

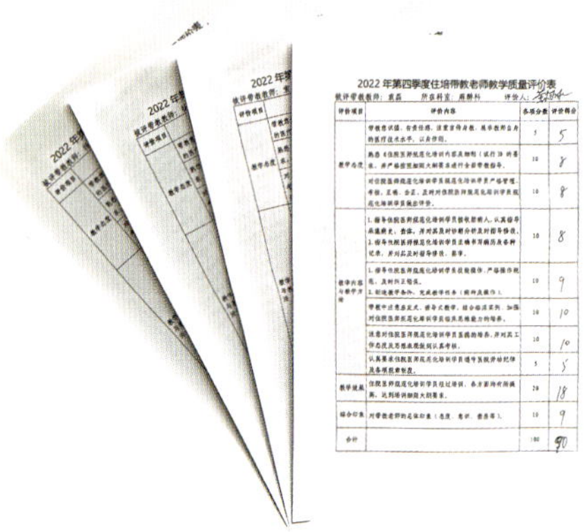

图 14-7 教学质量评价表

（四）激励制度

1. 院级层面

1.1 每年 8 月底进行，住培科开展评优评先活动，评选项目有优秀住培基地、优秀基地管理负责人、优秀科室管理人员、优秀带教医师、优秀导师等，优秀基地奖励 3000 元，其余奖励 1000 元。

1.2 职称晋升时，院内评审规定 100 分里面，教学占 8 分，参加住培带教的指导医师按教学活动给予分值，如小讲课计 0.2 分 / 次。

1.3 医院每个月千分制大质控时，住培管理占 80 分。医院检查住培工作的开展和落实情况，按标准进行相应扣罚。

1.4 每次小讲课、病例讨论、教学查房都有一定数额的报酬随绩效发放。

2. 科室层面

2.1 科室每年的评优评先向参与住培带教的医师倾斜。

2.2 职称晋升，同等条件下优先推荐参与住培带教的指导医师。

2.3 科室每月提出绩效的 5% 分配给指导医师。按照带教工作量的多少和教学工作质量、完成教学研究的数量、负担基地及科室教学组织实施确定发放系数，在绩效的系数中予以体现。按照带教住院医师的数量、开展教学活动的数量，教学活动包括小讲课、病例讨论、教学查房、日常带教、出科考核的组织实施、模拟教学、年度考核的组织实施等确定工作量。教学质量通过科室评价和学生反馈综合考量。

2.4 对于未按时完成教学活动或（和）评价得分低于 85 分，住院医师反馈教学质量较差的指导医师给予扣罚，当月绩效扣 200 元。

2.5 鼓励指导医师踊跃参加各级各类教学评比活动。对参与的指导医师给予一定数额的经济奖励，取得名次者在此基础上按获奖等级给予额外奖励。具体的数额由基地教学小组讨论决定。

2.6 奖罚的考核标准公开，考核过程做到公平、公正，奖罚结果及时公示。

师资队伍建设是实现住院医师规范化培训“过程规范化，结果同质化”的关键所在。本专业基地通过规范师资队伍遴选过程，建立了一支带教能力较强、带教热情较高的临床带教师资队伍，并通过建立一系列激励制度，有效激发了临床医师对住院医师规范化培训教学工作的积极性。

三、质量管理

麻醉科严格按照国家住院医师规范化培训的要求，努力完成麻醉科住院医师规范化培训的目标，为规范化培训更加顺利、有序地开展，教学质量持续提升，学生医学理论基础更加夯实，麻醉专业基地调整了教学管理和教学活动模式，制订了一些具有针对性的教学形式和计划。

（一）加强带教医师的自身建设

带教医师的水平是保证住院医师规范化培训质量的基础，高水平的师资队伍是提高培训质量的必要条件。带教医师必须熟悉掌握本专业及相关专业的理论知识和操作技能。我院麻醉科所有带教医师均是主治医师 3 年以上的高年资医师，其中 3 人获得国家级住培师资证书。带教医师的行为具有示范性与引导性，对住院医师的影响是巨大的。因此，除了要求带教医师有丰富的理论知识和扎实的操作技能外，还要求带教医师有强烈的敬业精神和责任感及高尚的医德、师德，给住院医师树立良好的榜样，同时培养住院医师对医学事业的责任感和使命感。

（二）强化住培过程管理

1. 入科培训

住院医师于月初第一天到麻醉科报到，由科室教学主任安排带教医师，并进行入科宣教，主要介绍麻醉科基本情况、劳动纪律、培训目标及要求等。住院医师入科后即开始进入理论结合实践的学习，同时需要熟悉麻醉科工作制度与日常工作流程，包括麻醉术前访视、术后回访及麻醉记录单的书写、麻醉药品的使用与管理等，以尽快适应科室工作环境，融入麻醉临床工作。

2. 教学查房

住院医师规范化培训的教学查房是指导医师引导住院医师由课本走向患者、由教室走向临床、由理论走向实践的最好途径。麻醉科教学查房不同于有病床的临床科室，教学查房是以有代表性特点的手术病例与疑难危重症患者的麻醉处理相结合进行的。我科住院医师教学查房有两种形式。一种是每日晨交班，有特殊病例时由负责麻醉的医师介绍病例，主持交班的高年资医师向住院医师提出问题，并就给出的结果进行讲解和分析，最后由科主任予以点评。此种教学查房方式要求住院医师理论水平扎实，尤其锻炼随机应变能力。另一种是由经验丰富的带教医师选择常见疾病手术的麻醉进行深入讲解和分析，一般每月 2 次，由主讲医师提前公布教学查房的内容，让住院医师查阅相关资料。教学查房过程首先由住院医师用幻灯片直观介绍某个疾病拟施行的手术背景知识，包括疾病的解剖、病理生理、临床表现、诊断等信息，由主讲医师适当提示、引导进行讨论，学习该手术的术前评估、麻醉方案的制订、有关的操作步骤及其注意事项、围手术期可能遇到的问题、相关并发症的预防和处理等方面，在不断地讨论、互动中完成查房内容、从而培养住院医师具体问题具体分析的能力以及处理问题的能力（图 14-8）。

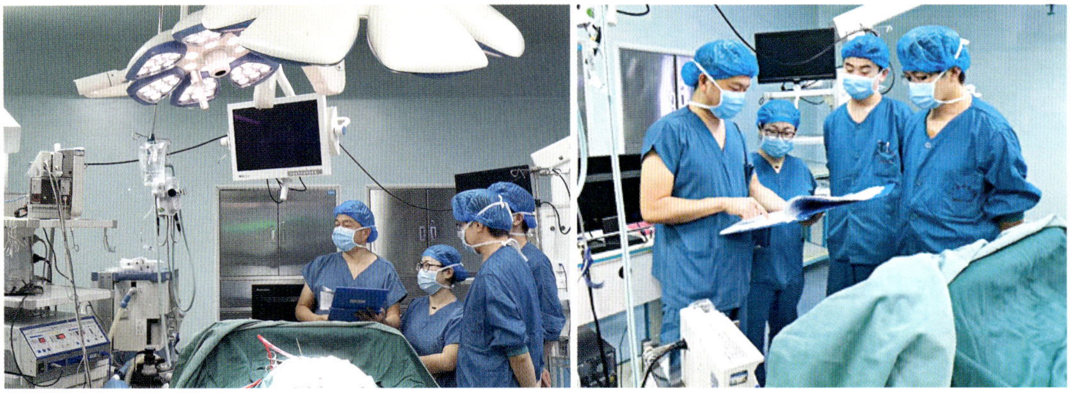

图 14-8　教学查房

3. 专题讲座

住院医师参加的专题讲座（图 14-9）有两种形式。一种是麻醉科固定的讲座，由麻醉科全体成员轮流主讲，每半月一次，内容以麻醉专业为主，结合在临床麻醉中遇到的各种问题，有计划、有针对性地深化和扩展住院医师的知识面。另一种是由所有住培指导医师轮流主讲，每半月一次，内容主要涵盖基础和临床。两种模式交互进行，住院医师每月能参与 4 次专题讲座，在讲座的过程中不断温故知新，理论水平不断提升。

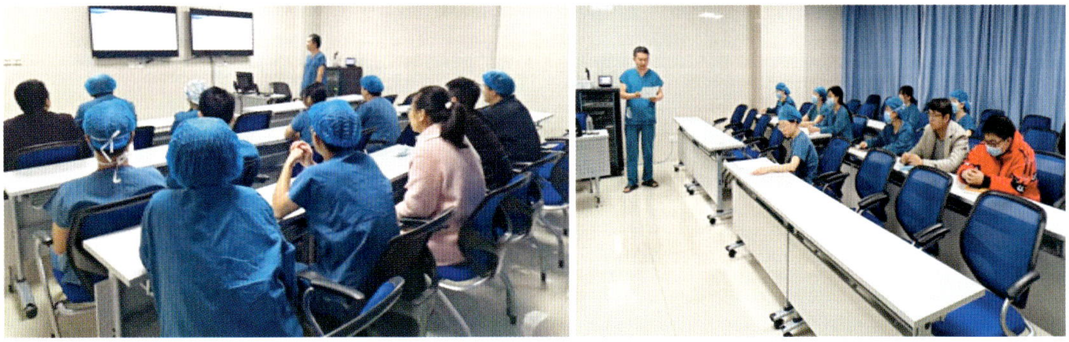

图 14-9　专题讲座

4. 病例讨论

我科病例讨论是以问题为中心展开的一种讨论形式与教学方法，每月 2 次，由高年资带教医师主持，所有住院医师参加。各住院医师轮流选择危重疑难或已发生特殊麻醉并发症的病例，查阅相关文献资料，结合具体病例，从麻醉前评估、麻醉方案制订、围手术期管理、麻醉并发症预防与处理等方面展开讨论、分析，主持者引导其他住院医师提出问题并展开讨论、分析，最后进行总结（图 14-10）。通过病例讨论可有效结合书本知识与临床实际，有利于培养并提高住院医师的临床思维能力、发现问题的能力及综合分析能力，也有助于住院医师融入教学活动，展现自身魅力。此类

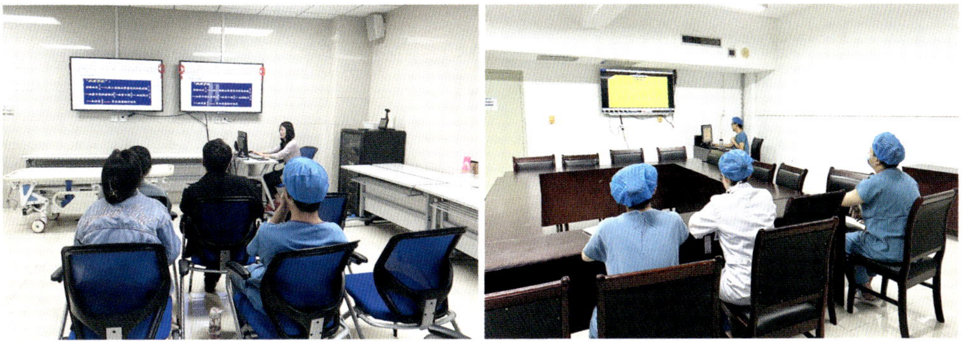

图 14-10　病例讨论

教学活动，加深了住院医师对理论知识的理解，进一步弥补了自身知识的不足，扩大了知识面，提高了交流表达与教学能力。

5. 考核评价

完善的考核评价体系是保证住院医师规范化培训质量的方法之一。根据麻醉科住培基地的要求，我们细化了考核内容，设置了定期考核、出科考核和年度考核，考核内容有专业理论考核和实践操作考核（图 14-11）。定期考核和出科考核主要是对麻醉亚专业相关知识的掌握情况进行考查，年度考核采取与住培结业考核相同的模式，使住院医师提前了解、熟悉结业考核流程。此外，科室同时开展师生互评、住院医师评估基地和护理人员对住院医师的评估。多种考核方式的实施不仅有助于增强住院医师学习主动性与积极性，也有利于带教医师总结教学经验，及时反馈教学信息，不断改进教学中存在的问题，提高教学质量。

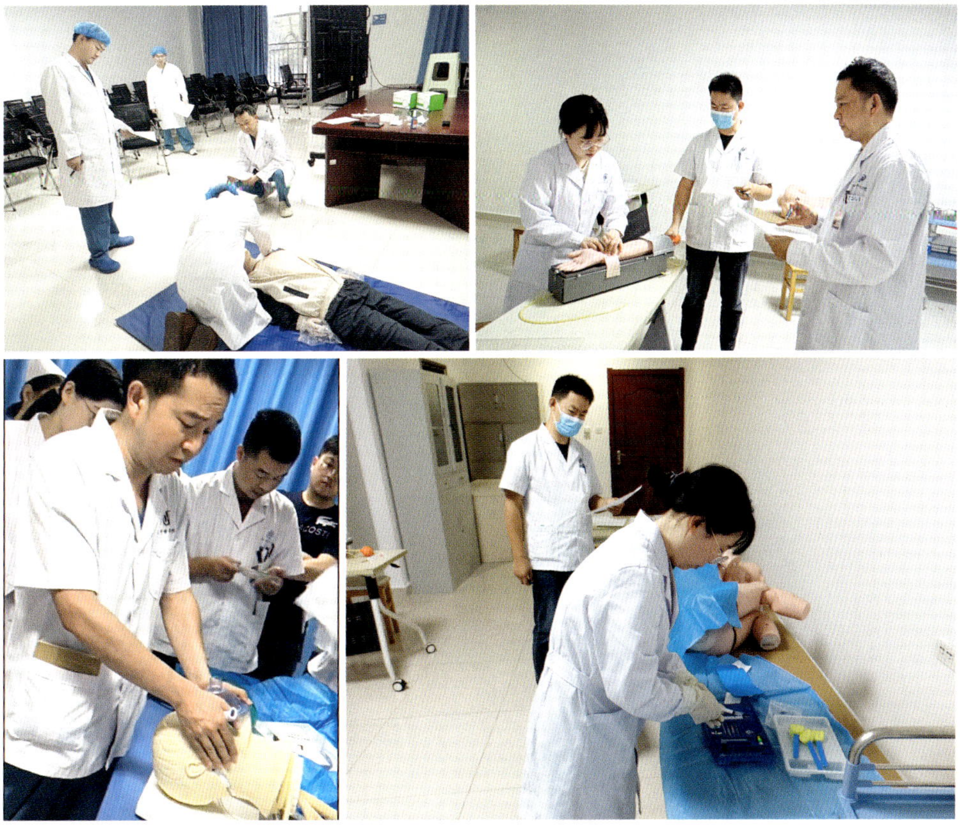

图 14-11　考核评价

（三）重视住院医师素质教育

1. 加强医德医风教育

医德医风教育是培训的重要组成部分，必须贯穿整个住培过程中，培养住院医师高度的责任心和同情心，关心、爱护、尊重和平等对待每一位患者。具体来说，住院医师在麻醉前要熟悉患者病情、了解手术方式、手术体位对麻醉的影响以及手术过程中可能遇到的问题，与指导医师一起拟定麻醉方案。进行相关操作前，与患者及家属充分沟通，注意保护患者隐私，尊重患者意愿，让其了解相关操作的必要性及可能的风险。从术前访视到麻醉诱导，从术中管理到术后苏醒，从拔管到患者安返病房都需秉持认真的态度，加强监护，准备好相关问题的处理预案，做好手术患者生命的“守护神”、外科医师心中的“定海神针”，从而培养住院医师对麻醉专业的使命感与责任感。

2. 加强医患沟通能力

沟通障碍是导致患者及家属对医院和医务人员信任度下降的重要原因，加强住院医师医患沟通能力的培养，有助于减少医患矛盾、降低医疗纠纷的发生率。住院医师成长为合格临床医师的必备条件之一就是要具备良好的医患沟通能力。在进行医患沟通时，要讲究语言的艺术与谈话效果，注意说话方式，尽量用通俗易懂的语言，避免使用晦涩难懂的医学术语及带有刺激性、强烈诱导性的暗示性语言，尊重患者的隐私权和知情同意权。我科的做法是由指导医师与住院医师共同进行医患沟通，定时定点。指导医师提前向住院医师说明在该患者的沟通中需要注意的关键问题，然后由住院医师与患者及其家属沟通，最后由指导医师进一步补充。沟通结束后，指导医师总结住院医师沟通中存在的不足之处，从而帮助住院医师培养良好的医德医风，建立和谐的医患关系。

麻醉科住院医师规范化培训过程中应重视指导医师的自身建设，强化住院医师规范化培训的过程管理，同时也要加强住院医师素质教育的培养，以保证培养出的住院医师是具有独立从事临床麻醉工作能力的合格的住院医师，从而保障麻醉安全，提高医疗质量。目前我科住培工作取得了一定的成绩，但也存在一些问题，需要指导医师与住院医师不断探索创新，以更好地推进麻醉科住院医师规范化培训的发展，提高培训质量。

（四）生活关怀

医院秉持“以人为本、全面发展”的医学教育理念，根据不同时期、不同学习阶段医学生的特点，将原本“只强调住院医师医学理论和技能”的培养目标转变为“具有过硬的政治思想、高尚的道德情操、高品位的人格修养，高素质、国际化的临床医学创新人才”的培养目标。强调教师的人文关怀在医学教育中的重要地位与思想政治教育的引领作用，在原有教学目标中融入人文关怀、思想政治、职业操守等理念，提升住院医师政治思想觉悟和人文关怀意识及能力，在医学专业课程教学中融入人文知识教育，以培育和提升医学生的人文素养。如此，住院医师才能既具备丰富的医学理论和技能知识，又能将所掌握的深厚人文知识内化为人文精神体现在医疗行为中，更好地理解人文精神的内涵。

我院按照国家规定补助标准，对不同年级的住院医师每月发放生活补助。对家在汉台区外的住院医师，医院免费安排住宿，家在汉台区内但确有困难的住院医师提出申请后医院也可免费安排住宿。同时，根据住院医师工作的质和量，发放相应的绩效补助。如遇节假日，也会给予一定补贴。对于生活或学习中所遇到的困难，住培基地积极地给予协调、帮助解决，保证每一位学生在住培期间没有后顾之忧，全身心地投入学习之中。

除了经济上给予支持，生活上更是照顾有加。科室在高年资指导医师中遴选出有丰富经验的教师作为责任导师，除了学习工作给予指导，更主要的是在住院医师生活中起到知心朋友的作用，及时了解并帮助住院医师解决困难。住院医师身在异地，随时都能感受到家庭般的温暖。科室也会定期组织住院医师联谊会，各位同学各抒己见，将自己在工作中或生活中面临的困惑及想法与其他同事进行沟通，在轻松融洽的氛围里及时解决各种问题（图 14-12）。

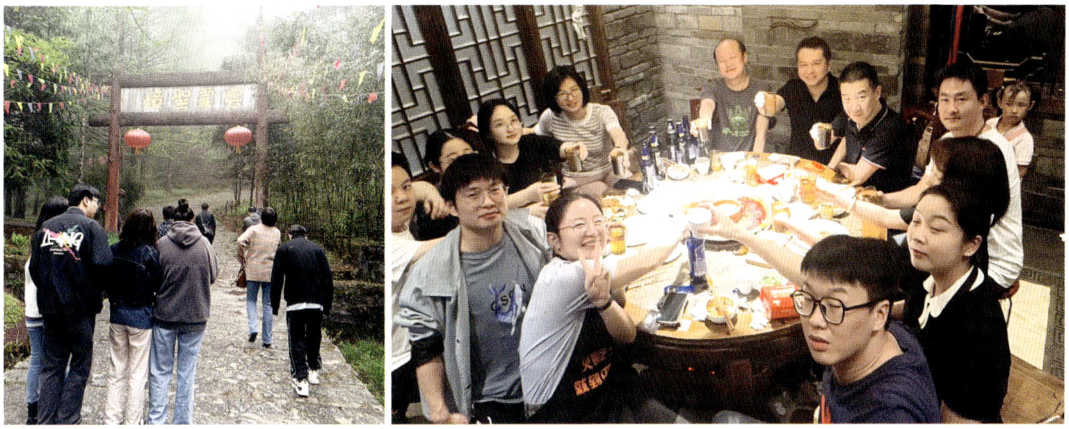

图 14-12　生活关怀

2019 年起我国经历了长达 3 年的新冠病毒疫情防控。在这三年里很多行业的基层工作者都面临了巨大的工作及生活压力。医务工作者更是首当其冲，在保证医疗保健工作时面临着随时被病毒感染的风险。住院医师作为医疗工作者中的一员，在国家的号召下也义无反顾地冲上了防疫一线。在科室其他同事接连因病毒感染倒下的情况下，我科住院医师勇敢地承担起了临床麻醉工作。为解决住院医师的后顾之忧，科室住培管理小组制订了周密的保障计划，在有限的条件下，免费为住院医师提供健康饮食与心理疏导，尽最大努力为感染新冠的住院医师提供药品，为隔离中的住院医师提供生活必需品。

住培过程中，重视培养学生独立处理患者病情的能力，真诚对待每一位患者。在学生实践活动中落实人文素养的培养，提升学生的道德品质和思想高度，增强学生的社会责任感，真正让学生将人文素养内化于心并以思想品质的形式体现，外化于具体的行动以人文关怀的形式体现。

对当代住院医师人文关怀精神的培养，是教书与育人有机统一，是学习贯彻习近平新时代中国特色社会主义思想的必然要求，更是医学价值取向的终极体现。住院医师人文关怀精神要坚持“以人为本”，全心全意为人民服务，顺应时代要求，努力提升个人的能力，更好地为人民服务。

四、教学成果

至今，我基地已培养住院医师共 22 人。除 1 人因个人原因延期毕业外，其余住院医师均通过了执业医师考试，12 人一次性通过了住院医师规范化培训结业考核，一次性通过率达 100%。此成绩在省内名列前茅。参培的医师，岗位胜任力较参培前显著提高，能够胜任常见病、多发病的麻醉，熟练掌握常用的麻醉技术；能够参与对低年资麻醉医师的带教，自学能力得到强化；能够主动解决部分疑难问题；能够与手术团队成员良好沟通；能够处处体现对患者的人文关怀（图 14-13）。

五、困境与展望

（一）面临的困境

尽管住培工作实现了顺利开展，住院医师的业务水平测试成绩有所提高，但是在我们的培训过

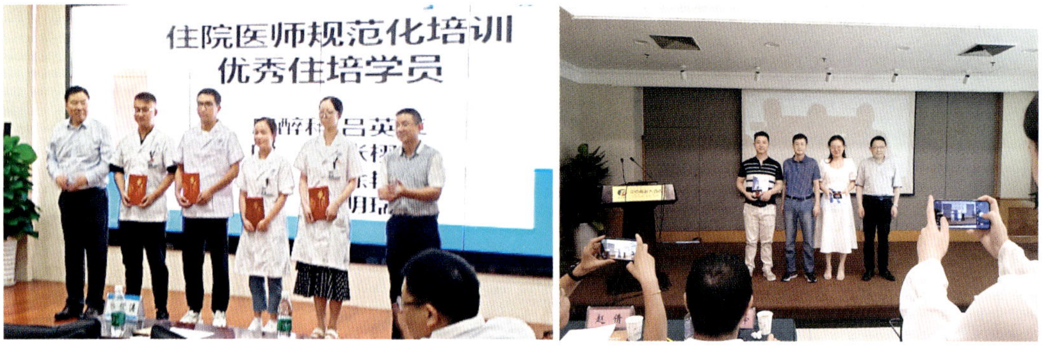

图 14-13　教学成果

程中仍然发现一些不足之处，距离建立优秀住培基地的目标仍有差距。

1. 师资力量方面

经验不足。我院作为西安医学院与汉中市职业技术学院的见习与定点实习医院已参与理论与临床带教工作数年，但加入住培专业教学基地时间不长，尤其近年来一些住培带教形式、方式方法与过去的教学模式相比发生了较大的改变，导致基地部分带教医师无法快速适应目前住培教学工作的相关要求，缺乏相关教学经验。

精力有限。麻醉科日常工作繁忙，加之科室人员紧缺，带教医师们既要应对繁忙的日常工作，又要兼顾住院医师们的带教职责，精力有限，难以保证教学任务的高质量开展。

2. 住院医师自身方面

部分住院医师对于毕业后再教育学习意识不强，思想上不够重视，没有充分认识到住培学习不仅是学校知识的更深层次的巩固，而且是为今后更好地适应繁杂的临床工作打下基础。住院医师往往把住培学习当做领取住培证书的一条通道，抱有完成任务式的学习态度，在住培学习过程中难以全身心投入，导致基地教学培训效果受到影响。

3. 规范培训制度方面

临床麻醉工作现如今已超出了手术室工作范畴，无痛诊疗、舒适化医疗、院内急救等场景都可以见到麻醉医师的身影。工作面的快速扩张而麻醉工作人员却没有得到相应的补充，导致各个岗位的麻醉工作者疲于应付，将大部分的精力都投入到临床工作中。住院医师虽然是以住院医师身份来到基地，但也不得不投入到繁杂的日常麻醉工作中，高强度工作降低了他们的工作积极性和学习主动性，显著影响培训质量。完善规范化培训制度，缓解和改善住院医师的临床压力是科室住培工作可持续发展的可靠保证。

4. 科研方面

我基地处于中西部偏远落后地区，信息相对闭塞，硬件设施不够完善，基地教学师资学历结构总体偏低，缺乏教学创新，科研意识薄弱，科研能力相对不足，因此在科研创新方面一直是我们的短板。

5. 招生方面

作为近年来新加入的住培教学基地之一，我基地知名度较低，难以招收到更多应届毕业生或符合条件的医学生加入到我们基地的住培培训中来。加之全省住培工作开展总体较晚，住培政策落实不到位，部分基层医院未能积极响应住培政策，将符合住培条件的医师派送到基地进行规范化培训。

针对以上几方面的不足，我们基地将有针对性地做出相应的改进。

5.1 提升师资力量

在今后的科室招聘工作中争取吸纳更多高层次的优秀医学人才，鼓励并大力支持基地带教医师积极参与科研项目，努力创新，以弥补我们在科研方面的短板。安排带教医师外出学习，与其他有丰富教学经验的教学基地开展多种形式的交流学习。

5.2 开展分阶段多维度特色课程

教学团队以精品课程建设为抓手，建立基于岗位胜任力的，以激发住院医师主动学习为主的，分阶段、多模式的课程体系。在课程设计上，对课程内容分设不同的等级和教学目标，使住院医师循序渐进地开展学习；在课程形式上，设有理论课、实践技能课，同时建立以住院医师讨论为主，教学查房、病例讨论和技能培训为一体的工作坊，建立通过复盘和反馈达到教学目的的高级进阶情景模拟课程。所有课程均常态化开展，以塑造良好的教学环境。

5.3 精细化管理、分层教学

基地设立教学小组，根据专业培养方案制订相应的培养计划。各轮转科室进行属地管理，由具有住培带教资格的师资人员担任指导医师，全面负责临床及科研的指导，关心住院医师的生活及思想动态。基地构建了丰富、开放的学习平台，开展精心设计的基础生命支持（BLS）、困难气道、可视化技术培训等教学活动，整合专业外的重要技能以达到不同年级的不同教学目标。同时，为培养住院医师的临床思维、团队合作、沟通能力等临床胜任力，我科于每周二、周五开展病例讨论与教学查房以锻炼住院医师对真实病例的临床思维能力，每月开展一次模拟教学课以加强住院医师自主学习能力和对危机事件的认识和应对能力，有助于将住院医师培养成为基础医学知识扎实、临床思维逻辑缜密的合格住院医师。

5.4 调动住院医师积极性，培养自主学习能力与科研思维

定期举办各种麻醉相关专业知识竞赛活动，不定期组织集体户外活动，强化人文教育，督促住院医师不断更新医学知识，提升临床思维水平，磨炼专业技术技能，养成自主学习的习惯。教学实践中，努力开展可视化模拟教学，开展肌松监测、血流动力学监测、麻醉深度监测技术与目标导向容量治疗；可视喉镜或纤维支气管镜引导下困难气管插管术、自体血回输技术与超声引导下血管穿刺等技术将大幅缩短掌握临床麻醉技能的训练时间，有效提高住院医师的学习效率。

5.5 扩展招生范围

通过不断完善自身，逐步建立基地的良好教学形象，提升教学质量，取得瞩目成绩，扩大影响范围，吸纳更多住院医师报名参加基地住培。同时，加强住培政策的落实，加强住培政策宣传活动的开展，与基层医院加强联络，积极鼓励基层医院将符合条件的住院医师送入我基地参加住培工作，拓宽招生范围。

（二）展望

当前，在我国深化医药卫生体制改革的新形势下，住院医师规范化培训作为医学生终身教育承前启后的关键环节，是向专科医师发展的必备阶段，是医学临床专家形成的必由之路，也是提高医疗服务水平，保证医疗安全的有效手段，希望我们能持久地坚持下去。虽然在迈向优秀住院医师规范化培训基地的路上会有重重困难，但我们坚信，凭借每位带教医师对住院医师培养工作的高度重视，在做好本职临床工作的基础上，将更多的精力和热情投入到日常住培带教工作中，加以医院及社会的全方位支持，我们会对存在的问题努力持续改进，使我们的住培工作更加完善，为国家的医疗保健事业培育出更多合格的医学人才，这是我们的责任，更是我们的使命。

住院医师培训从无到有，逐渐走向规范，通过一代代医务工作者的不懈努力，我们定会培育出适应社会需要，能满足广大人民群众不断增加的医疗需求的优秀临床麻醉医师。

编　委：张汉湘
执笔人：黄柯冰

15 第十五章 空军军医大学西京医院麻醉专业住培基地

第一节　空军军医大学

中国人民解放军空军军医大学（原第四军医大学）是一所培养高、中层次医学专业人才的全国重点大学。学校 1959 年被中共中央确定为全国首批 20 所重点大学之一，1981 年成为全国首批硕士、博士学位授权院校，1995 年进入军队重点建设院校行列，1997 年成为国家首批 22 所“211 工程”重点建设院校之一，2017 年进入国家“双一流”建设首批一流学科建设院校，2019 年进入军队“双重”建设首批重点学科建设院校。学校本部坐落在古城西安。

学校人才济济，教学、医疗、科研实力雄厚。拥有中国科学院院士 2 名、工程院院士 5 名、国家“万人计划（特支计划）”入选者 16 名、国家“973”首席科学家 8 名、教育部“长江学者”40 名，国家百千万人才工程入选对象 13 名、国家有突出贡献中青年专家 10 名、国家杰出青年基金获得者 20 名、全国优秀科技工作者 13 名、“求是”杰出青年实用工程奖获得者 5 名、教育部新世纪优秀人才支持计划入选者 14 名、军队专业技术重大贡献奖获得者 2 名、军队杰出专业技术人才奖获得者 7 名、国防科技卓越青年 4 名、军队创新人才工程培养对象 38 名、军队院校育才金奖获得者 37 名。现有博士生导师 376 名，硕士生导师 716 名，国务院学位委员会学科评议组成员 5 名。周光召、杨振宁等 300 多位国内外知名专家为名誉教授或客座教授。

学校是国务院批准的首批博士、硕士学位授权单位，现有教育学、理学、工学、医学和管理学学科门类。目前有 8 个学科领域进入 ESI 全球前 1%、1 个学科领域进入 ESI 全球前 1‰。国家重点和培育学科 19 个，国家重大科技基础设施 1 个，国家重点实验室 2 个，国家临床医学研究中心 2 个，国家临床重点专科军队建设项目 23 个，全军医学专科中心 35 个，军队后勤科研实验室 19 个，全军医学专业重点实验室 17 个，西北首家可移动式生物安全防护三级实验室 1 个。近年来，学校教学改革成绩显著，2001 年与北京大学双双荣获国家教学成果特等奖，2009 年学校再获国家级教学成果一等奖。截至目前，共获全国优秀博士学位论文 11 篇、全军优秀博士学位论文 55 篇、全军优秀硕士学位论文 75 篇、陕西省优秀博士学位论文 142 篇。

学校教学设施设备齐全。图书馆占地 12 000 多平方米，现有藏书 70 余万册，中外文纸质期刊近 1000 种，各类数据库近 52 个。学校拥有亚洲最大的国际口腔医学博物馆、国家级基础医学实验教学中心、国家级口腔医学虚拟仿真实验教学中心、人体解剖教学标本陈列馆、计算机教学实验室等教学公共设施；拥有数码互动教学系统、虚拟实验教学系统、临床技能模拟训练系统等大批先进的设备。

学校医疗工作成绩显著。所属各医疗机构均为三级甲等医院，其中第一附属医院（西京医院）综合实力排名位居全国前列，第三附属医院在全国口腔专科医院排名中稳居前四。学校先后创造出 90 多项国内外“第一”或“唯一”的医学成就，在国内外产生重大影响。

近年来，学校获得各类科技成果奖千余项，其中国家自然科学奖 1 项、国家技术发明奖 8 项、国家科技进步奖 59 项、军事科学技术一等奖 40 项、军队医疗成果一等奖 17 项、省科学技术一等奖 100 项。“十一五”以来，共获“973”首席科学家项目 8 项，省部级以上科研项目 4400 余项，获批的各类科研经费总额超过 28 亿元。2008 年至 2011 年连续 4 年荣获 5 项国家科技进步一等奖，2016 年获国家科技进步奖创新团队奖，2020 年再获国家科技进步一等奖。

第二节　空军军医大学西京医院

空军军医大学西京医院坐落在古都西安，历史悠久、文化厚重，是一所集医疗、教学、科研、保障为一体的大型现代化综合性医院，综合实力排名全国前十。医院设有 40 个科室和专业，拥有全国重点实验室 1 个，国家临床医学研究中心 1 个，教育部重点实验室 1 个，国家级重点学科 9 个，国家临床重点专科（军队建设项目）17 个，军队临床重点专科 16 个，博士学位授权学科 36 个，全军医学研究所 12 个、专科中心 6 个，全军医学重点实验室 4 个。

新中国第一例体外循环心脏直视手术，世界第一例抢救烧伤面积 96% 的重度患者，世界第一例十指断离再植手术，国内首例活体肝移植术和小肠移植术，中国首例、世界第二例换脸术，世界首例异位辅助性活体肝移植术，亚洲首例心肝肾同期联合移植术，亚洲首例血型不合亲缘性活体小肠移植术，亚洲首例转基因猪—藏酋猴异种异位脾窝辅助性部分肝移植术，中国首例人子宫移植术，多基因编辑猪 - 恒河猴异种肝心肾器官移植术，世界首例六基因编辑猪 - 猴多器官多组织同期联合移植术，世界首例前臂毁损断肢异位寄养后全形组合回植重建术等 40 余项“首创”“首例”精尖手术相继在西京医院开展。

医院师资力量雄厚，拥有中国科学院院士 1 名、中国工程院院士 1 名，先后产生三级以上（待遇五级）专家教授 65 名，长江学者特聘教授 14 名、青年长江学者 6 名，国家杰出青年基金获得者 10 名、国家优秀青年基金获得者 14 名，国家“万人计划”领军人才 6 名；先后获得国家科技进步创新团队奖 1 项，国家科技进步一等奖 4 项、二等奖 14 项。医院拥有国家级教学团队 2 个、国家精品课程 3 门，国家级一流课程 1 门，获批国家首批住院医师规范化培训基地，荣获国家级教学成果二等奖 1 项、军队教学成果一等奖 2 项，勇夺全国多媒体软件大赛特等奖，全国大学生临床技能竞赛、全国医学院校教学基本功大赛、空军院校育鹰尖兵教学比武竞赛一等奖，培养了众多德才兼备的高素质、专业化新型医学人才。

第三节　空军军医大学西京医院麻醉科

西京医院麻醉科是医、教、研总体实力处于全国领先行列，包括临床麻醉、重症监测治疗（ICU）和疼痛诊治，集临床医疗、科研及教学于一体的临床科室。是教育部长江学者特聘教授设岗学科、国家“211 工程”及军队“2110 工程”重点建设学科组成学科、国家临床重点专科、世界麻醉医师联合会（WFSA）常务理事及亚澳麻醉学会（AARS）主席所在学科、临床医学博士后流动站组成学科、全军麻醉学研究所、全军危重病医学专业重点实验室。先后获得国家自然科学基金创新群体、国家科技部重点领域创新团队、教育部心脑保护创新团队、陕西省重点科技创新团队。曾获得国家科技进步一等奖 1 项、陕西省科学技术一等奖 3 项、教育部科技进步一等奖 1 项。学科拥有国家万人计划科技领军人才 2 名、教育部长江学者 3 名，15 人次获国家及军队人才奖项。目前科室有主任医师 8 人、副主任医师 23 人、主治医师 41 人，硕士以上学历人员占 70% 以上，博硕士研究生导师 18 人。年完成临床麻醉近 6 万例，疼痛门诊量 25 000 余人次，ICU 收治危重患者 570 余人。学科已建成集临床麻醉、重症医学、疼痛诊疗、舒适化医疗、基础及临床研究为一体的麻醉与围手术期医学学科体系。在器官移植麻醉、危重创伤麻醉与 ICU 救治、复杂危重心血管麻醉方面形成优势特色，保障支撑了所在单位各类国内、国际首例的医学创新技术。学科综合实力位居全国前列，连续多年在复旦大学医院专科排名中位列全国前五。

学科长期致力于全麻机制与脑功能调控研究，在基础与临床研究领域取得了系列突破。原创性科研成果先后在 *Nature Neuroscience*，*JAMA Surgery*，*J Clin Invest* 等国际权威刊物发表，2022 年实现了我国麻醉学科在 *Science* 杂志论著发表零突破。同时，学科长期致力于基础研究成果向临床转化，提出了围手术期心脑保护策略，极大降低了高危手术患者的并发症与死亡率；研发了国内首台获得三类医疗注册证的麻醉与意识深度监测设备并被临床广泛使用；建立了国内首个加速康复数字化病房，使外科平均住院日缩短至 4.5 天；自主研发的新型便携式麻醉机获得国家医疗器械注册证，将为灾难救治和远程医疗支援提供可靠保障。

第四节　空军军医大学西京医院麻醉专业住培基地

一、基地介绍

空军军医大学西京医院麻醉专业住培基地于 2014 年获批为国家住院医师规范化培训专业基地，于 2020 年获评为中国医师协会 2020 年度住院医师规范化培训重点专业基地（图 15-1）。专业基地的组织管理体系包含基地主任、教学主任和 2 名专职住培教学秘书。

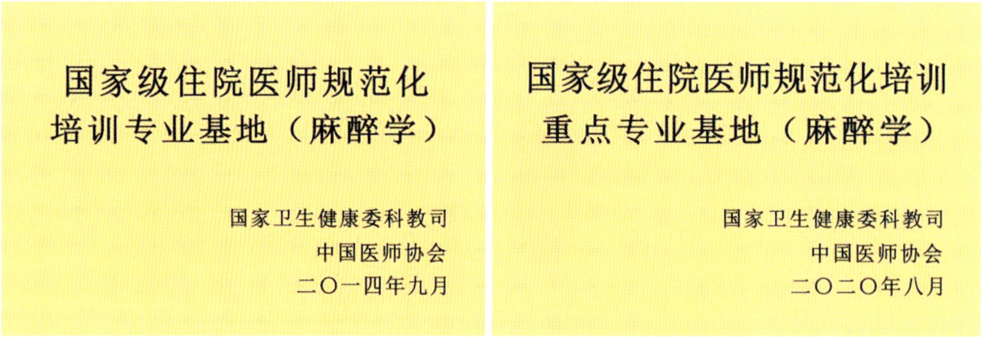

图 15-1　国家级住院医师规范化培训重点专业基地

专业基地主任董海龙教授，现任中华医学会麻醉学分会副主任委员，中国医师协会麻醉科医师分会副会长，是国家万人计划科技创新领军人才、教育部长江学者奖励计划特聘教授、科技部中青年科技创新领军人才，同时担任陕西省住院医师规范化培训质量控制专家指导委员会副主委及麻醉科专业质量控制中心主任。主要研究领域为麻醉学基础及临床转化研究，作为负责人主持国家自然科学基金重点项目、重点国际合作项目等国际及国家级课题共 12 项，研究成果作为通讯作者已在包括 *Science*，*Nature Neuroscience*，*JAMA Surg*，*J Clin Invest*，*BJA*，*Anesthesiology* 权威期刊发表论文 117 篇，并被多次写入包括 *Miller Anesthesia* 等国际权威教科书。成果先后荣获 2009 年亚太麻醉创新奖、2011 年国家科技进步一等奖、2016 年陕西省科学技术一等奖、2018 年中华麻醉学会杰出研究奖、2019 年树兰医学青年奖、2020 年教育部科技成果一等奖等奖项。

专业基地教学主任侯丽宏副教授，任中华医学会麻醉学分会心胸学组委员，陕西省麻醉学分会常委，中国心胸血管麻醉学会小儿麻醉分会常委，目前是陕西省住院医师规范化培训麻醉科专业质量控制中心成员，担任西京医院麻醉基地住培教学主任 10 年。完成国家重点研发计划课题 1 项、国家自然科学基金 1 项，目前承担 1 项省级教学课题。

二、师资建设

目前专业基地带教师资中指导医师 62 人、责任导师 27 人，其中高级职称 23 人，占全部师资的 37%。麻醉科专业基地率先在医院设立了住院医师“双师制”培训体系，即每位住院医师的临床能力培养由指导医师负责，其教学、科研、职业规划等方面由责任导师负责。责任导师一对一在三年培训中全程负责，通过定期沟通、检查指导等方式，对住院医师的工作、生活、个人发展等给予督导与帮助。指导医师与责任导师均经过科室推荐、医院住培办遴选，并登记在册。

2020—2024 年西京医院麻醉专业基地持续加强师资队伍建设，共选派 17 人参加省级住培师资培训，36 人次参加国家级住培师资培训，3 人参加国家级住培结业考官培训，大力提升了师资的管理、培训、考核水平。目前基地的 62 名带教师资中，有 51 人次具备 3 年内的省级或国家级师资培训证书，占比达 82%。

基地实行师资工作例会制度，定期反馈与分析住培管理的成果及不足，学习国家最新文件与精神。新冠肺炎疫情期间仍然通过线上会议，定期召开工作例会。通过科室自主开发的微信小程序，住院医师每日给指导医师进行量化考评。

对师资的激励制度包括两部分：①医院根据住培教学工作量发放每月教学绩效；②科室二次分配中设置教学岗、秘书岗等，给予额外的绩效补贴，并有年终考核指标进行审核。

基地连续两年被评为西京医院先进住培专业基地。基地主任董海龙教授获评 2018 年度“陕西省优秀住培专业基地负责人”、2023 年度“陕西省优秀住培基地主任”，基地教学主任侯丽宏教授荣获 2023 年度“陕西省优秀住培带教老师”。

三、质量管理

（一）专业基地组织架构

坚持住培教学管理组织架构专业化，保证住培管理系统性、可持续性。基地主任负责统领全局，制定政策层面的管理方向。结合国家对住培的新要求，以及医院与科室现阶段的整体发展，谋定“国家－培训基地－专业基地”三位一体、统携一致的发展规划；结合基地实际发展设定具有前瞻性、探索性、创新性的发展目标；引领教学主任、教学秘书、教学骨干开展符合国家标准的规范化住院医师培训工作，并不断完善质量控制及内涵建设。

教学主任负责全面落实本专业基地住培教学管理工作制度，及时传达、布置教学工作任务。安排基地师资参加各级住培师资培训班，培养中青年临床医师的带教意识和带教能力，并定期收集住院医师对带教师资的评价反馈。负责制订住院医师临床轮转与培训计划，并督促、检查、落实教学计划及执行情况。领导考核小组，组织住陪医师理论与技能考核工作；根据考核结果召开教学小组会议，进行临床教学质控分析，不断改进基地教学工作。指导教学秘书，做好各类教学资料的归纳、整理和存档工作。

教学秘书是整个住培管理工作的基石性岗位，负责执行、记录、整理各项教学计划、教学活动。协助基地主任、教学主任管理住院医师，及时发现存在的各类问题（学习、生活、精神、心理等），主动疏导、主动解决、主动汇报，保证住培各项培训任务的顺利开展。

西京医院麻醉住培专业基地设教学小组，成员由 13 个培训亚专业组的负责教授组成。教学小组主要职责包括：在专业基地主任与教学主任的领导下，参与制定本基地住培培训制度，并监督各项培训活动的落实；积极承担临床培训与理论授课工作，检查住培师资的带教质量，并给予恰当指导；定期参加省级或国家级住培师资培训，掌握最新的住培管理政策、理念与教学方法；定期开展教学工作反馈研讨会议，及时对培训中存在的问题进行整改。考核小组成员由 13 个培训亚专业组的联络员（主治医师）组成，主要工作职责包括：承担亚专业考核、出科考核的理论命题、监考、阅卷及成绩分析工作；担任所在亚专业的技能考核考官；承担本专业基地参与的国家级、省级或院级的理论命题、技能考核等工作。

（二）对住院医师的培养模式

西京医院麻醉专业基地以质量建设的国家评估指标为标准，以培养住院医师六大核心胜任力为目标。对住院医师核心胜任力的培养，通过模拟培训、亚专科轮转、理论授课、教学能力培养、科研能力培养等方面进行，形成制度并落实到实处。每一年度的新入科医师，均进行入专业基地教育（图 15-2）。

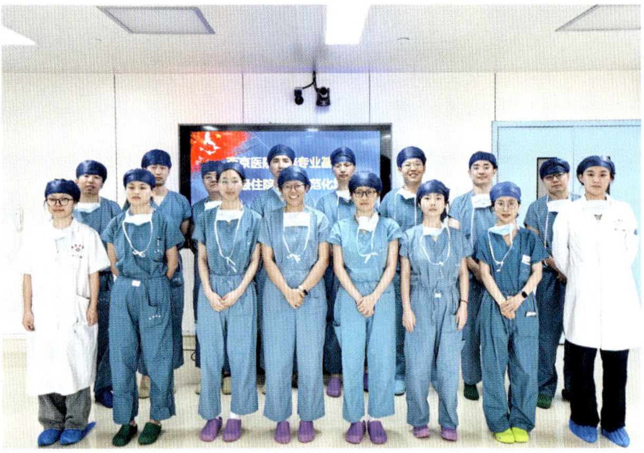

图 15-2　入专业基地教育

入基地后逐步开展临床基本技能、一般事件与危机事件的模拟培训，保证大部分的有创操作在模拟教具上首先开展。利用重点专业基地建设经费购置模拟教学设备、高级模拟人及培训课程，并搭建了模拟培训示教室，保证了模拟技能与案例培训的正常开展。邀请专业模拟培训人员培训我科师资近 30 人，占总体师资的 48%。基地师资掌握模拟培训的开展要点与创新方式，编写具有西京特色的模拟案例。基地拥有一批具备自主创新能力的西京麻醉模拟培训导师（图 15-3）。新入科的并轨专硕，为了使其尽快掌握基础麻醉技术与理念，为其开设为期一个月的“入科强基培训”。针对不同年级的住院医师，也秉承分层递进的理念，设立模拟培训的内容与案例（表 15-1）。

表 15-1　西京麻醉住培基地模拟培训课表

时间		培训内容	培训学时	培训人员
2023 年 1 月	第一周	动脉穿刺置管	2	住培第二年
	第二周	失血性休克	1	住培第一年
	第三周	动脉穿刺置管	2	专硕第二年
	第四周	失血性休克	1	专硕第一年
2023 年 2 月	第一周	中心静脉穿刺置管	2	住培第二年
	第二周	意外困难气道	1	住培第二年
	第三周	中心静脉穿刺置管	2	专硕第二年
	第四周	意外困难气道	1	专硕第二年
2023 年 3 月	第一周	环甲膜穿刺切开术	2	住培第三年
	第二周	饱胃患者的快速顺序诱导	1	住培第三年
	第三周	环甲膜穿刺切开术	2	专硕第三年
	第四周	饱胃患者的快速顺序诱导	1	专硕第三年
2023 年 4 月	第一周	纤维支气管镜 / 可视插管软镜插管	2	住培第三年
	第二周	手术室内意外应急反应	1	住培第三年
	第三周	纤维支气管镜 / 可视插管软镜插管	2	专硕第三年
	第四周	手术室内意外应急反应	1	专硕第三年

续表

时间		培训内容	培训学时	培训人员
2023 年 5 月	第一周	超声辅助定位神经阻滞	2	住培第二年
	第二周	超声辅助定位神经阻滞	2	住培第二年
	第三周	超声辅助定位神经阻滞	2	专硕第二年
	第四周	超声辅助定位神经阻滞	2	专硕第二年
2023 年 6 月	第一周	过敏性休克	1	住培第一年
	第二周	气胸	1	住培第二年
	第三周	过敏性休克	1	专硕第一年
	第四周	气胸	1	专硕第二年

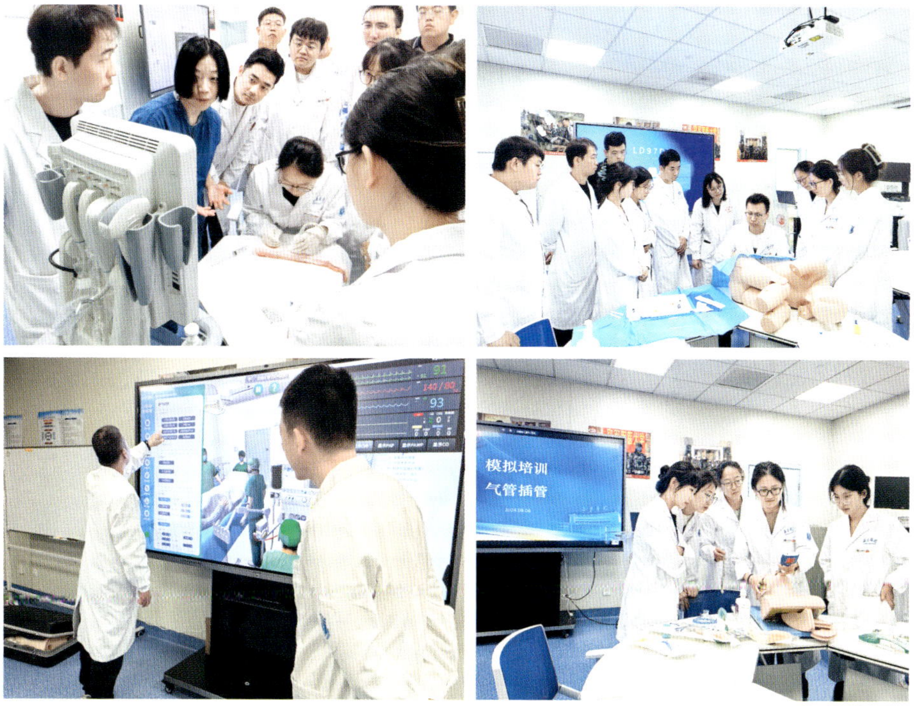

图 15-3 模拟培训场景

亚专科轮转的严格与分层递进是我们基地的特色，除了麻醉以外科室的 6 个月轮转，住院医师要在麻醉科基地内进行 15 个亚专业的轮转，其中包括在两家协同单位的培训。依托大型综合医院的优势，即病种全、危重症患者多，保证住院医师的临床培训质量。而且，我们根据不同亚专业的特点，将住院医师必须掌握的临床技能分配至不同亚专业，这样可以保证培训工作量与强度的落实。在三年的培训中，基地会定期开展各类模拟操作培训、临床问题处理的 OSCE 口试培训（图 15-4）。在每年度的住培结业实践与技能考核前，基地考核小组采用模拟教具、标准化病人、模拟考官等多种手段，对住院医师进行考前辅导与培训，保证国家住培结业考核的通过率。

临床医生的技能操作固然重要，但正确的临床思维培养才是将知识技能与患者照护良好融合的关键。科室与国际华人麻醉学院（ICAA）合作，进行了 12 期的线上住院医师临床思维训练营与模拟病例培训，提高住院医师临床思维与危机事件处理能力（图 15-5）。在中国医师协会麻醉学医师

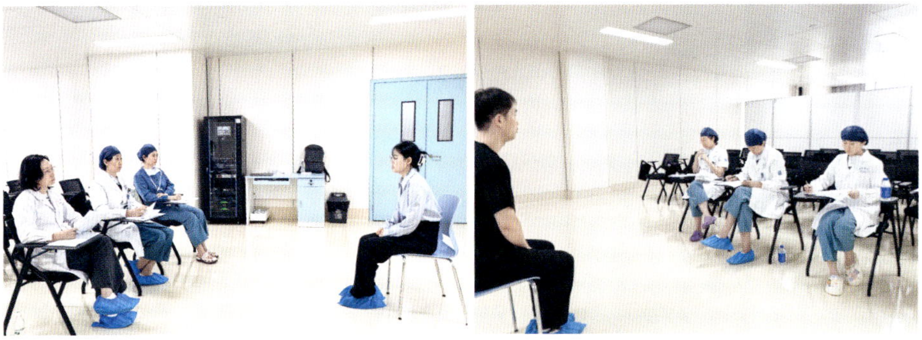

图 15-4　OSCE 口试培训

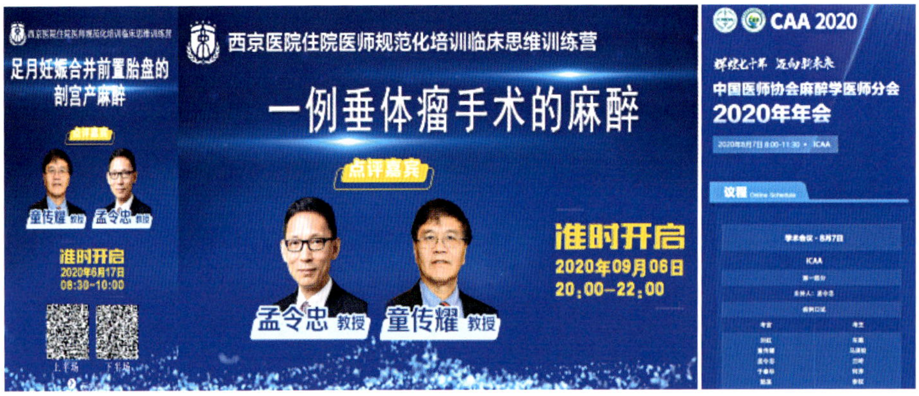

图 15-5　西京麻醉住培基地组织临床思维培养相关活动

分会 2020 年年会中，基地 2 名住院医师参加了病例口试版块，在全国同行面前展现了西京麻醉基地的住院医师风采。

专业基地的住培教学活动常抓不懈。小讲课筑实临床思维所需的理论基础；教学查房以三基为目标来培训临床思维，形成“西京特色”；病例讨论拓展临床思路，形成发散性思维。这些教学活动以师资为主体，同时将住院医师承担部分科室内小讲课、病例讨论、亚专业小讲课列为工作常规，由责任导师指导、培养其教学能力。麻醉学科的教学查房形式，一直是国内麻醉界的讨论重点与教学难点。我们通过召开专门的教学查房讨论会，明确了由责任导师负责、专业基地内规范的教学查房内容与形式，使得专业基地教学查房的整体水平不断提升。为进一步提升师资的教学水平，2020 至 2021 年分别举办了专业基地内的住培小讲课比赛、教学查房比赛、病例演讲比赛，邀请了省内麻醉学与其他学科基地的知名专家担任评委（图 15-6）。通过比赛，提高了师资的教学水平，规范了专业基地内的教学活动模式。2022 年筹办了首届陕西省麻醉专业教学查房比赛（图 15-7），

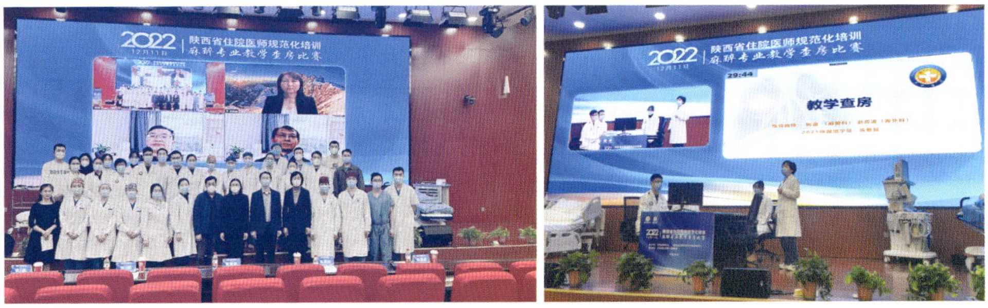

图 15-6　西京麻醉住培基地组织住培教学相关活动

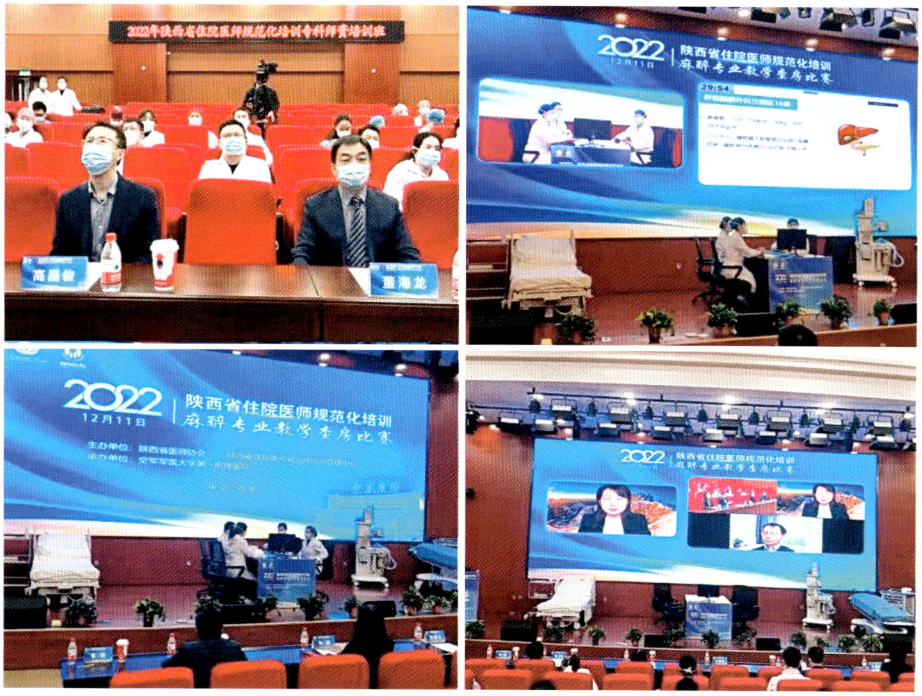

图 15-7　2022 年组织陕西省麻醉专业教学查房比赛

为规范麻醉专业基地教学查房的形式进行了有力探索，为制定适合麻醉专业的教学查房指南提供了广阔的思路。

麻醉专业基地重视对住院医师的科研能力培养。目前规培同期或毕业后攻读硕士的住院医师 26 人，2 名 21 级住院医师获批国家自然科学基金青年项目。多名住院医师参与科室科研工作，如动物实验、猪猴器官移植、临床研究项目等（图 15-8）。尤其是并轨专业型硕士的科研能力培训，除由其导师负责外，基地还成立了由科研副主任牵头的科研培训小组，定期举办科研培训与小组讨论会（图 15-9）。

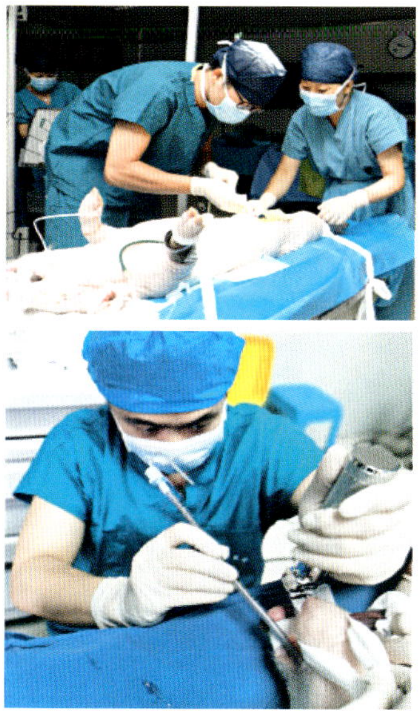

图 15-8　西京麻醉专业基地住院医师参与动物实验

麻醉科ACRC 5月份系列活动

日期	内容	时间	
5月2日(星期一)	临床研究进展（科研岗）	14:30	腾讯会议
	临床研究问诊会	16:30	腾讯会议
5月9日(星期一)	ACRC工作会议、文献阅读	8:30	
	临床研究问诊会	13:00	腾讯会议
5月11日(星期三)	临床研究Journal Club	16:30	腾讯会议
	临床研究进展（科研岗、专硕研究生）	19:30	腾讯会议
5月16日(星期一)	ACRC工作会议、文献阅读	8:30	
	临床研究问诊会	13:00	腾讯会议
5月18日(星期三)	临床研究设计或统计方法专题学习	19:30	腾讯会议
5月23日(星期一)	ACRC工作会议、文献阅读	8:30	
	临床研究问诊会	13:00	腾讯会议
5月25日(星期三)	临床研究Journal Club	16:30	腾讯会议
	临床研究进展（科研岗、专硕研究生）	19:30	腾讯会议
5月30日(星期一)	ACRC工作会议、文献阅读	8:30	
	临床研究问诊会	13:00	腾讯会议

图 15-9　西京麻醉专业基地组织科研能力培养相关活动（ACRC，麻醉学临床研究中心）

（三）加强住培工作的评估与考核

麻醉基地重视评估与考核的实际促进意义，过程考核主要包括专业基地进行的日常考核和出科考核，以及由医院组织的年度考核（图 15-10）。科室自主开发了“麻醉住培专业基地评估系统”微信小程序，用于登记住院医师的每日临床与理论学习工作量，并进行师生之间的每日双向评估。考核小组负责亚专业出科考核，进行理论考核自主命题与技能操作考核。此外，我们拓展了国家规定的技能考核内容，并将不同的考核内容固定到不同亚专业，保证临床麻醉的常用操作都能被住院医师掌握（表 15-2）。同时，考核小组也会对亚专业出科理论成绩进行分析，并落实严格的补考制度。专业基地根据这些每日评分、亚专业考核及其他的教学科研活动等，进行每月的住院医师评比。麻醉科专业基地连续 6 年每年选派当年毕业的住院医师，参加欧洲麻醉学会的线上考核，与发达国家的培训标准接轨，进一步评价培训效果，找出存在的不足。医院每年也会统一部署，全体专业基地均进行住院医师年度述职，由责任导师组成评分小组，对住院医师在医、教、研等方面的年度综合成绩给予考评。

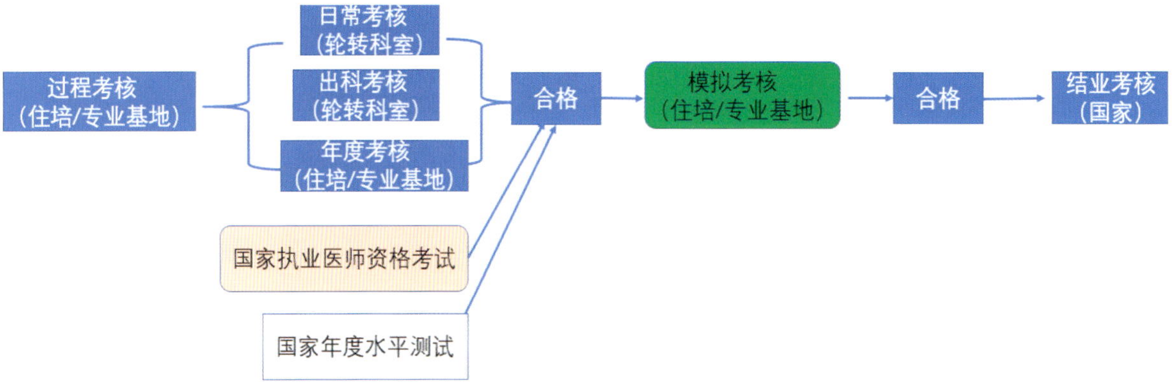

图 15-10 西京麻醉住培基地考核方案

表 15-2 西京麻醉住培基地亚专业出科技能考核安排

亚专业	技能考核内容	亚专业	技能考核内容
普外	喉罩	眼科	小儿气管插管 / 喉罩
PACU	急性疼痛治疗	耳鼻喉	小儿气管插管
妇产	椎管内麻醉	手术室外	监护麻醉管理（MAC）
泌尿	气管插管	神外	动脉穿刺
骨科	神经阻滞	心外	深静脉穿刺
小儿外科	小儿喉罩	疼痛	物理治疗或局部注射治疗
烧伤	经鼻气管插管	重症监护病房（ICU）	心肺复苏与电除颤

（四）关心及指导住院医师的生活与职业规划

对住院医师的生活质量保障包括两部分：①医院给予的基础待遇标准，除国家及省内补助外，医院根据住院医师学历、工作年限、是否取得执业医师证书等条件，给予一定的医院生活补助。最终每位住院医师可以有每月 5000～7500 元的基础补助（不含单位人基本工资）。②科室根据住院医师的临床工作量登记、教学活动参与度、科研活动参与度、协助科室开展其他活动的情况，通过自主研发的小程序进行全自动月度量化评分，每月进行排序分 A、B、C 三档，发放 1000～2000 元

麻醉科______年______月住培医师月度评比表																			
加分项														减分项					
本月度住培医师日常考核评分（满分100）	小讲课或病例讨论或教学查房（10分/次）	优秀病历（2分/份）	不良事件上报（2分/次）	承担一线值班（10分/月）	承担科室工作（质控、动物实验、临床研究）（5分/项）	参与省级以上学术活动（演讲、病例分享、竞赛等）（10分/次）	会议投稿或海报交流（5分/次）	会议发言（10分/次）	第一作者发表核心期刊论文（20分/篇）	第一或共一发表SCI论文（30分/篇）	排名第一获批专利（或软件著作权）（20分/个）	参与科室活动（文艺、体育、书画摄影作品展等）（5分/项，获校级奖励者10分/项）	其他	病假（3分/天）	事假（5分/天）	轮转考核不合格/工作差错（5分/次）	病历书写等质控不合格（2分/次，丙级病历10分/份）	其他	合计

图 15-11 西京麻醉住培基地月度量化评分表

不等的差异性绩效津贴（图 15-11）。

西京医院麻醉专业基地 2021 至 2024 年，每年招收住院医师 11～17 人，并轨专硕 7～15 人。目前基地内在培人员总计 69 人，包括住院医师 39 人、并轨专硕 30 人。住院医师中无基地人，均为单位人与社会人。2021—2024 年度国家住院医师结业考核中，首次通过率 93.3%～100%。2022 年国家住培年度业务水平测试，有两名 2020 级住院医师获得全国排名 95%、94%，全省排名 100%、98% 的好成绩。

西京医院培训基地率先在国内实行将住院医师与专业型硕士在毕业留院工作时同等对待的政策，麻醉科专业基地做出表率，2021 年 9 月毕业的麻醉学 12 名住院医师中，有 5 名本科学历住院医师留在了西京医院麻醉科工作；2022 年 9 月也有 2 名本科学历住院医师留科工作，并与硕士研究生予以同等待遇。优者留任，已成为西京麻醉专业基地的品牌特色，不断吸引各地学子赴我基地学习、培训、留任，形成良性循环。

住院医师满意度 100%，很多住院医师毕业后仍与责任导师保持紧密联系，从专业理论到临床思维坚持“人走心不走，仍是西京人”的持续自我学习，在省内外开枝散叶，将西京住培特色带到各自地区宣传推广。严格、规范、高强度、广维度的培训质量，使西京麻醉住培专业基地培训的医师享誉西北地区，用人单位给予高度评价。在毕业季，用人单位甚至会主动与专业基地联系，申请培训合格的住院医师来院工作，专业基地也积极向各用人单位介绍、展示社会化人员的优异能力，为其提供更好的发展平台（图 15-12）。

四、教学成果

（一）承担国家及省级住院医师规范化培训相关工作

西京麻醉专业基地积极参加国家的各项住培工作，包括参与修订 2022 版国家住培培训内容与标准，参加 2021、2022 年国家年度业务水平测试出题、2021 年省住培临床实践技能结业考核命题，对陕西省内麻醉住培专业基地进行评估等工作；并承担了陕西省 2021 年、2023 年麻醉住培结业实践技能考核。

2022 年西京医院麻醉科、外科、康复医学科、病理科等四个重点专业基地共同参与，在医院住培管理办公室的统筹领导下，承办了陕西省住院医师规范化培训专科师资培训班，邀请众多国

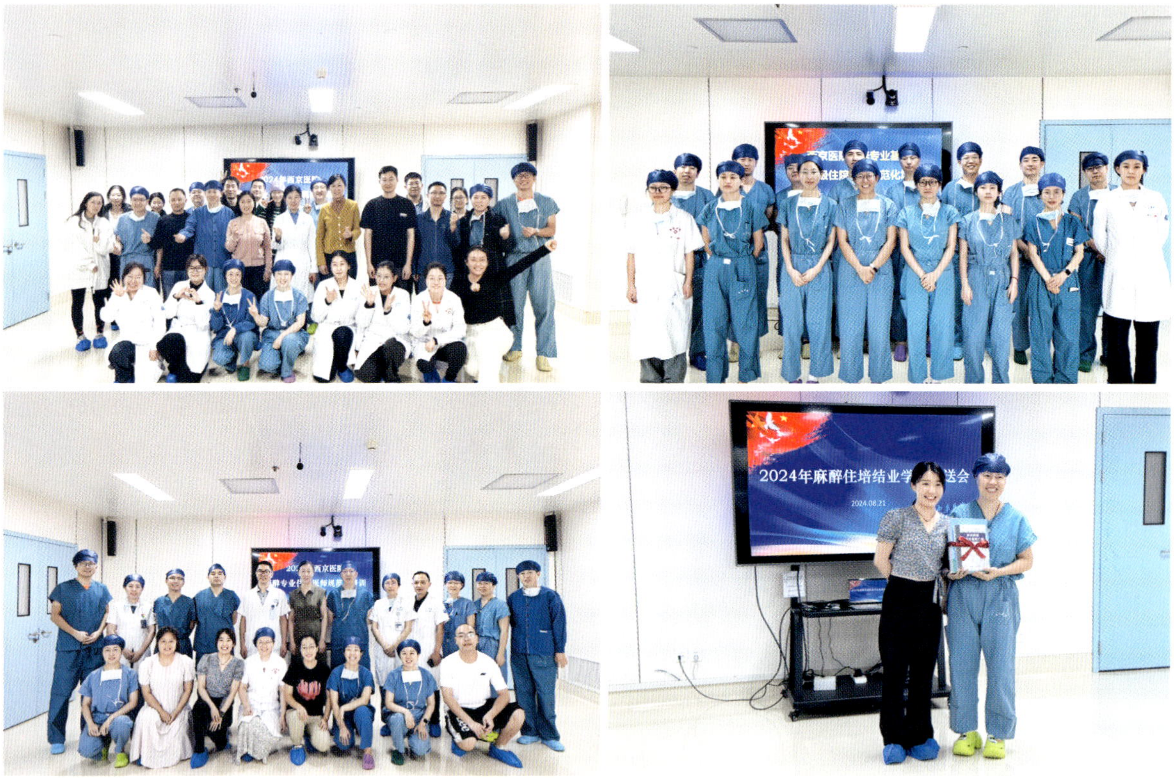

图 15-12 住院医师结业典礼

内知名培训基地、专业基地的讲者，为陕西省部分专科师资进行了系统性培训。此外，在陕西省2022 年住培师资培训班中，基地主任董海龙做了“重点专业基地建设与发展”的报告。在 2020 年陕西省首届住培师资培训班中，教学主任侯丽宏进行了“以能力为导向的情景模拟出科考核设计”授课，张昊鹏、聂煌副教授与 3 名住院医师等进行了病例讨论的示范教学，获得了陕西省其他基地的好评。

（二）与国内其他重点专业基地强强联合，促进住培质量建设

2021 年 4 月另一家国家重点专业基地（山西医科大学第二医院麻醉专业基地）与我基地签署了《国家重点专业基地合作共建协议》，目的在于进一步强化住培工作的内涵建设，共赢发展麻醉专业，共建做好麻醉重点专业基地培训工作。随后教学主任侯丽宏、科室副主任侯武刚，分别赴山西医科大学第二医院，在其开办的师资培训班中授课。2021 年 10 月对方医院委派一名副主任医师，来我基地进行住培带教与临床科研的培训。2022 年 11 月开始两家基地定期开展“秦晋住培教学联合病例讨论”。

2023 年 5 月华西医院、西南医院、西京医院三家麻醉重点专业基地成立了国家住培重点专业基地“三西联盟”，并将西部 24 家麻醉专业基地纳入合作培训框架内。立足于强基础、重临床、共享师资、协同发展的主旨，为健康中国之大计贡献麻醉专业的蓬勃力量。

（三）发挥示范作用，帮助陕西省内外专业基地

2021 年 6 月 8 日由西京医院麻醉科专业基地组织，在陕西省住培管理中心召开了陕西省住院医师规范化培训麻醉科专业基地工作研讨会。省住培管理中心工作人员，全省 12 家麻醉科专业基地的主任、教学主任、教学秘书等 28 人参加了研讨会。11 家专业基地分别介绍了住培工作现状与

困难，西京医院麻醉科专业基地进行了重点基地的工作汇报，会议着重讨论了如何做好陕西省住院医师规范化培训麻醉科专业基地的内涵建设，如何保证培训质量的同质化问题。

西京医院麻醉科专业基地承办了 2022 年度陕西省麻醉学教学查房比赛，给省内不同基地搭建展示与交流的平台，探索适合麻醉专业的教学查房形式与流程规范，是对住培理论教学工作的有益探索与创新，对陕西省乃至全国的麻醉科教学查房起到示范引领作用。专业基地举办了 2021 年陕西省麻醉医师年会住院医师规范化培训论坛，邀请了华西医院、北京大学医学部、浙江大学附属第二医院等国内知名麻醉专业基地主任进行授课与交流。2021 年 6 月 19 日、20 日举办了陕西省住院医师规范化培训麻醉科师资训练营，包括气道培训站、超声培训站，进一步提升了省内住培师资的临床带教能力，规范了临床技能的操作流程。此外，还举办了 2020 年陕西省住院医师知识竞赛。

（四）指导帮扶欠发达地区培训住院医师

专业基地积极委派师资帮扶欠发达地区。2021 年至今我基地多名副主任医师分别赴延安市安塞区人民医院、志丹县人民医院帮扶，指导住院医师完成手术麻醉 160 余台。

（五）获得省级住培教学课题

基地教学主任获得了 2022 年度陕西省卫生健康科研项目中的住培相关扶植项目。

五、困境与展望

部分住院医师的学习主动性仍有待提升，对理论知识的主动获取意识不足。临床指导医师的床旁带教能力参差不齐，需要进一步规范与提升。住培相关的教学理论研究与课题申报仍比较欠缺。

针对上述问题，专业基地计划进一步发挥责任导师的引领指导作用，激发住院医师的职业自豪感与主动性，从内因中解决问题。培训中加大对三基理论的教学与考核，笃实住院医师的基本功，提高其理论考核成绩。加快住培教学模拟培训设备的购置，扩大模拟培训内容并提升质量。在以往技能培训的基础上，联合麻醉危机管理虚拟培训系统、高级模拟人等设备，进行模拟病例的临床思维培训，全方位培养住院医师的临床综合能力。

专业基地将督促更多师资积极开展住培相关的教学理论研究与课题申报。积极承办不同类型的住培师资培训班，发挥重点基地的示范引领作用，提升西部麻醉专业基地的整体培训质量。

编　委：侯丽宏
执笔人：李　权

16 第十六章 西安交通大学第一附属医院麻醉专业住培基地

第一节 西安交通大学

西安交通大学是我国最早兴办、享誉海内外的著名高等学府，是教育部直属重点大学。学校是“七五”“八五”重点建设单位，首批进入国家“211”和“985”工程建设学校。2017 年入选国家一流大学建设名单 A 类建设高校，8 个学科入选一流建设学科。2022 年入选国家第二轮“双一流”建设高校，8 个学科入选“双一流”建设学科。据 ESI 公布的数据，截至 2024 年 1 月，学校 19 个学科进入世界学术机构前 1%，6 个学科进入前 1‰，工程学进入前 1‱，排名全球第 9。

学校是涵盖理、工、医、经、管、文、法、哲、艺等 11 个学科门类的综合性研究型大学，设有 34 个学院（部、中心）、9 个本科书院和 3 所直属附属医院。学校现有本科专业 76 个、博士学位授权一级学科 40 个、硕士学位授权一级学科 43 个、博士专业学位授权点 6 个、硕士专业学位授权点 30 个，博士后流动站 30 个，国家一级重点学科 8 个、国家二级重点学科 8 个、国家重点（培育）学科 3 个。目前，学校共有省部级及以上基地 228 个，其中全国（国家）重点实验室 9 个，国家工程（技术）研究中心 10 个，国家产教融合创新平台 3 个，国家国际合作基地 5 个，国家应用中心 1 个，2011 协同创新中心 1 个。

建校 128 年来，形成了兴学强国、艰苦创业、崇德尚实、严谨治学的优良传统，起点高、基础厚、要求严、重实践的办学特色，培养出了一大批卓越的政治家、科学家、社会活动家、教育家、企业家、艺术家、医学专家等，如蔡锷、张元济、蔡元培、黄炎培、邵力子、李叔同、邹韬奋、陆定一、钱学森、张光斗、汪道涵、吴文俊、杨嘉墀、徐光宪、姚桐斌、陈能宽、江泽民、侯宗濂、黄旭华、顾诵芬、丁关根、吴自良、蒋新松、蒋正华、王希季、李金华、韩启德等。建校以来，有 200 余名交大校友当选“两院”院士；迁校以来，学校培养或在校工作的院士 89 名。有 6 位“两弹一星”功勋奖章获得者、4 位国家最高科技奖获得者、6 位新中国“最美奋斗者”、2 位“共和国勋章”和国家荣誉称号获得者、10 位世界 500 强中国企业掌门人。2015 年以来，国家科学技术奖获得者 171 人，全国劳动模范、全国先进工作者、全国五一劳动奖章获得者 86 人。迁校以来，学校为国家输送了各类人才 29 万余名。

学校 61 个专业入选国家级一流本科专业建设点，获国家级教学成果奖 100 项，入选教育部虚拟教研室建设试点 12 个，建成国家级一流本科课程 129 门，拥有 8 个国家级教学（人才培养）基地、12 个国家级实验教学示范中心（含虚拟仿真实验教学中心）、9 个国家级教学团队，获“全国百篇优秀博士论文奖”27 篇、提名奖 46 篇。

学校医学教育事业发展迅速，以服务人民生命健康需求为导向，以国家医学中心建设为契机，以新医科建设为抓手，以医工交叉为突破点，加速促进医工、医理、医文交叉融合，推进基础医学与临床医学、临床医学与预防医学、医学学科与其他学科交叉融合，加快推进医学前沿研究，构建具有交大特色和示范效应的医学教育新体系，推动附属医院高质量发展，实现医学学科突破发展，建成一流医学学科，服务健康中国建设。

在新的历史起点上，学校将高举习近平新时代中国特色社会主义思想伟大旗帜，全面贯彻习近平总书记来校考察重要讲话精神，牢记为党育人、为国育才使命，落实立德树人根本任务，胸怀“国之大者”，弘扬西迁精神，勇担国家使命，共创交大荣誉，加快建设中国特色世界一流大学，以实际行动坚决拥护“两个确立”、坚决做到“两个维护”，为实现第二个百年奋斗目标、实现中华民族伟大复兴的中国梦作出更大贡献。

第二节　西安交通大学第一附属医院

1937 年抗日战争爆发，北平大学医学院部分师生西迁，组建西安临时大学医学院，附属医院随之诞生，复经西北医学院、西北大学医学院、西安医学院等母体的发展演化，1956 年搬迁现址命名为西安医学院第一附属医院，2000 年随着与西安交通大学合校，现定名为西安交通大学第一附属医院。经几代人接续奋斗，医院取得了长足发展，成为我国西北地区集医疗、教学、科研、康复、预防保健为一体的国家卫生健康委员会委管大型综合性三级甲等医院。2018—2021 年全国三级公立医院绩效考核中位居全国前列。目前，医院已入围国家医学中心首批“辅导类”创建单位。

医院学科设置齐全，有医疗医技科室 58 个，其中医疗科室 47 个，医技科室 11 个；外科学（泌尿外）为教育部国家重点学科，皮肤与性病学为教育部国家重点培育学科；有国家临床重点专科建设项目 23 个、国家重大疾病多学科合作诊疗能力建设项目 4 个、国家疑难病症诊治能力提升工程（心脑血管方向）1 个；有省级临床重点专科建设项目 9 个、省级医学重点学科 5 个、省级优势学科 7 个、省级重点中医专科 1 个；陕西省医疗质量控制中心 14 个，国家药物临床试验机构专业 46 个；神经疾病、心血管疾病、传染病、妇产、癌症、精神、内分泌代谢病、重症、血液病 9 个专业类别国家区域医疗中心获陕西省推荐申报。

医院注重专科和技术发展，在先进技术应用及复杂疾病的内外科治疗方面形成了鲜明特色。医工结合领域，广泛开展磁压榨、磁锚定、磁导航、磁悬浮、磁示踪等 5 大类 17 种创新技术探索；世界首台 200W 蓝激光手术设备和国产 ECMO 研制成功并投入临床使用，自主研发的人工心脏起搏器至今仍有迭代产品供应临床。器官移植技术领域，获批心脏移植和肺脏移植执业资格，目前已经开展肝 - 肾、心 - 肾、胰 - 肾等多器官联合移植，肝移植、肾移植水平和数量达到国内先进，肾移植数量超过 7000 例，肝移植数量超过 1400 例，遗体捐献器官来源肾移植 3074 例，遗体捐献器官来源肝移植 1206 例，处于国内领先水平，“肾脏移植关键技术创新和临床应用”获国家科技进步二等奖；实施全国首例试管婴儿亲体肝移植，外科梦工场在离体器官灌注保存方面取得突破。造血干细胞移植技术位居西北第一。心脑血管疾病防治领域，完成世界首例“完全可降解卵圆孔未闭封堵器植入手术”“主动脉瓣置换 + 右室憩室修补 +Peek 材料 3D 打印全胸骨再造术”，研发可降解心耳封堵器打破国外技术垄断。开展心脏不停跳下冠脉搭桥、心脏不停跳下二尖瓣置换等多项高难度手术，并与国际水平接轨；开展微创多瓣膜置换、瓣膜置换（成形）+Bentall 术 + 房缺修补、复合切口下瓣膜置换 + 冠脉搭桥等多项国内首例高难度多病种复合性心脏微创手术。感染性疾病防治与炎症领域，制定了首部《中国乙型肝炎病毒母婴传播防治指南》，显著降低了乙肝感染率。腔内微创领域，开展了国内首创蓝激光在前列腺增生或膀胱肿瘤腔内微创手术中的临床应用，大幅优化微创效果。医院大力推行多学科诊疗、日间诊疗、无痛诊疗、团队诊疗、整体护理、精准用药等新型服务模式。2023 年门急诊患者 337.45 万人次，出院人数 19.62 万人次，出院患者手术例数 8.09 万，平均住院日 5.89 天。

医院为国家临床医学一级学科硕士点、博士点、博士后流动站，承担院校医学教育、毕业后医学教育、继续医学教育及覆盖全球 96 个国家的来华留学生本科教育等各层次和各专业教学管理和服务工作。是国家首批住院医师及专科医师规范化培训基地，涵盖27个住培专业和7个专培专业，拥有妇产科、内科、外科 3 个国家重点专业基地。是教育部、卫健委联合颁发的“国家临床教学培训示范中心”“临床技能国家级实验教学示范中心”“全国高校附属医院临床实践教育联盟”副理事长单位、国家临床虚拟仿真实验教学创新联盟核心单位。有国家级教学成果奖二等奖 1 项，国家级一流本科课程 7 门，国家首批课程思政示范课程 1 门，国家级宝钢优秀教师奖 3 名，国家高校教师教学创新大赛一等奖 1 项，全国来华留学生 MBBS 项目教师教学比赛一等奖 1 项、二等奖 2 项，2022 年获批全国首批“大思政课”实践教学基地；省级教学成果奖特等奖 2 项、一等奖 6 项，省部级以上精品课程 9 门，省级教学名师 4 名，省级教学团队 2 个，省级高等学校青年教师教学竞赛 1 项。2020 年，在首届教育部及国家卫健委所属高校附属医院临床教育质量评价位居全国第 13 位，西北首位。

医院以“举国体制”打造医疗领域的“大国重器”，聚焦高水准的医学研究转化，围绕健康重大需求，不断凝练“卡脖子”和“临门一脚”研究项目。有国家地方联合工程研究中心 1 个，教育部重点实验室 1 个，教育部医药基础研究创新中心 1 个，陕西省重点实验室 4 个，陕西省“一带一路”联合实验室 1 个，陕西省临床医学研究中心 11 个，国家临床医学研究分中心 4 个，陕西省工程（技术）研究中心 4 个，陕西省国家医学中心创新联合体 1 个，西安交通大学医学研究所（室）11 个。近 3 年获得各类科研项目 1289 项，项目经费 31 728.89 万元，其中获国家自然科学基金 207 项；SCI 论文 2114 篇，高影响力文章百余篇，中文核心及以上期刊文章 1363 篇；荣获陕西省科学技术一等奖 7 项，二等奖 9 项，华夏医学科学技术卫生管理奖 1 项，教育部高等学校科学研究优秀成果奖 1 项。医院科研排名位居 2022 年度复旦排行榜第 34 位、西北第一，在《2022 年度中国医院创新转化排行榜》综合榜单中，医院综合排名全国第 7 位。

此外，医院积极推进信息技术与医疗服务深度融合，落实国家“互联网 + 医疗健康”惠民政策，开发了国内首个实现就诊全流程线上线下无缝融合的互联网医院——“智慧好医院”。自 2018 年上线至今，用户突破 620 万人，为患者提供在线预约挂号、视频问诊、检查检验预约、报告查询、健康档案查询、药品配送到家及在线随访等多种医疗和扩展服务，形成完整的在线医疗服务闭环。在新冠肺炎疫情期间，对疫情防控、慢性病患者和复诊患者的诊治发挥了重要作用。

医院是“全国五一劳动奖状”单位、国家卫健委“改善医疗服务示范医院”，2020 年医院党委荣获全国先进基层党组织、全国抗击新冠肺炎疫情先进集体。医院以“胸怀大局、无私奉献、弘扬传统、艰苦创业”的西迁精神、医学人“兴医强国、艰苦奋斗、精勤育人、救死扶伤”的抗战迁陕精神和伟大的“抗疫精神”为引领，秉承“厚德、博爱、精医、卓越”之院训，始终以护佑人民群众的生命健康为己任，以高质量发展为契机，以国家医学中心建设为抓手，逐步建设成为具有中国特色的世界一流名院。

第三节　西安交通大学第一附属医院麻醉科

西安交通大学第一附属医院麻醉科成立于 1956 年，麻醉科与手术部自 2015 年起合并成为麻醉手术部。目前是麻醉学博士学位授予点、国家临床重点专科、国家住院医师规范化培训基地、中华护理学会麻醉专科护士京外临床教学基地、手术室专科护士培训基地、陕西省麻醉质量控制中心挂靠单位、西安医学会麻醉学分会主委单位，是国家级舒适化医疗、区域麻醉以及中西医结合麻醉等 7 个国家级培训基地，也是国家老年麻醉联盟与全球吸入麻醉联盟成员单位。

经过 60 多年的努力，麻醉手术部现已发展成为麻醉门诊与评估、临床麻醉、麻醉后监测治疗

（PACU）、日间手术中心、舒适化诊疗、术后镇痛治疗及疼痛诊治、麻醉重症监护病房（AICU）为一体的麻醉与围手术期医学的二级学科，一级临床科室。现有麻醉医师 112 人（包括正高级职称 8 人，副高级职称 20 人；博士生导师 7 人，硕士生导师 12 人，陕西省“科技新星”2 名、西安交通大学“青年拔尖人才”1 名、陕西省“杰出青年基金人才”1 名、省级“青年拔尖人才”2 人、省级“创新领军人才”1 人，获批陕西省科技创新团队）。麻醉专科护士 62 人，手术室专科护士 180 人。

现开放手术间 86 间，PACU 床位 41 张，日间病房床位 11 张，AICU 床位 6 张。年完成临床手术麻醉 8.1 万余例，年完成各类型舒适化诊疗 1.7 万余例；日间手术中心目前已开展 80 余种手术类型，年收治患者 2000 余人。科室担负着全院 20 多个外科科室的临床麻醉管理以及所有科室的急救复苏、疼痛治疗和院内外会诊任务。

除常规临床麻醉外，科室还开展了各类复杂手术的麻醉，如大器官移植（心、肺、肝、肾、胰腺及多脏器联合移植等）麻醉、心脏外科微创手术麻醉、大血管手术麻醉、颅内动脉瘤手术麻醉、控制性降压、降温麻醉、精准外周与躯体神经阻滞、胸科 tubeless 麻醉等。科室常规开展术后镇痛及舒适化诊疗，如无痛胃肠镜、无痛支气管镜、无痛 ERCP、无痛碎石、无痛电休克治疗（MECT）、无痛分娩、无痛人流、无痛取卵及宫腔镜治疗，麻醉技术和质量省内领先。

承担多维度教学任务：教学任务涵盖本校五年制、八年制、外籍留学生麻醉学教学与医学继续教育等多个层次，日常教学范围覆盖“三院四区”等多个地区，并长期进行麻醉住院医师规范化培训及麻醉专科医师规范化培训工作。

近 5 年来，麻醉科在科研方面取得了突飞猛进的发展。科室的主要研究方向是围手术期快速康复及其转化研究，共获得国家临床重点专科 1 项，国家自然科学基金 13 项（1 项重点培育项目），省、市基金 10 余项，累计 1000 余万元；年均发表 SCI 收录论文 20 余篇。2024 年发布的中国医院科技量值（STEM）麻醉学科排名中，我科位居全国第 29 位，在复旦排行榜西北区医院麻醉学科声誉排名中，我科升至第 2 名。

除了常规的多功能麻醉监测仪外，科室装备有国内领先的仪器设备，包括：① Drager Zeus、Drager-Peseus 等麻醉机与呼吸机多功能监护仪；②国际先进的血流动力学监测设备：Acumen HPI 系统、FloTrac 系统（EV-1000）、漂浮导管等；③各种型号的系列超声机（TEE、大台式、便携式）；④可视化气道管理设备：各型号可视喉镜、纤维支气管镜、可视气道工具；⑤麻醉深度与脑功能监测设备：BIS、脑氧饱和度监测仪等；⑥其他，如肌松监测仪、多参数血气分析仪、血栓弹力图（TEG）等。

麻醉手术部响应国家号召，在推动无痛医院建设、麻醉专科护士培养、麻醉门诊建立、中西医结合快速康复方面进行了大量的工作，并努力向围手术期医学科发展。

科室医疗特色：

1. 围手术期针刺应用技术，国际领先；
2. 血流动力学监测技术，国内领先；
3. 建立疼痛管理“云病房”的多模式镇痛管理，国内领先；
4. 器官（肝、肾、心、肺）移植麻醉管理，西北领先；
5. 超声引导下区域阻滞麻醉的临床管理及教学，西北领先；
6. 心脏病患者行非心脏手术的麻醉，西北领先；
7. 开展多种无痛诊疗，促进舒适化医疗，西北领先；
8. 危重、急诊产科麻醉与急救处理，西北领先。

第四节 西安交通大学第一附属医院麻醉专业住培基地

一、基地介绍

西安交通大学第一附属医院住院医师规范化培训基地麻醉科专业基地成立于2014年。植根于一所享有盛誉的三甲医院，不仅拥有先进的医疗设备、完善的诊疗流程，更承载着深厚的医学文化底蕴和前沿的科研创新实力。基地以“培育卓越麻醉医师，守护生命健康”为使命，致力于为每一位住院医师提供一个全方位、多层次、系统化的学习与实践平台。基地成立10年来，已结业学员百余名，目前在培学员32名。2024年规培结业考试通过率100%。

基地组织架构清晰，由经验丰富的基地主任领航，教学主任与教学秘书紧密配合，形成高效的教学管理团队。同时，我们成立了由10名资深指导医师组成的教学管理小组，他们如同桥梁，连接着住院医师与教学资源，确保每一项教学活动都能精准对接学员需求，实现个性化、精细化的教学管理。

此外，基地还充分利用数字化手段，开发了教学管理一体化网络平台。平台已于2021年投入使用，经过3年的运行和不断改进，现已实现了规培管理的全部电子化。内容涵盖了入科教育，轮转分配，带教分配，教学活动的实施，各类考核的实施，全过程评价和反馈，轮转手册的填写和审核，请销假审批，并配套有专业的题库。平台分为住院医师终端、指导医师终端和管理终端，所有的培训工作均需在教学一体化管理平台完成并留痕。实现了从入科教育到考核管理的全程数字化、信息化，为住院医师打造了一个便捷、高效的学习环境。

我基地年手术量达8万余例，舒适化医疗近1.7万例，涵盖所有麻醉亚专业。同时，我专业基地心、肺、肝、肾大器官移植例数也位于全国前列。庞大的手术量和丰富的手术种类为住院医师提供了充足的学习和锻炼机会。

二、师资建设

师资是培训的灵魂，只有优秀的教师才能培养出优秀的学生。因此，基地高度重视师资队伍的建设与发展，通过严格的选拔与培训体系，构建了一支由初级住培教员、骨干住培教员和专家住培教员组成的梯队式师资队伍。目前基地共有住培指导医师27人，其中高级职称7人（占比25.9%）。他们不仅具备扎实的医学理论基础和丰富的临床经验，更拥有先进的教学理念和精湛的教学技巧。

为了不断提升师资水平，基地积极组织指导医师参加各类师资培训班，包括省级、国家级的师资培训班，以及专业的教学法培训、教育心理学培训等，确保指导医师能够紧跟医学教育的前沿动态，不断提升自身的带教能力。五年内参加过省级师资培训18人，国家级师资培训24人。同时，我们还设立了麻醉名师大讲堂（目前已开展33期），邀请国内外麻醉领域的顶尖专家来基地授课，不仅为住院医师带来了最前沿的医学知识，也为指导医师提供了宝贵的学习和交流机会。

为了保证指导医师队伍质量，每年进行一次教师评价，从指导医师间互评、住院医师对指导医师的评价、教学管理小组对指导医师的评价三个维度进行。结果分析反馈给各位指导医师，作为指导医师自我提升的参考。同时会根据评价结果对教师队伍进行增减。

此外，基地还建立了完善的指导医师激励机制，通过授课补助、职称晋升、教学奖励等多种方式，激发指导医师的带教热情，确保他们能够全身心投入到教学工作中去。

三、质量管理

质量管理不仅是确保培训质量的基石，更是推动培训持续精进的核心动力。我们深知，只有建立科学、严谨、全面的质量管理体系，才能培养出既具备扎实理论基础，又拥有丰富实践经验和良好职业素养的麻醉医师。因此，基地从以下几个方面着手，构建了一套精细化、标准化的质量管理体系。

1. 标准化培训计划与个性化教学方案相结合：基地严格按照国家住院医师规范化培训大纲要求的 50 个知识点及 12 个技能模拟培训，结合医院及科室的实际情况，制订了详尽的培训计划。该计划不仅涵盖了麻醉学的基础理论、临床技能、医学伦理、沟通技巧以及火灾应急演练等多个方面，还根据住院医师的学历背景、专业基础、个人兴趣等因素，量身定制个性化教学方案。通过小组讨论、案例分析、模拟培训等多种教学方式，激发住院医师的学习兴趣，提升学习效果。对即将结业的住院医师进行一对一导师负责制，确保住院医师认真备考，顺利结业。

2. 全方位考核体系与及时反馈机制：考核是检验培训效果的重要手段。基地依托一体化教学管理平台建立了全方位、多层次的考核体系，包括日常考核、月度考核、年度考核、结业考核等，对住院医师的专业知识、临床技能、工作态度、团队协作等多个维度进行全面评估。同时，我们注重考核的及时反馈，每次月考核后进行考试分析，由专人负责分年级进行辅导，针对考试中的共性问题进行精准反馈和辅导，真正做到以考促学，以考促教。

3. 严格的质量控制流程与持续改进机制：基地实行严格的质量控制流程，从培训计划的制订、教学活动的实施、考核评估的开展，到住院医师反馈的收集与处理，每一个环节都设定了明确的责任人。教学主任带领教学管理小组成员依据培训大纲和专业基地情况制订详细的培训计划，由教学秘书负责推进教学计划的实施。教学管理小组成员分工负责教学活动的记录，各类考核的实施和反馈。定期对一体化教学管理平台信息进行分析，在教学小组会议上进行讨论分析，制定改进措施，并在后期的培训过程中加以落实。

4. 丰富的临床实践与严格的医疗安全管理：基地依托医院丰富的手术种类和庞大的手术量，为住院医师提供了充足的临床实践机会。同时，我们高度重视医疗安全管理，制定了严格的医疗安全制度和操作流程规范，指导医师为第一责任人，确保住院医师在临床实践中能够严格遵守医疗规范，保障患者安全。基地还定期组织医疗安全培训和应急演练，提升住院医师的风险意识和应急处理能力。

四、教学成果

我专业基地规培教员在提高培训质量、注重过程管理等方面进行了积极的研究和探索。近年来发表教学文章 10 篇（表 16-1），获得校级及院级教改项目 7 项（表 16-2）。

表 16-1　近年来发表的教学文章

作者	题目	期刊信息
李小刚　申新　王强　关正	微信辅助教学在麻醉科住院医师规培中的应用	中国继续医学教育，2019，11（26）：11-13
张灵敏　袁慧　袁伟	基于真实案例的情景式模拟教学法在麻醉学临床教学中的实践效果	教育现代化，2019，10（87）：345-346
李锋　童华　梁晶　谭敬　朱帅　何平　文新灵	虚拟现实技术在麻醉规培生教育中应用探索	教育现代化，2019，6（87）：228-229
赵鸽　刘畅　申新　朱宇麟	翻转课堂结合 CBL 在麻醉住院医师规范化培训教学中的应用	中国继续医学教育，2020，12（22）：27-29

续表

作者	题目	期刊信息
马育	加强麻醉科住院医师围术期重症超声技术	中国继续医学教育，2020，10（20）
王韶双	多元化教学在麻醉超声培训中的应用价值	中国继续医学教育，2022，36（1）
袁伟　严六狮	医学模拟教学在麻醉科危急诊事件的应用价值分析	医药卫生，2021；8（25）：98-99
袁伟　王强	SimMan 模拟人联合 PBL 教学用于麻醉科住院医师规范化培训中的效果	健康必读，2022（1）：211-213
袁伟　严六狮	PDCA 对住院医师规培师资教学的影响	中国继续医学教育，2022，14（14）：135-138
宋平义　杜瑞妮　庞芸　陈颖力　张闪闪　高巍	情景模拟教学法在本科生心肺复苏培训中的应用效果	临床医学研究与实践，2023，8（30）：186-190

表 16-2　近年来教改项目

项目名称	项目级别	项目名称	项目级别
新冠疫情对高校开展课程思政的影响研究	院级	构建麻醉专业课程思政教学病例库	院级
课程思政融入麻醉学见习教学的路径研究	校级	构建基于围术期危机情境模拟的麻醉规培教学课程	院级
标准化病人联合 CBL 和 PBL 方法的麻醉学教学改革研究	校级	麻醉科专业基地规培题库建设及使用	院级
增强现实模拟教学在本科心肺复苏实习课的应用	校级		

五、困境与展望

住院医师规范化培训实施近 10 年来，已基本形成了一种较为合适的模式。但是，麻醉专业具有一定的特殊性，严格按照培训标准实施培训还是存在一定的困难。

麻醉科没有病房，无法做到真正意义上的教学查房。出于对手术室运行效率的考虑，患者进入手术室后又没有足够的时间对患者进行查房式的教学；如果通过设置标准化病人的方式进行教学查房又将会被认定为模拟教学。故而适合于麻醉科的教学查房到底该如何规范地实施是目前面临的一大困境。

住院医师规范化培训是一项利国利民的好政策，有利于我国合格医学人才的培养，也有利于国家医疗体制改革的顺利进行。麻醉专业作为规培紧缺专业足见国家对麻醉专业的重视。在全国各麻醉科专业基地的不断探索和努力下，麻醉专业住院医师规范化培训必将稳步发展，为祖国培养更多合格的麻醉医师。

编　委：朱耀民
执笔人：宋平义

17 第十七章 成都市第三人民医院麻醉专业住培基地

第一节 西南交通大学

西南交通大学是教育部直属全国重点大学，国家首批“双一流”“211 工程”“特色 985 工程”“2011 协同创新计划”重点建设并设有研究生院的研究型大学。学校 1896 年创建于山海关，时称“北洋铁路官学堂”（Imperial Chinese Railway College），是中国第一所工程教育高等学府，是中国土木工程、矿冶工程、交通工程高等教育的发祥地，同时也是“交通大学”最早两大源头之一。学校以“唐山交大”“唐院”之名享誉中外，素有“东方康奈尔”之美誉，毛泽东为学校题写校名。建校以来，学校先后命名交通大学、唐山交通大学、中国交通大学、北方交通大学、唐山铁道学院等。学校先后经历了两次全国院系调整，一大批在全国卓有声誉的系组调整支援清华大学、天津大学等兄弟院校。1964 年学校积极响应党中央建设“大三线”号召内迁四川，1972 年更名西南交通大学，1989 年学校办学主体迁至成都，2002 年在成都犀浦扩建新校区。现有九里、犀浦、峨眉、成都东部（国际）校区四个校区，共占地 5000 余亩。

学校设有 33 个学院（书院、中心），拥有交通运输工程、机械工程 2 个一级国家重点学科，车辆工程、桥梁与隧道工程等 10 个二级国家重点学科，20 个一级学科博士学位授权点，5 个博士专业学位授权类别，43 个一级学科硕士学位授权点，17 个博士后科研流动站。交通运输工程学科位居全国第一（A+）并进入国家“双一流”建设序列，土木工程学科位居全国 A 序列，工程学、计算机科学、材料科学、化学、社会科学、地球科学、环境 / 生态学 7 个学科进入 ESI 世界排名前 1%。

学校现有专任教师 2700 余人，其中，中国科学院院士 2 人、中国工程院院士 3 人，国家高层次人才计划入选者近 200 人；国家自然基金委创新群体 1 个，教育部创新团队 6 个，国家级教学团队 8 个、国家级教学名师 7 人。此外，还聘请了近 50 位中国科学院、工程院院士及诺贝尔奖获得者担任兼职（名誉）教授。

2014 年 7 月，西南交通大学联合成都市第三人民医院和西部战区总医院（原成都军区总医院）成立医学院。2023 年 1 月，经学校学科和学院优化调整后，原材料科学与工程学院生物医学工程系及生物医学工程专业调整至医学院。医学院现有生物医学工程系、临床医学系、生物医学工程研究院。有生物医学工程本科专业、生物医学工程（工学和医学学位）和临床医学两个一级学科硕士点、材料与化工（生物医学工程）专业型硕士点、材料科学与工程（生物医学材料）一级学科博士点。

医学院现有专（兼）任教师 178 人（含附属医院兼职研究生导师），其中正高级职称 64 人，博士生导师 27 人，副高级职称 91 人。现有双聘院士 2 名，国家杰青在内的国家级人才 6 人，省部级人才 30 余人，国际生物材料科学与工程联合会会员 2 人。

医学院教学科研条件优良，拥有四川省功能材料国际合作基地、人工器官表面工程四川省高校重点实验室、分子医学实验平台、基因检测诊断实验平台、生物医学材料实验平台、肥胖与代谢实验中心等多个高水平研究平台。近 5 年承担了国家自然科学基金重点项目、国家重点研发计划课题等国家级和全军课题 80 余项，省部级项目 200 余项，发表 SCI 收录论文 500 余篇，ESI 论文 20 余篇，获得授权发明专利 150 余项，荣获四川省科技进步一等奖和军队科技进步一等奖 5 项。

第二节 成都市第三人民医院

成都市第三人民医院是西南交通大学附属医院，是一所集医疗、教学、科研和预防、保健、康复于一体的现代化综合性“三级甲等”医院，国家级爱婴医院。1938 年抗日战争期间，战区大学内迁成都，中央大学医学院、华西协合大学、齐鲁大学在四圣祠的仁济医院组建成立“三大学联合医院”。1941 年 7 月，中央大学医学院退出三大学联合医院，在成都正府街 122 号组建附属医院取名“成都公立医院”。1946 年 5 月，中央大学回迁南京，“成都公立医院”由四川省政府卫生实验处接收更名为“四川省立医院”。1950 年 2 月，中国人民解放军接管医院，四川省改为川东、川南、川西、川北 4 个行署，“四川省立医院”改名为“川西医院”。1952 年 10 月，四川 4 个行署撤销合并成立为四川省政府，“川西医院”更名为“四川省人民医院”。1954 年 11 月，四川省政府青羊宫新建的医院定名为“四川省人民医院”，将青龙街医院的医务人员、设备一分为二，青龙街医院交由成都市人民政府管理，11 月改名为“成都市人民医院”。1955 年 11 月，更名为“成都市第三人民医院”。

医院在 2014 年被省卫生计生委确定为四川省九大区域医疗中心之一，是四川省首批现代医院管理制度试点单位，承担成都中心城区医疗保障的核心功能。医院占地面积 138 亩，开放床位 2450 张，2024 年总诊疗约 226.18 万余人次，住院手术 4.29 万人次。拥有第四代达芬奇手术机器人 Xi 系统，3.0T 磁共振，德国蔡司全飞秒 SMILE3.0 平台系统，3D“鹰眼系统”显微镜，海扶 JC200D 聚焦超声肿瘤治疗系统等高精尖仪器设备。

医院拥有国家临床重点专科建设项目 2 个，省临床重点专科 7 个，省医学重点专科（学科）13 个，市高水平临床重点专科建设项目 3 个，市临床重点专科 16 个，市医学重点学科 31 个，市医疗质量控制中心 24 个，附设成都市心血管病、神经疾病、呼吸健康、肿瘤和消化 5 个研究所，成都市名医工作室 3 个。2022 年变态反应专业、重症医学、心血管病学 3 个专科，成功进入中国医科院科技量值学科排名百强，2023 年获批立项四川省消化系统疾病临床医学研究中心。拥有国务院和省市政府特殊津贴 3 人，四川省卫生健康领军人才 1 人，四川省及省卫健委有突出贡献的优秀专家 3 人，四川省“青城计划”天府名医 1 人、“峨眉计划”青年人才入选 1 人，四川省临床技能名师 4 人，四川省海外高层次留学人才 10 人，事业单位专业技术二级岗 6 人。

成都市第三人民医院是市级医院中最早开展科学研究的大型综合医院。自 2005 年起，医院科研立项更是持续井喷，科研立项数与立项经费均为市级单位首位。国家自然科学基金面上项目于 2012 年首次获得，实现了市级医院零的突破。医院近年还设置了市级首家省级重点医学研究实验平台，设专职研究人员开展医学研究，整体科研体系得到精进。医院自创《心血管病学进展》杂志，2020 年入选首届中国医药卫生核心期刊。

医院 1954 年开办国家承认中专学历的“成都市第三人民医院卫生学校”。1992 年，签约作为华西医科大学教学医院。2007 年成为泸州医学院成都临床医学院，2009 年作为重庆医科大学附属成都第二临床学院全面开展临床医学本科教学和研究生培养工作，2014 年被认定为第一批国家级住院医师规范化培训基地，同年成为西南交通大学附属医院、西南交通大学临床医学院，2020 年启用新的模拟医学教育培训中心。目前医院共有国家住院医师规范化培训专业基地 19 个，省级专科医师规范化培训专业基地 4 个。

医院充分整合国际医学资源、持续开展国际医疗合作及人才交流、不断引进更多新技术。市三医院在发展进程中坚持国际视野，一方面与美国哥伦比亚大学医学中心、加州箭头医学中心、ABMAC 基金会，以及德国、澳大利亚等多国医疗机构建立合作与联系，直接对接国际医疗技术前沿，每两年举办一次临床医学培训国际前沿研讨会；另一方面着力培养符合国际医疗要求的医学行业人才，建立海外联合培养基地，聘请海外客座教授，定期邀请外籍教授来院指导。

医院积极参加抗击非典、抗震救灾、抗击新冠肺炎等国内重大灾害救援行动，派遣援外医疗，接力“传帮带”，对口支援帮扶藏区贫困地区，致力于打造一所有温度的医院。

第三节　成都市第三人民医院麻醉科

成都市第三人民医院麻醉科建科于 1982 年，现为四川省甲级重点专科，成都市重点学科，成都市临床重点专科，于 2014 年获批国家住院医师规范化培训麻醉专业基地。科室现有麻醉医师 57 名，其中高级职称 12 名，医学博士 2 名（1 名在读），医学硕士 38 名，并有麻醉科专职护士 24 名。

麻醉科下设 13 个麻醉亚专业：心血管外科麻醉、减重外科麻醉、脊柱矫形外科麻醉、手术室外麻醉、妇产科麻醉、耳鼻喉科麻醉、肝胆外科麻醉、PACU、胃肠外科麻醉、骨科麻醉、神经外科麻醉、胸外科麻醉、泌尿外科麻醉。医院拥有 34 间手术室，其中住院部手术室 17 间（包括达芬奇机器人手术室 1 间），日间手术室 9 间，介入手术室 6 间，眼科手术室 2 间，PACU 床位 5 张，单日手术量最高超 100 台，日均手术量 70 台，年手术量近 20 000 台，无痛诊疗 40 000 余例（涵盖胃肠镜、人流、纤支镜、ERCP 等）。从几个月的婴儿到 100 多岁的老人，从局部麻醉到高难度的心血管外科及重度脊柱畸形矫治手术的麻醉，在疑难危重患者及重大手术的麻醉和围手术期管理方面处于省内先进水平，特别是在危重患者的有创血流动力学监测、心血管手术围手术期管理、重度脊柱畸形矫治术围手术期管理方面积累了丰富的临床经验。科室率先于 2016 年 6 月开设了麻醉科门诊，处于四川省乃至全国前列。

科室积极进行科学研究，近年来开展了省级、市级科研课题研究十余项，开展麻醉新药 GCP 研究 7 项（含结题 2 项）。

科室注重教学，2007 年作为成都市住院医师规范化培训试点基地率先招收住院医师，2014 年成为首批国家住院医师规范化培训麻醉专业基地。近几年，累计发表教学相关文章 3 篇。

第四节　成都市第三人民医院麻醉专业住培基地

住院医师规范化培训是培养合格临床医师的必经途径，是加强卫生人才队伍建设、提高医疗卫生工作质量和水平的治本之策，是深化医药卫生体制改革和医学教育改革的重大举措。麻醉学科作为围手术期医学的重要支柱学科，是保障手术患者围手术期安全与舒适的核心科室，是住院医师规范化培训的重点专业学科，也是临床住培需要轮转学习的科室，在住培工作开展中占有重要地位。

一、基地介绍

成都市第三人民医院麻醉科于 2007 年作为成都市试点住培基地招收了第一批单位委培住院医师，2010 年招收第一批社会住院医师，2014 年首轮获批国家级住院医师规范化培训麻醉专业基地（图 17-1）。基地

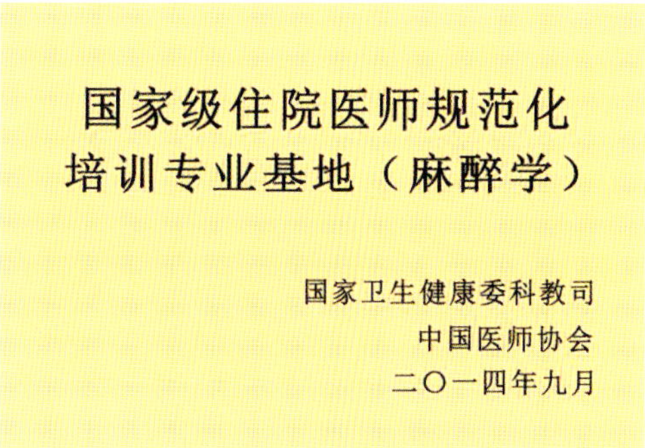

图 17-1　麻醉科住培基地

在模拟医学教育培训中心二楼设置了常规模拟培训室、模拟手术室、技能考核室，拥有气管插管模型 5 套（其中儿童模型 1 套），中心静脉穿刺模拟器 3 套，椎管内穿刺模型 2 套，仿真桡动脉穿刺模型 6 套，心肺复苏模拟人 5 套，高级纤支镜插管模拟器 1 台，高级生命支持超级综合模拟人，同时还共享 DXR 临床思维训练系统、临床医学考试题库工作站等国内顶尖教学资源，满足各类模拟培训和危机资源管理课程需要（图 17-2）。

麻醉基地设有基地主任、教学主任、教学秘书，负责管理、落实和统筹住培工作；设有教学管理小组，负责制定住培制度、整理住培资料、协调工作安排、落实考核制度和师资考核；设有教学督导小组，负责教学活动的督导改进，提供有力的质量保障；设有亚专业教学小组，采用“亚专业集束化教学”模式，全面负责亚专业的入科培训，教学查房，病例分享和出科考核，实行组长负责制。

基地主任付强教授担任四川省医师协会麻醉分会委员，四川省医学会麻醉分会体外循环学组委员，四川省人民医院麻醉与疼痛专科联盟常务理事，四川省抗癌协会肿瘤麻醉专委会常委，成都医师协会麻醉专委会常委，成都医学会麻醉专委会委员，主任医师，西南交大硕士生导师。主持成都市课题 1 项。

教学主任许明星教授担任四川省医学会麻醉分会气道管理学组委员，四川省卫生厅麻醉质量控制中心成都分中心专家组委员，四川省卫生厅医疗事故鉴定专家组委员，成都市突发事件卫生应急专家咨询委员会专家，主任医师。主持成都市课题 1 项。

二、师资建设

基地目前共有住培师资 23 人，其中主任医师 4 人，副主任医师 8 人，主治医师 11 人，其中博士学历 2 人（在读 1 人），硕士学历 14 人。基地有一支教学经验丰富、梯队建设完备的教学队伍，

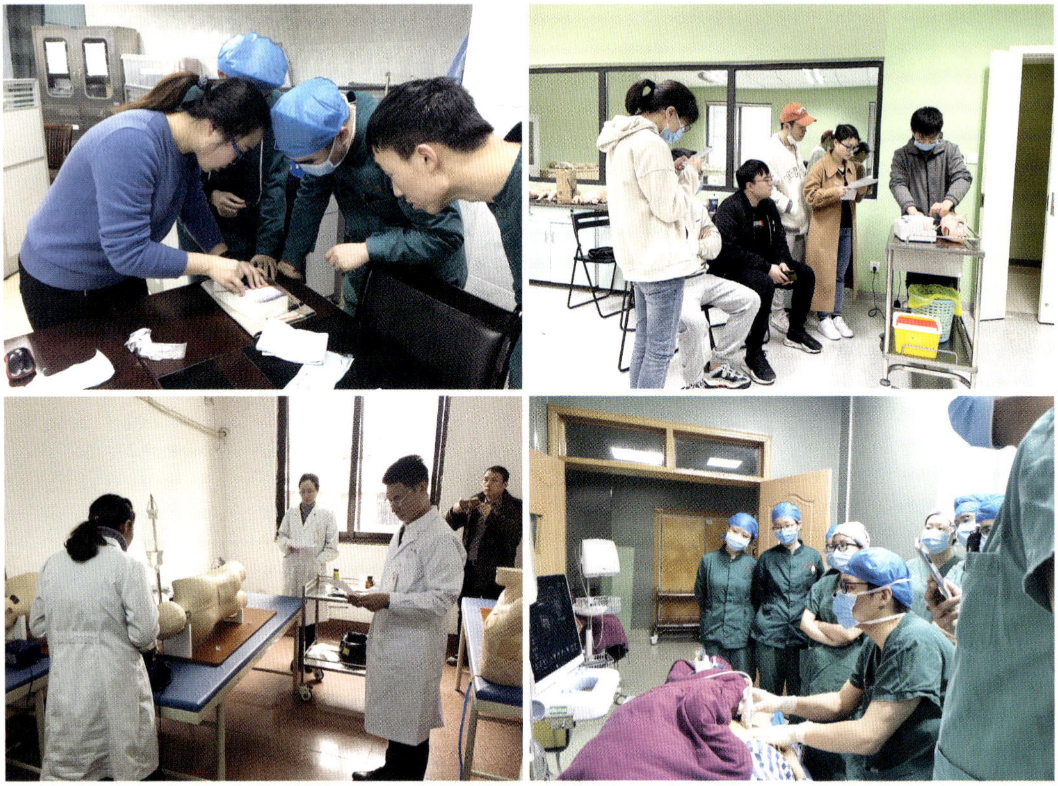

图 17-2 模拟培训

近几年多人在医院获得院级优秀教师称号。

（一）亚专业教学小组

基地从 2022 年 8 月推行“亚专业集束化”教学模式，在此教学模式下，基地设有 15 个亚专业教学小组，组长由高年资主治医师及以上，通常是临床亚专业组长担任。各个亚专业麻醉的入科培训、教学查房、病例讨论、过程管理和出科考核均由亚专业教学小组讨论制定并负责，亚专业教学小组组长负责的整个亚专业教学的质量控制。“亚专业集束化”教学更有利于教学的专一性，让教学更加深入和统一，同时也利于师资的培养。

（二）师资培训

“千里马常有，而伯乐不常有”。基地特别重视师资培训，定期指派各级师资参加省级国家级师资培训。到目前为止，90% 以上的老师都参加了省级及以上师资培训（表 17-1）。同时，基地内定期开展自己的师资培训，不断强化住院医师规范化培训的内涵和提高师资的教学能力，改进教学方法。基地还请了外院专家，如华西麻醉手术中心前主任、中国住培发起人刘进教授讲授教学方面的专题。

表 17-1　省级及国家级师资培训

参加日期	培训内容
2015 年 5 月 6 日—8 日	四川大学华西麻醉模拟教学研讨会暨导师培训班
2015 年 11 月 5 日—6 日	住院医师规范化培训骨干师资队伍建设研修班
2016 年 4 月 12 日—14 日	医学前沿与住院医师培养国际论坛
2016 年 8 月 29 日—31 日	住院医师规范化培训骨干师资队伍建设研修班
2017 年 11 月 26 日—12 月 1 日	2017 四川省住培师资集中培训
2018 年 4 月 17 日—19 日	国际论坛暨师资培训
2018 年 11 月 7 日—9 日	2018 住培师资培训班（第二期）
2019 年 5 月 12 日—15 日	2019 年“华西围术期模拟教育研究讨论会暨医学模拟教育师资培训班”
2019 年 8 月 30 日—31 日	2019 年住院医师规范化培训高峰论坛
2020 年 9 月 23 日—25 日	2020 年普通师资培训班一期
2020 年 9 月 28 日—30 日	2020 年骨干师资培训班
2020 年 11 月 30 日—12 月 5 日	2020 年住院医师规范化培训高峰论坛
2021 年 4 月 24 日—27 日	住院医师规范化培训麻醉科专业考官培训
2021 年 9 月 6 日—27 日	2021 年全国住院医师规范化培训临床思维训练能力提升师资培训班
2022 年 3 月 26 日—30 日	2022 年全国住院医师规范化培训临床实践能力考核命题及考官线上培训班
2022 年 4 月 8 日—19 日	2022 年《住院医师规范化培训教学活动指南》解读师资培训班（第一期）
2022 年 10 月 25 日—11 月 12 日	《住院医师规范化培训内容与标准（2022 年版）》和《住院医师规范化培训基地标准（2022 年版）》解读师资培训班
2022 年 11 月 25 日—30 日	2022 年住院医师规范化培训高峰论坛
2023 年 4 月 15 日—23 日	2023 年全国住院医师规范化培训临床实践能力考核命题及考官线上培训班
2023 年 8 月 25 日—9 月 10 日	2023 年住院医师规范化培训临床思维训练能力提升师资培训班

三、质量管理

（一）入科教育

入科教育活动是住院医师规范化培训非常重要的环节，可以让新住院医师了解基地的历史、规模和文化，熟悉科室及手术室的环境和功能分区，同时也会重点宣讲各种制度和规范（表 17-2）。部分基本培训设置了考核，只有考核通过后，方能进行下一阶段的培训和导师分配。

表 17-2 入科教育活动

时间		题目
第一天	8：00-8：40	麻醉住培基地介绍
	8：40-9：10	麻醉与人文
	9：10-9：50	住院医师工作制度、请休假制度及绩效考核制度
	10：00-10：40	住院医师规范化培训“两个标准”解读，住院医师规范化培训教学计划解析
	10：40-11：20	麻醉角度下医疗质量核心制度解读
	11：20-12：00	手术室及恢复室参观，无菌规范
	13：30-14：10	麻醉药品存放及使用规范，麻醉药品和精神药品使用及登记管理制度
	14：10-14：50	气管插管及桡动脉穿刺规范化视频演示
	14：50-15：50	心肺复苏及除颤仪使用及考核
	16：00-16：40	麻醉前访视与评估
第二天	8：00-8：40	麻醉前准备
	8：40-9：20	血气仪及血糖仪使用，转运监护仪及转运呼吸机使用
	9：20-10：20	麻醉电子病历记录规范，手麻系统操作（医嘱、处方和收费）
	10：30-11：10	麻醉药品准备，常见血管活性药配制和镇痛泵配制以及使用登记规范
	13：30-15：30	师生座谈会

（二）双导师制（责任导师和指导医师）

每一名住院医师在入科后两周内都会配置一名责任导师，负责该住院医师三年的学习情况，包括非麻醉专业轮转的学习情况。责任导师每月和自己所带住院医师进行一次沟通交流，了解住院医师学习情况，督促住院医师规范、及时填写培训手册。督促和指导所带住院医师准备和参加执业医师资格考核、结业考核，为自己所带住院医师制订个体化学习计划。除了负责所带住院医师的学习情况，还要协调解决住院医师在培训过程中出现的生活和心理问题。

住院医师在每一个亚专业轮转期间，都会分配一名指导医师。指导医师负责该住院医师这个亚专业轮转期间的学习指导，包括入亚专业培训、过程考核、出亚专业考核和临床带教。在轮转期间，指导医师指导所带住院医师完成一篇典型病例分享，并在轮转期间对所带住院医师进行 360°评价，出亚专业前完成该住院医师的技能考核和出科评价。

（三）亚专业集束化教学

首先对所有的师资进行亚专业分组，并设置亚专业教学组长（大部分是临床的医疗组长），每个亚专业教学小组有 2～3 名成员，一些年轻指导医师兼任两个亚专业教学小组成员。亚专业教学小组负责本亚专业的理论教学和技能培训（小讲课、病例分享、病例讨论、住院医师教学查房、技能培训），并且完成过程考核和出亚专业考核。

除了整个基地的教学活动外，亚专业教学小组还有自己的特色教学，比如教学查房。2022 年 8 月之前，教学查房的模式是查房老师在台上讲，所有的住院医师都参与，大部分没有轮转该亚专业住院医师对查房病例不了解，也缺乏该亚专业的相关知识和麻醉经验，因此大部分住院医师没有从教学查房获取足够的知识和经验。从 2022 年 8 月开始，基地将教学查房优化为亚专业分组查房，频次也增加到 4 次／月，查房对象包括所有轮转该亚专业的住院医师、进修医师和实习医师。亚专业分组查房的优点在于查房老师相对固定，能不断地改进查房质量，查房对象也是轮转该亚专业的住院医师，对查房的知识点更加了解，具有主动性。除了教学查房亚专业化外，亚专业教学小组还会根据该亚专业特点完成一些技能培训，比如在胸科麻醉轮转时可以强化纤支镜定位模拟培训，在矫形麻醉轮转时可以参加环甲膜穿刺模拟培训等等。亚专业集束化教学能够增加师生互动，提升住院医师主动学习能力，同时还能提高指导医师的教学能力。

（四）教学质量控制

为了保证教学质量，基地下设教学督导小组，督导工作包括两个内容：一是对平时的教学活动进行督导，及时和授课老师沟通反馈，其督导评价纳入指导医师的岗位胜任考核；二是学年末对所有指导医师进行考评，纳入其岗位胜任考核。

为了提高指导医师的教学积极性，也为了体现教学的价值，基地出台了教学考核方案，分为教学绩效考核和岗位胜任考核。教学绩效分为岗位津贴和课时津贴，其中岗位津贴发放给基地主任、教学主任、教学秘书、教学助理和教学专员；课时津贴按授课类型进行发放，课后授课对象即时进行评价（问卷星形式），根据评分高低按比例进行发放，课后评价同时作为岗位胜任考核之一。岗位胜任考核最大的意义在于指导医师退出机制，其考核内容还包括学年末教学对象考评和教学督导小组考评，三者乘以相应的系数相加后即为该教师的学年考核，低于 70 分即取消其下一学年的指导医师资格，一年后才能再次申请，高于 70 分但是最后一名，则取消一年新晋住院医师的责任导师带教资格。

严格执行师资准入和退出制度。准入制度：由主治医师自行提出申请，科室进行试讲考核，经科管会推选，参加院内师资培训，通过培训和考核后，方能晋升为责任导师。退出制度：①出现严重教学事故；②医德医风败坏；③学年考核低于 70 分，学年考核包括平时课后评价（基地通过问卷星的形式，每次教学活动之后，由授课对象进行即时评分）、学年末住院医师对指导医师的考评和教学督导小组的考评。

医院也非常重视教学质量控制，近期成立了院级教学督导工作组，本基地教学秘书担任督导组专家之一。整个督导组负责全院各类教学活动的督导工作，并进行评价和反馈，将会有力保障教学质量，提高教学水平。

四、教学成果

基地自 2007 年住培招生工作以来，共培养了 79 名具有良好的职业道德、人际沟通能力、应急能力和团队精神，具有独立从事麻醉科常规临床工作的能力，具备一定的科研和教学能力的住院医师。住培住院医师结业考核通过率始终保持在 100%，近几年执业医师资格考试首次通过率逐年上升，年度业务水平测试住院医师百分位平均值高于全国平均线，住院医师满意率也明显超过目标建设要求（表 17-3）。

表 17-3 住院医师规范化培训质量

年份	执业医师考试首次通过率	结业考核首次通过率	年度业务水平测试百分位平均值	住院医师满意度
2020	50%	100%	/	100%
2021	66.67%	100%	78.33%	100%
2022	100%	100%	59.67%	100%
2023	89%	100%	/	100%

基地近几年共发表两篇教学文章（表 17-4），2 位住培住院医师获得省级优秀住院医师称号（表 17-5）。

表 17-4 教学文章

年份	文章题目	作者	期刊
2020	病案教学法在麻醉科住院医师规范化教学中的应用效果分析	陈勇	《医药前言》
2021	基于真实案例的情景式模拟教学模式在麻醉科临床教学中的应用效果	李林锋、张槐、李强、陈勇	《医药卫生》

表 17-5 省级优秀住院医师

年份	姓名	学届
2016	王慧	2014 级
2018	雷雪	2015 级

五、困境与展望

（一）面临的困境

作为首批国家住培基地之一，住培教学工作开展的时间比较长（2007 年开始试点），至今已有 16 年，虽然在住培教学上取得了一些进步，但与医学院校直属教学基地相比还有很大的差距：

1. 教学投入不足的问题

首先基地层面对教学的重视程度不够；其次个别指导教师在思想上和意识上对住培教学的理解和认识不足，认为住培教学可有可无，在教学的实施上流于形式。

2. 师资培训与考核问题

基地师资教学水平参差不齐，甚至在一些“三基”培训上都没有统一标准，住院医师在临床学习上有时会感到无所适从。另外，师资考核与职称晋升、绩效薪金没有密切关联，导致教学质量不够高。

3．教学质量控制问题

有时因为临床工作安排，导致未能严格按照亚专业轮转计划进行轮转；一些亚专业的病种有季节性特点，导致轮转该亚专业时病例数不够；同样因为临床工作强度大，教学时间安排很受限制，时长也得不到保证。比如，其他专业的教学查房时长 90 ~ 120 分钟，这在麻醉科几乎不可能达到。

4．教学查房问题

第一，没有自己的患者：麻醉科虽然是临床科室，但是有其特殊性，不会主动收治患者，因此在教学查房的安排上相当被动，即使把教学查房安排在一定周期内进行，也可能会因为没有合适的病例而难以按时开展，等有合适的病例时，住院医师可能已经轮转到下一个亚专业了。第二，查房时间不足：在整个麻醉临床过程中，难以找到相对充足的时间进行教学查房，因为术前要保证外科准点开台，术中、术后住院医师已经在各自岗位上进行临床工作了。

5．教学科研问题

同直属教学医院相比，教学科研的投入和产出都处于低水平。

（二）展望

2013 年国家卫生计生委联合其他六个部委发布了《关于建立住院医师规范化培训制度的指导意见》，标志着住培制度在国家层面的正式建立；2020 年国务院办公厅发布《关于加快医学教育创新发展的指导意见》，标志着住院医师规范化培训进入到一个发展创新期。

住培工作作为毕业后教育的必经之路，为全面提高人才培养质量、推进健康中国建设、保障人民健康提供了强有力的人才保障。麻醉专业是紧缺专业之一，这给麻醉住培基地带来了较大的压力和责任，同时也意味着更多的机遇和期待。我们基地作为国家级住培基地之一，需要更加积极地做好这项工作，真正理解这项工作的现实意义。同时把建设国家住培示范基地、重点专业基地、骨干师资培训基地和标准化住培实践技能考核基地作为我们的目标。

编　委：付　强
执笔人：廖宏兵

18 第十八章 四川大学华西医院麻醉专业住培基地

第一节 四川大学

四川大学是教育部直属重点大学，是国家布局在中国西部的重点建设的高水平研究型综合大学，是国家“双一流”建设高校（A 类）。四川大学由原四川大学、原成都科技大学、原华西医科大学三所全国重点大学经过 1994 年和 2000 年两次合并而成。大学学科门类齐全，覆盖 12 个门类，有 37 个学科型学院（系）及海外教育学院等学院。现有博士学位授权一级学科 53 个，硕士专业学位授权点 37 个，博士专业学位授权点 11 个，博士后流动站 48 个。学校教学科研岗共 6789 人，中国科学院和中国工程院院士 21 人，国家自然科学杰出青年基金获得者 81 人，国家优秀青年科学基金入选者 82 人，国家级教学名师 17 人。国家科技重大专项课题负责人 22 人（24 项），国家重点研发计划项目负责人 82 人（86 项），国家社科基金重大招标（委托）及各类专项项目获得者 71 人（84 项），国家创新人才推进计划“中青年科技创新领军人才”22 人，“重点领域创新团队”3 个。

四川大学在长期的办学历程中，形成了深厚的人文底蕴、扎实的办学基础和以校训“海纳百川、有容乃大”，校风“严谨、勤奋、求是、创新”为核心的川大精神。学校有全国高校中华优秀传统文化传承基地 1 个，国家大学生文化素质教育基地 1 个，全国高校心理健康教育与心理咨询示范中心 1 个，国家人才培养和科学研究及工科基础课程教学基地 9 个，国家级实验教学示范中心 8 个，国家级虚拟仿真实验教学中心 3 个，国家级工程实践教育中心 19 个，国家临床教学培训示范中心 1 个，国家级教师教学发展示范中心 1 个，国家级大学生校外实践教育基地 9 个。学校获批立项 28 个国家级特色专业建设点、93 个国家级一流专业建设点，教育部“三全育人”综合改革试点院系 1 个，获得国家教学成果奖 40 项（其中特等奖 1 项），国家级一流课程 128 门，主编或副主编 14 种教材获首届全国优秀教材奖（高等教育类）。2015 年以来，学校共获得中国“互联网 +”大学生创新创业大赛金奖 27 项，金奖数位居全国第四，近三年在“挑战杯”国赛中获得特等奖和金奖 11 项。

四川大学科研实力雄厚，标志性成果不断涌现。学校现有国家重大科技基础设施 1 个，国家重点实验室 4 个，国家工程技术研究中心 2 个，国家应用数学中心 1 个，国家临床医学研究中心 2 个，国家工程实验室 1 个，国家地方联合工程实验室 3 个，国家地方联合工程研究中心 1 个，国家产业创新中心 1 个，国家“2011”协同创新中心 1 个，国家国际科技合作基地 5 个，教育部前沿科学中心 1 个，教育部重点实验室 10 个、工程研究中心 8 个，省部共建协同创新中心 2 个，国家卫生健康委员会重点实验室 2 个，国家药品监督管理局重点实验室 4 个。近 4 年学校共牵头获得国家科技三大奖 10 项。

第二节 四川大学华西医院

四川大学华西医院（简称华西医院）始建于 1892 年，是国家三级甲等综合医院，中国西部疑难危急重症诊疗的国家级中心，中国著名的高等医学学府，也是中国一流的医学科学研究和技术创新的国家级基地。

医院学科综合实力强大，临床医学 ESI 排名处于国际顶尖行列（全球前 0.5‰）。现有教育部国家重点学科 9 个，重点培育学科 2 个；有国家临床重点专科 39 个，数量名列全国医院第一。在国家三级公立医院绩效考核中连续 5 年获评 A++。在复旦大学中国最佳专科声誉和最佳医院排行榜上，连续 14 年名列全国第二，其中 3 个专科排名全国第一、13 个专科前三、22 个前五、32 个前十。现有中国科学院院士 1 人、"国字号"高层次人才 121 人次，国家级学会 / 协会主委 / 副主委专家 33 人，高级职称 1641 人，研究生导师 1135 人。

医疗方面，医疗院区占地 577 余亩，直属 2 个医疗院区，编制床位 4900 张，有 54 个临床科室（含 7 个专病中心）。2023 年门、急诊量 754.15 万人次，出院病人 25.57 万人次，手术 18.72 万台次，平均住院日 7.23 天。在成人活体肝脏移植、肺癌早诊早治、心脏介入治疗、脑神经外科及功能神经外科、中西医结合治疗重症胰腺炎、胃肠微创手术、异体喉 - 气管 - 甲状腺联合移植手术、临床麻醉、功能磁共振、核医学等多个领域处于国内乃至世界领先水平。

教学方面，医（学）院构建了覆盖在校教育、毕业后教育、继续教育于一体的以胜任力为导向的卓越医学生培养体系。本科教育涵盖临床医学（五年制、八年制）、护理学、医学影像技术、康复治疗学、医学检验技术、眼视光学等六大专业，是全国首批八年制示范试点高校院系。研究生教育拥有 4 个一级学科博士、硕士学位授权点，68 个硕士学位点，67 个博士学位点。医（学）院高度重视医学生临床胜任力及转化创新能力培养，获第十届中国大学生医学技术技能大赛五、八年制总决赛银奖；获"互联网 + 创新创业大赛"金奖 14 项，连续 8 年问鼎全国金奖，获奖数居全国医学院校之首。医（学）院于 2000 年在国内最早开展住院医师培训，并在全国范围推广，已为全国 592 家医院培养 4792 人，并免费为西藏培养 600 余名住院医师和护技药人员。每年接受 4000 余名进修人员来院学习，每年为 200 万人次提供远程继续医学教育。

科研方面，华西医院建立了 23 万余平米的独立的科研院区，现有包括转化医学重大科技基础设施（四川）、生物治疗全国重点实验室、呼吸和共病全国重点实验室（华西）、"2011"协同创新中心、国家老年疾病临床医学研究中心、国家精准医学产业创新中心在内的 9 个国家级和 52 个省部级创新研究平台。在中国医学科学院中国医院科技量值（STEM）综合排名中连续 11 年位列全国第一；在复旦大学中国最佳医院排行榜上，科研得分连续 14 年名列全国第一。近五年来，获得国家自然科学基金、科技重大专项、国家重点研发计划、科技创新 -2030 重大项目等国家计划项目近千项，牵头获包括国家自然科学奖二等奖 1 项、国家科技进步二等奖 1 项、省部级一等奖 15 项在内的科技成果奖 100 项。高水平研究成果相继发表在 *Cell*、*Nature*、*Science* 等国际顶级期刊；授权国内、国际发明专利 791 项 [2022 年首次发布的"中国医院创新转化排行榜"我院发明专利申请量、专利合作条约（PCT）申请量均排名第一]。新冠疫苗、国家麻醉 I 类新药、生物材料等科技成果累计转化 220 余项，转化合同金额超 10 亿元。

第三节　四川大学华西医院麻醉手术中心

华西医院麻醉手术中心起源于解放初期成立的麻醉组。1978 年麻醉科作为独立的临床科室正式成立，1984 年即建立了麻醉学硕士点；2000 年刘进教授担任麻醉科主任、ICU 主任和麻醉与危重病医学教研室主任；2015 年麻醉科与手术室强强合并，成立麻醉手术中心。

华西医院麻醉手术中心是麻醉学首批教育部国家重点培育学科（2007 年）和首批卫生部国家临床重点专科（2010 年）。麻醉及危急重症教研室下的重症医学学科和疼痛学科也均获批卫生部国家临床重点专科。"临床为本，教研强科"是华西医院麻醉学科建设的基本原则，"安全、无痛、感控、高效”是科室管理的核心。麻醉手术中心近三年每年完成麻醉手术量逾25万例，麻醉直接相关死亡率＜1/100万。复旦大学中国最佳专科排行榜连续14年全国麻醉科排名第一，中国医院科技量值连续4年蝉联全国第一，2022年发表麻醉学领域SCI收录论文累计影响力在全球排名第一。

麻醉手术中心临床麻醉工作覆盖4个院区，199个手术室，35个手术室外麻醉点，83张麻醉苏醒床，63张疼痛病床，常规开设麻醉门诊和疼痛门诊。临床麻醉设立亚专业组，包括普外麻醉、胸心外科麻醉、神经外科麻醉、小儿外科麻醉、眼耳鼻喉麻醉、骨科麻醉、泌尿外科麻醉、急诊与创伤麻醉、麻醉苏醒室与术后镇痛、手术室外麻醉、体外循环、围术期床旁超声、疼痛诊疗13个亚专业组。

麻醉手术中心目前拥有各级工作人员约1300名，包括正高级职称27人，副高级职称25人，中级职称70人。其中博士生导师19人，硕士生导师45人。2024年在训的住院医师约244人，在读研究生169人，接收来自全国各地的进修医师85人。

第四节 四川大学华西医院麻醉住培基地

2000年华西医院麻醉科参照北美住院医师培养模式，结合中国国情，首创开始了麻醉住院医师规范化培训，2003年率先开始了社会化住院医师规范化培训，2010年启动了麻醉专科医师规范化培训（包括高级综合麻醉、心胸麻醉、小儿麻醉、疼痛学科和体外循环）。2013年，华西麻醉住培基地成为国家首批住院医师规范化培训基地；2018年，华西医院成为首批儿科麻醉专科医师规范化培训国家试点基地；2020年，获评首批住院医师规范化培训重点专业基地。自2003年以来，华西麻醉住培基地培养住院医师1235人（涵盖社会化住院医师、委培住院医师、专硕和临床医学8年制）。

一、基地介绍

四川大学华西医院麻醉手术中心、四川大学华西口腔医院麻醉科（三级甲等医院）、四川大学华西妇女儿童医院麻醉科（三级甲等医院）构成了四川大学华西麻醉住院医师规范化培训基地的主体基地，获四川省毕业后医学教育委员会的审核批准；2019年成都市妇女儿童中心医院（三级甲等医院）成为本基地的协同基地。本基地涵盖了麻醉住培细则要求的所有轮转科室和麻醉亚专业。

秉承“临床为本”的理念，自2000年起华西医院麻醉科坚持“临床医师100%接受住院医师规范化培训”，持续提升医疗质量和患者临床安全。本基地住院医师遵循分层递进的临床轮转原则，按计划轮转住培细则要求的所有科室和麻醉亚专业，各种四级手术（如新生儿手术、各类心脏手术、各类器官移植手术等）的麻醉均能在培训过程中得到实战训练，完整的麻醉亚专业、临床体系和丰富的疑难危重病例为住院医师的临床成长奠定坚实的基础。

在教学方面，本专业基地历来注重理论教学与实践教学相融合。自2000年开始执行“教学周”常态化管理，每周一位主治及以上的医师脱产进行教学。教学周涵盖晨课、住院医大课、病案讨论、杂志俱乐部，相继增加了教学查房、专科医师小讲课、麻醉危机资源管理模拟教学和麻醉技能培训。同时以胜任力为导向，培养住院医师沟通、合作、应对压力的能力和领导能力。为拓展住院医师对新技术和新知识的认识，每月邀请国内麻醉领域的专家到基地进行专题讲座和临床指导。随着“互联网＋医疗”模式的蓬勃发展，2020年5月至今，打造“华西麻醉云学院”线上学习体系，共120期“华西麻醉云课堂”。

本基地共有150名持证上岗的住培指导医师（其中华西医院麻醉科100人、华西妇女儿童医院21人，华西口腔医院11人，成都市妇女儿童中心医院18人）。目前基地共有在培住院医师244人，指导医师与住院医师比例为1：1.63。华西医院麻醉科连续9年开设国家级继教项目“华西麻醉住院医师规范化培训基地师资培训班”和“华西围术期模拟医学教育师资培训班”，为全国培训 506 名住培师资和 300 余名模拟教学导师。具备国内一流的大规模、高质量、系统化住院医师规范化培训的教学师资能力。

2009 年 3 月起华西医院麻醉科率先在国内组建了国际标准的模拟教学师资团队，创建了麻醉模拟教学课程体系，模拟教学中心现有 600 平方米教室，1500 万元模拟设备。此外，本基地还利用住培重点专业基地专项经费购买了气管插管、硬膜外穿刺、动脉穿刺和中心静脉穿刺模型，用于基地住院医师入轮转科室培训和日常练习。现有心肺复苏、麻醉技能培训、药代动力学模拟培训、麻醉危机资源管理模拟培训等 7 大教学版块，其中麻醉危机资源管理模拟自主创建 16 个情境模拟案例，分级递进培训住院医师的危机处理能力，2021 年该项目获得四川省医学科技奖成果推广类一等奖。

华西医院麻醉科作为国家临床重点专科建设单位，先后荣获“中国质量奖提名奖”“2021 年四川大学综合先进集体”“2022 年度先进临床医学研究中心”等多项荣誉（图 18-1）。

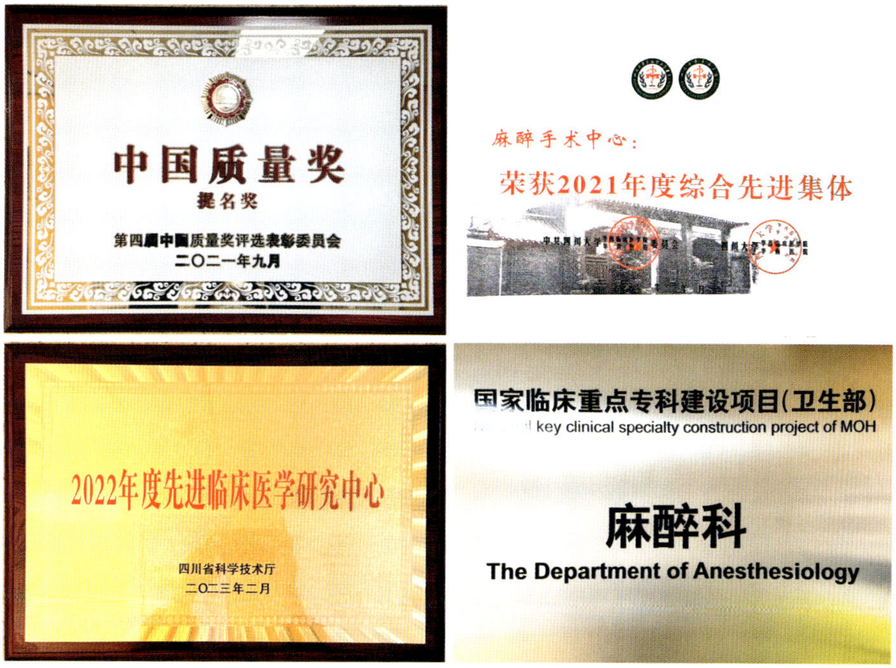

图 18-1　科室平台及荣誉

二、师资建设

（一）教学团队

华西医院麻醉住培基地教学团队构架由基地主任、基地教学主任、教学秘书和教学管理小组组成。

基地主任朱涛教授，四川大学华西医院麻醉手术中心主任，主任医师，博士研究生导师。担任“中国医学科学院围术期风险评估与临床决策创新研究单元”主任，中华麻醉学会麻醉学分会常委、中国医师协会麻醉学医师分会常委、四川省医师协会麻醉学医师分会会长。四川省第十一批学术技术带头人。承担国家重点研发计划项目 1 项，负责 4 项国家自然科学基金，以第一或通讯作者发表学术论文 90 余篇。获国家科技进步奖二等奖 1 项、四川省科技进步二等奖 1 项等。主要职责为制定住院医师规范化培训制度，并指导、监督和组织实施。

基地教学主任李茜教授，四川大学华西医院麻醉手术中心副主任，主任医师，博士研究生导师。第十五批四川省学术技术带头人，担任中华医学会麻醉学分会老年麻醉学组委员，中华医学会麻醉学分会 12 ~ 13 届青年学组委员，四川省医学会麻醉学专业委员会委员，《国际麻醉学与复苏杂志》编委。主持国家科技部重大专项子课题 1 项，国家自然科学基金 3 项，省部级基金 4 项。主要职责为贯彻落实年度教学工作实施计划，协调分配麻醉科住院医师管理的各项工作，总结教学经验，促进培训质量的持续改进。

教学秘书为当年住培教学专职岗，其主要职责为协助教学主任处理麻醉住院医师规范化培训工作的日常管理。华西麻醉住培管理小组成员 6 人，各自负责一项或数项与住院医师培训相关的工作，如宣传、招录、入科培训、临床轮转计划制订、教学计划制订和实施、日常考勤、出科考核、年度考核、结业考核、推荐就业、团队人文建设、师资培训、非麻醉住院医师在麻醉科轮转期间的临床和教学安排，以及四川省毕业后医学教学委员会指定的基地巡查、题库建设、考官培训和住培结业临床实践能力考核监考等。小组成员结构稳定，平时各司其职，重要节点齐抓共管。

本基地还成立了住院医师培训教学团队，分为数个小组，分别负责住院医师入专业基地（入轮转科室）培训、麻醉技能模拟教学、麻醉危机资源管理模拟教学、麻醉教学查房、执业医师资格考试前培训以及住院医师结业考试前培训工作。小讲课、住院医师大课和病案讨论等理论授课则由全体住培指导医师按课程安排进行授课，更是强调全体指导医师应做好床旁带教工作。

（二）师资培训方案

根据《住院规范化培训基地标准》（2022 年版）要求，指导医师条件为：具有医学本科及以上学历，主治医师专业技术职务，从事本专业医疗和教学工作 5 年及以上，具有指导住院医师“三基”训练的能力，具备培养住院医师的临床思维、人际沟通、专业外语和科研意识等综合能力。医院毕业后培训部及麻醉科以上述要求为基本条件对住培指导医师进行严格遴选、培训和认定，制订了一整套针对住培指导医师的培训方案，确保本基地所有住培指导医师均持证上岗。

1. 院级师资培训

所有住培指导医师必须先参加院级住培师资培训，培训内容包括住培政策详解、住培基地管理、住培带教方法等，完成培训并通过考核者获颁发院级师资培训合格证书，再由四川大学华西医院毕业后培训部根据颁布的《关于规范化培训住院医师和专科医师带教师资认定的通知》进行住培指导医师资格认证。

2. 省级及国家级师资培训

获得住培指导医师资格认证的医师可参加省级和国家级师资培训。本基地每年均派出指导医师参加四川省住培师资培训班、四川省住院医师规范化培训骨干师资培训班、中国住培教育精英联盟的会议、住院医师规范化培训高峰论坛 / 毕业后医学教育论坛，以及中国医师协会举办的住院医师规范化培训临床思维训练能力提升班、国家“两个标准”解读培训班、住院医师规范化培训教学活动指南解读巡讲班、住院医师规范化培训麻醉专业考官培训班等。

华西医院麻醉科、华西妇女儿童医院、华西口腔医院、成都市妇女儿童医院分别有 92 人、19 人、10 人和 3 人取得省级和国家级师资培训班证书，取得省级以上师资培训证书的指导医师占比超过 80%。

3. 教师教学能力提升工作坊（Workshop）

近 5 年，专培结业后进入本基地工作的青年教师以超过 10 人 / 年的速度持续增长，他们可能在 2 ~ 4 年后成为新的住培指导医师。青年教师普遍存在教学意识不强、教学能力不足、教学经验不够的问题，急需增强教学理念，系统地学习教学规范和教学方法，提升教学能力。因此，本基地自 2021 年 1 月起建立了“以老带新，以教促教”的教学能力提升工作坊，截至 2024 年 10 月共计完成 40 期 Workshop。每期安排一名高年资教师与一名青年教师同台授课，授课时间 15 分钟 / 人，全科指导医师均需参加，课后两位讲者互评 + 现场老师点评。第一阶段，授课对象、题目和教学方法自拟，高年资教师指导青年教师备课，展示了教学查房、理论授课、案例教学、引导性反馈、游戏式教学、模拟教学等多种教学方式。第二阶段，各麻醉亚专业组组长与青年教师同讲一个主题。通过两位授课教师自评、互评、反思性总结，教学督导点评，旁听教师点评等方式帮助授课教师把脉，如：选题是否恰当，是否条理清楚、概念正确、重点突出、难点讲透，是否善于使用各类教具或多媒体教学，PPT 制作是否便于展示教学重点和临床思维，是否应用启发式教学，指导住院医师分析、解释、归纳和总结，制订学习目标，激发住院医师自学热情等。通过“以老带新”“以教促教”的方式，快速提升青年教师教学水平，有利于教师在临床教学时保持同质性。教师教学能力提升工作坊每期活动都精彩纷呈，现场气氛活跃（图 18-2），成为院级示范性教学活动，并于 2023 年获评四川大学华西临床医学院院级教学成果奖。

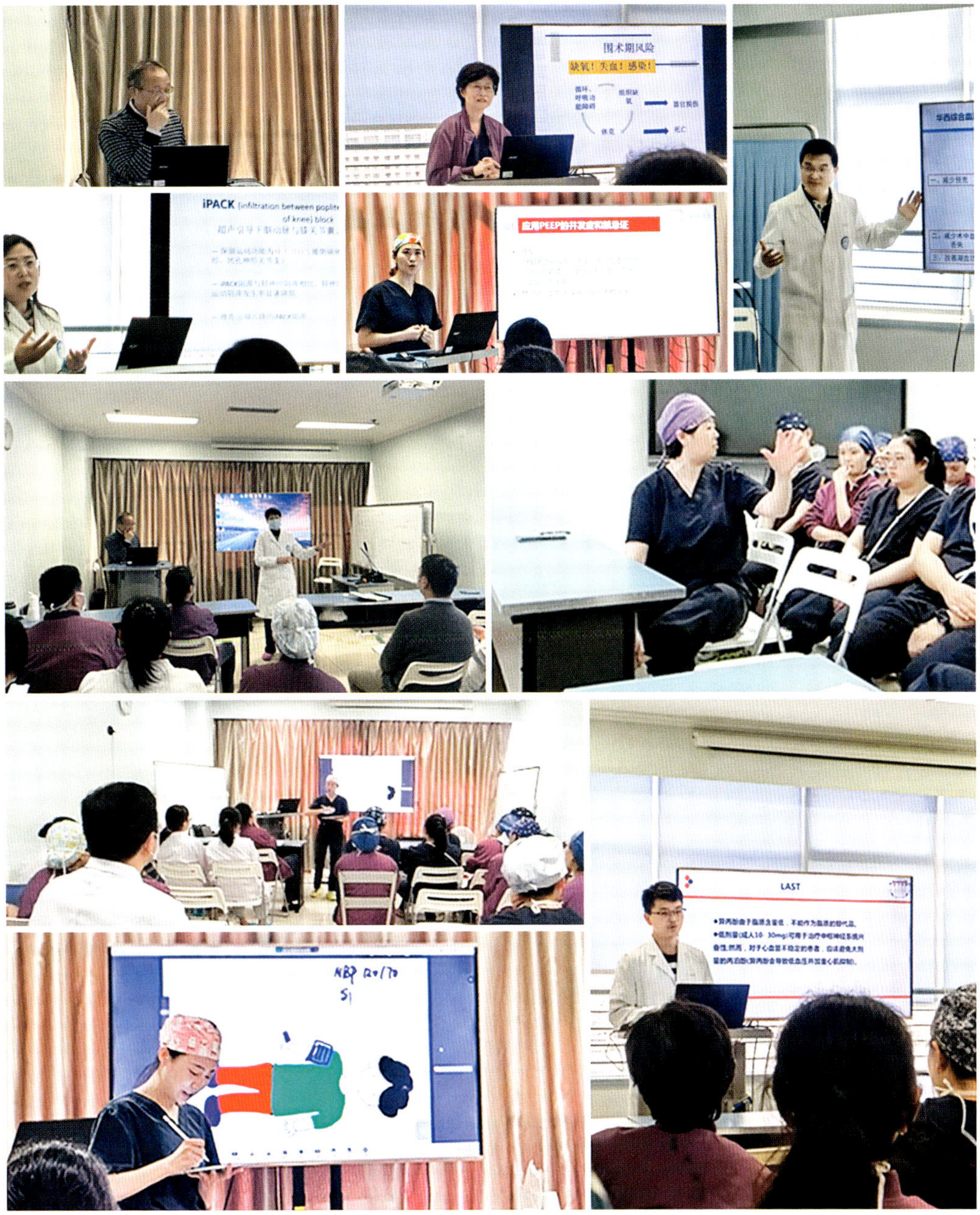

图 18-2　教师教学能力提升工作坊活动现场

三、质量管理

（一）住院医师培训方案

麻醉住院医师规范化培训时间为 3 年，采取在麻醉科各亚专业和非麻醉科室轮转的方式进行，完成临床培训、达到结业标准并通过结业考核方可取得结业证书。本基地按照麻醉专业培训细则要求，结合基地和住院医师具体情况，制订了分层递进的轮转计划，并严格按照计划进行临床轮转。此外，本基地还建立了多样化的培训课程和严格的考核制度来确保住院医师培训的内容与质量。

1. 住培课程体系

1.1 入专业基地教育

为帮助新入住院医师尽快熟悉华西医院麻醉科的各项工作，并降低新进住院医师带来的临床安全隐患，本基地组建了入专业基地培训小组，依托网络平台、标准化病人、模拟教学三大平台建立了华西麻醉入专业基地培训体系，新进住院医师必须通过入专业基地培训和考核才可以开始临床轮转。

1.1.1 网络平台自学

本基地建立了“四川大学华西医院－新进临床学员培训网站”，各类新进学员通过网站可以学习以下内容：①医院布局、手术室和外科各病房分布；②麻醉科各项规章制度和纪律介绍；③手术室常用仪器设备的使用：包括麻醉机、监护仪、TCI、血液回收、体外保温和液体加温的设备、除颤仪的操作和说明；④医院各信息系统介绍：包括 HIS 系统、电子病历、手麻系统、工作量录入考核系统等；⑤麻醉科基本业务知识介绍：介绍麻醉前患者访视，麻醉前设备、仪器和物资的准备，常用药物的配制和使用，神经阻滞，椎管内麻醉，输血及血液回收等业务知识。

1.1.2 模拟培训

入专业基地模拟培训的内容包括：麻醉前访视、术间麻醉前准备、术中监测、麻醉科设备的使用以及术后转运和交接，每个项目培训时间为 1 天，共计 5 天。培训为小组制，1 名教师 10 名住院医师，上午讲解加练习，下午模拟加点评，以保证住院医师能充分理解和掌握（图 18-3）。如同期入专业基地住院医师超过 50 人，则分为两个大组，第一周：一大组分小组进行模拟培训，二大组临床见习；第二周：两大组交换培训内容。

1.1.3 入专业基地考核

完成网络自学后可以在华西麻醉云学院公众号的入科培训板块上选择“麻醉科入科测验”进行考试，考试必须满 100 分，可以多次重复测试。完成入专业基地模拟培训 2 周后，还需进行麻醉前访视和术间麻醉前准备的现场考核，考核合格者方可开始临床轮转。

1.2 教学查房

长期以来麻醉教学查房缺乏贴合专科特点的标准，本基地不断进行麻醉教学查房形式的探索，先后尝试依托模拟进行教学查房、以病例讨论的形式进行教学查房、以床旁教学的形式进行教学查房。在《住院医师规范化培训麻醉科专业教学查房实施指引》（2024 年版）颁布以后，由 10 个麻醉亚专业组组长和教学骨干构成教学查房单元，初步形成教学查房常见、多发和特殊病种案例库。基地严格遵循 2024 版麻醉专业教学查房实施指引进行三段式、真实病例查房。每周二 13：30-14：45 进行两场（两个亚专业），由亚专业组长牵头，教学主任和教学秘书进行现场督导，保障教学查房质量。

1.3 临床小讲课

过去 10 年，本基地每周一、二、三、五早上 7：15-7：45 开设住院医师晨课（临床小讲课），讲授一个与临床工作密切相关的小主题，讲授 20 分钟，提问和讨论 10 分钟。晨课共计近 600 个讲题，三年内不重复。基于住院医师反馈和教师同行评议结果，2023 年对原有晨课主题进行凝练，保留与

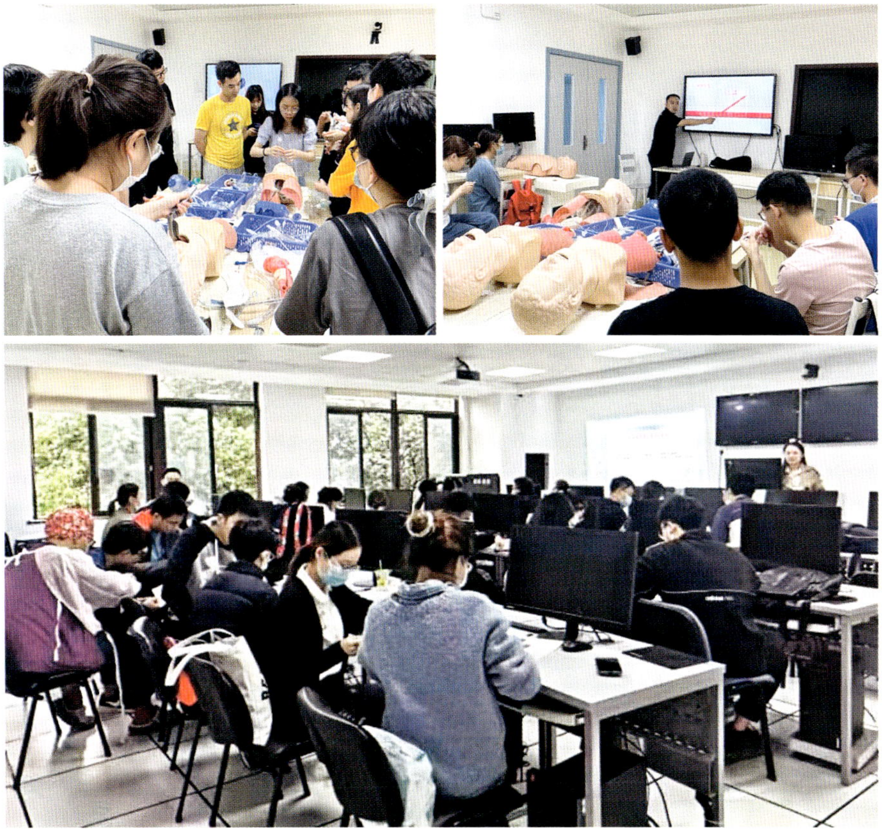

图 18-3　入专业基地教育模拟培训

临床密切相关、实用性强、评价高的主题 300 个，安排在每周一和周三早上 7：15-7：45 进行讲授。

1.4 病例讨论

每周四早上 7：15-8：00 的教学活动为病例讨论，由负责教学周的医师主持，讨论病例必须是其本人参与的麻醉病例。在病例准备过程中，住院医师助教在主治医师指导下完成病例资料收集和文献查询，主治医师需要确定该病例的教学重点、完成讨论 PPT 和主持现场讨论。病例讨论是个将个人的经验、教训和智慧转变为集体的经验、教训和智慧最佳场所。病例讨论是华西医院麻醉科最重要、最受欢迎的教学活动之一，全体医师参加，座无虚席，气氛活跃。自 2000 年至今共举行病例讨论逾 1100 场（图 18-4）。

1.5 住院医师大课

《住院医师规范化培训内容与标准》要求住院医师 3 年培训期间必须完成至少 50 次的住院医师

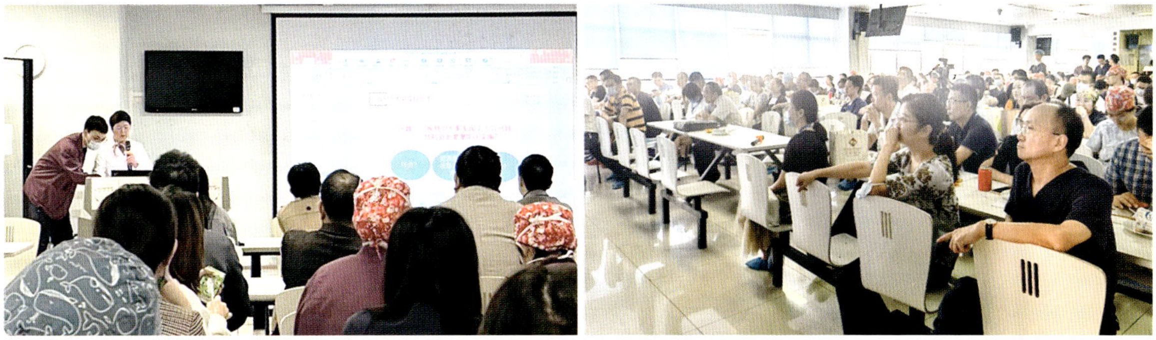

图 18-4　华西麻醉疑难病例讨论现场

理论课学习，包括在其他临床学科轮转时所参加的学习。本基地以《米勒麻醉学》为基础设置了住院医师大课讲题 60 个，每年一循环滚动排课，其中基础麻醉学 48 学时，临床麻醉学 72 学时。课程安排在每周二和周四晚上 19：00-21：00。

1.6 技能模拟教学

本基地长期开设麻醉技能模拟培训课程，包括纤支镜引导插管、环甲膜穿刺切开和肺隔离术，硬膜外穿刺置管，动脉穿刺置管，中心静脉穿刺置管，超声引导下血管穿刺，超声引导下臂丛阻滞、下肢神经阻滞、躯干神经阻滞，紧急超声快速扫描（E-FAST），共计 8 项技能，上述技能培训每年循环 6 次排课。

1.7 麻醉危机资源管理模拟

麻醉危机资源管理模拟是在高仿真的情境模拟场景中（模拟手术间、麻醉复苏室），学员通过角色扮演（麻醉医师、外科医师、护士、患者家属等），沉浸式地体验麻醉急、危、疑难、重症的诊治与团队互动，从而体验、学习、提高上述麻醉危机管理中所需的临床思维、团队协作与沟通交流等能力。华西医院麻醉危机资源管理模拟培训课程已持续开课 15 年，是国内麻醉学领域开课最早、质量最高的情境模拟课程，并以此为基础构建了完整的麻醉模拟医学课程体系和团队。围绕提升麻醉医师的核心临床胜任力（临床麻醉必需的知识、技能、临床思维、团队协作、沟通交流等），本基地构建了 16 个全自主知识产权的核心情境模拟案例再现临床麻醉中的急、危、疑难、重症的抢救场景。每周一和周二 19：00-22：00 为住院医师麻醉危机资源管理模拟课程时间。课程安排采用分层递进原则，对低年级住院医师关注技术性性能，之后逐渐侧重非技术性技能的培训。2023 年“麻醉危机资源管理模拟课程”荣获“四川大学华西医院住培精品课程”称号。

1.8 杂志俱乐部

本基地每周五晚上 19：30-20：30 举行线上杂志俱乐部，每次分享两篇文献。杂志俱乐部分享排程表每年 8 月底公布，确定每周文献分享的主题和汇报人，以及参与讨论和指导的两名指导医师：一位是负责该教学周的医师；一位是在该主题领域有较多临床或研究经验的指导医师。

（二）考核

本基地住院医师规范化培训考核包括日常考核、轮转考核、阶段考核（执业医师考核和年度考核）和结业考核，目的是评价住院医师是否达到《住院医师规范化培训内容与标准（试行）》要求。过程考核是对住院医师在培训期间的培训内容完成情况和职业胜任力的动态评估，主要包括日常考核、出科考核。

1. 日常考核

住院医师在麻醉科内轮转期间，在“手术麻醉临床信息系统”登录自己的账号，临床工作量会在点击“提交”后自动同步至“麻醉手术易管理”APP 指导医师端和华西医院住培管理系统，由指导医师进行工作量审核和住院医师临床工作表现评价。在非麻醉科室轮转期间，需登录华西医院住培管理系统学员端进行网上工作量填报，指导医师登录网站进行审核。同时，日常的临床工作量（包括：麻醉方法、收治病种、特殊技能操作、病历书写及其例数）、理论和技能学习等还需及时、如实、清晰地登记在《四川省住院医师规范化培训考核登记手册》。

2. 轮转考核

从 2023 年 7 月，本基地启用在线考务系统：提供所有在训住培、专培、进修医生的理论、技能线上考核，实现无纸化考试、一键式成绩数据分析功能。题库题目源于：①所有理论授课老师课后出题；②各亚专业组组织命题。线上组卷可实现月考和出科考核理论测试组卷的难度分层，实现住院医师出科考核的“分层递进”。

2.1 月考

每月第一周周五早上 7：05-7：35 专业基地组织举行手机端线上理论测试，选择题 25 题，总分 100 分，60 分及格，涵盖临床医学和麻醉学科相关理论知识，题目来源于自有题库。每名住院医师每年必须完成至少 8 次月考并合格。具体安排见表 18-1。

表 18-1 麻醉住院医师月考分层考核原则

人员属性	月考内容
一年级（含执业医师未通过的二年级）	以执业医师资格考试内容为主
二年级（含执业医师未通过的三年级）	以麻醉亚专业理论知识为主
三年级	以麻醉临床思维考核为主

2.2 出科（亚专业）考核

住院医师只有出科（麻醉亚专业）专业理论考试、临床技能考核、轮转综合测评、临床轮转考勤均合格才能达到出科标准。

2.2.1 专业理论考试

出科前最后一个周五的晚上进行线上考试，时间 30 分钟。考试内容包括临床医学和麻醉亚专科相关理论知识，题目来源于自有题库，单选题和多选题共计 25 题，总分 100 分，60 分及格。考试不合格者，必须在 1 个月内申请并完成补考。

表 18-2 麻醉科住院医师出科考试分层原则

人员属性	出科理论考试知识占比			
	临床基础知识	麻醉基础知识	麻醉专业知识	临床逻辑思维
一年级	50%	40%	5%	5%
二年级	20%	30%	30%	20%
三年级	5%	5%	40%	50%

2.2.2 临床技能考核

临床技能考核包括基础技能考核、专业技能考核和亚专业病例答辩考核。考核师资必须是已定本亚专业的指导医师。临床技能考核融入在 1 个完整的临床工作日中进行，技能考核项目根据麻醉各亚专业的特点来确定，如普外麻醉亚专业考核气管插管和麻醉前准备 48 项，泌尿麻醉亚专业考核喉罩和麻醉前准备 48 项，心脏麻醉亚专业考核动脉穿刺置管、中心静脉穿刺置管、电除颤。考核不合格者，必须在 1 个月内申请并完成补考。

2.2.3 轮转综合测评

轮转综合测评包括临床工作能力、医德医风、考勤纪律、职业态度和团队合作精神等，由轮转麻醉亚专业住培负责人结合考勤和“麻醉手术易管理”APP 评价系统中指导医师对住院医师的评价进行综合测评。综合测评满分 100 分，低于 60 分视为不合格。

3. 年度考核

每年 12 月至次年 1 月举行住院医师年度考核，内容包括专业知识、专业外语、临床实践能力（临床思维和技能）、综合测评和年度汇报（详见表 18-3）。不合格者可有一次补考机会，若补考仍不及格，视作年度考核不合格。

表 18-3 麻醉科住院医师年度考核

人员属性	专业理论笔试	专业外语笔试	临床实践能力考核	360° 测评	年度汇报
一年级	执业医师考试 / 基本理论知识（90 min）	公共英语（90 min）	24 项基本技能考核 / 麻醉技能考核	“麻醉手术易管理”APP	/
二年级	麻醉专科理论（90 min）	专业英语（90 min）		“麻醉手术易管理”APP	/
三年级	临床逻辑思维（90 min）	专业英语（90 min）	临床工作 + CRM / 病案分析	“麻醉手术易管理”APP	述职

CRM（crisis resource management），危机资源管理

4. 执业医师资格考试

住院医师需要在培训第一年末（6 月）参加国家执业医师资格考试的技能考核，第二年初（8 月）参加执业医师资格考试笔试。首次考试未能通过者视作年度考核不合格。

5. 结业考核

结业考核由全国统一的结业理论考试和省级结业临床实践能力考核两部分组成。结业理论考试由国家医学考试中心命题，考试采取人机对话形式。临床实践能力考核由省级毕业后教育部门组织命题和考核，以客观结构化临床考试（OSCE）形式进行考核。专业理论考试和临床实践能力考核均合格者，将获颁发《住院医师规范化培训合格证书》。

为帮助住院医师顺利通过执业医师资格考试和结业考核，基地采取一系列举措提高住院医师考试通过率。针对 24 项基本技能和临床实践能力考核，基地进行了较为完善的考前技能操作模拟培训和严格的技能操作模拟考核，例如：在麻醉科 2023 年 4 月举行的技能培训中，本基地所有 3 年级住院医师全部到场（图 18-5），技能培训取得显著成效。此外，对住院医师的临床思维也通过线

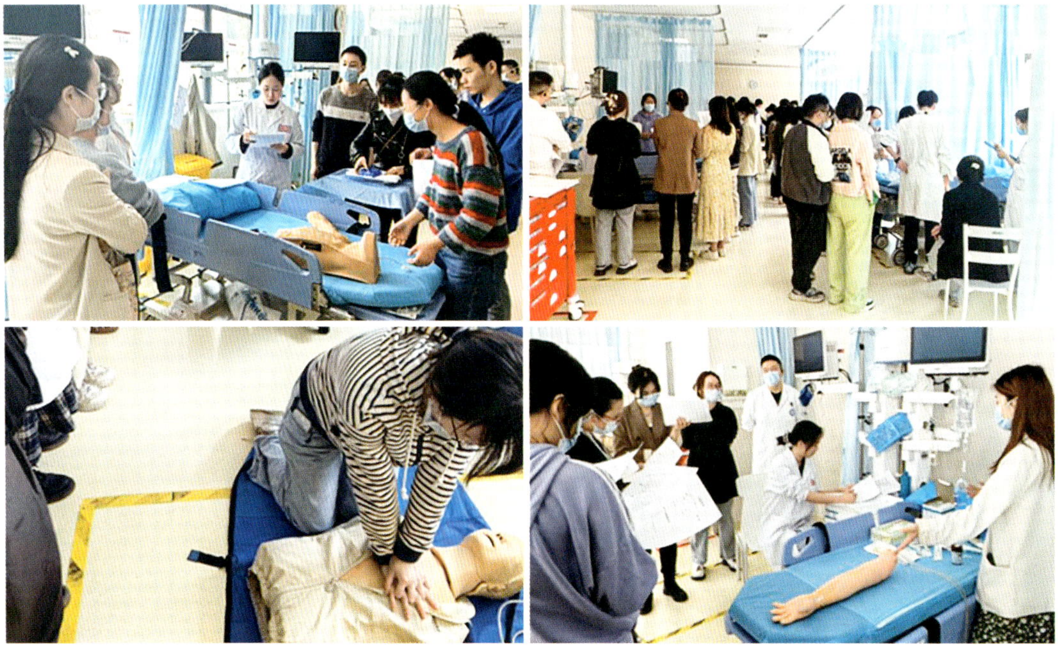

图 18-5 基地举办的技能操作培训及模拟考核现场

下辅导和线上教学双重方式进行培训。本基地的在线考务系统可提供模拟理论考试，让住院医师提前进入考试状态。

（三）指导医师教学质量管理

教学相长是教育的基本规律。只有指导医师具有较高的自身素质、理论知识、临床技能才能保障临床安全，才能以自身为榜样向接受培训的住院医师进行渗透；指导医师还应具有较高的“输出”能力，教学能力的差异对于带教效果有举足轻重的影响。本基地还建立了一套多维度的师资评价考核体系，包括：自我评价、学员评价、同行评价、督导评价，旨在帮助指导医师持续提升自身业务水平和带教水平。

1. 床旁教学和技能操作带教情况考核

床旁教学是住培教学的重要组成部分，是理论知识与临床实践紧密联系的教学场所。指导医师要仔细发掘住院医师在临床工作中暴露的问题，对住院医师进行引导和纠正，甚至发散教学。本基地采用李克特量表（Likert Scale）对指导医师的床旁带教实施每日学员评价，评价项目包括：今天的带教老师是否有进行充分的床旁教学、今天带教老师的教学质量如何、你对带教老师今天教学的总体满意度，以及你对带教老师今后床旁教学的意见和建议。本基地还组织科内督导专家不定期检查指导医师的床旁带教和技能带教情况，为此，特别制定了指导医师床旁带教评分表（表 18-4）和床旁技能带教评分表（表 18-5）。

表 18-4　华西医院麻醉科指导医师床旁带教评分表

评分项目	评分细则	分值	得分
能敏锐发现有意义的教学点	不能发现教学点　0～2 分 能在较短的时间内发现教学点　3～6 分 能敏锐发现有意义的教学点　6～10 分	10	
引导住院医师发现问题	直接指出问题　0～5 技巧性引导住院医师发现问题　5～10	10	
引导住院医师进行思考	直接告诉住院医师怎么做　0～5 引导住院医师思考正确的做法　5～10	10	
在有限时间内（10 分钟）完成一个比较完整的教学点（具有逻辑性和系统性）	教学点不完整或时间利用不足（< 5 分钟）3～5 教学点完整、但是超时（> 10 分钟）6～8 在有限时间内（5～10 分钟）完成一个比较完整的教学点　8～10	10	
与本病例 / 学员的相关性	教学点与本病例 / 住院医师无关　0～3 教学点与本病例 / 住院医师相关性不大　4～6 教学点与本病例 / 住院医师密切相关　7～10	10	
患者安全与床旁教学的平衡	加分项	5	
总计		50	

表 18-5　华西医院麻醉科指导医师床旁技能带教评分表

评分项目	评分细则	分值	得分
操作前，带教老师与住院医师、患者是否沟通	无沟通　0 分 有一定的沟通　1 分 有充分的沟通　2 分	2	
对住院医师操作中存在的问题及时进行指导	发现有问题，无指导　0 分 粗鲁地指出问题　1 分 技巧性地指出问题　2 分	2	

续表

评分项目	评分细则	分值	得分
住院医师操作结束后是否进行提问	住院医师操作结束后，带教老师没有提问 0分 住院医师操作结束后，带教老师有提问，并引导住院医师思考及回答 2分	2	
对住院医师的操作的总体评价	无 0分 有，适当的表扬、鼓励或指出问题 2分	2	
是否对住院医师提出改进建议和意见	无 0分 有，提供培训建议或学习资源 2分	2	
总计		10	

2. 理论教学评估和考核

本基地在理论教学结束后，会面向住院医师发放调查问卷，该调查从多个方面对课程和教师进行评价：本次授课的主题是否对您有帮助，您对本次讲课的课前准备、PPT 制作和授课态度是否满意，本次授课是否做到紧扣临床、理论联系实际，您认为本节课是否应该在今后的排课中予以保留等。以 2 个月为周期在住院医师中进行“您心目中的优秀晨课”评选，以该评价机制选择出一批优秀授课老师形成“模范”作用，并形成讲者和讲题的流动机制。

在每周的病案讨论后，会面向全体参与的指导医师发放调查问卷，问卷条目包括：①病案选择：是否具有很好的教学意义；②教学重点：突出、逻辑思维缜密；③组织讨论：与听众良好互动、围绕病例展开讨论；④讨论总结：有恰当的反思总结和提出合理建议；⑤讲者仪态：穿着、语音、语言、眼神和肢体动作运用合理；⑥ PPT 制作：图、文、视频排布恰当，重点突出。问卷结果会反馈给病案讨论主持人，以帮助其更好地改进。

3. 指导医师教学能力情况考核

华西医院麻醉住培基地针对指导医师的教学能力出台了一系列的考核与奖励制度。在衡量指导医师教学能力的同时又促进了指导医师教学水平的提升。

3.1 毕业后培训部通过督导和动态管理等方式，对师资进行监督，并对工作成绩突出师资进行表彰。教学工作与绩效考评、奖金、评优等挂钩，并纳入绩效考评和评优标准的加分项目。

3.2 对态度不端正、带教不认真、住院医师普遍评价不佳的指导医师，经毕业后培训部核查属实，上报医院毕业后教育专委会予以相应惩处；造成不良影响或情节严重者，将取消其带教资格，并上报四川省毕教办注销其师资资格，3 年内该师资不得从事住院 / 专科医师规范化培训教学工作，直至重新培训合格获得证书后方可承担教学工作。

3.3 师资评价实行双向评价。评价结果由住培秘书定期导出，排名后上报科室。评价成绩作为教学考核的参考。

3.4 师资因工作需要或其他原因不能承担相应工作者，本基地会做合理安排，另行指定符合条件的师资，并报毕业后培训部备案。

（四）人文关怀

1. 双导师制度的实施

除临床带教的指导医师外，华西医院麻醉住培基地为每一位住院医师配备了 1 名“生活导师”和 1 名“职业辅导员”。“生活导师”由成为指导医师三年以上的老师担任，需要持续跟进了解住院医师个人情况：包括思想动态、生活及学业上的困难，为其解惑和排除困难，引导其正确前行。

“职业辅导员”由刚完成麻醉专科医师培训留院的青年医师担任，1 名“职业辅导员”负责 6～7 名住院医师，主要督查住院医师的各项培训进展，包括执业医师资格考试复习、轮转手册填写、结业考核准备以及信息传递等。

2. 加强科室文化、关怀文化的建设

华西医院麻醉科在日常生活和工作中，时刻都在加强科室文化、关怀文化建设，具体包括：①关注住院医师的学习和学历需求；②减轻住院医师过高的临床工作负荷；③加强关怀，生活导师定期交流；④管理团队及专业人员针对出现情绪障碍的住院医师单独沟通；⑤增加住院医师的团队向心力和归属感；⑥改进制度及流程；⑦给在麻醉科轮转的麻醉住院医师发放额外生活补贴费用。

3. 控制住院医师临床工作负荷

本基地调整住院医师工作制度，在保证住院医师培训数量和质量的同时，防止住院医师在工作中出现过度疲劳的情况：①本基地所有的麻醉亚专业例数均能保证住院医师独立完成的病种和技能超过培训细则要求；②临床资源相对紧张的专业（手术间少，麻醉例数充足），如心脏麻醉、儿科麻醉，实行 ABC 班制（AB 班 8：00 上班，C 班 15：00 接班换走 A 班，B 班不换）；③在满足培训细则要求的工作量的基础上，实行住院医师接班制度，以减轻住院医师工作负荷，保证理论学习时间。

4. 每月之星评选制度

华西医院麻醉科为表彰临床工作表现优秀的一线医师，每个月在麻醉住院医师、轮转麻醉科的外科住院医师以及进修医师中评选 4 名“每月之星”。在华西医院麻醉手术中心微信公众号和科室展示大屏幕中对获得“每月之星”的住院医师进行介绍和表彰。

5. 日常组织团建活动

麻醉科为每个季度过生日的住院医师举办集体生日会活动，包括团建和生日庆祝聚餐。此外，住院医师管理小组每年不定期举办篮球赛、徒步、观影等活动等（图 18-6）。

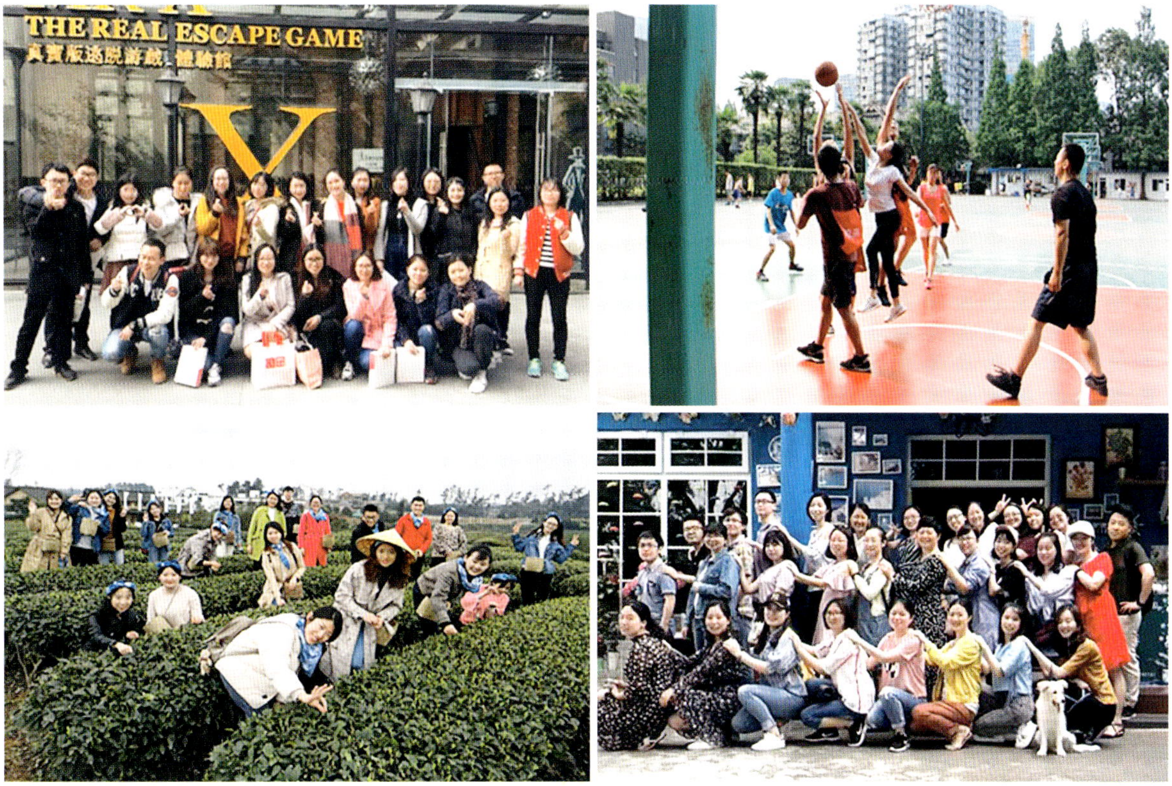

图 18-6　日常不同类型的住院医师团建活动

四、住培教学成果

自 2003 年以来，华西医院麻醉住培基地共培训住院医师 1235 人，2022—2024 年首次住培结业考核通过率分别为 99.09%（109/110）、95.95%（71/74）和 100%（96/96）。本基地为在培麻醉住院医师提供了学位提升通道。有意愿的住院医师可在住培第一年报名参加同等学力在职研究生，达到相应的要求即可在住培结业的同时获得同等学历硕士学位。2022—2024 年本专业基地有共计 50 名麻醉住院医师以同等学力申请并获得硕士专业学位。

麻醉科作为住院医师规范化培训国家重点专业基地，已经搭建多个国家级、地区级的交流平台，取得多项国家级、省部级以及校级教学成果。具体教学成果汇总于表 18-6。

表 18-6 麻醉科教学重点项目

类型	项目名称	负责人
中国科创	以临床需求为导向的华西麻醉新药创制体系	刘进
教材建设项目	麻醉学	朱涛
核心课程建设项目	实用转化医学	陈果
高等教育教学改革工程	提高相关认知负荷改进医学生基本生命支持技能习得	陈婵
高等教育教学改革工程	内容重整与差异化课程进度：以学员为中心的本科《麻醉学》探究式小班化教学	李崎

1. 组建全国住培基地合作交流平台

华西医院麻醉手术中心基于中国地理位置及行政单位组建了全国麻醉住院医师规培基地医院合作交流平台（含 22 个省、5 个自治区、4 个直辖市；不含港澳台）。

2. 具体项目

2.1 教育部学位与研究生教育发展中心案例征集立项

教育部学位与研究生教育发展中心 2022 年主题案例征集，围绕“美丽中国”“大国智造”“中国科创”“中华传承”四个主题展开，面向全国研究生培养单位进行征集。经过“单位审核推荐”“专家分组评议”“案例专家委审核确认”三级评议审核，四川大学获批立项 4 项，其中麻醉科刘进教授的“中国科创”主题的项目“以临床需求为导向的华西麻醉新药创制体系”荣获立项。

2.2 研究生培养教育创新改革项目

四川大学研究生院 2023 年研究生培养创新改革项目分为教材建设项目、核心课程建设项目、课程思政示范项目、优秀教学案例项目四部分，其中朱涛教授的教材建设项目“麻醉学”获得了 5 万元的经费支持，陈果教授的核心课程建设项目“实用转化医学”获得了 0.5 万元的经费支持。

2.3 荣获四川大学高等教育教学改革工程（第十期）研究项目的立项

2023 年，学校组织了高等教育教学改革工程（第十期）研究项目的申报工作。经过评审，最终确定 405 个项目获准立项。其中，陈婵教授的项目“提高相关认知负荷改进医学生基本生命支持技能习得”获 A 类立项。李崎教授的项目“内容重整与差异化课程进度：以学员为中心的本科《麻醉学》探究式小班化教学”获 A 类立项。

2.4 作为四川省住院医师师资培训班核心授课老师单位

本基地李茜教授和李崎教授每年均受邀担任“四川省住培师资培训班”或“四川省住院医师规范化培训骨干师资培训班”授课老师，并在培训中完成了精彩的讲课内容。

2.5 荣获四川省医学科技奖

我科李崎教授在 2021 年荣获成果推广类四川省医学科技一等奖（图 18-7），获奖项目为“模拟医学师资培训助力提高住院医师规范化培训质量”。

2.6 荣获四川大学教学成果奖

我科刘进、左云霞、朱涛、李崎、宋海波、李茜、方利群、吴朝萌、徐宏伟、陈果团队的教学成果“中国麻醉学人才培养模式与制度的探索——华西麻醉模式”荣获 2021 年四川大学教学成果一等奖（图 18-7）。

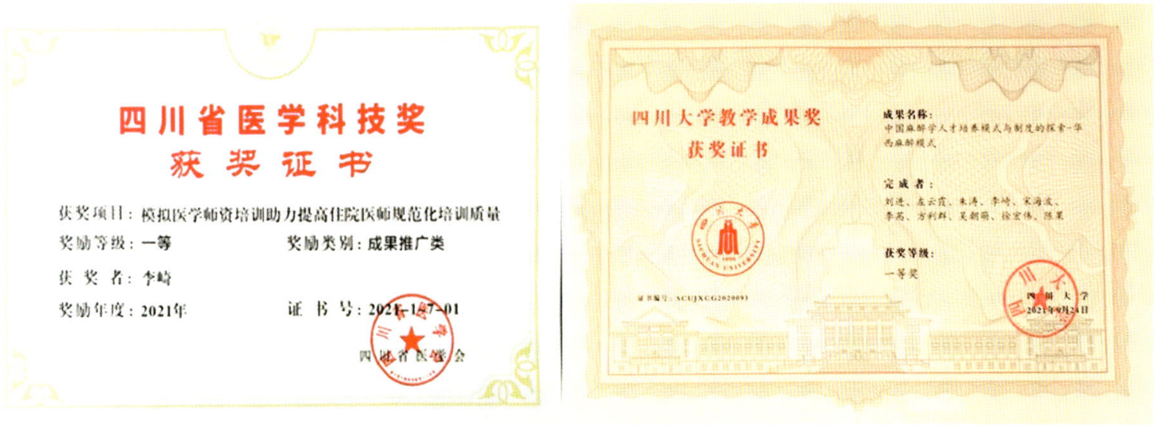
四川省医学科技奖
获奖证书
获奖项目：模拟医学师资培训助力提高住院医师规范化培训质量
奖励等级：一等
奖励类别：成果推广类
获 奖 者：李崎
奖励年度：2021年
四川大学教学成果奖
获奖证书
成果名称：
中国麻醉学人才培养模式与制度的探索—华西麻醉模式
完成者：
刘进、左云霞、朱涛、李崎、宋海波、李茜、方利群、吴朝萌、徐宏伟、陈果
获奖等级：
一等奖

图 18-7　教学获奖证书

2.7 荣获四川大学新时代医学教育“三全育人、五育并举”优秀成果奖

我科陈果、朱涛、陈婵、李涛、李崎、张璐、刘海贝团队的“科研育人——以临床科学家为导向的麻醉人才培养”项目荣获2023年四川大学新时代医学教育“三全育人、五育并举”优秀成果奖。

2.8 代表性教学成果受邀参加麻醉学国际大会交流

我科李崎教授的教学成果受邀参加 2023 年欧洲麻醉学大会并作现场展示（图 18-8）。

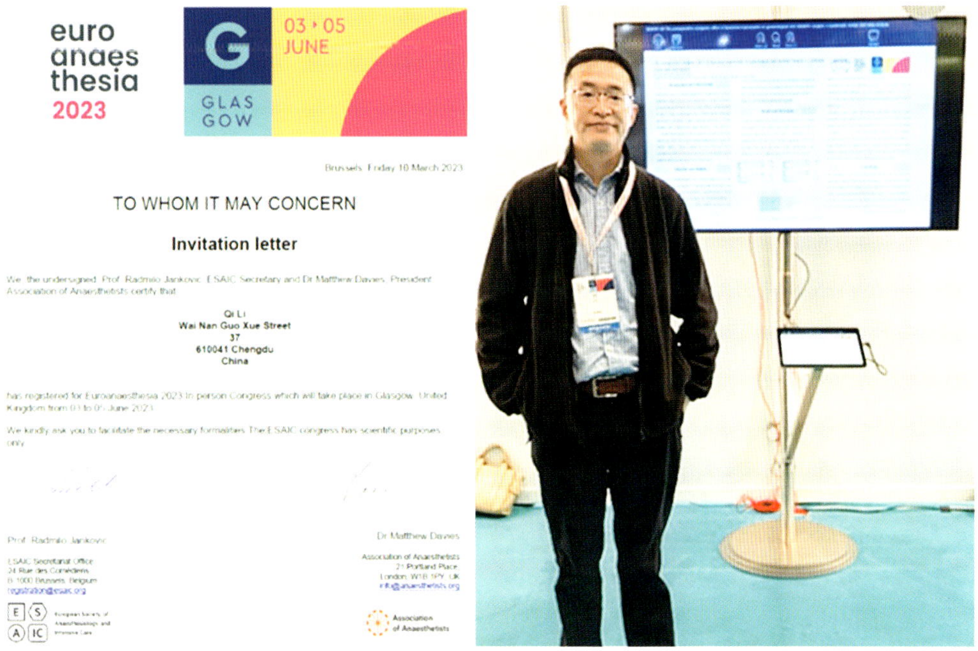
euro anaesthesia 2023
03 › 05 JUNE
GLASGOW
TO WHOM IT MAY CONCERN
Invitation letter
Qi Li
Wai Nan Guo Xue Street
37
610041 Chengdu
China

图 18-8　本基地教学成果受邀参加 2023 年欧洲麻醉学大会并作现场展示

五、困境与展望

（一）面临的困境

1. 住培招生容量使用不足

本基地招生容量为330人，目前在培住院医师人数244人，容量使用率不足80%。分析其原因：目前全国各麻醉住培基地均面临招生困难、招生不足、生源质量不佳、住培过程中住院医师因为考研、执业医师资格考试未能通过退培的困境。住培住院医师临床工作强度大，住培期间收入低，结业麻醉住院医师就业困难，社会舆论的影响，以及部分基地未认真进行教学等问题，还需要多方的努力才能解决。

2. 执业医师资格考试通过率不高

本基地每年招收社会化住院医师约50～70人，尽管基地遴选了优秀青年教师担任“职业辅导员”对需要参加执业医师资格考试的住院医师进行复习督导和培训，反复进行理论和技能模拟考试，对模拟考试成绩不佳的住院医师准予调整轮转计划下临床复习，近3年本基地首次执业医师资格考试通过均未能超过80%。可能的原因有：住院医师生源质量不佳，临床工作繁重复习时间不足，思想上不够重视，复习计划和时间安排不当等。

3. 住院医师学习积极性不高

本基地面向所有学员开设了丰富多彩的教学活动，但是，我们发现在多数教学活动中，住院医师的出勤率较低、学习积极性不高、学习效果不佳。究其原因：①临床工作与课程时间冲突；②住院医师对课程内容不感兴趣；③部分教师教学水平不高，住院医师感觉没有收获；④参加住培并非其最佳选择，因此消极应对，将参加教学活动视为负担而不是机会等。未来将从以下几方面进行改进：加强教学考勤、反馈及督导，调整课程安排，提高授课教师教学水平，提高课程趣味性等。

4. 随着医院多院区临床工作的开展，如何确保多院区住院医师在课程、培训、考核等方面的同质化也是我们将面临的一个考验

作为国家住培重点专业基地，本基地肩负着培养高水平应用型人才的重要责任，任重而道远。我们还需要在以下几个方面继续努力：①加强麻醉住培招生宣传，提高生源质量；②进一步加强管理队伍与师资队伍建设力度，创新人才培养体系，提高带教师资水平，同时总结经验公开发表和进行经验推广；③充分利用现有平台和住院医师资源，进行毕业后教育改革、教学方法等相关研究；④加强对省内和西部薄弱地区专业基地的帮扶力度，构建线上教育资源平台。

（二）展望

麻醉住院医师规范化培训是培养高素质麻醉专科人才的核心路径，也是保障围手术期患者安全、推动学科可持续发展的关键环节，是一项益国益民的政策。目前我国的住培制度和体系仍在不断完善中，我们期待未来的麻醉住培体系能进一步标准化、制度化、人性化、国际化，构建更加科学完善的培养模式。

编　委：李　茜
执笔人：方利群　陈　婵

19 第十九章 四川省医学科学院·四川省人民医院（电子科技大学附属医院）麻醉专业住培基地

第一节　电子科技大学

电子科技大学坐落于四川省成都市，原名成都电讯工程学院，是1956年在周恩来总理的亲自部署下，由交通大学（现上海交通大学、西安交通大学）、南京工学院（现东南大学）、华南工学院（现华南理工大学）的电讯工程有关专业合并创建而成。

学校1960年被中共中央列为全国重点高等学校，1961年被中共中央确定为七所国防工业院校之一，1988年更名为电子科技大学，1997年被确定为国家首批“211工程”建设的重点大学，2000年由原信息产业部主管划转为教育部主管，2001年进入国家“985工程”重点建设大学行列，2017年进入国家建设“世界一流大学”A类高校行列。2019年教育部和四川省签约共同推进我校世界一流大学建设。2022年入选国家第二轮“双一流”建设高校名单。经过60余年的建设，学校形成了从本科到硕士研究生、博士研究生等多层次、多类型的人才培养格局，成为一所完整覆盖整个电子信息类学科，以电子信息科学技术为核心，以工为主，理工渗透，理、工、管、文、医协调发展的多科性研究型大学，成长为国内电子信息领域高新技术的源头、创新人才的基地。

学校设有清水河、沙河、九里堤三个校区，校舍总建筑面积149万余平方米，拥有馆藏丰富的现代化数字图书馆和一批设施齐备的现代化体育场馆。校园四季树木葱茏、湖水碧波荡漾、建筑典雅厚重，是陶冶情操、读书治学的佳境。2022年批复设立格拉斯哥海南学院，位于海南省黎安国际教育创新试验区，开展本科学历教育。

学校坚持以学生为中心、通专结合，促进学生德智体美劳全面发展，以“价值塑造、启迪思想、唤起好奇、激发潜能、探究未知、个性发展”六位一体为培养理念，致力于培养具有家国情怀、全球素养、扎实基础、知识综合与创新能力，未来能引领科技前沿、经济社会发展，堪当民族复兴大任的创新引领性人才。学校设有40个教学科研单位，65个本科专业，其中13个为国家级特色专业，32个专业入选国家级一流本科专业建设点，现有在读本、硕、博学生44 000余人。本科生国内外深造率超过2/3，其中出国（境）深造率超过1/5。毕业生毕业去向落实率一直保持在95%以上，超过半数的研究生赴国家重点单位就业。研究生学术水平和创新能力显著提升，在国际顶级学术期刊发表论文的数量显著增加，获得省部级及以上科技成果奖的人数不断增加。学子遍布海内外，以素质全面、专业知识扎实、能力强、后劲足等鲜明特点受到了社会各界和用人单位的普遍赞誉。

学校高度重视学生创新实践能力培养，支持和鼓励学生积极参与科技创新、文化艺术和社会实践活动。学生活跃在中国国际“互联网+”大学生创新创业大赛、“挑战杯”全国大学生课外学术科技作品竞赛、“挑战杯”中国大学生创业计划大赛、“创青春”全国大学生创业大赛、中国研究生创新实践系列大赛、全国大学生电子设计竞赛、全国大学生集成电路创新创业大赛、全国大学生数学建模竞赛、IEEEXtreme极限编程大赛、ACM-ICPC国际大学生程序设计竞赛、全国大学生机器人竞赛、全球大学生基因工程大赛、国际大专辩论赛、全国大学生艺术比赛等高水平赛场上，争金夺银，成绩斐然，在“中国高校创新人才培养暨学科竞赛评估”中名列前茅。

学校已建成国家一流课程、国家规划教材等一批国家高水平教学资源，拥有国家大学生文化素质教育基地，以及国家级实验教学示范中心、虚拟仿真实验教学示范中心、工程实践教育中心、全国工程专业学位研究生联合培养示范基地等 20 余个国家级教育教学实践基地和示范中心，获得一批国家级教学成果奖。

学校大力实施学科提升战略，扎实推进理工深度融合，学科影响力持续提升。学校现有 2 个国家一级重点学科（所包括的 6 个二级学科均为国家重点学科）、2 个国家重点（培育）学科。一级学科博士学位授权点 22 个，一级学科硕士学位授权点 32 个，博士专业学位授权点 4 个、硕士专业学位授权点 13 个。设有博士后流动站 18 个。在第四轮全国一级学科评估中，学校 4 个学科获评 A 类，其中电子科学与技术、信息与通信工程两个学科为 A+，A+ 学科数并列西部高校第一。

学校大力实施服务国家重大需求战略，以“顶天、立地、树人”为科研工作定位，坚持“开放、聚焦、融合、奋斗”的发展理念，面向世界科技前沿、面向经济主战场、面向国家重大需求、面向人民生命健康，努力推进基础研究与应用研究并重的科技创新格局，不断提升集成攻关和原始创新能力。学校拥有国家级重点实验室 7 个，国家工程技术研究中心 1 个，国家地方联合工程实验室（研究中心）2 个，共建国家工程实验室 1 个、国家工程研究中心 1 个、国家级工业创新中心 1 个，首批国家专业化众创空间 1 个，其他国家级科技创新平台 15 个，省部级科研机构 70 余个，国家自然科学基金委创新群体 6 个、教育部创新团队 6 个和国防科技创新团队 3 个。获批建设国家集成电路产教融合创新平台。“十二五”以来，学校科技成果获国家级奖励 20 项、部省级奖励 202 项。学校充分发挥学科、人才和科研优势，积极投身“一带一路”建设及粤港澳大湾区、长江经济带建设，在珠三角、长三角、成渝地区双城经济圈等设立研究机构，积极服务四川省产业转型升级，助力四川构建现代化产业体系。与成都市共同建设高校成果转化产业带，携手打造中国“西部硅谷”。

学校大力实施人才优先发展战略，现有教职工 3800 余人，其中教师 2500 余人，教授近 800 人。截至目前，我校现有中国科学院院士、中国工程院院士等高层次人才 360 余人。

学校大力实施国际化发展战略，已与世界 70 多个国家和地区的 200 余所大学、科研机构、企业建立友好合作关系，同一批国外知名高校签署了学生交流及联合培养协议。在加拿大麦吉尔大学、美国威廉玛丽学院和英国格拉斯哥大学等建立了海外高端学术培育基地和教学培训基地。与英国牛津大学、美国加州大学等世界名校建立长期合作关系，通过境内学习环节和境外学习环节的有机结合构建了学校国际化人才培养体系。40% 的本科学生在校期间有海外学习经历，学生长短期留学目的地覆盖近 50 个国家和地区。现有 1000 余名来自全球 100 多个国家和地区的长期留学生在校学习。建立了 3 个国家级国际联合研究中心，若干个国际联合科研平台。积极实施“一流伙伴计划”推进国际化人才培养，与格拉斯哥大学、麦吉尔大学等建立了本硕博层次的多个中外合作办学项目。

电子科技大学以“求实求真、大气大为”为校训，以人才培养为根本，以服务国防建设和国家、地方经济建设为己任，加强基础前沿交叉研究，开拓进取，锐意创新，为早日建成中国特色世界一流大学而努力奋斗！

第二节 四川省医学科学院·四川省人民医院（电子科技大学附属医院）

四川省医学科学院·四川省人民医院坐落在成都青羊宫旁、浣花溪畔，建于 1941 年，前身四川省公立医院是中央大学医学院附属医院，1952 年命名为四川省人民医院，1989 年评为首批国家三级甲等医院，2002 年与四川省医学科学院（前身为中国医学科学院四川分院）合并，成为四川省医学科学院・四川省人民医院。2012 年，由四川省人民政府与中国科学院合作共建的中国科学院四川转化医学研究医院挂牌。2013 年与电子科技大学合作共建电子科技大学医学院，成为电子科技大学附属医院。

医院现有开放床位 4500 张、诊疗院区及教学科研单元多个，包括：青羊院区（院本部、四川省老年医学中心、四川省皮肤病医院 / 皮肤病性病研究所），温江院区（四川省精神医学中心、温江科研基地），龙泉院区（东院），高新院区（中和、简阳科研平台 / 药物创新与转化研究中心、实验动物研究所），电子科技大学医学院（共建），成都铁路卫生学校。形成了以院本部为主体、集临床医疗、保健医疗、教学、科研为一体的发展格局。先后荣获全国文明单位、全国百佳医院、全国卫生系统先进集体、全国卫生文化先进单位、全国抗震救灾英雄集体、全国抗击新冠肺炎疫情先进集体等荣誉。

近年来，医院秉承“一院多区，协同发展；全面推进，重点突出；科教兴院，人才强院”发展理念，对标现代医院管理制度，学习国际国内高水平医院的先进做法，学科建设及综合影响力不断提升，国家三级公立医院绩效考核排名 A+，中国医院科技量值榜单位居全国第 67 位，成为全国进步最快的医院之一。

医院现有职工 7000 余人、高级职称专家 1108 人、省部级各类人才称号 200 余人次。其中，中国科学院院士 1 人，国字号人才 33 人，卫健委有突出贡献中青年专家 3 人，国务院政府特殊津贴人选 45 人，四川省学术和技术带头人 33 人，“天府峨眉计划”27 人，“天府青城计划”30 人，中华医学会在任及候任主任委员 3 人。近年来，医院大力引进国际、国内医学高端人才来院工作，常年面向全球招聘学科带头人、科研 PI、优秀博士、“急需紧缺型”博士。

医院学科门类齐全。现有国家临床重点专科 16 个（检验、临床护理、肾病、急诊医学、重症医学、临床药学、神经内科、神经外科、眼科、老年医学、消化内科、普通外科、器官移植中心、呼吸内科、心血管内科、肿瘤科），四川省临床重点专科 14 个（核医学科、儿科、口腔科、康复科、胸外科、心血管内科、骨科、泌尿外科、感染科、精神科、呼吸内科、老年医学、心脏外科、麻醉科），四川省临床医学研究中心 7 个（心血管疾病、眼科疾病、肾脏疾病、急危重症、检验医学、皮肤病、血液疾病），省医学重点学科 35 个，省级质量控制中心 18 个，院内研究机构 19 个，多个国家级基地、医疗协作中心，构成了强大的优势学科集群，为临床医疗、科研、教学和新技术开发奠定了坚实基础。

医院大力开展高新技术。拥有国家准予开展的全部实体器官（肝、肾、心、肺、胰腺、小肠）移植以及角膜移植、骨髓移植等资质，并全部实现了临床开展；拥有国家干细胞临床研究机构和项目“双备案”资质；拥有人类疾病分子生物学与基因检测、人胰岛细胞分离等特色技术；拥有达芬奇机器人辅助手术系统、骨科天玑机器人辅助手术系统、体外膜肺氧合（ECMO）生命支持系统、PET / CT、True Beam 直线加速器等高精尖设备；拥有人工智能移动 CT 等一批自主知识产权的专利技术及设备；开展了器官移植、细胞移植、大血管及瓣膜置换（TAVI、MitraClip）、国内首例正式上市人工心脏（植入式左心室辅助装置）植入手术等高新技术。

医院科研基地及平台建设持续夯实。现有温江、高新、简阳等多处科研基地近 5 万平方米实验区域，搭建了动物实验（包括非人灵长类）、分子生物学、生物化学、细胞生物学、免疫组化和形态学、基因编辑等实验平台，可开展细胞水平到分子水平、核酸研究到蛋白分析、组织病理到动物活体监测等多层次科学研究。医院现有中国医学科学院院外创新单元 1 个（常见致盲眼病研究及防治）、中国医学科学院院外重点实验室 1 个（心身医学）、国家中医药管理局二级实验室 3 个（中药药理、中药制剂、生物化学）、四川省重点实验室 4 个（人类疾病基因研究、超声心脏电生理学与生物力学、临床免疫转化医学、个体化药物治疗）；国家临床研究中心分中心 4 个（老年疾病、肾脏疾病、心血管疾病、眼耳鼻喉疾病），国家自然科学基金委员会创新研究群体 1 个（视网膜疾病致盲机制研究），国家科技部重点领域创新团队 1 个（常见致盲眼病研究及防治），四川省青年科技创新团队 13 个。

自“十三五”以来，医院获各级各类科研项目 3100 余项，累计科研经费 6.6 亿元。包括：国家重点研发计划和国家科技重大专项 4 项，国家自然科学基金 226 项，其中 2021 年首次获得国家自然科学基金创新研究群体项目。以第一作者或通讯作者发表 SCI 收录学术论文 4300 余篇，包括 *Nature Genetics*、*Nature Medicine*、*The Lancet*、*British Medical Journal*、*Gut*、*Journal of Clinical Investigation*、*Annals of Surgery* 等国际顶级学术期刊。获授权专利 1300 余项，专利实施转化 70 余项。获国家科技进步奖、四川省科技进步奖等科技奖励共计 130 余项，其中我院牵头的“视网膜疾病基因致病机制研究及防治应用推广”项目获 2016 年国家科技进步二等奖、“遗传性致盲眼病疾病基因鉴定及分子机制研究”“新型冠状病毒检测体系建立及应用”项目获 2018 年和 2022 年四川省科技进步奖一等奖。医院创办的医学综合期刊《实用医院临床杂志》连续 17 年入选中国科技论文核心期刊、中国科技论文统计源期刊。

医院拥有完整的院校医学教育、毕业后医学教育和继续医学教育培养体系。自 2013 年以来，与电子科技大学共建医学院，现有博士学位点 2 个（临床医学博士学位和生物医学工程博士学位）、专业学位硕士点 3 个（临床医学、药学、护理）、一级学科硕士学位点 3 个（临床医学、口腔医学、生物学）、本科专业 2 个（临床医学、护理学），临床医学学科进入 ESI 全球前 1% 行列，研究生导师 500 余人，其中博士生导师 71 人。近年来，作为首批国家住院医师规范化培训基地、国家临床药师学员和师资培训双基地（西南地区唯一）、国家执业医师资格考试基地、国家专科医师规范化培训基地（呼吸与危重症医学、普通外科学、内科危重症医学、外科危重症医学、新生儿围产期医学）、四川省首批试点专科医师及护士、医疗机构药师规范化培训基地、四川省专业技术人员继续教育基地、四川省住院医师规范化培训结业临床实践能力考核基地，每年为社会培养合格的规范化学员五百余人、举办各级各类继续教育项目百余项、组织临床技能培训及考试七千余人次。

医院与 28 个国家和地区的知名医学机构、科研院所建立了良好国际合作关系。包括：与美国犹他大学合作建立人类疾病基因研究实验室，与哈佛大学医学院合作建立中国第一个异种移植实验室，与美国 Dean McGee 眼科研究所合作成立眼科医师培训中心等。医院积极参与各项援外医疗任务，持续推进中非对口医院援助项目。近年来，累计派出医务人员 100 余人次，先后奔赴莫桑比克、佛得角、东帝汶、朝鲜、尼泊尔和几内亚比绍等国家和地区，开展中长期援建、短期义诊、“光明行”复明手术等国际援助工作。

医院在历次重大公共卫生事件紧急救援中冲锋在前、不辱使命。作为四川省突发公共卫生事件医疗救治与培训中心、四川省急救中心、四川省急救网络体系建设龙头单位，医院牵头构建了西部地区 64 个市县急救联盟单位和 100 家联盟医院的急救网络。自 2011 年起承建的国家（四川）紧急医学救援队，是我国目前唯一一支能够适应高原环境的国家级机动队伍，多次完成 4000^{+} 米海拔的各项任务，完成全球首例 $5G^{+}$ 航空救援等重大实战检验、全球首例超高原 ECMO 航空救治，具备三级移动医院诊疗水平，能够独立完成 14 天的机动任务。医院历经 2008 年汶川地震、2010 年玉树地震、2013 年芦山地震、2015 年尼泊尔地震、2017 年九寨沟地震、2019 年宜宾长宁地震、2022 年泸定地震等重大自然灾害紧急救援以及新冠肺炎疫情，援藏、援疆等紧急医学救援，淬炼成为四川、西部地区乃至国家紧急医学救援的中坚力量，获中共中央、国务院、中央军委授予的全国抗震救灾英雄集体、全国抗击新冠肺炎疫情先进集体等称号。

医院全面响应“健康中国”战略，积极投身乡村振兴与医疗帮扶。聚焦民族贫困地区，通过医联体对口援建、专科医师联盟、远程会诊平台支持、卫生专业技术人员“三下乡”巡回医疗、“卫生健康上高原”“万名医护走基层”等工作（活动），面向藏区、彝区、老区、灾区、偏远山区群众开展地方病防治工作及健康宣教活动，积极开展对口援建医疗业务及运营管理传帮带工作；通过互联网医院线上问诊、健康指导、自助开单及送药等服务，向四川及西南地区群众提供了更为便捷的疾病诊治和健康指导。近年来，先后派出600余人次对口支援凉山州、阿坝州、通江县、芦山县等地开展帮扶工作；组织“光明行”流动眼科手术车医疗队远赴省内外50多个边远地区，免费为万余名贫困白内障患者施行了复明手术；先后牵头仪陇县安溪潮村和黎明村、通江县两河口镇东坪村、阿坝州壤塘县伊里村精准扶贫、定点帮扶工作，派往驻村第一书记、驻村干部驻点工作，在全国率先推出精准扶贫公益网络问诊服务，受到社会广泛赞誉。

医院以习近平新时代中国特色社会主义思想为指引，充分发挥党的领导作用，全面落实加强公立医院党的建设，以高质量党建引领医院高质量发展，围绕建“一流党建、一流科室、一流服务”三大目标，实施“落实党建主体责任、基层党建方式方法创新、预防腐败体制机制创新”三大工程，着力筑牢医院品牌和声誉的基石、营造“医院风清气正、职工心情舒畅”的良好氛围。秉承“厚德、至善、求精、图强”精神的省医人，把目标锁定在国内国际医学领域的前沿，努力争创全国一流临床研究型医院。

第三节　四川省医学科学院·四川省人民医院麻醉手术中心

我院1957年成立麻醉组，1979年设立麻醉科。2019年4月，麻醉科与手术室合并，正式成立麻醉手术中心。目前麻醉手术中心已发展成为集临床麻醉与疼痛诊疗、围手术期护理为一体、医教研全面发展的一级临床科室。

一、麻醉手术中心规模

麻醉手术中心开放手术间59个，其中百级手术间15个，千级手术间2个，分布于第一住院大楼、第三住院大楼、急救中心大楼和节堂院区。麻醉后恢复室（PACU）床位28张。1989年我科开始开展疼痛门诊；2013年8月，成立疼痛病房。现疼痛科于我院本部（疼痛诊疗中心）及四川省精神医学中心，（疼痛医学中心）共有床位61张。

麻醉手术中心以麻醉医师、手术护理、麻醉护理为主体，包括麻醉科、手术室、恢复室、疼痛科、无痛胃肠镜、无痛纤支镜、无痛人流、无痛分娩、麻醉门诊、小儿门诊口腔麻醉9个平台，拥有国际领先、国内一流的手术、麻醉设备。配备高级麻醉机、监护仪、各种生命支持设备，荧光腹腔镜、4K胸腔镜、输尿管镜软镜、颅内镜等仪器设备500余套。2014年引入达芬奇机器人，2017年引入骨科机器人。

二、人才队伍

麻醉手术中心设主任1人，副主任3人，科护士长1人，护士长6人。现有麻醉医师100人，其中高级职称22人，博士、硕士占比为80%。手术护理人员156名，其中高级职称8人，中级职称55人，博士、硕士3人。麻醉护理人员57人，其中高级职称2人，中级职称15人。

麻醉医师团队和护理团队分别成立12个亚专业组：肝胆外科及器官移植组、心脏外科组、骨科组、神经外科组、泌尿外科组、手术室外及日间组、胃肠外科组、头颈外科组、妇产科组、小儿组、胸科组以及疼痛科等。专业化的技术支持各项疑难危重手术的麻醉和手术配合，包括心、肺、肝、肾、小肠等大器官移植手术、超高龄患者手术、低体重新生儿和产时手术、机器人和各类腔镜微创手术等。

三、学科建设

麻醉手术中心手术量逐年攀升，2024 年中国综合医院手术量排行榜上，四川省人民医院排行第八，完成手术室内麻醉 10 万余例、手术室外麻醉 10.4 万余例。其中预麻间周转患者 2.1 万余例，麻醉后复苏室收治 3.3 万余例，无痛胃肠镜复苏 4.8 万余例，术后镇痛随访 1.7 万余例，麻醉门诊 8 万余人次，疼痛门诊 1.6 万余人次，疼痛病房收治患者 3600 余人次。

科室临床工作长期处于国内领先水平。1959 年四川省人民医院即开展低温麻醉应用于危重患者的手术，1961 年在低温辅助左心转流下成功完成胸主动脉瘤切除 + 人工血管移植术 4 例，当时国内尚无先例，该临床成果也在全国心血管大会上公开交流。1962 年低温麻醉用于房室缺修补术及肺动脉狭窄切开术。1981 年开始开展体外循环用于心内直视手术。1975 年开展血液稀释技术，并在省内外推广，取得良好的社会效益。1959 年开始将针刺麻醉运用于临床，并于 1975 年牵头全国协作组（24 省市）将针刺麻醉用于甲状腺手术，共完成 13 314 例，麻醉效果优良率 85.4%，成功率 95.4%，获得 1979 年全国科学技术大会表彰和 1980 年卫生部科技大会表彰，1983 年这一成果获得卫生部甲级科技成果奖，1985 年获得国家科技进步奖二等奖。1989 年开展冠状动脉旁路移植术麻醉。继而先后开展血液保护技术、自体血回收、氧和血心肌保护技术（包括温血、冷血、连续、间断）、经上腔静脉逆行脑灌注、选择性左锁骨下动脉灌注、经皮外周体外循环等。2014 年率先在国内开展小儿食管超声引导下胸壁畸形微创 NUSS 矫正术麻醉，2017 年开展婴儿达芬奇机器人辅助两性畸形整复术麻醉，2018 年开始实施产房产时手术麻醉，2020 年完成连体婴分离术麻醉。2020 年成功开展肺动脉内膜剥脱术麻醉、经导管主动脉瓣置换术麻醉，并完成全国首例商业化国产人工心脏植入术麻醉。2021 年实施低体重（1.8 kg）新生儿肺动脉导管结扎术麻醉及达芬奇机器人辅助新生儿肾上腺嗜铬细胞瘤切除术麻醉。

在省内较早开展的其他麻醉技术包括：1997 年率先在省内将喉罩应用于全麻手术，开展患者自控术后镇痛、硬膜外癌痛治疗；2001 年开始开展无痛胃肠镜麻醉、漂浮导管监测和 IABP 辅助技术；2002 年实施心脏手术快通道麻醉；2011 年开始实施神经外科术中唤醒麻醉；2021 年开展无痛纤支镜诊疗麻醉；积极探索静脉麻醉药滴定疗法治疗顽固性失眠，在麻醉治疗学领域处于国内先进水平。

为提高患者就医体验，加快建设无痛医院，近几年，麻醉手术中心以舒适化医疗为理念、以患者为中心，不断拓宽服务领域和深化服务内涵，积极开展无痛胃肠镜、分娩镇痛、无痛人流、介入手术等手术室外的麻醉工作，并成立了疼痛科，开展急慢性疼痛门诊和住院治疗，疼痛科常规开展超声、DSA、CT 引导的疼痛治疗和介入手术。2019 年，麻醉手术中心率先开展儿童非住院口腔舒适化治疗，至今无一例差错意外或并发症发生，医患满意度极大提高；同年麻醉手术中心开展日间手术，加快医院住院床位周转。同时我们已将麻醉相关死亡率控制在二十万分之一以下，临床麻醉质量达到国际先进水平。

近年，科室积极加强学科建设，选派优秀医师和护理人员参加各种学术会议，外派人员前往美国、加拿大、德国、瑞士、法国、新加坡等国参观学习和业务交流。同时，也邀请世界顶级专业学者来访、讲学。我中心建立了麻醉科科研管理制度，鼓励所有医护人员进修学习，培养大家的科研兴趣和能力。麻醉科还获得国家药物临床试验机构认证，每年承担相关临床药物试验数量位居全国前列。近五年来我中心承担国家自然科学基金项目 5 项，国际多中心研究 4 项，四川省科技厅课题 20 余项，厅局级课题 30 余项。发表论文 400 余篇，其中 SCI 论文和中文核心期刊论文 100 余篇，主编、参编、编译各类书籍 13 本，获批实用新型专利 20 余项，科技成果“围术期肺损伤防治策略的基础研究及临床应用”获得 2019 年度省医学进步奖一等奖。

四、教育培训

麻醉手术中心目前为全国气道管理培训中心、小儿麻醉医师培训基地、四川省静脉麻醉培训基地、吸入麻醉技能培训基地、舒适化医疗培训基地、四川省手术室专科护士培训基地、中华护理学会京外麻醉护理专科培训基地、四川省护理学会麻醉护理专科培训基地、首批国家级住院医师规范化培训基地及护士规范化培训基地。近年多次举办四川省医学会麻醉专家论坛、无痛胃肠镜麻醉规范化操作培训班、超声技术在麻醉及疼痛应用新进展培训班、小儿规范化麻醉技术及临床科研培训班、创伤与急诊麻醉进展培训班、西部血流动力学高峰论坛学术交流会议、困难气道管理进展培训班、困难气道规范化处理流程适宜技术推广项目、超声引导下射频技术在疼痛治疗中的应用继教培训班等继续医学教育项目，主办四川省医学会疼痛专委会学术年会等学术会议。

中心现有研究生导师 11 名，招收电子科技大学医学院、川北医学院、成都医学院、成都中医药大学、西南医科大学的麻醉学、护理学硕士研究生，承担省内外进修医师、进修护士、实习医师、实习护士等的教学任务。四川省人民医院麻醉科在 2008 年成为首批四川省专科医师规范化培训基地；2014 年成为首批国家级住院医师规范化培训基地。拥有国、省、院级住培带教资格的导师 89 人，截至 2024 年底在培住院医师 101 人，毕业 258 人。严格按照国家住院医师规范化培训要求对所有住院医师进行培训，住院医师执业医师通过率和规培结业通过率超过全省平均水平。在新冠肺炎疫情期间率先开展住院医师线上线下理论及技能培训；同时利用模拟手术室开展危机资源管理，提高住院医师的临床思维能力。毕业住院医师受到各级医院的广泛好评。

第四节　四川省医学科学院 · 四川省人民医院麻醉专业住培基地

住院医师规范化培训是提高我国麻醉医师技能水平的重要举措。随着麻醉学科的发展及国民对高质量麻醉及舒适化的需求提升，全国医疗系统对于麻醉医师的需求进一步提升。专业化的规培麻醉医师不仅需要熟练掌握各种麻醉操作技术，还需要具备良好的医学综合素质，才能为患者提供高质量的医疗服务。

一、基地介绍

四川省医学科学院 · 四川省人民医院麻醉专业规培基地于 2014 年成为首批国家级住院医师规范化培训基地。目前基地拥有国、省、院级住培带教资格导师 89 人，基地容量 140 人，截至 2024 年在培住院医师 101 人，毕业 258 人。

四川省医学科学院 · 四川省人民医院麻醉专业规培基地依托国家重点专科项目、四川省临床重点专科项目、电子科技大学附属医院临床技能中心，为住培教学提供强力保障。临床技能中心目前位于四川省人民医院，其建筑面积 3957 平方米，设立技能培训室、内镜培训室、模拟手术室、模拟监护病房等 16 个技能训练室以及配套的教室、会议室。配备气管插管模型、心肺复苏模型、静脉穿刺模型、椎管内麻醉穿刺模型、动脉穿刺模型、高级模拟人、麻醉机、监护仪、除颤仪、腹腔镜、可视喉镜、TCI 微量泵、可视软镜纤维支气管镜等大量仪器设备，为规范化培训提供强有力的支撑。

在国家、医院政策的指导和指引下，基地始终坚持“以人为本”开展住培教学；以制度、流程建设为基础，规范过程管理；以专业基地为主力，充分调动临床教学团队的积极性；以培训质量为核心，深入推进内涵建设，逐步形成麻醉基地的管理和培训体系，为各级医疗机构培养了一批具有岗位胜任力的优秀麻醉医师。

二、师资建设

（一）教学团队组织架构

麻醉规培基地设基地主任 1 人，副主任 1 人，现有具有规培带教资格师资 89 人，其中高级职称 22 人，博士、硕士学历占科室医师比例为 90%。基地成立 12 个亚专业组：肝胆移植麻醉组、心血管麻醉组、胸外麻醉组、神经外科麻醉组、小儿外科麻醉组、骨科麻醉组、五官科麻醉组、妇产科麻醉组、急诊创伤麻醉组、手术室外麻醉组、急性疼痛管理组和麻醉护理小组（图 19-1）。基地承担全院的临床麻醉、舒适化诊疗、麻醉后监护、急慢性疼痛诊疗、麻醉治疗等临床工作，设有手术室、日间病房、疼痛科、麻醉评估门诊等工作单元。

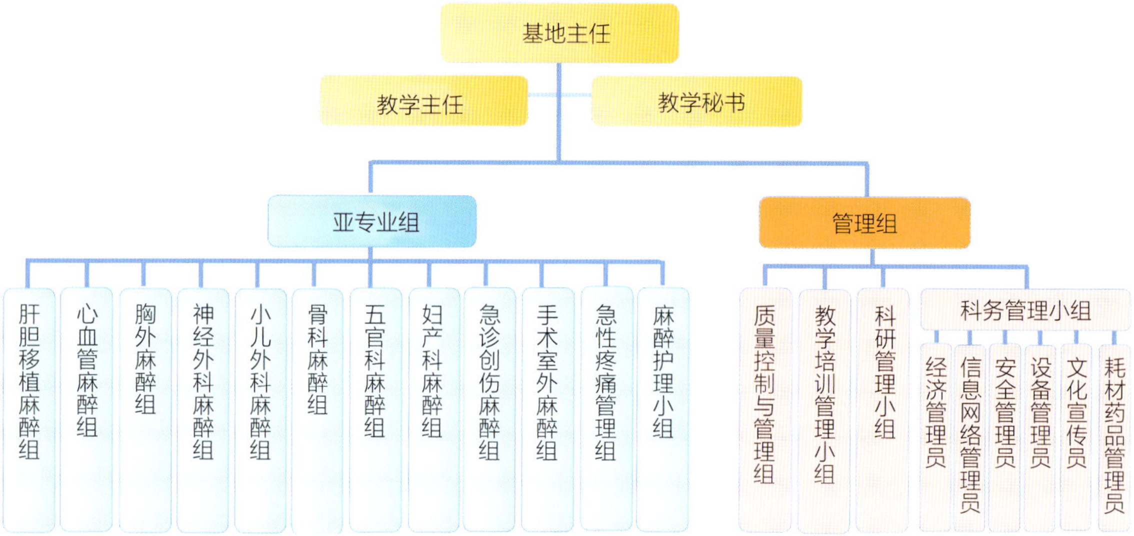

图 19-1 组织架构图

（二）师资队伍

科室设有专业基地主任、教学主任、教学秘书，负责管理、落实和统筹住培工作；设有质量控制与管理组，负责临床教学活动的质量保障；设有教学培训管理小组，负责规范住培制度、整理住培资料、协调工作安排和落实考核制度。

基地主任雷迁，医学博士，主任医师，硕士生导师，四川省人民医院麻醉手术中心主任、麻醉科党支部书记，电子科技大学医学院、西南医科大学、川北医学院硕士生导师。擅长危重症患者的麻醉评估与围手术期处理、心血管麻醉和术中经食管超声心动图监测。承担国家自然科学基金 2 项、四川省科技计划 2 项，以第一作者或通讯作者发表论文 30 余篇，参与翻译专著 5 部。四川省临床重点专科（麻醉学）负责人，牵头成立省医疗卫生与健康促进会麻醉学专业委员会并担任主任委员。担任中华医学会麻醉学分会全国委员、中国医师协会麻醉学医师分会全国委员、中国心胸血管麻醉学会围术期感染控制分会副主任委员及心血管麻醉分会常委。

教学主任先后由黄建新、谢敏担任。目前教学主任徐广民，担任四川省信息学会智慧麻醉分会副主任委员、中国医药教育协会围术期专业委员会委员、成都市医师协会麻醉学分会委员、中国心胸血管麻醉学会分会青年委员。主持四川省科技厅重点研发项目 2 项，四川省卫健委课题 2 项，获得四川省人民医院优秀住培师资、优秀共产党员等荣誉称号。

（三）师资培训

科室定期指派骨干师资参与院级、市级、省级及国家级培训（表 19-1），提升自身教学能力。通过培训和学习明确住培带教师资的职责定位与能力要求，建立和健全我院麻醉基地培训体系建设与培训模式，采用不同的临床教学方法提高教学质量。

表 19-1　参加师资培训会议

年份	会议名称
2021	全国住院医师规范化培训临床思维训练能力提升师资培训班
2021	全国住院医师规范化培训专业考官培训班
2021	2021 年全国住院医师规范化培训专业基地教学主任培训
2021	2021 年住院医师规范化培训高峰论坛
2021	2021 年全国住院医师规范化培训过程考核及评价体系能力提升师资培训班
2022	2022 年《住院医师规范化培训教学活动指南》解读师资培训班
2022	2022 年四川省住院医师规范化培训普通师资培训班
2022	2022 年中国医师协会住院医师规范化培训高峰论坛
2023	2023 年四川省住院医师规范化培训普通师资培训班
2023	2023 年中国医师协会毕业后医学教育医学模拟教育大会
2023	2023 年四川省住院医师规范化培训骨干师资培训班

三、质量管理

（一）入科教育

入科教育是规范化培训的重要起始环节，让新入科的规培住院医师熟悉医院、基地的制度和规则，为规培住院医师适应环境，快速进入临床工作打好基础。入科教育课程内容见表 19-2。一周入科培训结束后进行考核，考核通过后进入导师选择和参加下一步教学活动。

表 19-2　入科教育课程

授课内容	
1. 三年规培学习规划	7.《住院医师规范化培训内容与标准》解读
2. 麻醉术前访视和评估	8. 轮转计划及考勤要求
3. 麻醉手术中心规章制度	9. 培训手册填写、日常管理及反馈
4. 麻醉术前准备标准化流程	10. 考核内容及考核形式介绍
5. 全麻术后的镇痛管理	11. 麻醉科医疗设备的使用
6. 术间标准化工作流程及行为规范	12. 手术室无菌原则

（二）教学方式

1. 规培住院医师分层教学

第一年：入科时，分配住培导师，由住培导师定向带教 1 个月，由教学秘书按照《住院医师规范化培训内容与标准（2022 版）》设定各亚专科的轮转计划。初步掌握常规麻醉方法和手术相关基础知识和理论，掌握心肺复苏、电除颤等急救技术。掌握术前评估的基本技能，能制订合理麻醉方案。针对参加执业医师资格考试的住院医师进行强化技能培训。

第二年：掌握轮转相关麻醉各亚专业基础知识，掌握有创操作和治疗的实施与管理，熟悉常见合并症的处理及其麻醉管理等。督促参加执业医师资格考试住院医师加强理论考试复习。

第三年：参与复杂手术、急诊手术的麻醉和手术室外麻醉，比如：心脏、大血管手术，器官移植等手术的麻醉。了解复杂手术和危重患者的围手术期管理，并知晓麻醉学科国内外理论的新进展，初步掌握前沿的临床麻醉特殊监测和治疗技术。积极准备规培医师结业技能和理论考试。

2. 基地严格实施规培计划

按照《住院医师规范化培训内容与标准（2022 版）》要求，培训总时长为 36 个月，其中必选科室轮转时间合计 33 个月，机动 3 个月。第 1 年安排 6 个月麻醉科和 6 个月非麻醉科室轮转，其中非麻醉科室可任选 2～4 个科室，各轮转 1～3 个月，合计不少于 6 个月。3 年培训期间，住院医师须参加至少 50 次的住院医师理论课学习，理论授课内容见表 1-3。

3. 针对教学查房、病例讨论、小讲课以及临床技能培训，分别成立以骨干师资为组长的教学团队，严格按照《住院医师规范化培训教学活动指南（2021 年版）》开展教学

3.1 教学查房

麻醉规培中教学查房是痛点和难点。基地建立了教学查房师资团队，严格按照指南要求由住培带教师资组织，围绕真实患者的临床诊疗，以培养住院医师临床诊治、临床思维、职业素养等胜任力为目标开展教学查房。教学查房病例多选择麻醉专业培训细则要求掌握的常见病、多发病。我基地教学查房实施过程分为三个阶段，分别在“示教室－床旁（PACU）－示教室”完成，即“教学查房三部曲”，时间控制在 60～90 分钟。①查房准备阶段（示教室），5～10 分钟，由指导老师讲明授课的目的、意义和流程。②临床信息采集阶段（床旁），15～20 分钟，主要包括一年级规培住院医师汇报病情信息收集，二三年级规培住院医师进行麻醉专科查体以及执业医师考试要求的体格检查，带教老师给予正确指导。③病例讨论阶段（示教室），40～60 分钟，主要讨论针对教学病例的诊断学、麻醉学相关知识（图 19-2）。

3.2 病例讨论

基地建立病例讨论师资团队，教学病例讨论以临床真实病例为教学素材，以住院医师为主体，指导医师采用案例教学法（case-based learning，CBL）进行的临床教学活动。以常见病、多发病为主，引导规培住院医师从问题入手，紧密结合病例展开讨论。授课过程中住院医师运用掌握的学科知识解决临床问题，充分展开讨论，通过基础与临床知识融合，使住院医师在掌握理论知识的基础上，实现理论知识和临床的有机结合。

3.3 小讲课

基地建立小讲课师资团，临床小讲课针对规培住院医师在临床实践中存在的问题，以临床知识、循证依据和实践经验等为授课内容，通过讲授和互动的集中学习方式，培养和提升住院医师临床思维和疾病诊治能力。聚焦临床实际问题，以疾病相关的临床知识点为切入点，结合临床实践经验，传授临床中实用的理论知识，提高住院医师临床思维、临床技能和实践能力。

3.4 临床技能培训

基地建立了临床技能培训师资团队，严格按照规培细则完成麻醉临床操作基本技能和特殊技能培训，通过技能培训培养规培住院医师独立的临床操作技能及相应决策能力，提升规培住院医师的实践能力及操作规范水平，巩固和拓展其临床操作技能相关知识，在教学过程尤其强调医师的人文素养和职业精神。定期举办举办不同技能操作比赛，如纤支镜操作比赛，超声引导下动脉穿刺比赛。以赛代练，进一步提高规培住院医师临床操作技能（图 19-3、图 19-4）。

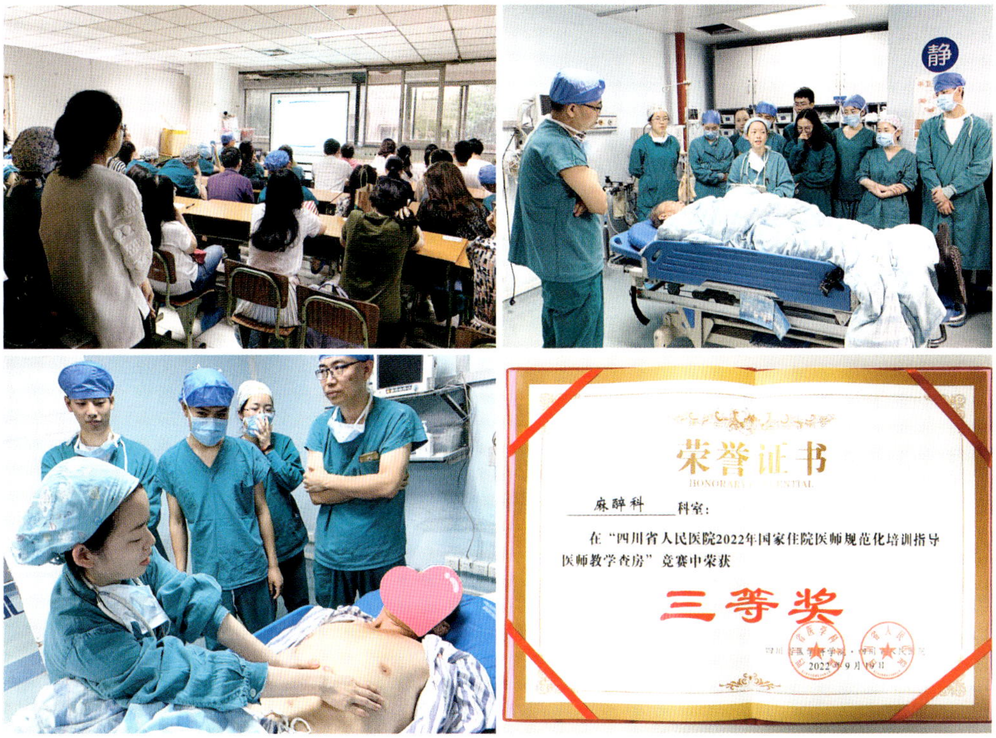
静
荣誉证书
麻醉科　科室：
在“四川省人民医院2022年国家住院医师规范化培训指导医师教学查房”竞赛中荣获
三等奖

图 19-2　教学查房过程及获奖情况

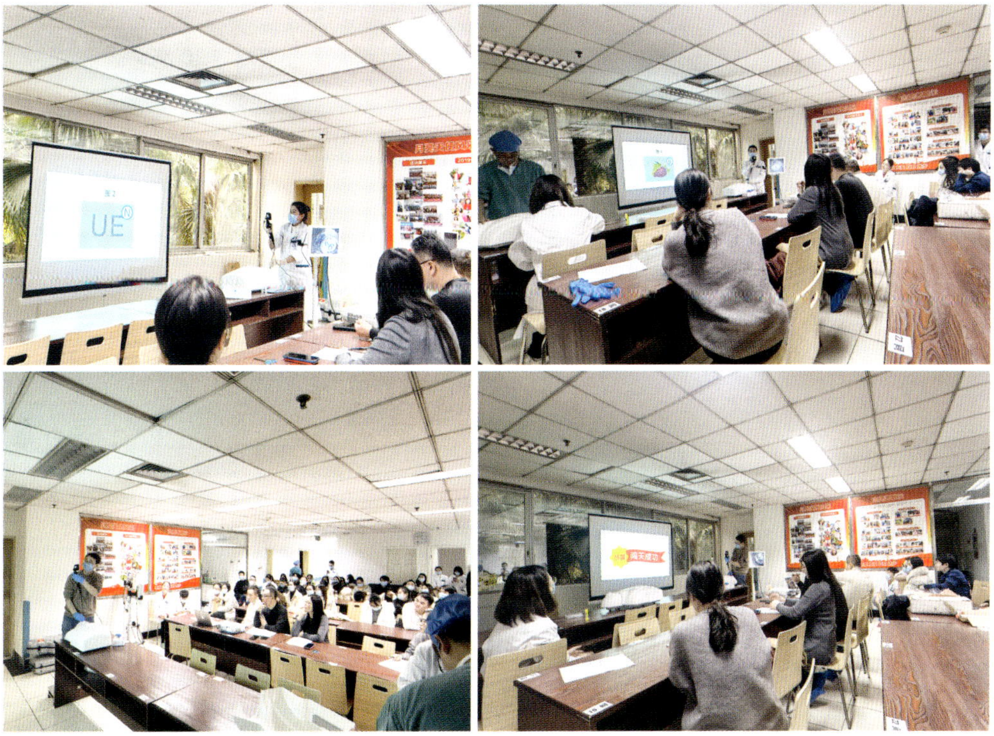

图 19-3　纤支镜操作比赛

3.5 危机资源管理

基地建立了危机资源管理师资团队，通过模拟培训为麻醉住培医师开展危机资源管理课程。《住院医师规范化培训内容与标准（2022 年版）》明确麻醉专业住培医师需要完成麻醉危机资源管

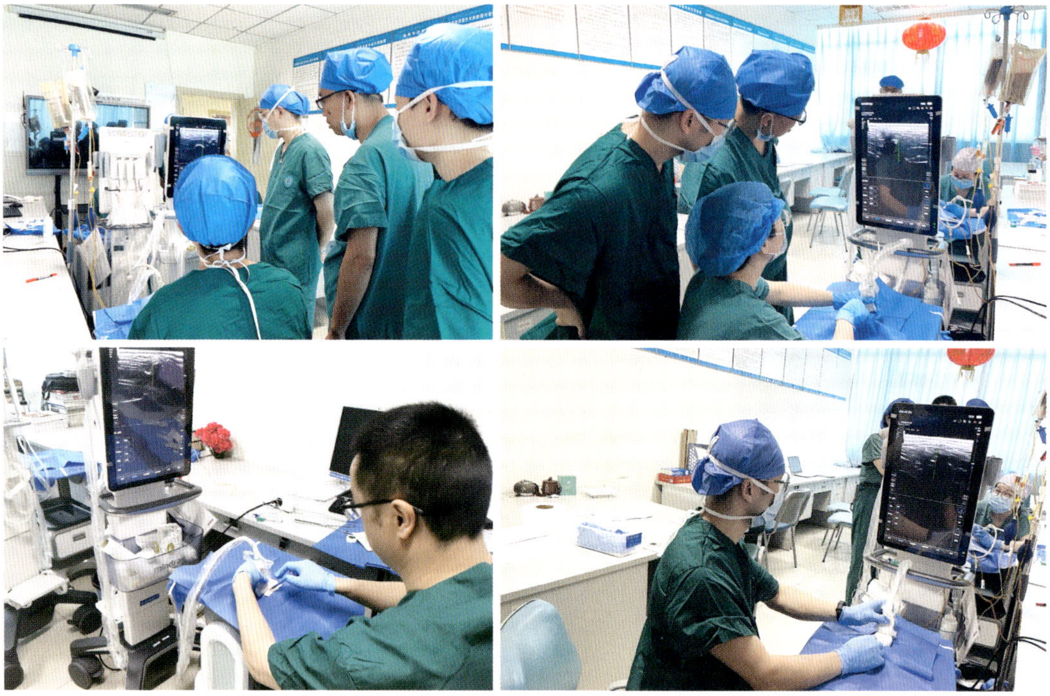

图 19-4　超声引导下动脉穿刺比赛

理基本案例（表 19-3）。为提升基地住培医师临床思维能力、麻醉危机识别能力和正确处理各种危机事件的能力，我基地危机资源管理小组通过使用高仿真模拟人在模拟手术间进行培训，在麻醉模拟教学中进行了积极尝试和探索，建立和建全麻醉住院医师临床常见麻醉危机模拟培训系统（图 19-5）。

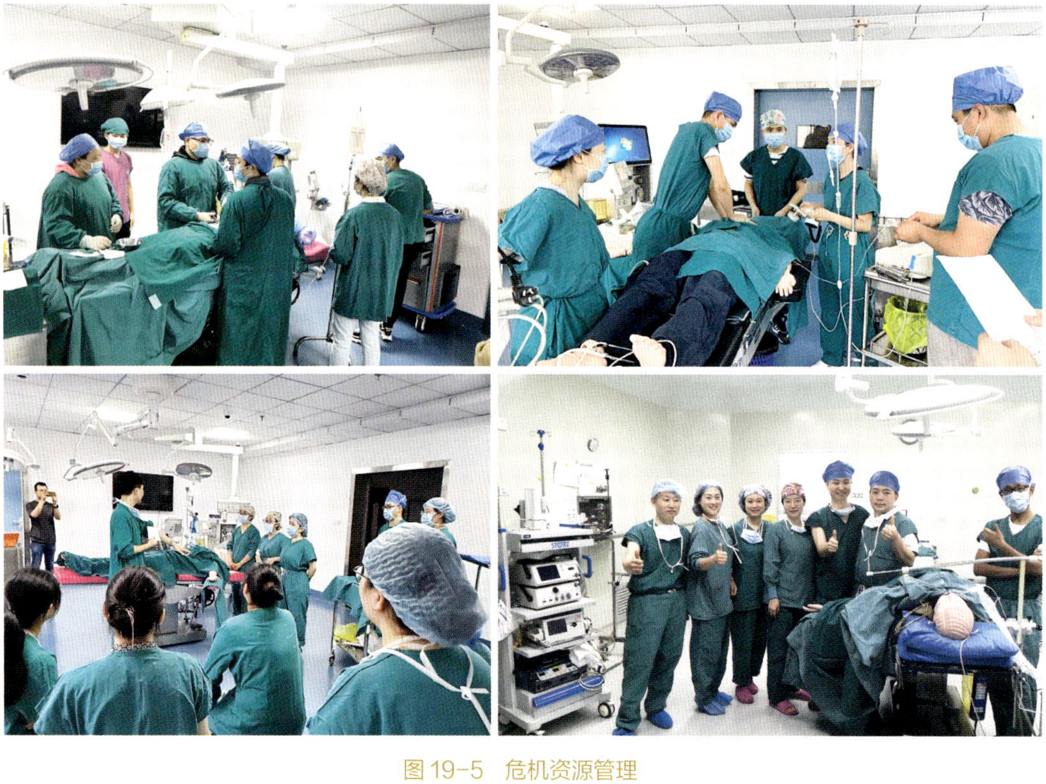

图 19-5　危机资源管理

表 19-3 麻醉危机模拟培训课程

内容	内容
饱胃患者处理	失血性休克处理
意外困难气道	气胸处理
过敏性休克处理	羊水栓塞处理
局麻药中毒处理	

3.6 专家讲坛

邀请相关专家、学者进行科研、统计学等相关知识讲座，旨在推动规培专硕研究生科研工作的开展。通过授课专家介绍宝贵的科研经验，向住院医师畅谈学科热点问题、分享科研技术创新，在提升专硕研究生的创新思维、科研水平、写作能力等方面起到指导作 用。

四、教学成果

本基地自 2014 年开展住培招生工作以来，住院医师执业医师资格考试通过率、结业考核通过率均达到国家和四川省培训要求，住院医生满意度 100%（表 19-4）。截至 2024 年底，在培住院医师 101 人，累计有 258 名麻醉规培住院医师在我基地完成培训，培训合格率 99%。基地以六大核心胜任力为导向，通过全面、正规、严格的培训，毕业住院医师具有良好的职业素养、全面扎实的专业能力、细致的患者管理能力、有效的沟通能力和团队合作精神，具有良好的教学意识和自我提升意识，成为能独立、规范地承担麻醉专业常见病多发病诊疗工作的临床医师，得到用人单位的肯定。

表 19-4 住院医师规范化培训质量

年份	执业医师考试通过率	结业考核通过率	住院医师满意度
2022	98%	100%	100%
2023	97%	98%	100%
2024	97%	100%	100%

基地在实施住培教育、研究生教育的过程中，对培训方式、培训质量、评估与考核系统等多个方面进行探索性研究，发表教学成果（表 19-5）。

表 19-5 教学文章

年份	文章题目	期刊
2023	Teaching of anesthesia for patients with COVID-19 in the standardized training of anesthesiology residents	*Asian Journal Of Surgery*
2023	Methods of GCP ability training for residents	*Asian Journal Of Surgery*
2022	Current situation analysis and improvement measures of anesthesia teaching in standardized training of non-anesthesia residents	*Asian Journal Of Surgery*
2022	A systematic review and meta-analysis of the influence of case analysis teaching in clinical anesthesia education	*Annals of Palliative Medicine*

五、困境与展望

（一）面临的困境

1. 职业倦怠和执业保障

无论是社会化住院医师还是专硕住院医师在学习方面都易产生倦怠，主要是由于内驱力不足造成。麻醉住院医师较其他专业住院医师，除参加理论学习及临床技能相关培训外，临床工作任务繁重、压力大、时间长，住院医师结束一天工作、学习疲惫不堪，且部分住院医师还需要往返于医院和家庭之间，导致其出现职业倦怠。

要积极响应和落实国家对规范化住院医师的待遇。坚持对所有住院医师进行统一临床教学管理，保证不同来源的住院医师享有同等的培训资源。同时，坚决落实国家政策，坚持“同工同酬”。既要涵盖教学资源，又同时兼顾绩效待遇。

2. 提高麻醉住培科研能力

麻醉科住院医师住培制度建立旨在加强麻醉及相关科室的临床诊疗能力、专业技术能力、人际沟通能力及专业理论知识的学习，提高围手术期医疗安全。同时也提出要兼顾科研素养的培养。但是在实际培训过程中，与临床表现相比，科研素养排在培养目标较弱的位置。不同于专硕住培生在结业时对科研成果有量化的指标要求，本科住培生在结业时没有强制性的科研成果要求，而且科学研究的过程受到多种因素影响，导致本科住培生的科研兴趣不足。

3. 提高住培师资岗位胜任力

规范化培训质量的高低与带教师资的专业能力、临床经验和教学经验密切相关，因此对带教师资的培训也是培训质量的重要保障。我国住培基地分布广泛，既存在于具有教学传统、教学硬件和师资良好的医学院校附属医院，也分布在基层未开展本科教学的临床医院，师资带教水平在地区、院校之间存在差异，影响培训质量。如何提升临床师资岗位胜任力是住院医师规范化培训的关键环节，也是影响培训质量最关键的因素。目前亟须构建合理的住培师资岗位胜任力培养体系，解决师资力量不均衡、软硬件设施不合理等问题。

（二）展望

住院医师规范化培训是提高我国麻醉医师技能水平的重要举措。随着麻醉学科的发展及健康中国建设对高质量麻醉的需求提升，社会对于麻醉医师的要求逐步提升，麻醉医师除了需要熟练掌握各种麻醉操作技术外，还需要具备良好的医学科研能力和较高的综合素质。同时，要构建以岗位胜任力为核心的临床师资培养模式，更新教学观念，改进和创新教学流程，做到既能培育合格的麻醉医师，又能培养优秀的医师师资队伍。

编　委：雷　迁
执笔人：徐广民

20 第二十章 西部战区总医院麻醉专业住培基地

第一节 西部战区总医院

西部战区总医院位于四川省成都市金牛区内，营区占地 416 亩，建筑面积 39.40 万平方米。诞生于土地革命时期，解放战争时期随 18 兵团入川，1956 年改编为成都军区总医院，1994 年被评为全军首批“三级甲等医院”，2016 年 9 月转隶西宁联勤保障中心。2018 年 11 月，在原成都军区总医院的基础上纳入相关门诊医疗机构，整编为西部战区总医院。

医院编制正师级，机关设卫勤部、政治工作部、保障部、护理部。编制员额 1391 人，其中军官 330 人、文职人员 915 人，士官 137 人、义务兵 9 人。现有各类人员 3057 人，其中军官 204 人，文职干部 260 人，文职人员 401 人，士兵 115 人，职工 142 人（含退休待移交 69 人），聘用人员 1935 人。编设 1 个门诊部、40 个临床科室、10 个职能科室（保健科、军队伤病员管理科、疾病预防控制科、临床药学科、质量管理科、卫生经济科、采购管理科、审核监管科、财务保障室、社会化服务监管室）、5 个派驻门诊部、1 个卫勤训练中心（战救技能训练队、装备保障训练队、教研室）、1 个医疗保障中心（药剂科、医学工程科、信息科、消毒供应室、医学信息数据室、基础医学实验室、实验动物室）、1 个勤务保障分队。编制床位 1050 张。现展开科室 67 个、床位 2387 张。

医院现拥有 1 个国家临床重点专科军队建设项目、1 个国家中医药管理局重点学科专科，1 个国家药物临床试验机构（11 个专业），5 个全军医学专科（专病）中心、1 个全军医学重点实验室临床试验单元，1 个四川省重点实验室、1 个四川省临床研究中心、7 个四川省重点学科，拥有国家胸痛中心、高级卒中中心。

医院积极发展优势特色技术，各科室形成了自己特色技术。分布如下：普通外科胆道外科技术、微创外科技术、胰腺炎治疗技术；消化内科慢性肝病诊治、胆胰疾病的微创治疗、内镜技术；神经外科脑肿瘤微创治疗、难治性癫痫手术治疗等技术；心血管内科冠状动脉造影、球囊扩张及支架置入术、心脏电生理检查术、各种心律失常的射频消融术、各种心脏起搏器安置术（包括 DDD、CRT、CRTD、ICD）、肥厚型心肌病室间隔化学消融术、先心病介入封堵术，肺动脉及外周动脉的支架置入术等多项介入治疗；心血管外科瓣膜置换 + 左房折叠 + 射频消融、婴幼儿复杂先心病矫治、冠心病外科（停跳 / 非停跳冠状动脉旁路移植术）、动脉瘤的外科及杂交手术或腔内隔绝术；麻醉科小儿心脏麻醉和老年人围手术期重要脏器保护麻醉技术；骨科脊柱肿瘤切除术；血液科造血干细胞移植、CAR-T 细胞治疗难治性白血病等技术在全军以及地区内具有一定的知名度和影响力。

医院高度重视科学研究，不断提升学术科研创新氛围，“十三五”以来，获得科研课题立项 140 余项，立项经费 3300 余万元；获得各级各类成果奖 43 项，其中军队科技进步一等奖 1 项、二等奖 6 项，四川省科技进步一等奖 2 项、二等奖 4 项，四川省医学科技一等奖 1 项；发表统计源期刊以上文章 1600 余篇，其中 SCI 收录论文 318 篇。

2018—2020 年获科研资助项目：2018 年，医院获资助 465.5 万元；军队科研项目 5 项，经费 80 万元；国家自然科学基金 5 项，经费 141 万元；四川省科技计划项目 13 项，经费 210 万元；其他地方科研项目经费 34.5 万元。2019 年，医院获资助 1184 万元，军队科研项目 8 项，经费 584 万元；国家自然科学基金 8 项，经费 235 万元；四川省科技计划项目 16 项，经费 350 万元；其他地方科研项目经费 15 万元。2020 年，医院获资助 479 万元，军队科研项目 5 项，经费 275 万元；国家自然科学基金 3 项，经费 103 万元；四川省科技计划项目 4 项，经费 69 万元；其他地方科研项目经费 32 万元。

2016 年以来医院取得军队科技进步奖一等奖 1 项，名为“缺血性心血管重构的调控机制及防治研究”。获得四川省科技进步奖一等奖 2 项，分别为“高盐及肥胖相关性心肌重构的基础与临床研究”“癫痫发病机制的‘源－网’理论探讨及外科治疗策略制定”。获得四川省医学科技一等奖 1 项，名为“冠心病致病机制与防治策略的基础及临床研究”。下一步各个科室研究方向为：普通外科，以微创外科技术为支撑点、以腹部外科手术微创化、精准化为主攻方向、主要集中在胰腺损伤与修复研究；消化内科，肝病诊治、内镜诊治、炎性肠病诊治、军事医学胃肠疾病研究；神经外科，颅脑战创伤、肿瘤和脑功能性疾病、脑血管疾病研究；心血管内科，高原性心血管病、顽固性心力衰竭和顽固性高血压发病机制及防治研究；心血管外科，高原肺动脉高压发病机制和防治研究、瓣膜病合并房颤外科治疗技术改良及术中左房折叠加射频消融临床和基础研究；心血管外科，微创新技术应用和高原地区外周静脉血管病变微创治疗研究；麻醉科，临床麻醉、疼痛诊疗、围手术期重要脏器保护研究；康复医学科，创伤康复－截瘫康复、心身疾病康复和高原等极端环境下智能康复设备研发。

第二节　西部战区总医院麻醉科

中国人民解放军西部战区总医院麻醉科是全军神经外科麻醉专病中心，联勤医学优质专科，中国医师协会麻醉学医师分会舒适化医疗培训基地，国家老年麻醉联盟成员单位，西部血流动力学联盟单位，西京麻醉临床研究中心协作单位，国家临床医学研究中心（麻醉医学）协作网络，西南医科大学、川北医学院、西南交通大学及成都医学院麻醉学硕士生联合培养单位。经过几代人的不懈努力，目前已发展成为集临床麻醉、麻醉后恢复室及手术室等为一体的学科，现有医生 42 人，护士 59 人，科秘 1 人，科研助理 1 人，共计 103 人，其中高级职称 9 人，中级职称 27 人，博士学历 1 人，硕士学历 14 人。

科室拥有良好的工作环境及完善的硬件设施，包括多功能麻醉工作站，纤维支气管镜、可视喉镜、超声等设备。拥有 29 个层流手术间，1 个杂交手术间，每年完成手术室内麻醉 2 万多例，无痛诊疗 1 万余例，科室医疗业务涵盖临床麻醉、危重患者救治、急慢性疼痛治疗三大领域，广泛开展包括心脏大血管手术、小婴儿心脏外科手术、老年及危重症患者手术的麻醉，开展术中血液保护，术后疼痛治疗，无痛胃肠镜、无痛人流、无痛 ERCP 等手术室外麻醉技术。近年来，科室开展了无创心功能监测、麻醉深度监测、术中体温保护、无痛分娩、超声引导下神经阻滞等新业务新技术，目前这些技术均已日益完善，并广泛应用。

科室是全国麻醉医师规范化培训基地、省专科医师规范化培训基地，是西南医科大学、川北医学院及成都医学院麻醉学专业实习基地，也是省手术室专科护士培训基地。承担着大量的麻醉医师及手术室护士的规范化培训及实习教学工作。作为医院首批研究型科室，近年来共获得包括国家自然科学基金、军队临床高新技术重大项目、军队后勤科研课题重大项目、国家重点实验室基金等项目资助的课题 15 项，申请专利 29 项，主编专著 8 本。近 3 年来发表论著 80 余篇，其中 SCI 收录 13 篇。

在保障官兵医疗救治的同时，麻醉科还承担着大量的卫勤训练任务及突发事件医疗保障任务。先后多次选派骨干参加国际维和、尼泊尔抗震救灾国际医疗救援、中国－老挝“和平列车 -2018”联演联训任务。参与了汶川大地震、芦山大地震、九寨沟地震、成都“6·5”公交爆炸等突发事件伤员救治。先后派多人参加青海久治县肝包虫治疗的对口帮扶及中国肝脏联盟包虫病清灭行动，同时承担着多家下级医疗单位的帮带任务。

第三节　西部战区总医院麻醉专业住培基地

一、基地介绍

西部战区总医院麻醉科于 2008 年被评为四川省住院医师规范化培训基地，2017 年被评为国家级住院医师规范化培训基地。

二、师资建设

（一）教学团队组织架构

科室设有专业基地主任、教学主任、教学秘书，负责管理，落实和统筹住培工作；设有考核小组，负责教学活动的质量考核；设有教学小组，负责规范住培制度、整理住培资料、协调工作安排和落实考核制度（图 20-1）。

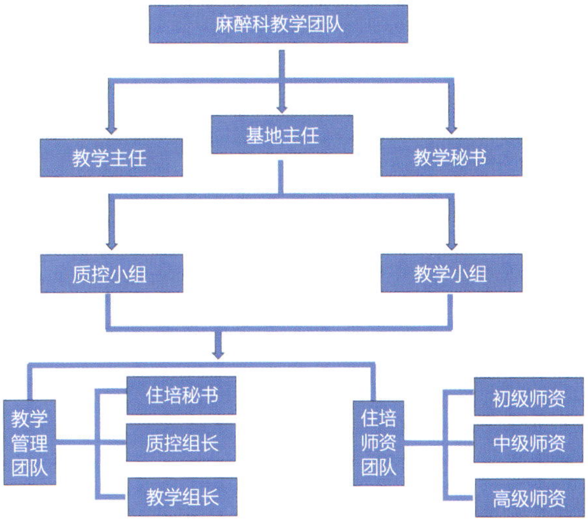

图 20-1　麻醉科师资团队

基地主任巩固，硕士研究生导师，军队高级职称评审专家。现担任中国医师协会麻醉学医师分会委员，四川省医学会麻醉学专业委员会副主任委员，四川省医师协会麻醉医师分会常委，川北医学院、西南医科大学硕士研究生导师。以“围术期心脑保护”为研究方向参与申报了各类课题 10 余项，获四川省科技进步二等奖 1 项，研究发表论文 80 余篇，其中 SCI 收录 20 余篇，参编专著 3 部。先后执行“5・12”汶川特大地震抗震救灾、“4・14”玉树地震抗震救灾、国家高原藏区健康扶贫等多项任务。

（二）师资队伍

目前共有住培师资 13 人，临床带教教师 32 人。近三年参加国家级师资培训 16 人，省级师资培训 6 人，院级师资培训 32 人（图 20-1）。近年来，团队获得四川省医师协会模拟床旁教学比赛第二名，“人福杯”四川省规培指导医师病例演讲比赛三等奖，西部战区总医院住院医师规范化培训师资教学竞赛三等奖，连续三年获得先进教学集体称号，是一支教学经验丰富、科研实力雄厚、梯队建设完备的教学队伍（表 20-1）。

表 20-1　优秀集体及优秀教师

年份	奖项	年份	奖项
2019—2021	先进教学集体	2019	优秀指导医师
2018	优秀指导医师	2020	优秀指导医师

续表

年份	奖项	年份	奖项
2020	优秀硕士导师	2021	优秀指导医师
2020	优秀教学秘书	2022	优秀指导医师（3人）

（三）师资考核

为了开展分层递进式教学，科室采取考核制度将师资分为初级、中级和高级师资。取得主治医师职称三年后参加院级住院医师师资培训并考核合格后成为科室初级师资，副主任医师认定成功并参加科室理论和危机模拟考核合格后晋升为中级师资，省级及以上师资培训并结业的中级师资经科室支委讨论晋升为高级师资。

科室每一季度开展师资技能培训并进行考核，对没有通过考核的师资暂停教学带教，待下一季度考核通过恢复带教资格；采取师生互评制度，月底由学生评选在当月教学活动中对其帮助最大、印象最深的优秀教师，并进行科内展示，旨在丰富教学文化，促进教学积极性。

定期指派科室骨干指导医师参与院级、市级及省级培训，提升自身素质及教学水平（表20-2）。

表20-2 麻醉围手术期医学教育师资培训

时间	会议名称
2019年	华西围术期模拟医学教育师资培训班
2023年	华西围术期模拟医学教育师资培训班

为进一步落实党的二十大提出的全面建设社会主义现代化首要任务——高质量发展，科室坚持以推动高质量发展为主题，加快高质量教育体系建设。西部战区总医院麻醉科邀请国内知名麻醉学及住培专家对麻醉学临床质量控制、麻醉学继续教育模式等进行深入交流研讨，加强团队师资建设力度，提高麻醉学人才培养质量，推动麻醉学科医教研一体化可持续发展，推进学科高水平建设，另外作为全国住院医师规范化培训基地，我科举办国家及省级继续教育相关师资培训班4项（表20-3）。

表20-3 继续教育培训班

编号	培训班
18-83-04110541	围术期麻醉管理策略与术后快速康复培训班
19-83-04110578	老年危重患者麻醉管理培训班
2020-04-11-127（国）	危重患者围术期血流动力学管理暨西部血流动力学联盟学术会议
22-21-083-04110661	危重患者围术期监测与重要脏器功能保护研讨班

三、质量管理

依据《住院医师规范化培训内容与标准（2022年版）》，将住培工作重点分为三个方面：

（一）实施分层递进联合模块化教学模式

第一年，在上级医师的全程监督与指导下，学习麻醉科工作常规，初步掌握常规的麻醉方法及手术等相关的知识理论与技能；掌握心肺脑复苏等急救技术；掌握病史采集、查体和实验室检查等进行综合术前评估的基本技能，提高与患者、指导医师及手术团队成员沟通、协调能力，制订基本的麻醉管理方案等，实现医学生向临床医师的转变；第二年，在上级医师的指导和培训下，掌握麻醉各亚专业以及有创治疗的麻醉实施与管理，熟悉常见合并症的处理及其麻醉管理等；第三年，通过完成累积一定数量常见手术的麻醉，在上级医师的监管下，能够独立实施常见手术的麻醉及管理；了解复杂手术和危重患者的围手术期管理，并知晓麻醉学科国内外理论的新进展，初步掌握前沿的临床麻醉特殊监测和治疗技术。

在理论知识小讲座和临床病例讨论以及临床技能培训活动中，我们采取模块化教学，5 个临床亚专业组根据其临床工作领域配比相应的理论知识点，联系相关疾病完善病例讨论，并在临床工作中完成技能培训，组合成前后相互联系的教学模块（表 20-4 ~ 表 20-9）。

表 20-4　烧伤泌尿妇产组小讲座和病例讨论分配情况

小讲课	病例讨论
困难面罩通气	骶管阻滞难点与技巧
妊高征患者的麻醉管理	脓毒血症患者的麻醉
椎管内麻醉	产科麻醉
甲状腺手术的麻醉管理	妊娠合并急性重症胰腺炎
肾衰竭患者的麻醉管理	新生儿抢救
嗜铬细胞瘤	皮下气肿一例

表 20-5　心胸组小讲座和病例讨论分配情况

小讲课	病例讨论
胸科手术术中大出血	经股动脉入路 TAVR 手术的麻醉管理
保护性肺通气策略	胸腔镜下纵隔肿瘤切除术中室颤一例
双腔支气管插管定位	胸科麻醉困难气道的病例讨论
胸科手术气道管理	张口受限患者胸科手术的麻醉处理
肺隔离技术	胸科快通道麻醉病例讨论一例
二尖瓣重度狭窄	胸腔巨大肿物手术麻醉引发的思考
麻醉期间的循环管理	膈肌膨升症麻醉病例讨论

表 20-6　头颈神外组小讲座和病例讨论分配情况

小讲课	病例讨论
麻醉前评估与准备	颈动脉内膜剥脱术麻醉管理
心肺脑复苏指南	CT 引导经皮球囊压迫治疗三叉神经痛
麻醉与脑血流、脑代谢	经蝶脑垂体瘤切除术麻醉管理
中枢神经系统功能的监测	神外手术中低氧血症一例

表 20-7 骨科组小讲座和病例讨论分配情况

小讲课	病例讨论
超声引导尺神经阻滞	复杂性发作性疼痛
外周神经阻滞并发症防治的专家共识	颈椎术后气道梗阻
腹横肌阻滞	坐骨神经阻滞不同入路病例
超声和神经阻滞	膝关节半月板损伤
局部麻醉药和局部麻醉	髋关节置换麻醉管理

表 20-8 肝胆胃肠组小讲座和病例讨论分配情况

小讲课	病例讨论
酸碱平衡失调	苏醒期意外抢救
围术期输血指征	肠梗阻手术患者麻醉病例讨论
麻醉与肝脏	一例饱胃患者的麻醉管理

表 20-9 临床技能培训

技能模块	技能名称	教学团队
基本技能	气管插管 椎管内麻醉 动脉穿刺置管 中心静脉穿刺置管 外周神经阻滞 监护麻醉管理	烧伤泌尿妇产组 肝胆胃肠组
特殊技能	自体血回收与回输 纤支镜使用 双腔支气管插管 经鼻气管插管 喉罩 环甲膜穿刺切开	骨科组 头颈神外组
模拟培训	除颤及心肺复苏 超声辅助定位神经阻滞 危机资源管理	心胸组 骨科组

（二）细化模拟教学实施方案

基础考核技能和可视化技能培训：采取模拟设备培训和临床教学培训（图 20-2）。有临床麻醉理论基础的一年级住院医师每月参加模拟设备培训，经教学团队考核合格后方可进入临床教学阶段，由临床教学导师进行一对一技能培训，每季度进行考评并记录成绩在案。

（三）采取导师制（生活导师负责思想动态，临床导师负责临床带教）

每一年新入科住院医师配置一名生活导师，主要督查该住院医师的各项培训工作进展和考核，

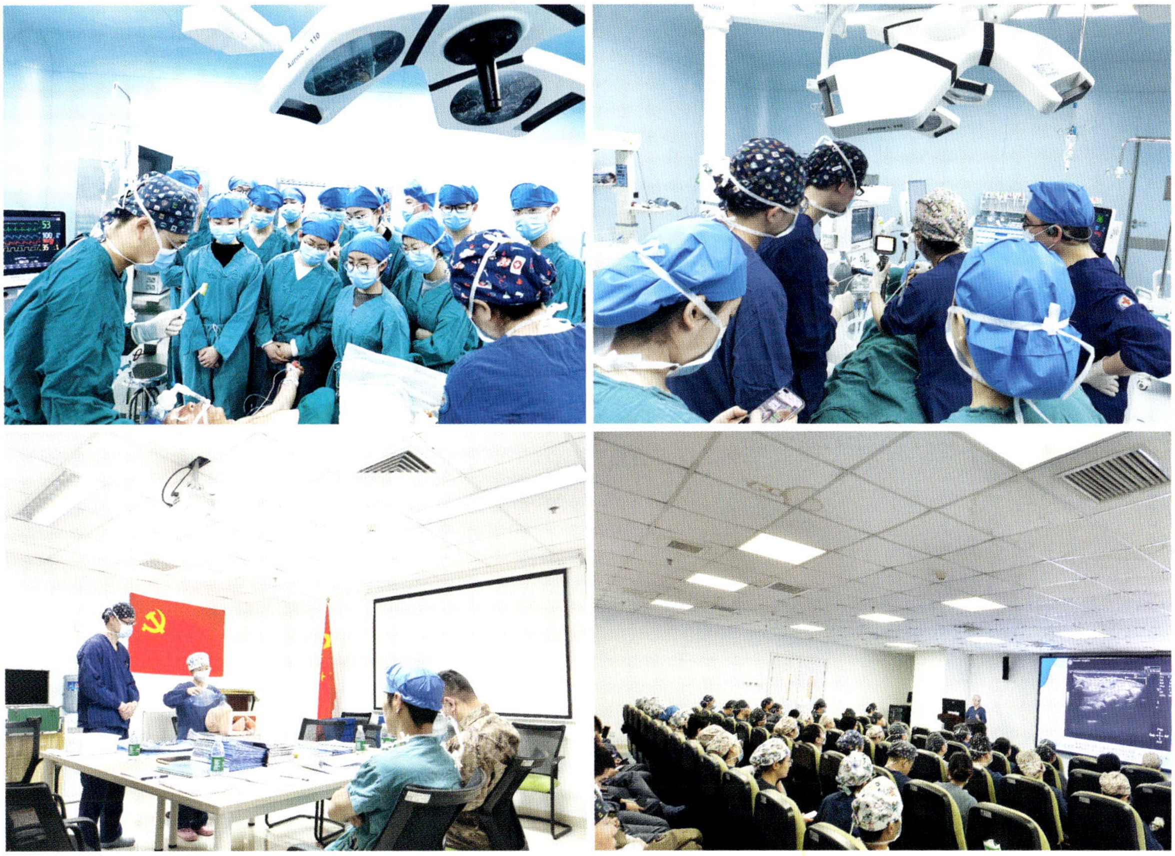

图 20-2　基础技能培训和可视化技能培训

包括执业医师考试、年度结业考核，国家年度业务水平测试、轮转手册等，了解住院医师的思想动态和生活困难，制定指导医师教学质量评价表，制定授课教师讲课质量评价表，为住培工作的开展和住院医师的生活、学习提供保障。

每月月底科室召开质量分析会，每季度召开教学小组会议，每月月底召开院级教学例会，每季度召开规培生座谈会，教学小组和科室高级师资与住培生面对面交流与沟通，共同解决他们工作中、生活中的困难。

四、教学成果

至今共培训了 70 余名具有良好的职业道德、人际沟通能力、应急能力和团队精神，具有独立从事麻醉科常规临床工作的能力，具备一定的科研和教学能力的住院医师（表 20-10）。

表 20-10　住院医师规范化培训质量

年份	执业医师考试首次通过率	结业考核首次通过率	技能结业考核首次通过率	住院医师满意度
2020	100%	100%	100%	100%
2021	60%	80%	100%	100%
2022	75%	100%	100%	100%
2023	100%	100%	100%	100%

五、面临困境与展望

（一）面临的困境

尽管我科非常重视住培工作，在多年的住培教学工作中不断总结，争取进步，但是在培训的过程中仍然存在一定不足，需要进一步完善和提高：

1. 部分指导教师在教学实施过程中，存在倦怠现象，部分教学工作做得不细，用心不足，流于形式。

2. 指导医师考核制度需进一步加强，指导医师教学水平参差不齐。

3. 住培综合素质培养方面需进一步加强：除了培养住院医师的临床思维及专业知识外，还应该加强住院医师的职业道德、人文关怀、伦理准则、人际沟通、团队协作等综合能力的培养。

4. 住院医师主动学习意识不强，疲于完成日常工作及规定的教学任务，自主性、积极性不高，影响培训效果。

5. 指导医师因为临床工作的繁忙，对培训的积极性不高，此外指导医师相应待遇体现不明显、投入精力相对不足，影响培训质量。

（二）展望

住培工作对全面提高医学人才培养质量，保障人民群众健康，推动健康中国建设提供了有力的支持。同时，麻醉学科是一门涵盖临床麻醉、重症救治及疼痛诊疗的科学，麻醉学科的发展与患者的生命健康息息相关。麻醉医师被称为外科医师中的内科医师，需要掌握各个学科有关的专业知识，需要麻醉医师具有临危不惧、冷静果敢的品质和过硬的临床水平。麻醉学科的发展在全面保障患者安全的诊疗过程中发挥重要作用，是安全医疗和舒适化医疗的保障。同时，麻醉学是紧缺专业之一，使得麻醉住培基地具有更大的责任——向全国培养和输送更多的麻醉学科优秀人才。

住院医师规范化培训是国家医学教育体系的重要组成部分，更是深化医改、推进健康中国建设的战略性工程。作为国家级麻醉住培基地，我们肩负着双重使命：既要构建标准化、同质化的麻醉专科医师培养体系，更要为医疗人才改革提供实践样本。在具体实践中，我们坚持系统推进与重点突破相结合的发展路径。一方面着力完善分层递进的培养架构，构建“临床胜任力—教学科研能力—医学人文素养”三位一体的培养体系，特别强化急危重症救治、多学科协作等核心能力培养；另一方面持续加强基地内涵建设，通过师资队伍标准化培训、教学质控数字化管理、教学资源平台化共享等创新举措，确保培养质量的可控性与可持续性。同时，我们积极探索麻醉住培与毕业后教育、继续教育的有效衔接，为麻醉人才终身职业发展搭建贯通式培养通道。

编　委：巩　固
执笔人：袁利邦

21 第二十一章 自贡市第四人民医院麻醉专业住培基地

第一节　自贡市第四人民医院

自贡市第四人民医院的前身系 1940 年成立的自贡市卫生院，现发展为集医疗、教学、科研、急诊急救为一体的三级甲等综合医院。2003 年，增挂“自贡市急救中心”牌子。2022 年，增挂“自贡市医学大数据与人工智能研究院”牌子。获批国家级爱婴医院、国家医疗器械临床试验机构、国家药物临床试验机构、国家级胸痛中心、国家级高级卒中中心、博士后创新实践基地、川南五地市直升机医疗救援基地。

医院坚持以人民健康为中心，以救死扶伤、防病治病、紧急救援、提高人民健康水平和促进医学事业发展为宗旨，以建成省内一流的“三甲”综合医院为总目标，努力把医院打造成区域性疾病诊治中心、区域性医疗救援中心、区域性医学教育中心和高端医学学术平台。现年总诊疗 143 万余人次、出院 10 万余人次、住院手术 3.1 万余人次，急救出车近 1.4 万余车次。

一、医院规模

医院占地面积 230 亩，建筑面积 44 万平方米。编制床位 1600 张，开放床位 2068 张，其中重症监护床位 68 张。设有临床科室 35 个，医技科室 9 个，职能部门 28 个。目前，正在全力推进南湖总院建设，将实现“一院三区”发展格局，促进优质医疗资源扩容，解决人民群众看病难等问题。

二、党建引领

医院以“党建领航、医改导向、创新驱动、文化浸润”为总纲，扎实开展“领航导航、创先争优、创新创业、名医名院、文化文明”五大行动。医院为“四川省党建工作示范医院”“省级文明单位”“省三八红旗集体”“市先进基层党组织”“市党建示范单位”。设置党总支 10 个，党支部 55 个。培育 13 项“党建 +”攻坚项目，麻醉科党支部、急诊科党支部等 7 个支部获“全国临床科室标杆党支部”“四川省先进基层党组织”等荣誉称号，消化内科等 6 个支部获“市卫健委先进基层党组织”称号。医院拥有一批全国先进工作者、省优秀共产党员、省先进个人、省“大美医者”等先进典型。

三、人力资源

医院现有在岗职工 2922 人，高级职称 388 人、中级职称 948 人，博士学历 16 人、硕士学历 443 人。近年来，医院引进北京大学、浙江大学等知名高校硕士 160 余名。先后选派 30 余名业务骨干赴德国、美国等知名医疗机构研修。拥有“天府青城计划”天府名医、省市级学术技术带头人及后备人选、四川省新青年、盐都百千万英才等各类人才称号共 252 人次。柔性引进南京鼓楼医院徐桂芳等知名学术带头人 8 名。

四、设施设备

建有全市唯一的复合手术室。拥有西门子 Force 超高端双源 CT、西门子领先生命感知 MRI、飞利浦高端数字血管机、64 排 128 层螺旋 CT、PET/CT、骨科机器人等高精尖医疗设备。

五、学科建设

建成省、市级医学重点专（学）科 30 个，市级医疗质量控制中心 18 个。在建国家临床重点专科 1 个（消化内科）、在建省级临床重点专科 5 个（麻醉科、消化内科、肿瘤科、胸外科、急诊科）、市级临床重点专科 13 个。消化、癌症、急诊（创伤方向）3 个专业获批区域医疗中心建设项目。多个专业获国家卫健委“脑出血外科诊疗基地”“全国眼视光联盟单位”“国家老年麻醉联盟成员单位”等授牌。建有全国健康管理示范基地、全国老年健康急救一体化示范基地等 10 余个国家级基地，建有四川省医学检验临床医学研究中心、博士后创新实践基地、院士（专家）工作站等多个高水平创新平台。

六、技术力量

骨科机器人手术、计算机导航技术、3D 腹腔镜、3D 打印等技术居全国、省市领先水平。完成全国首例机器人联合 3D 打印技术辅助颈椎后路经椎弓根螺钉置入术腹腔镜技术、全国首例骨科手术机器人联合虚拟增强现实技术辅助骨盆骨折手术、全国首例 Aliium 尿道支架在尿道直肠瘘中使用成功。开展腔镜下背阔肌乳房重建术、单孔超微创腹腔镜胆囊切除术等 55 项新技术。冠脉旋磨术、远端桡动脉介入治疗、经颈静脉直接门腔分流术（DIPS）等均处于川南地区领先水平。超声可视化技术使用率位居川南地区第一。

七、科技创新

近五年来，医院获各级科研课题立项 360 项，获省、市级科研奖励 77 项，其中四川省科技进步三等奖 1 项，获发明专利授权 17 项，实用新型专利授权 280 项，计算机软件著作权登记 41 项。发表论文 1879 篇，其中核心期刊 305 篇、SCI 收录外文论著 275 篇。开展 GCP 临床试验 32 项，其中药物临床试验项目 30 项，器械类临床试验项目 2 项。

八、教学能力

医院为首批国家级住院医师规范化培训基地、省专科医师规范化培训基地、省护士规范化培训基地。为西南医科大学非直管附属医院、重庆医科大学教学医院和“自贡教育基地”、成都中医药大学定点教学医院、四川卫生康复职业学院附属医院。

九、服务能力

医院积极开展改善医疗服务行动计划，推进智慧医疗、智慧服务、智慧管理“三位一体”的智慧医院建设。开展预约诊疗、多学科诊疗、日间手术、安宁疗护等一系列医疗服务新模式、新举措，患者就医体验明显提升。据 2022 年度《四川省医疗能力与质量安全报告》显示，消化内科、泌尿外科、骨科专业排名全省前十，皮肤科、神经内科、小儿外科等 6 个专科 DRG 评价排名全省三级综合医院前十。DRG 组数、CMI 值排名自贡第一。近三年，医院在国家三级公立医院绩效考核中保持在 A 等次。

第二节　自贡市第四人民医院麻醉科

自贡市第四人民医院麻醉科成立于1979年，于1989年按卫生部文件要求，与手术室分离，成为独立的二级学科，一级临床科室。于同年成立“疼痛治疗病房”，开展各类疼痛患者的诊治工作，并得到患者的广泛认可。科室现为四川省首批临床重点专科建设科室及省级医学甲级重点专科，同时是自贡市临床麻醉质量控制中心挂靠科室。科室也是西南医科大学、四川省卫生康复学院等医学院校的麻醉学临床教学、科研基地，是自贡地区师资力量雄厚、特色突出、治学严谨、设备先进的创新型现代化科室。

一、科室规模

科室现拥有27个中心手术间和1个西南地区最先进的Hybrid（杂交）手术间，PACU床位20余张。年开展近7万例次的临床麻醉及急危重症患者的抢救，具有一流的麻醉手术设施和技术力量，是国家老年麻醉联盟成员单位。预计2024年，建成集现代化、智慧化为一体的5G南湖总院，形成以川南危急重症诊疗中心、突发公共事件紧急医学救援中心、川南平站结合医疗救治基地为一体的川南区域医疗中心。届时，医院手术间将扩大至64间，并形成“一院三区”发展格局。

二、党建引领

麻醉科党支部始终把“党建联系业务，党建引领业务”作为工作目标，按照医院党委“支部建在科室、责任扛在肩上、群众放在心中、光亮闪在岗位”的党建思路，注重在服务质量上下功夫，在创造特色上找亮点，以高质量党建引领科室高质量发展。2021年获自贡市卫健委“最强党支部”称号，2022年获“省公立医院标杆党支部”称号，2023年获“全国公立医院临床科室标杆党支部”称号。

三、人力资源

科室现有医护人员45人，其中麻醉医师37人，麻醉护士8人。高级职称9人、中级职称18人、初级职称18人，其中硕士生导师2人，在读博士2人，硕士研究生学历19人，在读硕士4人。现有国家级学术委员4名，省级学术委员6名。

四、设施设备

科室现有多功能麻醉机30余台、多功能麻醉监护仪、呼吸机、心脏除颤仪、全自动血液气体分析仪、肌松监测仪、麻醉深度监测仪以及脑氧饱和度监测仪等，多种先进的可视化设备包括超声仪（包括食管超声）、困难气道设备如纤维支气管镜、电子可视喉镜、各种软镜等，以及自体血回输机、体外循环机等，满足临床的发展需要。

五、学科建设

科室现为四川省临床重点专科及医学甲级重点专科“双重点专科”科室，同时为“国家老年麻醉联盟成员单位”“南山医院疼痛专科医联体”，国家重点研发计划项目“基于物联网技术的围术期生命检查支持仪器的评价研究”仪器评价示范单位。科室注重科学研究，在超声可视化、气道保护、加速康复等方面处于省内领先。

六、技术力量

科室年开展近7万例次的临床麻醉及急危重症患者的抢救，具有一流的麻醉手术设施和技术力量，麻醉相关死亡率小于1/40万，达到国际先进水平。心脏大血管体外循环手术麻醉、心脏大血管微创介入手术麻醉、颅脑脊柱手术术中唤醒麻醉、急危重症患者手术麻醉在国内处于先进水平。可视化技术广泛应用于临床麻醉，其中经食管超声心动图（TEE）监测技术在临床麻醉和科研教学方面处于省内先进水平。

七、科技创新

科室近 3 年主持省、市级科研课题 30 余项，其中四川省科技厅立项 2 项，四川省卫健委立项 1 项，四川省医学会立项 3 项，市科技局等市级立项 24 项；新技术获奖 4 项，国家发明及实用新型专利 10 余项；发表论文 30 余篇，SCI 收录论文 19 篇，其中 JCR 一区杂志 3 篇，最高影响因子 11.7 分，影响因子累计达 58 分，目前纵向经费累计 242.25 万元。分别获四川省医学科技奖三等奖，自贡市科技进步奖三等奖，四川省医学会优秀论文，自贡市自然科学优秀论文二等奖，自贡市科协优秀一类学术活动等。

八、教学能力

麻醉科是国家级麻醉住院医师规范化培训基地，川南五市麻醉专业住院医师规范化培训技能结业考核基地，同时也是西南医科大学、川北医学院及四川轻化工大学研究生联合培养基地，西南医科大学、重庆医科大学、四川省卫生职业康复学院等医学院校的实习基地，承担着大量的教学和研究生人才培养工作。科室学术氛围浓厚，重视住院医师临床技能和科研能力的全面培养。科室致力于教育建设，遵从科教兴科的发展理念，注重科室人员教学能力的培养。2016 年至今科室坚持每周开展固定的教学活动。2022 年教学教育课题立项 1 项，发表教育类核心期刊论著 1 篇。科室老师和学生分别荣获省级优秀基地主任和优秀住院医师称号。近 5 年，累计有 33 名住院医师考取研究生，住院医师毕业后 70% 以上进入三级医院工作。科室老师在省医师协会、西南医科大学举办的教学比赛、青年医师演讲比赛中屡获佳绩，2024 年获中国医师协会麻醉学医师分会青年麻醉学医师病例演讲比赛第二名，2023 年、2024 年连续两年蝉联省级和市级青年麻醉医师病例演讲比赛第一名。

九、服务能力

2020 年四川省麻醉学科科技影响力排名位居地级市第四名。通过省级临床麻醉重点专科项目的建设，打造川南区域麻醉医学中心，优化麻醉人才队伍结构，明显提升专科服务能力和水平，从而带动区域内麻醉专科的建设，提高区域内麻醉专业辐射影响力，发挥学科“枢纽”作用，促进相关学科共同发展，提高医院和区域内整体医疗救治能力，满足本地和区域内居民健康和医疗服务的需求，提高患者就医的安全性、舒适性和便利性，降低患者域外就诊率。

第三节 自贡市第四人民医院麻醉专业住培基地

一、基地介绍

自贡市第四人民医院麻醉科于 2008 年成为首批四川省住院医师规范化培训麻醉专业基地，2014 年成为国家级住院医师规范化培训麻醉专业基地，2017 年、2018 年基地连续两年成为四川省住院医师培训川南片区麻醉专业（泸州、宜宾、自贡、内江）技能操作考试地点，在川南地区麻醉住培教育活动中起到了一定的带头作用。基地拥有技能培训中心，建筑面积约 886.23 m^2，分为檀木林本部及汇东分院。中心环境整洁、宽敞明亮，同时配备多媒体教室。目前投入教学模拟训练设备约 550 万元，有全功能急救模拟人、心肺听诊腹部触诊仿真电子标准化病人、心肺复苏仿真电子标准化病人、综合穿刺模型、成人气管插管模型、儿童气管插管模型、麻醉动静脉穿刺模型、椎管内穿刺模型及胸腹腔穿刺模型等，可满足麻醉住院医师的日常模拟教学。同时科室为满足专业发展培训需要，还配备了超声（经食管超声）、可视化气道工具、纤维支气管镜培训模型、TCI 输注泵、血气分析机、脑氧及 BIS 监测、肌松监测、自体血回输训练套件、麻醉危机资源管理培训系统等，保证麻醉专业住院医师接受培训的实用性和全面性（图 21-1）。

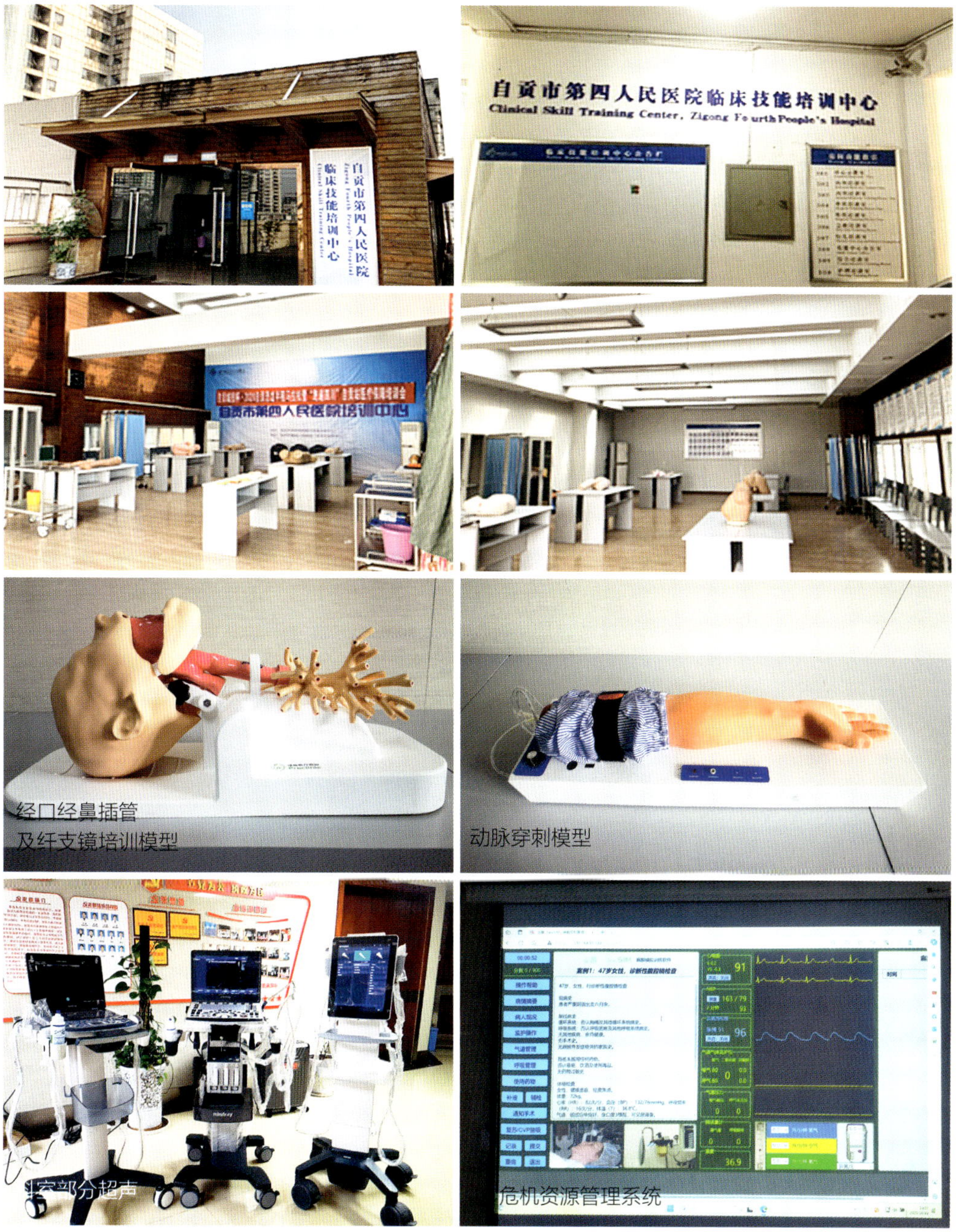

图 21-1　医院技能培训中心及科室部分培训条件

二、师资建设

（一）师资介绍

基地目前共有住培师资 26 人，其中高级师资 9 人，中级师资 12 人，初级师资 5 人。2018 年至 2022 年，基地连续 5 年被评为院优秀教学集体，2 名教师被评为西南医科大学优秀教师，3 名教授被评为优秀带教老师。基地有一支教学经验丰富、科研实力雄厚、梯队建设完备的教学队伍。

科室设有专业基地主任、教学主任、教学秘书、教学组长和专职教学岗，负责管理、落实和统筹住培工作；设有教学质控小组，负责教学活动的质量保障；设有教学小组，负责规范住培制度、整理住培资料、协调工作安排和落实考核制度。

基地主任卢彬，担任中国心胸血管麻醉学会非心脏手术麻醉分会委员、中国妇幼保健协会麻醉专业委员会委员、四川省国际医学交流促进会麻醉专委会委员、四川省老年医学会疼痛专委会委员、四川省临床麻醉质控中心专家、自贡市临床麻醉质控中心主任、自贡市医学会麻醉专委会主任委员。为川北医学院麻醉学专业学位硕士研究生导师及四川轻化工大学药学专业学位硕士研究生导师、自贡市先进工作者、自贡市第四批高层次人才培养“千人计划”优秀专家、自贡市优秀医学专家培育对象、医院首批“十佳医生”。获四川省医学科技奖及青年奖三等奖各 1 项，获自贡市科学技术进步奖三等奖 2 项，自贡市引进新技术“二等奖”。目前在研科研项目 5 项，其中省级项目 1 项，市级项目 3 项，横向项目 1 项，科研经费 90.5 万，其中纵向经费 70.5 万。2017 年获四川省优秀住培基地主任称号。

（二）师资管理

1. 遴选机制

1.1 指导老师原则上应具有本科及以上学历、取得中级职称 3 年及以上。住院医师责任导师从指导老师中选拔。

1.2 愿意加入住院医师规范化培训的教学工作，对教学工作富有热情，经验丰富。个人填写申请，基地进行初审，医院指导委员会终审。

1.3 新遴选师资需参加院内住培师资培训并取得合格证后方具有带教资格。

2. 退出机制

2.1 指导老师因工作需要或其他原因不能承担相应工作者，应主动退出。

2.2 住院医师及教学考核小组评价不合格，基地主任约谈仍不改正者。

2.3 被住院医师直接投诉，经教学考核小组调查证实情况和影响恶劣者。

2.4 教学小组监督带教老师有违反廉洁行医、诊疗规范、医疗卫生管理法规，或出现重大医疗事故等情况取消其带教资格。

3. 师资职责

3.1 住院医师规范化培训师资的职责

3.1.1 熟知麻醉专业住院医师规范化培训的标准、培训流程和管理规定，严格按照规定及要求开展培训、考核及相关管理工作，不能随意更改住院医师培训计划、培训流程及培训内容。

3.1.2 率先垂范，努力提高自身的医学人文精神，不断加强自身学习，积极参加各级各类师资培训，不断提高住院医师规范化培训带教能力和管理水平。

3.2 住院医师规范化培训指导老师的职责：负责指导住院医师的日常工作并根据培训基地统一安排承担住院医师的教学工作，及时检查住院医师的医疗文件书写情况，指导临床操作，定期审核培训对象的培训记录，指导培训对象严格遵守各项医疗管理制度，指导和督促培训对象参加各项医疗教学活动、疑难病例讨论、死亡讨论等医疗、学术活动。

3.3 住院医师规范化培训责任导师的职责：了解培训对象的整体培训情况，每个季度与住院医师进行沟通交流谈心，密切关注培训对象的思想、学习、工作和生活，注重培养培训对象的责任意识、质量意识和服务意识，给予人文指导，并对培训对象的教学、科研等能力进行指导。

（三）师资评价

1. 住院医师每天对老师带教情况进行在线评价，老师对住院医师每天的工作学习情况进行在线评价，住院医师及老师对理论授课老师进行在线评价。教学秘书按月对老师的评价进行后台统计分析（图 21-2），总分 100 分，90～100 分为优秀，80～90 分为良好，＜80 分为差，评价与每月绩效考核挂钩。

2022 年麻醉基地老师考评统计表

教师姓名	学生评价平均分*25%		学员年度理论考核成绩*25%		学员技能年度考核成绩*25%		学员结业/执业考试是否合格（25 分）		考评结果	
									合计（分）	评定
[illegible]	98.875	24.72	64	16	87	21.75	是	25	87.47	良好
[illegible]	97.375	24.34	84	21	80.5	20.13	否	12.5	77.97	合格
[illegible]	97.85	24.46	65	16.25	84	21	是	25	86.71	良好
[illegible]	97.975	24.49	85	21.25	84.5	21.13	否	12.5	79.37	合格
[illegible]	98.55	24.63	78	19.5	83.5	20.88	是	25	90.01	优秀
[illegible]	97.3	24.33	74	18.5	85	21.25	是	25	89.08	良好
[illegible]	95.175	23.79	88	22	80	20	是	25	90.79	优秀
[illegible]	97.425	24.36	86	21.5	83	20.75	是	25	91.61	优秀
[illegible]	96.55	24.14	76	19	84	21	是	25	89.14	良好
[illegible]	97.1	24.28	88	22	88	22	是	25	93.28	优秀
[illegible]	98.35	24.59	81	20.25	82.5	20.63	是	25	90.47	优秀
[illegible]	98.05	24.51	90	22.5	85	21.25	是	25	93.26	优秀
[illegible]	95.1	24.78	76	19	76	19	是	25	87.78	良好
[illegible]	96.9	24.23	82	20.5	92.5	23.13	是	25	92.86	优秀
[illegible]	98.25	24.56	76	19	80	20	是	25	88.56	良好
[illegible]	97.4	24.35	84	21	90	22.5	是	25	92.85	优秀

2022 年麻醉科老师学员评价情况统计

教师姓名	第一季度	第二季度	第三季度	第四季度	年度平均分	评价结果
[illegible]	99.3	98.9	97.7	99.6	98.875	优
[illegible]	97.2	97.2	97.6	97.5	97.375	优
[illegible]	97.4	97.9	98.1	98.0	97.85	优
[illegible]	96.7	96.8	99.2	99.2	97.975	优
[illegible]	98.4	97.8	99.1	98.9	98.55	优
[illegible]	97.1	96.1	97.2	98.8	97.3	优
[illegible]	89.2	97.1	97.1	97.3	95.175	优
[illegible]	96.8	98.1	96.8	98.0	97.425	优
[illegible]	95.8	97.3	97.3	95.8	96.55	优
[illegible]	97.7	99.0	94.8	96.9	97.1	优
[illegible]	98.0	98.3	98.1	99.0	98.35	优
[illegible]	98.5	99.0	97.4	97.3	98.05	优
[illegible]	91.9	94.8	96.1	97.6	95.1	优
[illegible]	95.4	96.5	97.2	98.5	96.9	优
[illegible]	97.8	99.0	98.0	98.2	98.25	优
[illegible]	95.0	98.7	96.3	99.6	97.4	优

图 21-2　2022 年师资评价部分考评情况

2. 基地年末对督导老师进行综合评价（图 21-2），综合评价的构成项目：①学生对老师理论评价平均分（20%）；②学生对老师临床带教评价平均分（20%）；③所带学生年度理论考核成绩（20%）；④所带学生年度技能考核成绩（20%）；⑤所带住院医师当年结业考试或执业医师资格考试通过情况（10%），如当年无住院医师参加结业考试或执业医师资格考试则得满分 10 分，如住院医师结业考试或执业医师资格考试未通过则得 0 分。⑥督导老师与学生的谈心谈话是否完成（10%），如按季度与住院医师进行沟通谈话则得 10 分，如未完成或未按规定完成则得 0 分。以上六部分计算出总分为督导老师当年的考评总分，考评总分 100 分，90～100 分为优秀，80～90 分为良好，70～80 分为合格，＜70 分为不合格。对于科室一般带教老师，按照日常的临床带教评价和理论授课评价得分计算年度平均得分，考评总分 100 分，90～100 分为优秀，80～90 分为良好，70～80 分为合格，＜70 分为不合格。老师年度评定为优，基地予以表扬，评优评先、晋职晋升优先；评定为不合格的，基地教学小组约谈，约谈后整改不明显的取消带教资格。

（四）师资培训及外出学习

师资培训以岗位胜任力为导向，培训内容包括教学能力、管理能力、专业能力以及必要的科研能力。基地所有师资每年均需参加院内师资培训，并取得考核合格证，且按照基地专业评估指标以及基地框架亚专业组的要求，制订基地师资年度培训计划，基地老师按年度师资培训计划，参加省级及以上的师资培训，并取得合格证书。参加省级或国家级师资培训，按照科教科师资培训管理办法，由培训者垫付报名费，待培训结束后取得合格证后方能进行参会相关费用的报销，如未取得师资培训合格证，将自行承担培训费用。2016 年到 2023 年，基地派送老师参加省级住院医师规范化师资培训 12 人，参加国家级住院医师规范化师资培训 21 人。

三、质量管理

（一）培训方案

依据《住院医师规范化培训内容与标准（2022 年版）》，教学团队分为初级师资（5 人）、中级师资（12 人）和高级师资（9 人）。三年总方案严格按照国家住培麻醉专业培训标准实施。第一年：规培一年级阶段完成非麻醉专业的轮转，时间为 9 个月；在麻醉科轮转的 3 个月中，在上级医师的全程监督与指导下，学习麻醉科工作常规，初步掌握常规的麻醉方法及手术等相关的知识理论与技能；掌握心肺脑复苏等急救技术；掌握病史采集、查体和实验室检查等进行综合术前评估的基本技能，提高与患者、指导老师及手术团队成员沟通、协调能力，制订基本的麻醉管理方案等，实现医学生向临床医师的转变。第二年：在上级医师的指导和培训下，掌握麻醉各亚专业以及有创治疗的麻醉实施与管理，熟悉常见合并症的处理及其麻醉管理等。第三年：通过完成累积一定数量常见手术的麻醉，在上级医师的监管下，能够独立实施常见手术的麻醉及管理；了解复杂手术和危重患者的围手术期管理，并知晓麻醉学科国内外理论新进展，初步掌握前沿的临床麻醉特殊监测和治疗技术。基地日常教学活动形式丰富多样，以 2022 年为例，共开展入科教育 12 次，专题培训 16 次，理论大课 36 次，技能培训 32 次，读书报告 39 次，小讲课 50 次，病案讨论 60 次。

1. 入科教育（图 21-3）

首先是针对每年新入基地的麻醉专业住院医师开展为期 1 周的入基地教育，了解科室的制度文化、3 年的整体培训安排及要求、知晓绩效考核等相关事宜；其次是针对每个月亚专业轮转以及非麻醉专业轮转的住院医师进行入科教育，了解本轮转周期的培训目标和考核标准。

2. 日常教学（图 21-4）

2.1 以问题为导向的教学模式

每周三、四、五早上 07：40-08：20 晨课学习，围绕一个临床问题从理论知识、病例分析及目前的研究进展三个维度进行全方位的学习，使住院医师对临床问题的认识更加透彻，学习更加全面深刻，能学以致用。周三早上为本周主题的理论授课，将临床问题涉及的基础理论知识进行回顾与讲解；周四早上为本周主题的临床病例分享，围绕临床问题对临床实践中发现的问题和经验教训等进行分享、总结；周五早上为本周主题的研究进展汇报，针对临床问题介绍国内外此问题处置的研究进展，进一步优化处置方案，提升麻醉综合管理能力。

2.2 集中学习

每周三晚上 19：30-21：30 集中学习，形式有理论大课、术前疑难病例讨论、危机管理模拟培训、技能操作等。我院每周三晚 17：30-18：30 为全院各科室学习时间，麻醉科坚持利用业余

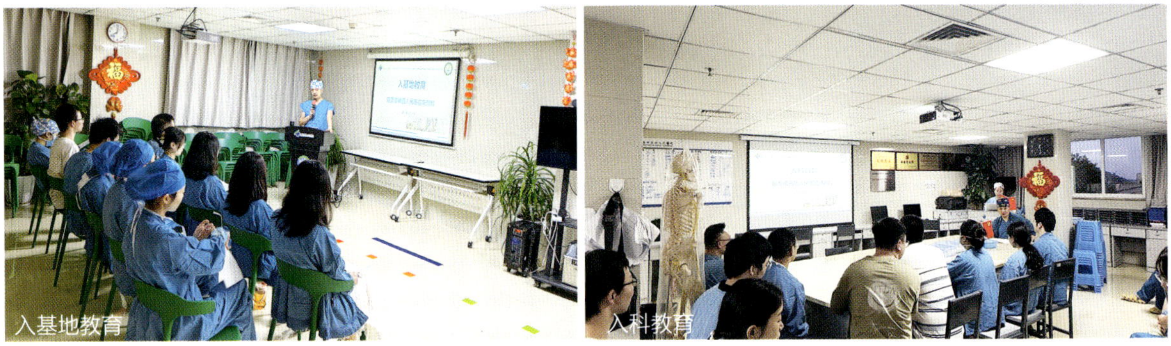

图 21-3 入科教育

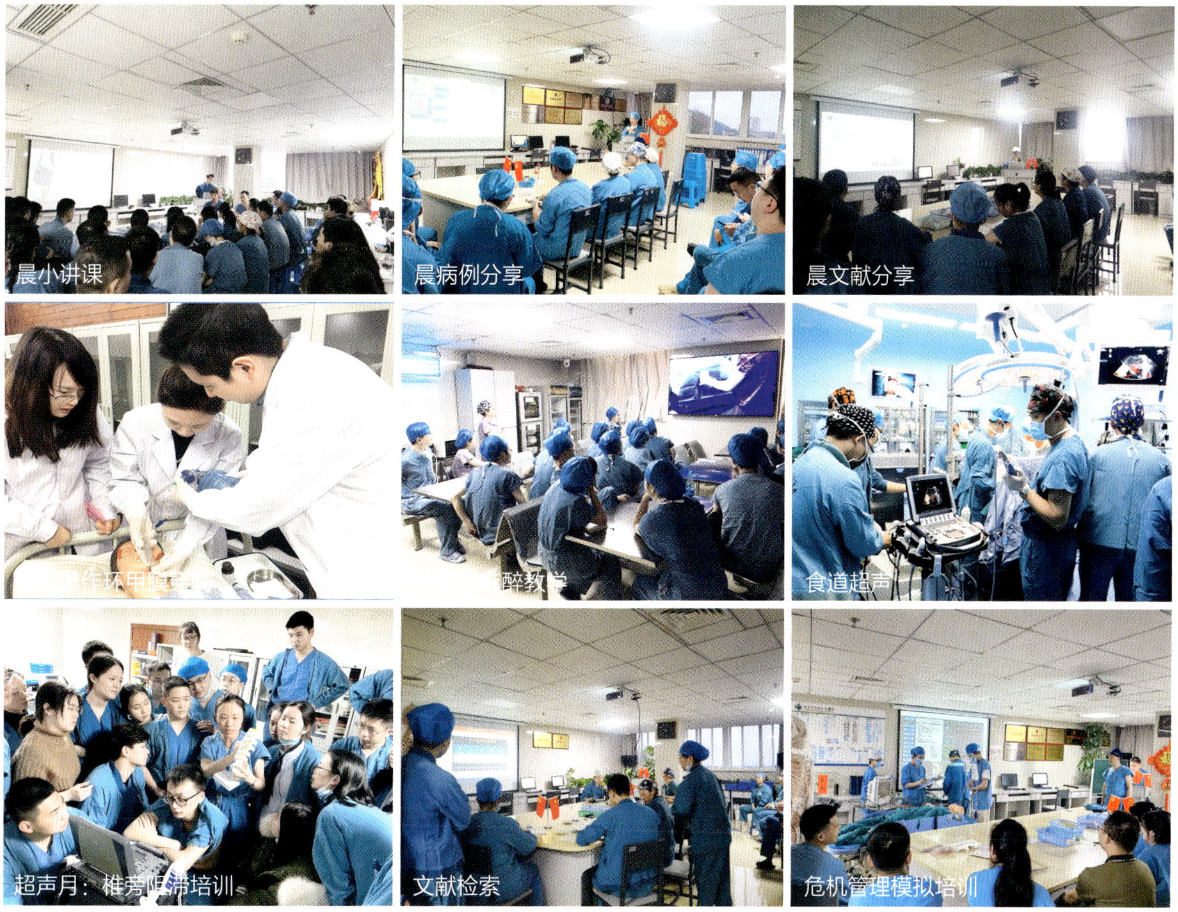

图 21-4　日常教学部分展示

时间学习麻醉前沿知识和技术。

2.3 专题培训

每年针对麻醉前沿发展技术开展“超声月”“科研月”专项培训，培训结束后对住院医师进行考核，检验培训效果。截至 2024 年已连续举办 6 年，使住院医师了解掌握麻醉专业的一些前沿知识，了解医疗人员学习科研知识的必要性。专题培训为住院医师的进一步学习深造奠定了良好基础，得到住院医师的一致好评。

2.4 技能培训

科室根据国家住培培训要求进行技能培训项目梳理，按照气道管理类、设备仪器使用类、特殊操作类、抢救类、其他类进行分模块分层次教学，每月按教学安排按时实施两次技能培训（图 21-5）。同时科室既考虑住培培训要求，又结合专业发展前沿，注重教学培训的实用性。用人单位反馈基地毕业住院医师在工作岗位上能胜任日常的麻醉工作，并能熟练使用超声可视化等前沿技术，同时还能识别急危重症和进行基本处理。科室采用数字化多媒体教学，2014 年开始开展超声可视化技术，尤其是经食管超声心动图监测。教学上充分利用数字化手术室教学，转播示教室，满足特殊病例的共同教学。模型操作培训，充分利用临床技能中心及科室培训条件，围绕培训要求，使住培医师接受较为全面且高水平的培训，锤炼临床技能，快速成长为一名合格医生。2023 年新引进的麻醉危机管理培训系统，让住院医师身临其境体验临床病例危机事件，通过病例复盘让住院医师明确病例的诊断思路、处理思路。这种从临床病例中学习的模式，使得枯燥的理论知识变得生动，也培养了住院医师面对临床危机事件时全面和缜密的临床思维。

气道管理类				
住院医师第一年	经口气管插管	喉罩及口咽通气道的使用		
住院医师第二年	经鼻气管插管	纤维支气管镜的使用		
住院医师第三年	清醒气管插管	双腔气管插管及定位	紧急环甲膜穿刺	
设备仪器使用类				
住院医师第一年	麻醉机的使用	TCI 泵的使用		
住院医师第二年	BIS 监护仪的使用	脑氧饱和度监测仪的使用		
住院医师第三年	肌松 TOF 监测仪的使用	$PetCO_2$ 的监测及结果判读	血气采集及分析	自体血回输机的使用
特殊操作类				
住院医师第一年	全身麻醉	常规麻醉药物的配置		
住院医师第二年	椎管内麻醉	动脉穿刺置管及测压		
住院医师第三年	张力性气胸胸腔穿刺引流	中心静脉穿刺及测压		
抢救类				
住院医师第一年	心肺复苏(常规及术中)	常见抢救药的配置及使用		
住院医师第二年	电除颤(常规及术中)			
超声类（超声专题培训）				
住院医师第一年	超声介绍及超声基本操作手法	超声引导下血管穿刺	超声引导下上肢神经阻滞	
住院医师第二年	超声引导下下肢神经阻滞	超声引导下腹横筋膜及腰方肌阻滞	胃部超声及气道超声扫查	
住院医师第三年	超声引导下椎旁神经阻滞	超声引导下前锯肌及竖脊肌阻滞	心脏超声（TTE、TEE）	POCUS 超声扫查
科研基础类				
住院医师第一年	文献检索	文献阅读与管理		
住院医师第二年	常见的研究方法及设计	常见基本统计方法		
住院医师第三年	论文的撰写技巧	统计用图的绘制	科研标书写作经验介绍	标书的写作
其他				
住院医师第二年	CT 的阅片技巧			
住院医师第三年	肺功能报告的解读			

图 21-5　技能培训安排情况

（二）重视住院医师思政和心理引导

1. 住培导师采用双导师制。责任导师了解住院医师思想动态，为住院医师生活中遇到的问题排忧解难，同时负责关心督促该住院医师执业医师资格考试、年度结业考核、国家年度业务水平测试等考试的准备及通过情况，督导住院医师住培系统工作量的及时填写与审核。指导老师了解住院医师学习进程，为住院医师在工作中答疑解惑。

2. 基地为更好地实行教学相长理念，随时随地了解住院医师的心理动态，想办法搭建沟通平台，畅通反馈渠道，完善考核制度。为更好地反馈老师及住院医师的带教及学习情况，师生之间每日进行教学带教和学生学习情况的相互评价，收集问题，评价结果与师生每月科室部分绩效挂钩，同时评价结果每季度进行统计分析，在教评会上予以通报。师生共同提出问题与不足并整改，不断结合学生反馈意见优化教学，促进教学相长（图 21-6）。

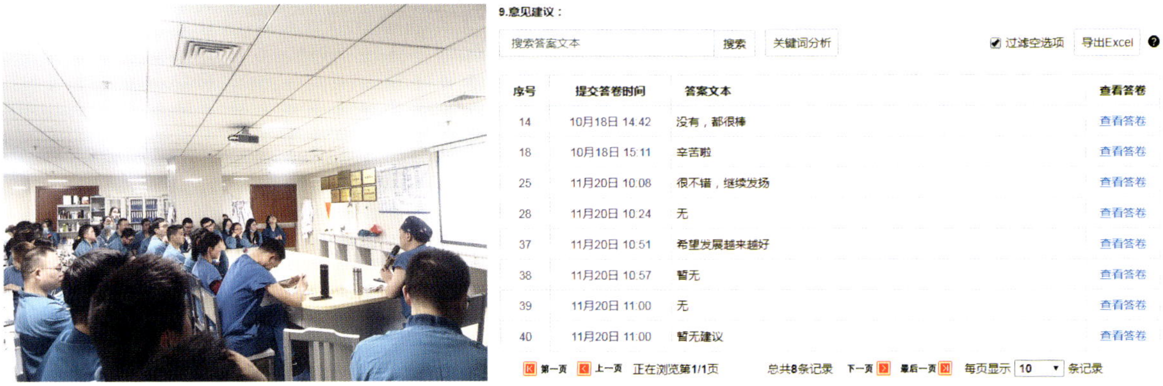

图 21-6　教评会现场及收集问题部分展示

四、教学成果

（一）教学质量

自 2008 年住培招生工作以来，住院医师执业医师资格考试首次通过率、结业考核通过率和理论结业考核首次通过率达到要求，年度业务水平测试住院医师百分位平均值≥全国平均线，住院医师满意度 100%，明显超过目标建设要求（表 27-1）。至今共培训了 80 余名具有良好的职业道德、较强的人际沟通能力、应急处置能力及团队协作能力，具备一定的科研和教学能力的住院医师。

表 27-1　住院医师规范化培训质量

年份	执业医师考试首次通过率	结业考核首次通过率	理论结业考核首次通过率	年度业务水平测试百分位平均值	住院医师满意度
2019	100%	100%	100%	73.4%	100%
2020	83.3%	100%	100%	78.1%	100%
2021	90.9%	100%	100%	82.3%	100%
2022	84.6%	100%	100%	86.9%	100%
2023	85.7%	100%	100%	88.5%	100%

（二）科研教学成果

近三年，作为全国住院医师规范化培训基地，获批省市级科研课题 23 项，其中四川省科技厅立项 2 项，四川省卫健委立项 1 项，四川省医学会立项 3 项，市科技局等市级立项 14 项，目前纵向经费累计 185 万余元（图 21-7）。获四川省医学科技进步奖 2 项、自贡市科技进步奖 2 项，获自贡市自然科学优秀论文二等奖 1 项。近三年发表文章 30 余篇，其中 SCI 收录论文 19 篇，累计影响因子 58 分（图 21-8）。2021 年在核心期刊《中华医学教育探索杂志》发表教学研究文章《临床流

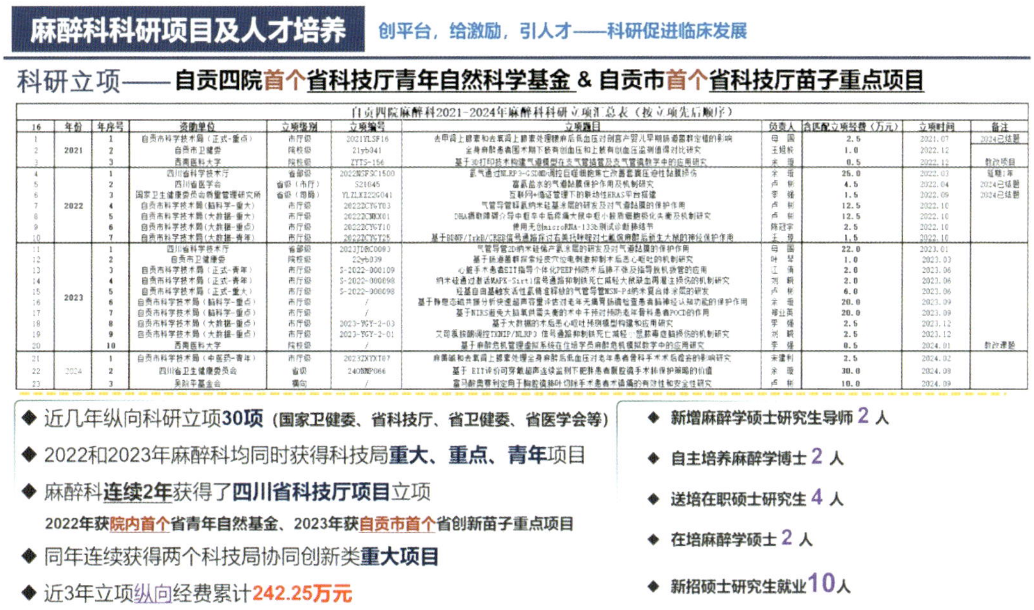
麻醉科科研项目及人才培养
创平台，给激励，引人才——科研促进临床发展
科研立项——自贡四院首个省科技厅青年自然科学基金 & 自贡市首个省科技厅苗子重点项目
自贡四院麻醉科2021-2024年麻醉科科研立项汇总表（按立项先后顺序）
◆ 近几年纵向科研立项30项（国家卫健委、省科技厅、省卫健委、省医学会等）
◆ 2022和2023年麻醉科均同时获得科技局重大、重点、青年项目
◆ 麻醉科连续2年获得了四川省科技厅项目立项
2022年获院内首个省青年自然基金、2023年获自贡市首个省创新苗子重点项目
◆ 同年连续获得两个科技局协同创新类重大项目
◆ 近3年立项纵向经费累计242.25万元
◆ 新增麻醉学硕士研究生导师 2 人
◆ 自主培养麻醉学博士 2 人
◆ 送培在职硕士研究生 4 人
◆ 在培麻醉学硕士 2 人
◆ 新招硕士研究生就业10人

图 21-7　科研立项展示

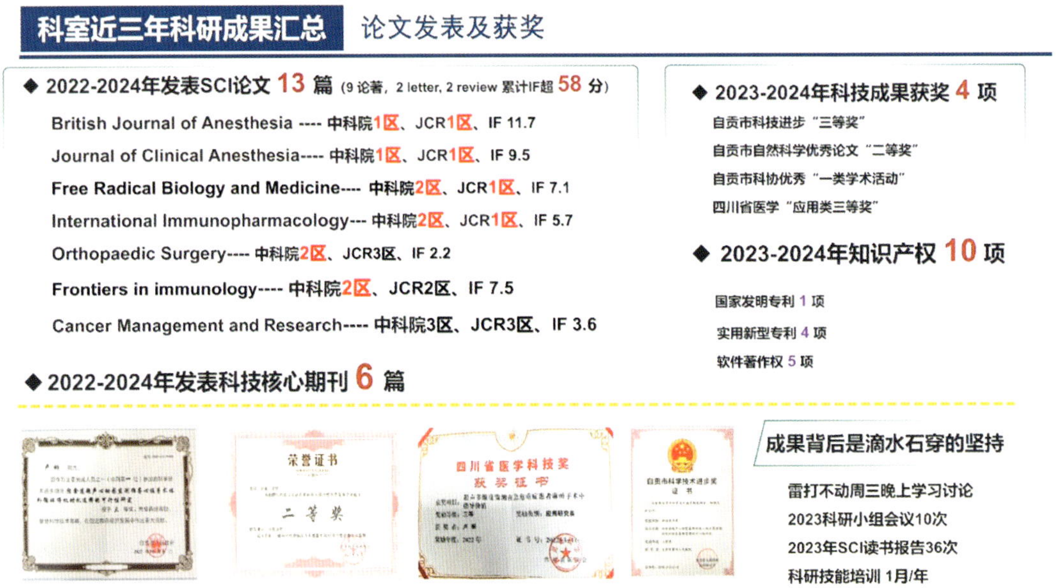

图 21-8　科研成果展示

程式考试量表在麻醉科住院医师规范化培训中的应用》。2022 年“基于 3D 打印技术构建气道模型在支气管插管及支气管镜教学中的应用研究”获西南医科大学教改项目立项（编号 ZYTS-156）。2023 年再次获西南医科大学教改项目立项“基于麻醉危机管理虚拟系统在住培学员麻醉危机模拟教学中的应用研究”（编号为 JG2023jdyb059）。

五、困境与展望

（一）面临的困境

尽管住培工作得到顺利的开展，但是在我们的培训过程中仍然存在不足的地方：①部分老师的教学方法较为老套，单纯地向住院医师灌输知识，缺乏有效互动。②在执业医师资格考试、国家年度业务水平测试以及住培结业理论考试上，对住院医师的复习准备缺乏监督和辅导。正是由于这些不足给基地首次执业医师资格考试通过率的波动埋下了伏笔，且首次执业医师资格考试通过率呈下降趋势，这令我们非常担忧，我们对住院医师规范化培训教育进行认真分析后，梳理出以下几个方面的问题：

1．首次执业医师资格考试通过率波动：原因首先可能和省规培政策改变有关，住院医师在规范化培训期间考取研究生后，此前完成的轮转内容和培训时间不予认可，导致理论基础较好的医学生毕业后放弃参加规范化培训，而直接选择在家复习考研，一定程度上对住院医师规范化培训的招生生源质量有所影响；其次，住院医师对于毕业后再教育学习意识不强，而考试技能难度提升，理论考试考查知识点增加，融合型试题逐年增多，考试难度增大；最后，学生主动性学习能力偏弱，且缺乏高效复习总结的能力。

2．规范化制度有待完善：临床工作的繁琐以及科室人员的缺乏，导致科室临床工作的开展需要住院医师去补充这部分缺失的人力，这可能会导致住院医师工作压力增大，感受到自身身体疲惫和精神紧张，从而降低住院医师工作的积极性和学习的主动性，因此希望从规范化培训制度上明确和规范住院医师的工作范围和工作时长等，以保障住院医师的权益。

3．培训资金短缺：住院医师薪酬待遇不能匹配其高强度、长时间的临床工作付出，导致住院医师对培训的积极性不高，影响培训效果；指导老师相应待遇不足，教师重视程度欠缺、投入精力相对不足，影响培训质量。

4. 教学中的同质性问题：虽然每年都会安排老师前往省级、国家级住培师资培训班进行培训学习，但老师们表现出来的理论、实践带教效果仍然参差不齐，在基地激励考核机制之下，表现出来的教学热情也依然不尽相同，故希望通过加强师资培训的考核、完善激励考核机制等，来提升住培教学质量和教师的教学热情。

5. 麻醉教学查房开展不规范：因麻醉专业的特殊性，麻醉教学查房目前尚无统一的标准，导致麻醉教学查房的病种、开展的形式、流程以及查房的重点等都不清晰，因而在地市级基地全面规范开展尚有些困难，希望上级教学单位能出台麻醉专业的教学查房病种目录、查房流程、查房形式以及不同病种查房的重点等，便于麻醉教学查房的有效开展。

（二）展望

住院医师规范化培训工作对医院意义重大，在多个方面带来益处：①人才培养上，为医院培养大量专业素质佳的医学人才。经系统规范化培训，住院医师掌握扎实临床技能与知识，易融入医院团队，成为未来骨干，降低招聘外部成熟医生成本与风险。②医疗质量上，规范化培训后的住院医师知识体系更系统，操作更规范，能提供优质安全服务，减少差错事故。他们还能带来新理念、新技术，提升医院整体医疗水平。③学科建设上，住院医师规范化培训覆盖多学科，促使医院完善学科体系、整合资源、提升综合实力。同时，加强学科间交流合作，推动学科交叉融合及新兴、特色专科发展。④教学能力提升上，作为住院医师规范化培训基地，医院需建立完善教学体系，配备师资，制订计划与标准，进而提升教学管理水平和教师教学能力，吸引更多优秀人才，形成人才培养良性循环。⑤科研创新上，住院医师规范化培训鼓励住院医师参与科研，培养科研思维与创新能力，为医院科研注入新活力，产出科研成果提升医院学术地位和影响力。⑥医院社会声誉上，良好的规范化培训效果提升医院在医学教育领域声誉，吸引更多患者；在培训过程中加强与其他机构、院校合作交流，扩大社会影响力。

同时越来越多的医院管理者意识到，麻醉学科水平是衡量一家医院综合实力的重要指标，麻醉学科的工作已经基本覆盖了医院所有科室。麻醉学是一门在临床麻醉、疼痛管理和重症治疗方面全面发展、具有良好结构的学科，同时麻醉学科也成为被社会认可的、贯穿围手术期的危重症救治学科。麻醉学科作为医院的枢纽学科、支撑学科、平台学科，除了为围手术期患者的安全保驾护航，很大程度上也决定了医院的工作节奏、工作效率，麻醉学科的医疗水平和学术水平同样也会影响到全医院各学科的医疗水平和学术水平，故医院应该重视麻醉学科的发展。而麻醉学科发展的基础是拥有一大批理论知识扎实、实践能力过硬的麻醉专业人才，麻醉住院医师规范化培训是培养麻醉专业人才重要的一环，故为了麻醉学科建设，医院必须高度重视麻醉住院医师规范化培训。

在接下来的住培教育中，我们要不断去探索：对于学生，如何提升住院医师胜任力，适应新时代临床工作的需要；对于老师，如何提升教学能力，创新教学方法，激励教学热情，助力住院医师的学习和成长；对于科教管理部门，如何建立健全住院医师权益保障机制，明确住院医师的权利和义务，保障其在培训期间的合法权益等。我们希望通过以上问题的深入探究和有效解决，可以有效优化住院医师规范化培训制度，保障住院医师的权益，提高住院医师规范化培训的质量和效果，为培养高素质的医学人才奠定坚实的基础。

编　委：卢　彬
执笔人：余　璇

22 第二十二章 西藏军区总医院麻醉专业住培基地

第一节 西藏军区总医院

中国人民解放军西藏军区总医院是一所“三级甲等”医院，医院占地面积约 47 万余平方米，驻地为西藏自治区拉萨市城关区娘热北路 66 号，海拔 3658 米。医院前身为川东军区直属医院，经多次编制体制调整，1962 年 2 月 1 日，改名为“西藏军区总医院”，西藏军区总医院正式成立。2018 年 9 月 28 日，调整组建新的西藏军区总医院，隶属西藏军区保障部，此次调整以原西藏军区总医院为基础，纳入原西藏军区门诊部（即派驻门诊部）、制氧站和红景天研制中心，辖陆军第九五四医院（山南）、九五五医院（昌都），代管陆军第九五六医院（林芝），形成医学集团。

医院先后 3 次被授予“全国民族团结进步模范单位”荣誉称号，同时被评为“全国拥政爱民模范单位”“全国各族青年团结进步先进集体”“全军为部队服务先进医院”“军队医院支援西部医院工作先进单位”和“军队支援西部大开发先进单位”。2010 年，中央军委给医院记集体二等功 1 次，赴玉树救灾的高山病专家医疗队被党中央、国务院、中央军委授予“全国抗震救灾英雄集体”称号，涌现出了“雪域高原好军医”李素芝、“南丁格尔奖”获得者万琪等先进典型；2002 年、2008 年、2013 年三次被列为全国全军重大典型进行突出宣传。医院于 1995 年被评为“三级甲等”医院，2012 年再次通过三级甲等医院复审。

科研上，医院始终坚持以“两个中心”带动全院的原则，以临床医学、预防医学和军事医学为重点，以高原野战内科和野战外科为主攻方向，兼顾临床应用和开发研究。20 世纪 80 年代至今，医院先后承担了总部和西藏自治区的各类课题 24 项。全军高山病防治研究中心现已完成高原肺水肿、高原脑水肿、高原心脏病、高原红细胞增多症的病理生理、发病机制及其防治措施的研究；高原战创伤救治中心完成的高原战创伤休克、高原胸部火器伤的发病机制及防治、高原四肢火器伤感染特点、高原火器伤弹道学特点、高原战区细菌学调查、高原骨延迟愈合机制及其防治等研究，医院先后开展的世界首例高原浅低温心脏不停跳心内直视手术、肾移植、角膜移植等器官移植手术，填补了多项世界医学空白。

近年来，获国家科技进步二等奖 2 项：“平原及高原战创伤休克救治关键技术与急救器材研究”（2011 年国家科技进步二等奖）和“战创伤感染诊治关键技术与应用研究”（2016 年国家科技进步奖二等奖）；自治区科技进步奖一等奖 2 项：“西藏高原运动负荷对心血管系统活性物质的影响研究”（2015 年西藏自治区科技进步奖一等奖）和“高原山地寒区平战时枪弹伤的特点、简单初期外科处理原则及时效解决方案”（2016 年西藏自治区科技进步一等奖）；军队及自治区科技进步奖二等奖 2 项：“高原战时枪弹伤的特点、救治原则及阶梯救治”（2013 年军队科技进步奖二等奖）和“战时急救护理技术系列研究”（2013 年军队科技进步奖二等奖）。

建院以来，医院硬件设备在西藏地区一直处于领先水平，但与内地同级医院相比，仍有很大差距。目前已先后添置了大型高低压氧舱、电子显微镜、1250 mA 大型 X 光机、3.0T 磁共振（MRI）、宝石 CT、数字减影血管造影（DSA）、心脏彩超、头颅彩超、电子胃肠镜、眼底照相、人工肾等先进仪器设备，近年添置的 PET-CT、回旋加速器、直线加速器等大型设备均是西藏独有，为学科建设和科技发展奠定了良好的硬件基础。

第二节　西藏军区总医院麻醉科

麻醉科于 1986 年正式成立，2015 年获批国家住院医师规范化培训麻醉专业基地，现位于医院住院一部三楼，拥有隔离手术间及各专科手术间 17 间，日均麻醉量 20 余台；科内目前共有医护人员 40 余人，医生 10 余人，护理 30 余人；科室以“麻醉与围术期安全”为发展目标，坚持以医疗为基础、以教育为根本、以患者为中心的理念，全面开展临床麻醉、疼痛诊疗、无痛胃肠镜和无痛分娩等领域的临床实践和科研。

20 世纪 60 至 70 年代，麻醉专科一直采用大剂量乙醚开放式麻醉，并吸取祖国医学的宝贵经验，对当代麻醉进行创造性改进，如针刺麻醉和中药麻醉，在临床上进行了广泛的实践，并进行了较深入的研究，为祖国医学和藏医学的继承和发展，积累了宝贵的经验，获得了可喜的成果。科室积极协助普通外科、骨科、心胸外科和泌尿外科的动物手术麻醉，其中在高原开展的动物体外循环手术、开胸手术和自体肾移植均达到自治区的领先水平。

几十年来，医院麻醉工作者成功使用气管内紧闭式和半紧闭式麻醉，进一步扩大了高原疾病的手术范围。人工冬眠、强化麻醉以及神经安定镇痛、静脉复合麻醉等的开展，更好地发挥了麻醉专业的临床效应，提高了重危患者手术麻醉的安全性。低温麻醉、控制性降压，以及近年来吗啡、芬太尼的应用，为医院心脏手术、体外循环、肾移植手术、颅脑手术、胸科手术等复杂手术的开展创造了有利条件（表 22-1）。

表 22-1　历年开展的科研及技术项目

年代	项目名称	
20 世纪 60 年代前	针刺麻醉	蛛网膜下腔麻醉
	中药麻醉	基础麻醉
20 世纪 70 年代	硬膜外麻醉	自体肾移植动物手术麻醉
	强化麻醉	动物开胸手术麻醉
	体外循环动物手术麻醉	
20 世纪 80 年代	健侧单腔导管支气管插管术	静吸复合麻醉
20 世纪 90 年代	控制性降压麻醉	
21 世纪	低温麻醉	肝移植手术麻醉
	体外循环手术麻醉	双腔气管导管下单肺通气手术麻醉
	肾移植手术麻醉	神经刺激仪下外周神经阻滞麻醉
	脊柱矫形手术麻醉	无痛分娩
	脑干手术麻醉	B 超引导下外周神经阻滞麻醉
	肝移植动物实验手术麻醉	

麻醉科为心血管外科（常规的心内直视手术，各种先天性血管畸形的矫正，如大动脉转位、单心室、法洛四联症等的矫正，冠状动脉旁路移植，双瓣置换）、神经外科（后颅凹肿瘤切除、脑立体定向、显微外科等）、小儿外科、产科手术、器官移植手术、脊柱矫形手术、双腔气管导管下单

肺通气手术等的开展，提供了技术上的保障。近年来，科室先后开展神经刺激仪和 B 超引导下外周神经阻滞技术，开展无痛胃肠镜和无痛分娩等舒适化诊疗技术。同时，在危重医学和慢性疼痛的治疗中，麻醉科也发挥了愈来愈多的作用。

第三节 西藏军区总医院麻醉专业住培基地

住院医师规范化培训的主要目标是培养具有高尚医德、精湛技艺、扎实理论知识和实践经验的高级医学人才，提升临床医疗水平，更好地为广大患者服务；住院医师规范化培训也是医学生毕业后教育的重要组成部分，是培养合格临床医师的必经途径。通过规范化培训，医学生可以更快地适应临床工作环境，提高临床医疗水平，更好地服务患者，还可以加强医生之间的交流与合作，提高医疗队伍的整体素质和水平。西藏军区总医院麻醉科于 2015 年获批国家住院医师规范化培训麻醉专业基地，已成为住院医师规范化培训的重点学科，是临床住培医师的主要轮转科室，同时也是西藏地区下级医院和基层单位重点进修科室，在西藏地区麻醉住培工作中占有重要地位。

一、基地介绍

西藏军区总医院麻醉科住培基地是西藏地区首批麻醉学住院医师规范化培训基地，是医院住培教学模拟训练中心（住院一部二楼）的重要组成部分，拥有气管插管模型 2 套（成人 1 套，儿童 1 套），椎管内麻醉穿刺模型 2 套，动脉穿刺模型 1 套，深静脉穿刺模型 1 套，心肺复苏模型 1 套，除颤仪 1 套，可视软镜纤维支气管镜 1 套，可视喉镜 2 套，超声 1 套，神经刺激仪 2 套。日常住培活动的开展，不仅依赖于住培教学模拟训练中心的模拟训练，更重要的是依托日常工作中对理论知识和实践技能的学习。

二、师资建设

1. 团队架构

科室设有专业基地主任、教学主任、教学秘书，设有教学小组，负责管理、落实和统筹住培工作，落实住培相关制度，发放、整理和汇总住培资料，协调工作安排和落实考核制度。

基地主任黄华，曾获优秀共产党员、三等功 2 次，集体三等功 1 次。参与西藏自治区自然科学基金 1 项。

教学主任段文成，从事临床麻醉工作 20 年，具有较丰富的临床经验和带教经验，获优秀医师、个人三等功、集体三等功等奖励。

2. 师资队伍

目前有住培师资 9 人，其中副主任医师 3 人，主治医师 3 人，博士学历 1 人，硕士学历 1 人，硕士在读 1 人。教学团队多名医生获得优秀医师称号，在工作和教学中认真负责、经验丰富、团结互助，是一支亦师亦友、备受称赞的教学队伍。

3. 师资培训

为提高科室导师的带教质量，丰富教学内容，切实提高住院医师的专业水平和各项素质，科室通过各种途径进行学习，并定期进行培训和考核，切实提高导师的自身水平。

积极参加在西藏地区开展的各类麻醉学术交流会议和活动，相互分享实践中各种疑难病例并分析讨论，分享学习各类前沿知识，共同进步。定期邀请内地麻醉专家入藏交流，分享心得。医院每年均有内地医院的高职称代职老师来我院指导教学，教学团队依据科内现有条件和高原独特工作环境特点，积极汲取代职老师的工作经验，尤其是对于危重症患者的抢救经验，切实提高自身专业水平；教学团队立足医院和科室工作实际，在代职老师的指导下，进一步规范规培秩序和完善规培工作。定期外派本科室医师去内地上级医院针对薄弱环节和前沿技术进行学习。医师学习回来后带领全科医护人员进行学习，切实补足科内医疗短板，夯实医疗工作基础，进一步提高教学质量和专业技术水平；科室重点学习内地大医院的规培秩序和方案细则，汲取好的经验和做法，并加以应用。

三、质量管理

（一）入科教育

在每一名住院医师入科后，首先进行的便是入科教育这一重要环节。该环节可以让住院医师提前熟悉并适应工作环境，为快速进入临床工作打好基础。根据科室当时在位人员情况，先安排指导医师，然后由基地秘书进行入科教育：首先简单进行科室人员、环境和基本情况介绍，再进行为期三天的入科教育活动，三天入科培训结束后再进行下一步的培训工作。三天内需对以下相关内容进行学习并进行考核：专业基地学科背景、环境和组织构架；科室规章制度；《住院医师规范化培训内容与标准》解读；轮转计划及考勤要求；培训手册填写、日常管理及反馈；考核内容及考核形式介绍；本专业轮转期间需掌握的基础要求；手术室无菌原则；手卫生；麻醉前准备工作流程；麻醉信息系统的使用；毒麻药品、耗材的出入库；外出麻醉及麻醉门诊术前访视工作流程。考核合格后，方可进入下一步的理论学习和模拟教学。

（二）理论教学

在住培教育中，理论学习是很重要的一个环节，理论学习在每日早交班后或在晚上进行，每次学习做好签到和记录，并根据接下来的带教手术情况灵活安排相关教学内容，在半年内完成国家推荐的50个知识点（见表1-3）的相关理论学习，重点学习高原地域环境下的患者相关生理变化特点。由于住院医师较少，且每个住院医师的规培轮转计划各不相同，因此相关理论学习教育计划大部分由指导医师单独完成，但是也可在科室共同学习时涵盖相关内容。

每周安排不少于一次的疑难病例分析讨论（图22-1），重点锻炼住院医师的临床思维能力、紧急情况分析和处理能力。工作日每天早交班后进行术前当日择期复杂手术的术前讨论，并在指导医师指导下制订相关麻醉方案并实施。

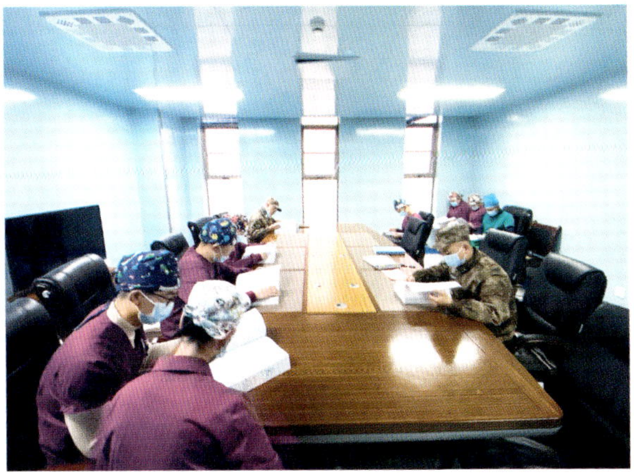

图22-1　疑难病例分析讨论

（三）模拟教学

模拟教学的主要内容是对于日常麻醉工作中基本技能的培训，主要包括：气管插管操作、椎管内麻醉操作（包含腰硬联合、腰麻、高位硬膜外麻醉）、动脉穿刺置管操作（包含桡动脉、足背动脉）、中心静脉穿刺操作（包含颈内静脉、股静脉、锁骨下静脉）、除颤仪的操作使用、心肺复苏操作（包括成人及小儿）、纤支镜的操作与使用、超声引导下神经阻滞操作。部分操作由于没有相关模型，故只能在临床上进行教学，主要包括：纤维支气管镜的操作使用，超声引导下神经阻滞操作，双腔支气管插管操作，喉罩的操作与应用，光棒的操作与使用，神经刺激仪的操作与使用，经鼻气管插管操作和环甲膜穿刺操作。模拟教学主要用于对刚入科的住院医师进行训练，由于日常临床患者较少且西藏地区结业考试时相关实践操作均在模型上进行，故对于一些即将参加结业考试的高年级住院医师也有练习作用。虽然模型和临床实践并不完全相同，但对于熟悉流程和建立信心也有很好的效果。每次模拟教学结束后，会进行考核，考核合格后方可进行下一个模拟教学的操作。事实证明，先经过严格模拟教学的住院医师参加临床工作更能得心应手，能更快更好地掌握相关临床技能。模拟考核合格后，方可进入下一步的临床实践。

（四）临床实践教学

住培教学计划是医学教育的一种新思路和新模式，它强调了实践能力和实践经验的重要性，因此在整个教育中，不仅要注重基础知识的掌握，还要注重实际应用的学习。只有在实践中积累了充足的经验，才能更好地适应临床医学工作的需要，更好地为患者提供优质的服务。依据《住院医师规范化培训内容与标准（2022 年版）》，将住院医师的临床实践教学重点做出如下安排：

1. 合理安排住院医师的科室轮转计划

根据医院规定，每名麻醉科住院医师在其他临床科室的轮转时间为 9 个月。科室安排每名住院医师每年在其他科室轮转 3 个月，在本科室学习时间为 9 个月，以避免每学年在科室时间不均的情况，在此基础上再合理制订培养计划，最大限度地让每位住院医师得到更好的教学。

2. 合理制订住院医师每年培训目标，按年级分层培养

初年级（第一年）住院医师由指定的指导医师进行带教，先熟悉麻醉科工作环境及条件，在此基础上熟悉工作制度及工作流程，初步掌握各种麻醉方法及手术等相关的理论知识与技能（图 22-2）；结合工作实际，掌握心肺脑复苏等急救技术；通过麻醉前访视，对患者进行病史采集、查体、检查结果、检验结果等，对患者的情况进行综合术前评估，并能制订基本的麻醉管理方案；通过术后访视，进一步了解患者预后情况，积累相关的麻醉经验；提高与患者、患者家属、手术医生及本科室护士的沟通、协调、团结合作能力。

中年级（第二年）住院医师，在指导医师的指导和培训下，掌握麻醉各亚专业以及有创治疗的麻醉实施与管理，熟悉常见合并症的处理及其麻醉管理等；熟练掌握各种麻醉方法及手术等相关的理论知识与技能。

高年级（第三年）住院医师通过对常规手术的积累，在指导医师的监管下，能够独立实施常见手术的麻醉及管理；了解复杂手术和危重患者的围手术期管理，了解麻醉学科国内外理论的最新进展，初步掌握前沿的临床麻醉成果及相关技术。

3. 定期进行基本操作考核

每季度对前段时间授课的基本技能操作进行临床实践考核，并登记考试成绩，考核未合格的住院医师安排补考。对于部分临床实践较少的操作（图 22-3），定期进行理论授课，并结合医疗器械进行演练。通过反复演练，能够掌握基本流程和基本操作方法。

4. 非本科住院医师轮转本科计划

非本科住院医师轮转本科前根据轮转本科时间制订相应教学计划。首先进行签到，填写住培手册，宣教相关制度和注意事项，告知需要达成的目标；然后指定指导医师，由指导医师全程负责整个带教工作，简单介绍科室情况，熟悉工作环境和流程，并在今后的工作中全程负责临床实践和相关理论教学。住院医师每天上班需进行签到，不得无故请假；积极参加每次的病例分析、模拟教学和实践教学；轮转结束前进行出科考核，并记录成绩。

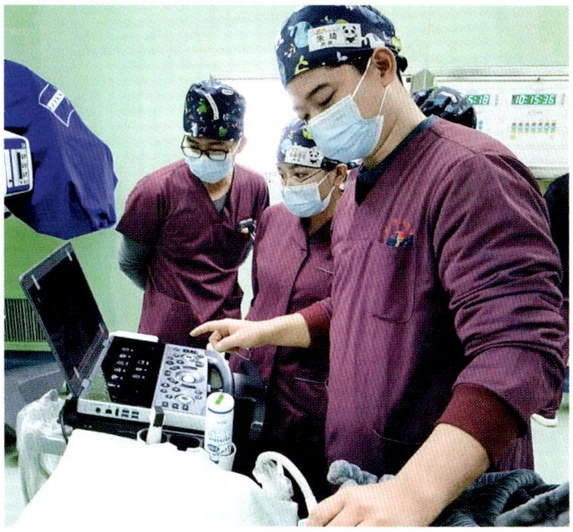

图 22-2　B 超引导下神经阻滞教学

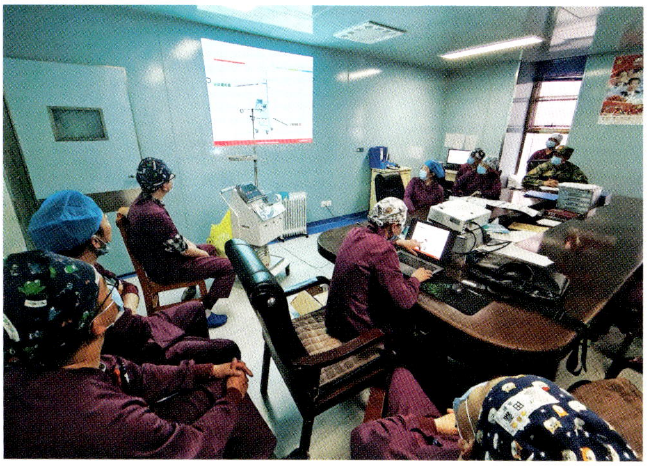

图 22-3　自体血回输操作培训

（五）现有相关待遇及政策

根据目前医院政策，麻醉住院医师每学年只有 2 个名额。食宿自理，月薪 7000^{+} 元，取得执业医师资格证后，待遇会有涨幅。每年年假 30 天，不带薪休假，工作量不大。但地处高海拔，身体不佳者需慎重考虑。

四、教学成果

自 2015 年住培招生以来，在各级领导的关怀及各位指导医师的不懈努力下，已培养十余名思想品质优良、专业技术过硬、责任心强的本科住院医师，同时完成医院百余名其他科室住院医师的轮科教学。本科住院医师执业医师资格考试首次通过率、结业考核通过率和理论结业考核首次通过率均达到要求。

五、困境与展望

（一）面临的困境

住培计划自实行以来，虽然逐步取得了进展，且已基本规范化，但仍有很大的进步空间。虽然科室依据《住院医师规范化培训内容与标准（2022 年版）》来制订住培计划，但无法达到其标准，与内地医院的差距也很明显，仍有许多进步的空间：

1. 由于地处高海拔，前来应聘的医生极少，目前科内仅有一名聘用医师，且编制内医生由于长期的出差、代职及休假任务，导致在位率不高，因此科内工作人员相对缺乏，致使很多工作开展受限。

2. 手术量少，手术经验积累相对较慢，难以达到要求。医院内各科室都相对人手不足，收治患者数量较少，因此手术量不多，住院医师三年内在手术量方面难以达到要求。由于多方面的原因，目前复杂的手术难以开展，手术相对较简单，因此对于复杂手术的麻醉缺乏足够的实践和经验，此环节相对薄弱，只能通过理论授课进行学习，导致住院医师能力不够全面。

3. 医院内部分医疗器械采购困难，故科室内部分医疗器械和仪器尚不足，相关模型也不够完善，影响教学和部分日常工作的开展。

4. 部分历史遗留问题尚未解决，部分医疗制度尚不完善，工作人员积极性欠缺。医院对住院医师的保障不够完善，目前住院医师基本都是在外租房，安全方面缺乏有力保障。

（二）展望

住培教学计划作为医疗领域的重要改革，并不仅仅是医学教育领域的一次尝试和革新，更是促进医学人才专业成长、推动医疗事业快速发展的一项大创举。住培教学计划是通过全面系统的医学人才培养和专业技能训练，帮助医生们在医学专业领域取得更多的历练，成为具备实践能力和领导力的专业人才。

住培教育在我国医疗体系建设中已经发挥了巨大的作用。预期随着医学的快速发展和新技术的突破及应用，住培计划将进一步的完善、提升。铁打的住培基地，流水的住院医师。今后我们将继续砥砺前行，向内地优秀的大医院看齐，进一步规范和完善住培基地的相关制度，培养更多责任感强、专业技术过硬、沟通团结能力强的优秀住院医师。

编　委：黄　华
执笔人：李昊喜

23 第二十三章 西藏自治区人民医院麻醉专业住培基地

第一节 西藏大学医学院

西藏大学是位于西藏自治区的一所“211 工程”国家综合性重点大学，也是教育部、西藏自治区人民政府合建高校。2013 年加入“中西部高等教育振兴计划”，同年获得博士学位授予权。先后于 2017 年和 2022 年被选入国家“双一流”学科建设高校。

1951 年人民解放军进藏部队开办了藏文干部训练班，历经西藏军区干部学校、西藏地方干部学校、西藏行政干部学校等发展阶段。1965 年、1975 年先后升级成为西藏师范学校、西藏师范学院，至此打开了西藏师范教育的新篇章。1985 年学校经教育部批准正式更名为西藏大学。1993 年西藏大学藏医学院独立设置为西藏藏医学院（现西藏藏医药大学）。1999 年以后，西藏医学高等专科学校、西藏民族学院医疗系、西藏自治区艺术学校、西藏自治区财经学校并入西藏大学。经过几十年的建设发展，西藏大学已成为极具高原特色的教学研究型综合性大学。

学校占地面积 1400 余亩，建筑面积 47.07 万平方米，目前有河坝林校区、罗布林卡医学院校区、罗布林卡财经学院校区、纳金校区，正在规划建设教育城校区。学校目前有医学院、理学院、文学院、工学院、艺术学院、财经学院、政法学院、教育学院、经济与管理学院、旅游与外语学院、信息科学技术学院、马克思主义学院、生态环境学院、国家开放大学西藏分部（继续教育学院）、中华民族共同体研究院等 15 个学院。

西藏大学医学院建立于 1972 年，早期是西藏自治区卫校，1978 年成立西藏医学院，1982 年西藏医学院与原自治区护士学校合并成为西藏自治区卫生学校，1993 年西藏大学医学专科学校筹备组成立并挂牌，1995 年西藏大学医学专科学校正式成立，2001 年并入西藏大学，更名为西藏大学医学院。学院成立以来，为西藏地区输送了一大批医疗卫生人才，为提高西藏医疗卫生和人民健康水平做出了卓越贡献，也成为了西藏自治区培养本土医疗卫生人才的最重要基地。

目前，医学院一共有教职员工 113 名，指导医师 64 人，实验技术人员 12 人；研究生学历 17 人，占总数的 25.6%；本科学历 40 人，占总数的 62.5%；本科以下学历 7 人，占总数的 10.9%。高级职称教师 16 人，占总数的 25.0%；讲师 28 人，占总数的 43.8%；助教 20 人，占总数的 31.2%；藏族及其他少数民族教师 42 人，占总数的 65.6%。医学院现有全日制普通本、专科在校生 1171 人，成人教育在校生 186 人，共 1357 人。

医学院设有临床医学、药学、护理、预防医学四个本科专业。临床医学为校级优先建设的重点专业，外科学为自治区首批重点学科。学院下设基础医学系、临床医学系、预防医学系、药学系、护理系、医学实验中心和高原医学研究（实验）中心等教学科研机构，拥有机能学实验室、形态学实验室、解剖实验室、病原生物学实验室、生化与分子生物学实验室、临床技能操作室、基础护理学操作室等 20 多个配置先进、功能齐全、数量充足、管理规范的实验、操作室，总面积近 5000 平方米，仪器设备总价值高达 8000 多万元人民币，高原医学研究（实验）中心为西藏自治区首批重点实验室，未来将继续利用美国中华医学基金会提供的援助资金进行重点建设。学院现有各级、各类实习与教学基地 16 个和附属医院 2 所。

近年来，学院分析了西藏独特的地域和传统优势，结合自身特点重点培育西藏民族特色学科，获得了国家自然科学基金、教育部、卫健委、自治区科技厅、自治区卫生厅和自治区体育局等的重点项目资助，重点发展藏药的现代化研究和开发、高原相关医学、西藏地方病和常见病的流行病学研究、藏族基因组学研究等具有高原地域民族特色的学科。同时，教育部组建了以北京大学为组长单位，西南交通大学和武汉大学为副组长单位，包括中央财经大学、中国人民大学、中山大学、复旦大学、吉林大学、兰州大学、华南师范大学、四川大学等高校为成员单位的对口支援及合作建设高校团队，从科学研究、学科建设、人才培养、队伍建设、社会服务和对接地方产业等方面进行多层次、多领域的支援合作，为学校的教育、管理和科研建设提供了强大支持。学校高度重视对外交流与合作，先后与德国、挪威、日本、法国、尼泊尔等国家的十几所高校和国内多所高校及科研院所建立了良好的合作关系。

办学多年以来，学院弘扬“团结爱国、无私奉献、艰苦奋斗、勇创一流”的藏大精神，以“立足西藏，服务全区，辐射西部，面向未来”为发展战略，根据办学思路和发展目标，结合基础、学科特点，摸索出一条适应高原民族地区发展现代教育的独特之路，为西藏地区社会发展提供了重要的人才支持和科技支持。目标是将学院建成校内有优势、区内有影响，国内有特色的教学型二级学院，成为西藏自治区科研基地、现代医学专门人才培养基地、藏医药研究、产业开发和成果转化基地。

展望未来，学校将坚持以习近平新时代中国特色社会主义思想为指导，认真贯彻落实习近平总书记关于西藏工作、教育工作的重要指示和新时代党的治藏方略。牢记习近平总书记“把西藏大学办好，对于建设社会主义新西藏具有很重要的基础性意义和战略性意义”的殷殷重托和给西藏大学医学院学生的重要回信精神。全面贯彻党的教育方针，加强党的领导，坚定正确办学方向，落实立德树人根本任务，大力发扬“老西藏精神”，抢抓部区合建、“双一流”建设重大历史机遇，立足西藏，面向全国，凝练“高原科学与技术”“民族优秀文化”两大特色学科领域，以服务国家和地方重大战略需求、继承和弘扬民族优秀文化为办学宗旨，坚持“特色立校、质量兴校、人才强校、勇创一流”办学思路，提升人才培养、科学研究、社会服务、文化传承创新、国际交流合作能力与水平，力争早日把学校建设成为特色突出、国内有影响力、国际有知名度的国家高原一流大学，为谱写和实现中华民族伟大复兴的中国梦、实现人民对美好生活向往的西藏篇章而努力奋斗。

第二节 西藏自治区人民医院

西藏自治区人民医院始建于 1952 年，自建院以来已发展成为具有浓郁高原特色，集医疗、急救、教学、科研、保健、预防为一体，西藏地区规模最大、专业门类最齐全的综合性三级甲等公立医院。医院为西藏地区提供了基本综合医疗保障，是“大病不出藏”兜底医院，也是国家级区域医疗中心和疑难重症诊治中心，同时还是西藏医学人才培养和高原病研究的核心基地。

医院总占地面积 16.8 万平方米，建筑面积 12 万平方米。设有 13 个职能处室、2 个正县级事业机构、42 个医疗业务科室。编制病床 1000 张，实际开放病床 813 张；在编人员共 1060 人，其中卫生技术人员 795 人，管理人员 265 人。医疗服务范围覆盖全区，年门、急诊量达到 67 万人次，年住院病人 22 660 人次，年手术量 9000 余台次，术后平均住院日 4.94 天。医院拥有 CT、DR、DSA、MRI、胃肠镜、方舱 CT、达芬奇机器人等高端诊疗设备。医院正在着手采购直线加速器、回旋加速器等。

医院目前作为西藏自治区病案质控中心等 19 个省级质控中心、西藏自治区住院医师规范化培训基地等 12 个基地、西藏护理学会等 25 个专业委员会以及内、外科等 24 个专科培训基地的挂靠医院，拥有国家临床重点专科建设项目 8 个、省级重点专科建设项目 2 个。先后获批胸痛中心（国家标准版）、自治区级新生儿危重症救治中心及孕产妇危重症救治中心，正在筹建创伤中心与高级卒中中心。

近年来，为了加快人才建设和学科建设，医院采取多方面有力措施，加大人才的培养和引进，实施“科技兴院、人才强院”的发展路线，为培养西藏地区医疗人才创造优良环境，为全区各级医疗机构输送了大批合格的临床医学人才，尤其是藏族专业技术人员，他们已经成为全区医疗卫生工作的骨干和中坚力量。医院还承担着区内外多所高等院校临床实习生的带教任务，为区内一、二级医院的医护人员提供进修、培训机会。自 2015 年中组部医疗人才“组团式”援藏至今，支援医院从最初的 4 家机构增加至现今的 13 家，国家每年选派 30 余名援藏专家支援我院，覆盖了医院部分管理科室和大部分业务科室。通过医疗人才“组团式”援藏，医院管理能力、医疗技术水平、科研教育能力等方面取得了长足的进步。援藏医院从多方面积极开展临床专业、亚专业、科研、人文教学等工作，填补西藏住院医师规范化培训考核题库空白，实现同步网络教学以及住院医师季度考核，开展专业模拟教学、标准化病人教学和考核、危机管理演练教学，不定期委派人员参加国内学术会议交流。

随着西藏和平解放和现代社会主义建设事业的高速发展，医院自成立以来，经过几代“区医院人”的不懈努力，不断地成长、壮大，先后被评为“三级甲等医院”“全国百佳医院”和“民主评议行风，群众满意单位”，为维护祖国统一、民族团结和西藏社会局势稳定发挥了积极的作用，得到了自治区党委和政府的表扬，受到了各族群众的赞誉，赢得了社会的信赖，被誉为“高原一面红旗”。

第三节 西藏自治区人民医院麻醉科

麻醉科始建于 1975 年，是我区最早实施麻醉、建立麻醉专业的科室，也是我区在本专业领域上开展麻醉方法、抢救危重患者最多及开展麻醉难度最大、最多的科室。2016 年成立西藏自治区首个麻醉后监测治疗室（PACU），2017 年正式开设西藏自治区首个规范化麻醉与疼痛门诊，2018 年成立西藏自治区麻醉与手术室质控中心，2022 年获得麻醉学硕士学位授予权。科室应用支气管堵塞术，实现了高原环境下婴幼儿患者胸科手术中的肺隔离，获得医院新技术新业务二等奖。目前我科是“中国医师协会西藏自治区气道培训基地”“中国医师协会西藏自治区区域麻醉培训基地”“中华医学会麻醉学分会区域麻醉培育基地”，有责任、有能力面向全自治区的麻醉从业人员举办专业培训，起到区域麻醉新理念和新业务的推广和引领作用。

科室除能完成各类全身麻醉、椎管内麻醉和区域神经阻滞麻醉外，还可实施体外循环、控制性降压、术后镇痛、无痛人流、无痛电子胃镜检查、术中自体血回收等项目，能顺利完成普外、颅脑、泌尿、五官、整形、骨科、心胸外科、妇产科及各类腔镜手术的麻醉。对高龄、小儿及危重症患者的麻醉处理以及围手术期急救复苏有丰富的经验。针对高原环境人文和病理生理的特殊性，科室在多年临床工作中总结经验、开拓创新，发展出多项专长和特色技术，包括高原地区急性创伤患者麻醉，急性等容性血液稀释自体输血，小儿肺包虫手术麻醉，经鼻高流量湿化氧疗，声门上喷射氧合，达芬奇机器人辅助手术，支气管封堵器在肺隔离手术中的应用等。科室基于特殊的地理环境进行了多项相关科研工作并发表了多篇科研文章（表 23-1），现有多项科研项目（表 23-2），并积极参加学术交流会议（表 23-3）。

科室框架主要由临床麻醉、手术室、麻醉后监测治疗室（PACU）、急性术后疼痛治疗、临床科研和住培教学组构成。科室拥有一支医德高尚、技术精湛、治学严谨的医师和护理队伍，现有各级工作人员共 54 名，其中护理 31 人，麻醉医师 23 人（副高级职称 4 人，中级职称 7 人，住院医师 12 人），临床科研和住培教学组负责管理、培训和考核住院医师规范化培训医师、研究生和进修医师等各类培训人员。

表 23-1 近 5 年科室科研文章课题汇总

文章名称	发表刊物	期刊类别
Remote video lecture education improves anesthesiology residency training in Tibet of China	*Chinese Medical Journal*	SCI
Impact of the COVID-19 pandemic on postoperative pulmonary complications in cardiac surgery: A retrospective cohort study	*Asian Journal of Surgery*	SCI
Evaluation of Burnout Among Anesthesiologists Working in Tibet,China:Altitude and Attitude	*Chin Med SciJ*	SCI
Supraglottic jet oxygenation and ventilationdecreased hypoxemia during gastrointestinalendoscopy under deep sedation at highaltitudes:a randomized clinical trial	*BMC Anesthesiology*	SCI
Optimal Duration of High-Fidelity Simulator Training for Bronchoscope-Guided Intubation: A Noninferiority Randomized Trial	*Simulation in healthcare*	SCI
The incidence and risk factors of perioperative cardiac complications in noncardiac major surgery in high-altitude areas: A prospective trial in Tibet autonomous region, China	*Frontiers in Cardiovascular Medicine*	SCI
西藏自治区人民医院与中国东部 13 家医院术后急性疼痛现状的比较	《临床麻醉学杂志》	核心
胸腔镜肺叶切除术的加速康复外科多模式镇痛管理	《中国医学科学院学报》	核心
西藏高海拔地区人群非心胸外科手术术中低氧血症的危险因素：前瞻队列研究	《协和医学杂志》	核心
西藏藏族产妇剖腹产术后硬膜外吗啡所致瘙痒反应的临床观察	《中国疼痛医学杂志》	核心
通过“组团式”援藏项目探索西藏自治区麻醉住院医师的规培模式	《基础医学与临床杂志》	核心
西藏自治区麻醉科培训中引入 TeamSTEPPS 团队培训课程的探索	《中国毕业后医学教育》	

表 23-2 科室科研项目汇总

科研项目名称	项目属性
西藏自治区非心脏手术围术期心脏并发症评估与麻醉策略优化研究	西藏自治区自然科学基金组团式援藏医学项目
高流量鼻导管吸氧用于高原围术期管理的研究	西藏自治区自然科学基金组团式援藏医学项目
高原红细胞增多症急性放血后扩容的血液稀释疗法在临床的应用	国家自然科学基金地区科学基金项目
西藏地区（海拔 3500 米到 4000 米）输血标准探索性研究	西藏自治区科技厅
声门上喷射氧合对高海拔无痛胃肠镜检查时低氧血症的治疗作用	西藏自治区自然科学基金组团式援藏医学项目
高原地区手术后慢性疼痛流行病学调查及基因相关性研究	西藏自治区自然科学基金组团式援藏医学项目

表 23-3 科室学术交流会议汇总

交流会议名称	会议属性
西藏自治区麻醉论坛——产科麻醉沙龙	省级
西藏麻醉大讲堂抗击肺炎疫情专题网络会议	省级

续表

交流会议名称	会议属性
西部麻醉专家论坛暨华西麻醉讲师团	省级
2021 年西藏首届青年麻醉医师病例大赛	省级
中华医学会麻醉学分会青年学组第十四次全国麻醉学术年会	国家级
NAG 病例云查房	国家级
2021 中国医师协会麻醉学医师分会年会	国家级
第十届东方麻醉与围术期医学大会	国家级

第四节　西藏自治区人民医院麻醉专业住培基地

一、基地介绍

麻醉科现共有 9 个不同层流级别的手术间，手术室外共设 3 个麻醉工作点，包括无痛内镜室、放射科介入治疗室、门诊无痛人流室，开设疼痛门诊、麻醉恢复室，床位共 6 张，年平均完成临床麻醉 9000 余例，开展无痛人流、无痛胃肠镜、无痛纤支镜、无痛分娩、介入治疗麻醉等舒适医疗工作。麻醉设备包括多功能生理监测仪（Philips）、进口麻醉机（Drager，Mindray）、脑电双频谱指数测量仪（BIS）、自体血回收机、各型微量注射泵及 TCI 泵、便携式多普勒超声仪、全自动血气分析仪、暖风机、输液输血加温设备、除颤仪、各种处理困难气道的设备，如可视喉镜、纤维支气管镜等，科室将舒适化医疗、可视化麻醉、精准麻醉作为未来的发展和研究方向。

基地技术力量：

（1）麻醉方法技术：全身麻醉、椎管内麻醉（含硬膜外麻醉、骶管麻醉、腰硬联合麻醉）、复合麻醉、超声引导下神经阻滞麻醉。

（2）麻醉技术操作：经口气管插管术、经鼻气管插管术、双腔支气管插管术、支气管封堵术、喉罩置入术、控制性降压术、动脉穿刺置管术、中心静脉穿刺置管术、纤维支气管镜插管术、低中心静脉控制术、术中自体血回输技术、急性等容性血液稀释技术。

（3）特殊监测技术：有创动脉血压监测、中心静脉压监测、麻醉深度监测、呼末 CO_2 监测，为手术患者的麻醉效果和安全提供先进的监测条件。

二、师资建设

麻醉科于 2018 年获批国家住院医师规范化培训麻醉专业基地，目前共有指导医师 13 人，副高级职称 4 人，中级职称 7 人，初级职称 2 人。2022 年度共有 13 位住院医师参加培训，非麻醉专业住院医师 8 名。住院医师规范化培训是培养合格临床医师的基础，是现代医学教育中不可缺少的阶段，对青年医师的成长有非常重要的意义。良好而完善的带教制度和计划有助于住院医师的真正成长，能切实培养他们在临床中思考和解决问题的能力，使其在以后工作中能灵活运用在麻醉科所学的知识和技能。

基地组织架构：科室高度重视住院医师规范化培训工作，科室主任作为基地负责人，统筹安排基地住院医师规范化培训整体工作，并制定了完善的管理制度体系，逐级夯实、细化工作责任，努力将住院医师的管理与教学工作落到实处。

西藏自治区人民医院麻醉科以提升医院住院医师规范化培训质量为目的，以提高指导医师业务水平和教学方法为核心，遵循指导医师成长规律，通过临床带教相关课程的系统培训，丰富指导医师的临床教学方法，提高指导医师的临床教学技能，构建一支规范化的高素质指导医师队伍。

通过有效途径，采取分类、分层、分岗按需实行培训的办法，切实提高指导医师队伍的基础知识、临床技能、教学方法。指导医师队伍培训主要包括：岗前指导医师培训、科内指导医师培训、院内指导医师培训、外送指导医师培训。

基地主任简介：拉巴次仁，西藏自治区人民医院麻醉科手术室主任，麻醉教研室主任，硕士研究生导师。西藏医学会麻醉学分会主任委员，西藏自治区麻醉与手术室质量控制中心主任委员，中华医学会麻醉学分会第十三届委员会委员，中国医师协会麻醉学医师分会委员会常务委员，中国心胸血管麻醉学会理事，武汉智谷围术期医学研究院副理事长，中国心胸血管麻醉学会疼痛学分会副主任委员，中国智慧工程研究会智慧健康教育工作委员会麻醉与疼痛专业副主任委员，中国医药教育协会麻醉专业委员会常务委员，中国老年医学学会麻醉学分会常务委员，中国医学装备协会麻醉学分会常务委员，中国医疗保健国际交流促进会麻醉围术期医学分会常务委员，中国医学模拟教学联盟气道管理专业委员会常务委员，中国心胸血管麻醉学会围术期康复分会常务委员，中国心胸血管麻醉学会人工智能麻醉学分会常务委员，中华医学会麻醉学分会骨科学组副组长。《中华麻醉学杂志》编委，《临床麻醉学杂志》通讯编委，《国际麻醉学与复苏杂志》《麻醉安全与质控杂志》编委，《Anesthesia & Analgesia 中文版》常务编委，《Anesthesiology and Perioperative Science》编委。

三、质量管理

在基地主任领导下，教学助理负责住院医师培训考核相关工作，包括指导医师的选拔考核、各项制度的制订审核、住院医师的录取、轮转计划和各阶段考核的安排，以及监督住院医师在其他临床科室的轮转情况和考勤。由于住培医师学历水平和工作经历不同，培训年限不统一，科室根据不同医师的具体情况制订了麻醉专业规范化、个体化培训方案，使本专业住院医师在不同阶段有目标、有计划地学习不同层次的内容，确保了每一位住院医师的培训质量。对非麻醉专业住院医师，在麻醉科住培期间严格按照大纲要求，重点培训以后工作中需要掌握的理论知识、操作技能和临床危机处理技能。对麻醉前评估与准备、面罩通气、喉罩置入、口咽通气道置入、气管插管、局麻药物的应用、监护仪和除颤仪的使用方法、心肺复苏等内容进行有针对性的培训。注重理论和实际相联系，注重医德及沟通的培养，注重住院医师的学习与生活状况。

1. 教学培养：以临床教学指导为主，采取学术讲座、业务培训、教学查房、手术示教等方式，根据培训对象的理论水平、工作能力、学术专长以及所要达到的目标，手把手进行重点培养。同时为了提高医师沟通能力，培养青年麻醉医师的专业能力与表达能力，每周至少安排一次高年资麻醉专业住院医师为非麻醉专业住院医师及低年资住院医师进行 30 分钟的小讲课或病例汇报，内容以麻醉基础知识或临床疑难、危重、特殊病例为主。邀请基地主任及援藏专家点评，并向科教处报备。不定期由基地主任、援藏专家或责任导师开展理论或实践讲课，内容以临床麻醉发展前沿的新技术、新进展为主。

2. 临床技能培训：我科采用的是模拟设备培训和临床教学培训（表 23-4），由浅入深，循序渐进地将各种技能操作培训与临床病例相结合，培养住院医师的整体观念和理论联系实际的能力，并根据规范化培训细则有针对性地给每一位住培医生“出题目、交任务、压担子”。

表 23-4　临床技能培训

技能模块	技能名称
基本技能	气管插管 椎管内麻醉 动脉穿刺置管 中心静脉穿刺置管 神经阻滞 监护麻醉管理 自体血回收与回输
特殊技能	纤支镜的使用 双腔支气管插管 封堵器插管 经鼻气管插管 喉罩置入 环甲膜穿刺表面麻醉清醒插管
模拟培训	除颤及心肺复苏 超声辅助定位神经阻滞 危机资源管理

3. 专家讲堂：从 2018 年开始，北京协和医院的援藏专家定期在线讲解北京协和医院麻醉科的经典慕课，利用“协和米勒麻醉大讲堂”为住培医师分享优质教学资源，课后对讲课内容的关键知识点进行小测验，以此来评估听课质量。通过这样的教学方式，大家共同复习巩固了麻醉学的基本理论、基本知识与基本技能。

4. 参加学术培训交流活动与竞赛：科室一直以来强调青年麻醉医师应走出“手术间”和“麻醉专业”的局限，鼓励多学习本学科甚至其他学科知识、技能，修炼“基本功”，积极参加医院、地区和全国的临床技能和演讲竞赛，以促进学科的进步和发展。 西藏自治区人民医院麻醉科近年举办多场大规模麻醉专业学术活动（表 23-5），吸引了来自全国各地的麻醉医师参加学习。

表 23-5　近年举办的学术活动

会议主题	
拉萨气道管理培训班	首届胸心麻醉珠峰论坛
高原疑难特殊病例讨论会	麻醉疼痛诊疗学术论坛暨西藏自治区人民医院麻醉疼痛门诊首诊式
中国医师协会麻醉学医师分会基层培训会	围术期合理用血与感染控制学术论坛
超声引导神经阻滞与围术期过敏反应的诊断与处理	西藏自治区麻醉学术年会暨首届高原麻醉学术论坛
高级气道管理培训班	

5. 援藏人才培训：自 2015 年中组部医疗人才“组团式”援藏工作开展以来，西藏自治区人民医院麻醉科在援藏医院的帮助下，医疗、教学、科研、管理工作水平得到大幅度提升。人才帮带工作是加强我区医疗系统青年人才培养的重要手段，也是医疗组团式援藏工作的一项重要内容，建立了“一带一”“多带多”的培育方式，通过“团队带团队”“师傅带徒弟”等方式加强医疗人才梯队建设。科室在培养住培医师时参照了北京协和医院麻醉科的“导师制”，由主治及以上的高年资医师对每一位住培医师进行一对一的临床带教，导师全权负责其理论学习、临床能力培养以及技能操作的带教、示教。截至目前，北京协和医院麻醉科和北京大学人民医院麻醉科先后共 7 名援藏专家

对我科进行医疗及教学帮扶，从多方面积极开展教学工作，包括临床、科研、人文教学；填补西藏住院医师规范化培训考核题库的空白，实现与北京协和医院麻醉科同步网络进行住院医师季度考核；开展专业模拟教学、标准化病人教学和考核、麻醉危机资源管理演练教学；寻找具有高原特色的研究方向，引导和鼓励科研创新；利用自身资源优势，举办各类学术交流活动，开办技术培训班。

6. 定期交流：围绕临床工作中的热点、难点问题，指导医师每月至少与教学对象开展业务交流不少于 3 次，有针对性地答疑解惑，同时注意及时了解住院医师的学习诉求，积极回应，正确引导。

7. 培训考核：住院医师考核包括以下几个方面。

（1）量化考核受训内容：重点是临床工作中的表现，临床技术操作的完整性和规范性，临床病例种类数量，参加的学术活动等。

（2）临床能力考核：指导医师对住培医师进行临床技术、临床应急能力、医德医风和沟通交流能力等进行多方面评估。

（3）其他轮转科室考核：住院医师每轮转完一个科室，所在科室教学负责人会根据培训实施细则对住院医师进行考核。

（4）专业理论考试：专业理论考试包括笔试和口头答辩。口头答辩的目的是考核住院医师的临床思维能力。

我科麻醉专业住院医师培训为期三年，在麻醉科和相关临床科室进行轮转，其中麻醉科内部轮转两年，其他临床科室轮转一年。第一年结束后统一参加国家执业医师资格考试，未能通过考试者于下一年重新考试，必须获得资格后才能参加后续的培训。科室内部考核标准为：①讲课与科研（10%）；②全麻及其他麻醉操作技能（30%）；③理论考试（30%）；④医疗文书书写（10%）；⑤心肺复苏及麻醉应急管理（10%）；⑥人文沟通与医德考核（10%）。

四、教学成果

西藏自治区人民医院麻醉专业住院医师执业医师资格考试以及结业考核通过率均达标，临床综合素质过硬，能独立胜任麻醉科常规工作，职业道德良好，深受用人单位和患者好评。基地住院医师荣获 2021 年西藏青年麻醉医师病例大赛一等奖，2021 年西部赛区青年麻醉医师病例大赛二等奖，2022 年全国青年麻醉医师病例大赛卓越病例奖。在基地主任和援藏专家的带领下，住院医师协助参与了多项西藏自然科学基金组团式援藏科研项目及科室其他科研课题。能取得这样的成绩，与基地长期注重临床实践和科研培训是分不开的。

五、困境与展望

（一）面临的困境

相较于全国大部分地区，西藏总体医疗水平相对落后，人才资源匮乏，软硬件条件差，在这样的大背景下麻醉科在住院医师规范化培训中必然存在各种问题和不足，主要体现在以下几点：

（1）指导医师结构和人员梯队不合理，学历水平整体偏低：目前我科指导医师 13 人，副高级职称 4 人，中级职称 7 人，初级职称 2 人，指导医师队伍最高学历为本科。

（2）手术室软硬件条件较差：手麻信息系统落后，不具备质控管理功能；基础设施、设备陈旧，部分麻醉机、监护仪相对落后；维修不到位，带伤工作；监测 / 监护设备缺乏；模拟教学教具缺乏；危重患者管理能力有限。

（3）科研能力不足是科室发展和住培中的一块短板：科室以临床工作为主的传统观念仍占主

导，一直以来“重临床，轻科研”“一手硬，一手软”，存在科研水平落后、科研意识淡薄、制度不完善等多方面阻碍科研工作发展和创新的问题，科研能力不足是科室全面发展和住培医师培养的短板。

（4）指导医师资格审查不严格，技能培训不规范：虽然目前规范化培训基地的标准和内容有统一规定，但是指导医师的资格、资质并没有统一的标准。对教学能力、医德医风缺乏统一的评价标准，也没有持证上岗制度。由于科室的临床工作和科研任务较繁重，导致对指导医师的评选不严格，带教和培训松散、随意，甚至出现“重使用、轻带教”的情况，把住院医师当成廉价劳动力，这些因素都影响了住院医师学习的规范性和学习效果，导致培训流于形式。

（5）培训资金短缺：虽然国家极其重视医疗科研人才的培养，并专门在深化医改的文件里加入了建立住培制度的内容，但是科室对住培医师的薪酬待遇保障等仍不完善，导致住院医师对培训的积极性不高，影响培训效果。与此同时，指导医师得不到相应的劳动报酬，对住院医师规范化培训的认识和重视程度不够、时间精力投入不足，都会影响培训质量。

（6）考核管理制度不完善，考核标准有待改善：在规范化培训的过程中，最为严重的一个问题就是考核和管理情况欠佳。一方面，考核往往浮于形式；另一方面，科室日常繁重的临床和科研任务也是未能更好重视考核的原因。这些情况均会导致规范化培训效果大打折扣。

（二）展望

我国的现状是麻醉医师大多来源于直接从医学院校毕业的医学生，部分新麻醉执业人员甚至来自非麻醉专业，此前几乎没有接触过麻醉知识，实践操作机会也较少，且没有进行麻醉专业的轮转实习，造成一些刚刚毕业的住培医师对麻醉学知之甚少，经过系统正规学习培训的麻醉专业医师严重匮乏。基层医院工作的麻醉医师无法得到系统专业的锻炼，很多都是通过自学麻醉学知识和技能，临床麻醉管理仅凭自己在实践中摸索，专业知识不完善，技术操作欠规范，缺乏基本的安全意识。这些因素必然会影响临床麻醉质量，增加患者的麻醉并发症和死亡率，所以麻醉医师规范化培训势在必行，是麻醉学人才培养的必然趋势。

麻醉是一门专业性很强且涉及面极广的临床学科，培养出水平高、医德好的麻醉人才是临床教学的重要任务和目的。针对目前麻醉人才培养现状，国家提出了分层次培养的教学模式，应运而生的住院医师规范化培训就是其中的重要内容。从广义角度来说，麻醉专业规范化培训包括了管理层面、住培医师和指导医师多个方面，各方面条件应协调一致，共同发展。住院医师规范化培训为西藏自治区麻醉专业医师人才梯队的建设起到了重要作用。制定全国统一的住院医师规范化培训制度不仅是深化医改的重要内容，也是新时代麻醉人才突破创新的必由之路。全区各地市的麻醉学科能够充分认识到实施和完善住院医师规范化培训制度的重要性，西藏自治区的麻醉水平必将有质的飞跃，未来将造福更多的高原人民。

编　委：拉巴次仁
执笔人：毛奕汀

24 第二十四章 新疆军区总医院麻醉专业住培基地

第一节　新疆军区总院

新疆军区总医院坐落于亚欧中心、天山脚下的乌鲁木齐市，有着悠久的历史和光荣的传统。医院于新疆和平解放后整编组建，1950 年 1 月正式成立。经长期发展建设，现已成为一所设备先进、学科齐全、技术力量雄厚，集医疗、教学、科研、卫勤、为兵服务为一体的大型三级甲等综合性医院。新疆军区总医院建院 70 多年以来，现有全军医学专科中心 6 个（消化病专科中心、骨科中心、睡眠障碍诊治中心、临床检验诊断中心、眼科中心和计划生育优生优育指导中心），首届全军临床重点专科 1 个（眼科），全国、全军培训示范基地 6 个（全国 5 个：消化内窥镜、消化病专科医师、冠心病介入治疗、中医科、基因检测诊断；全军 1 个：先心病诊疗），自治区重点实验室 1 个（新疆特殊环境医学重点实验室），陆军重点扶持创新团队 1 个（新疆军区沙漠野战外科创新团队），全军医药卫生科技查新站和博士后科研工作站各 1 个。医院有博士生导师 4 名、硕士生导师 50 余名、住培师资 300 余名。

新疆军区总医院是新疆唯一一所部队大型综合性医院，也是军区和自治区医学人才培养的重要基地之一。医院管辖全疆部队共 11 个医疗单位，分布于新疆南北和西藏阿里地区，承担着国家医疗救援、战备医疗救援等任务，参与了乌鲁木齐空难、南疆地震、9・8 事件、7・5 事件、小汤山 SARS 、新冠援鄂等一系列重大救治任务。同时，医院还多次被指派参加国际维和、赴巴基斯坦救灾、亚欧博览会等重大任务保障，履行军队医院“对口支援、卫生援疆、精准扶贫”责任，派出 100 余批（次）专家医疗队，开展“健康军营行”“专家医疗队服务基层”“人民军医进社区”等活动，在保卫边疆、建设边疆和保护人民生命健康安全中发挥着重要作用。医院对标“疆内著名、西北闻名、全军知名”品牌医院建设目标，坚持推进高质量发展战略、核心救治能力、学科建设能力、科研教学能力，综合实力持续增强。

在教学工作方面，医院是新疆医科大学、石河子大学医学院、陆军军医大学（原第三军医大学）的临床教学医院和研究生联合培养点，承担着新疆医科大学、石河子大学、新疆第二医学院本科分流教学及实习带教任务。医院 2015 年启动住院医师规范化培训工作，作为新疆医科大学第一附属医院的协同单位进行招生、培养。2020 年在自治区卫健委的指导和新疆医科大学第一附属医院（一附院）的帮带下，申报成为国家第三批住院医师规范化培训专业基地。目前医院共有 18 个专业基地，其中国家级基地 10 个：内科、儿科、急诊科、全科、外科、骨科、妇产科、眼科、放射科、口腔全科；一附院协同基地 8 个：超声医学科、核医学科、耳鼻喉科、麻醉科、检验医学科、康复医学科、神经内科、重症医学科。同时，医院配套健全住培培训设施及信息系统，设置有图书馆和阅览室，并对住培生开放使用；各专业基地均设置有示教室，可满足日常教学需要；医院为全院学生免费提供文献检索系统，可在院局域网检索使用或通过微信“总医院住培生文献服务”群，直接获取文献全文，方便快捷。在信息系统方面，医院主要使用自治区“住院医师规范化培训综合管理平台”完成学生招录、教学轮转、病例评价等工作；使用“医学电子书包”等平台完成住院医师日常理论考核工作。在临床技能培训中心建设方面，基地现有临床技能训练中心 1 个，设置基本技能训练区、综合技能训练区和微创技能训练区 3 个部分；训练中心严格按照国家要求，制定健全管理制度、培训标准，配备专职的管理人员负责住培医师的技能培训计划制订、训练与考核等工作。临床技能训练中心已装修建成，总面积 670 平方米，设有专用理论教室、临床思维培训室、各专科技能培训室、OSCE 标准化考核室，配置管理信息系统软件，中心建成后大大提升了医院技能培训水平。各项考核通过率是检验住院医师培养质量的核心指标，基地 2022 年住培结业考核的平均通过率为 72.97%，较 2021 年的 71.43% 有所上升；首考通过率为 75%，较 2021 年的 77.78% 有所下降；2022 年国家执业医师资格考试的首考通过率为 79.5%，2024 年住培结业首考通过率 92.1%（全疆第四）。

我院坚持把抓好学生素质建设、培养合格医学人才作为教学工作的重中之重，紧密结合实际，积极探索具有边疆军队医院特色的人才培养路子。在住培教育工作方面，坚持从强化组织领导、健全工作机制入手，专门成立领导小组，由业务副院长任组长，加强统筹规划和统一领导，积极推动住培工作持续深化发展。尤其是近一年来，在自治区卫健委的关心和帮助下，医院紧盯住培内涵建设，从各个方面努力提升教学质量。

（一）坚持把师资力量建设作为关键来抓

医院始终关注师资队伍建设，努力壮大做强师资力量。采取全额报销学习费用的举措，鼓励基地主任、教学主任、教学秘书和普通师资参加国家及自治区组织的师资培训，着力提升师资队伍素质。医院紧跟国家及自治区政策要求，更新制定《师资管理办法》，坚持每季度对带教工作进行量化考核，将师资培训、带教情况与科室和个人评先评优、个人职称晋升和任期考评挂钩，调动全院参与师资培训和带教工作积极性。

（二）始终把学生培养摆在中心地位

医院高度重视住培工作，始终把提高教学质量摆在首位，坚持以学生成长成才为中心，以提升学生医学专业素养为重点。医院指定 3 名专职人员负责住培管理工作，根据培训大纲与专业基地一同拟制轮转计划，组织学生岗前集中培训，同时积极改善教学、住宿等各项配套保障条件。主动打破“闭门造车”“酒香不怕巷子深”的思维定势，多次前往陆军后保部卫生局、自治区卫健委、陆军军医大学、新疆医科大学和石河子大学对接科研教学工作，学习借鉴先进理念经验。

（三）想方设法配套改善保障条件

1. 加强技能训练中心建设。近年来投入完成临床技能训练中心的建设与改造，设有基本技能、综合技能和微创虚拟技能训练区，包括内、外、妇、儿、急救、五官科及护理七大模块、八个模拟考站，实现了以集约化方式统一管理临床技能培训全过程的目标，为学生提供先进、宽敞的技能训练场地。

2. 提升食宿保障品质。医院为学生免费提供住宿或给予住宿补贴，为学生提供了优质的学习保障环境；同时，学生与医院职工享有同等用餐标准，确保吃饱吃好，生活保障周全到位。

3. 注重示教室建设。医院为各基地、轮转科室均配备了教学教具和电子化设备，18 个专业基地都具备功能齐全、设施配套的示教室，能够保障教学需求。

4. 建立文献检索平台。医院信息科为学生免费开放检索平台，并建立文献检索服务群，第一时间为学生提供文献支持、满足文献下载需求。

客观地说，由于受诸多因素制约，作为军队医院，在医院转型发展这一新的历史起点上，我们有信心、有决心、有责任、有能力把教学工作抓紧抓好，抓出成效，为边疆培养更多更优秀的医学人才，为稳疆兴疆做出新贡献。

第二节　新疆军区总医院麻醉科

新疆军区总医院麻醉科建立以来，麻醉专业在几代人的努力下，已形成了独立的专业体系，科室拥有达芬奇手术室、DSA 杂交手术室及各专科手术室 25 间，PACU 床位 6 张，单日麻醉最高量超 100 台，日均麻醉量 80 余台，年恢复患者超 3000 余例。在临床麻醉、手术配合、科室管理、教育和科研工作上都取得了很大进步。50 年来共完成各类麻醉 20 余万人次，配合各种手术近 20 万人次，为医院的建设和发展做出了突出贡献。麻醉专业的发展，一方面是随着社会科学技术水平的提高而前进的，另一方面也是与临床外科治疗手段的发展密不可分的。

麻醉科拥有各类多功能麻醉机 30 余台、插件式多功能监护仪 30 余台，其他如 PRIMEDIC Defi-Monitor 除颤机、佳士比 9000 型肌松监测仪、佳士比微量泵、血气分析仪、血糖分析仪、血小板功能分析仪、血液回收机、飞利浦超声机、各型纤维支气管镜电子喉镜等，为麻醉手术的质量和安全提供了有力保障。

通过几十年的艰苦创业，目前麻醉科已发展为拥有 26 名麻醉医师及 6 名麻醉护理人员。包括：主任医师 4 名，副主任医师 8 名，主治医师 11 名，住院医师 3 名，主管护师 4 名、护师 2 名，其中博士学历 1 名，硕士学历 8 名，硕士生导师 1 名。麻醉科结合本院手术科室特点可圆满完成（可视化）超声引导下臂丛阻滞麻醉、颈丛阻滞麻醉、下肢神经阻滞麻醉、脊神经阻滞麻醉，顺利实施静脉麻醉、静吸复合麻醉等；可完成心血管手术麻醉，胸科、颅脑、颌面手术麻醉，肾上腺疾病手术麻醉，肾移植手术麻醉，心脏病患者非心脏手术等复杂疑难麻醉，还能完善地管理各类休克患者的麻醉，尤其在心血管手术麻醉方面，科室积累了丰富的管理经验。

麻醉科作为外科枢纽科室，其重要性不言而喻。在管理上，科室积极发挥科内全体工作人员的积极性。实行全科一盘棋，科主任全盘负责科室工作，在科内实施人员分组（委派若干名工作人员）分工负责科内工作，实行责任到人，管理到位，不留死角。合理安排人员，最大程度满足外科手术需要。护士长协助主任管理手术室护理工作。在技术上坚持老中青结合，在日常工作上高年资医师带教低年资医师，坚持三级“查房”制度。每日早上交班，主麻医师汇报当日患者病情；在麻醉进行当中上级医师对麻醉质量进行监控，指导下级医师顺利完成工作；科主任或高年资主治医师进行手术间查房，协助解决手术麻醉中遇到的问题；手术结束后每一位麻醉医师向上级医师汇报麻醉经过，回顾麻醉过程中的重点难点以及可以改进之处。2022 年科室获得了新疆军区总医院优秀教学团体称号，2023 年荣立集体三等功。

麻醉科在完成大量的临床医疗工作的同时，在科研方面也取得了一些成绩。科室共发表论文 400 余篇。科室近期在西北地区率先开展了对吸入麻醉药物的研究，以及对人体 DNA，肝、肾功能与肌松药物协同作用的研究。

麻醉科自成立以来共培养来自全疆军、地的麻醉医师 300 余名，培养大量来自新疆医科大学、石河子大学医学院、兰州医高专麻醉班学生及轮转医师。现为陆军军医大学、新疆医科大学、石河子大学医学院、新疆第二医学院实习单位，为边疆麻醉事业发展做出了贡献。

麻醉科作为一个与内、外科平行的二级临床学科，包含四个分支——临床麻醉、镇痛、复苏和危重症医学。我科经过几十年的发展，麻醉学科四分支齐头并进，共同发展。目前国内开展手术的麻醉基本上都能很好地实施：本院开展的各类手术如婴幼儿体外循环手术麻醉，法洛四联症、五联症手术麻醉，二尖瓣主动脉瓣置换术、经心尖二尖瓣置换术的麻醉；肾移植手术的麻醉，颅内动脉瘤手术的麻醉；胸腹巨大动脉瘤、腹主动脉瘤切除术以及达芬奇手术的麻醉等均能很好地完成。同时开展术前术后镇痛工作，以及无痛分娩。科室临床麻醉水平基本上与全国先进水平保持同步，但在麻醉学的基础研究和临床研究等方面尚需进一步提高。

未来科室将进一步提高临床麻醉技能，加强麻醉基本理论学习；积极培养年轻医师，注重科研，鼓励医务人员踊跃撰写论文；争取每年选派医生、护士外出进修，提高业务水平；大力开展镇痛工作，一方面做好疼痛门诊的工作，另一方面积极开展围手术期术后镇痛工作；积极参加临床复苏工作，争取成立麻醉重症监护病房（AICU），完善科室结构编制。

第三节　新疆军区总医院麻醉专业住培基地

一、基地介绍

新疆军区总医院麻醉科于 2015 年获批国家住院医师规范化培训麻醉专业基地协同单位，2023 年加入中国西部麻醉住培基地协作联盟委员单位。基地设有中心手术室 17 间，其中百级手术间 2 间，万级手术间 15 间；介入手术室 3 间，无痛胃肠镜 3 间，妇科门诊手术间 2 间。每间手术室均配有多功能麻醉机、多参数监护仪（心电图、氧饱和度、无创血压、体温、有创动脉血压、呼吸末二氧化碳、BIS）、多通道输液泵、保温设备、常用药品箱（毒麻药品、一般性使用药品）。科内备有急救药品箱、除颤仪、快速输血系统、血液回收机、血气分析仪、超声设备、血糖监测仪、肌松监测仪、神经刺激仪、困难气道抢救车（纤维支气管镜、各类气管插管物品）。住院医师教学设备包括气管插管模型，心肺复苏模型，深静脉穿刺模型，桡动脉穿刺模型，超声引导下血管穿刺及神经阻滞模型以及一个情景模拟训练中心。

二、师资建设

目前共有指导医师 22 名，正高 2 名，副高 9 名，主治医师 11 名，其中博士学历 1 名，硕士学历 8 名。拥有国家师资证书的 11 名，省级师资证书 10 名，每位指导医师均持有效期内师资证上岗，6 名带教老师获得国家级实践技能考官证书。2022 年团队被评为院级优秀教学团队，2023 年基地主任被授予荣誉教师，教学秘书被评为院级教辅明星，多名带教老师被评为院优秀教师。麻醉科拥有一支教学经验丰富、科研实力雄厚、梯队建设完备的教学队伍。教学职务分组合理，每组组长均由取得副主任医师职称及以上的指导医师担任（表 24-1）。

表 24-1　麻醉科教学职务分组

职务及分组	组长技术职称	主要负责
教学主任	副主任医师	全面教学住培工作
教学秘书	副主任医师	安排轮转麻醉亚专业、编排培训计划
普胸组，心脏大血管外科组	副主任医师	有创技术、血流动力学监测
骨科组，门诊手术室外麻醉组	副主任医师	神经阻滞、椎管内麻醉
普外科组，妇产科组，口腔颌面外科组	主任医师	全麻各种气道管理技术、可视化椎管内麻醉
疼痛治疗组，眼耳鼻喉科组，泌尿外科组	主任医师	五官科、老年人手术麻醉
神经外科组，小儿麻醉组	副主任医师	神经外科、小儿手术麻醉

基地设有专业基地主任、教学主任、教学秘书，全面负责住培基地各项工作开展、管理，落实和统筹住培工作；设有教学质控组，定期对教学质量进行检查；设有教学小组，定期开展教学研究小组会议，负责规范住培制度、整理住培资料、协调工作安排和落实考核制度。

基地主任黄建成，主任医师，担任中国医师协会麻醉学医师分会委员、解放军麻醉设备质量控制委员会委员、新疆医学会麻醉专业委员会副主任委员、新疆医学会麻醉学专业委员会骨科学组组长、新疆麻醉质控中心副主任、新疆医学会中西医结合学会麻醉学分会副主任委员，多次获得优秀科主任、优秀共产党员称号，带领科室荣立集体三等功 1 次。

教学主任胡芸，副主任医师，担任中华医学会麻醉学分会青年学组委员、新疆医学会麻醉学分会青年学组副主任委员、中国心胸血管麻醉学会人工智能麻醉学分会全国委员、中国心胸血管麻醉学会疼痛分会青年委员会委员。多次获得优秀医务工作者、优秀共产党员称号，荣立三等功 1 次。

教学秘书刘彪，副主任医师，多次获得优秀医务工作者、优秀带教老师称号。2022 年及 2023 年参加了中国医师协会举办的线上和线下教学秘书培训并取得合格证书。

基地近三年组织科室十余名师资参加中国医师协会麻醉学医师分会举办的“住院医师规范化培训高峰论坛”，培训合格并取得证书。每年组织科室人员参加自治区住培师资培训并组织资格证接近有效期的师资再次参加培训，进行回炉培训考核。医院每年度开展基地指导医师临床教学、临床技能培训并进行考核，对没有通过考核的师资暂停教学带教，待下一年度考核通过恢复带教资格。基地采取师生互评制度，月底由学生评选在当月教学活动中对其帮助最大、印象最深的优秀教师，并进行科内展示，旨在丰富教学文化，促进教学活动的积极性、主动性，培养住院医师的理论联系实际能力、临床思维能力。

三、质量管理

依据《住院医师规范化培训内容与标准（2022 年版）》，将住培工作重点分为三个方面：

（一）实施分层递进联合模块化教学模式

教学团队分为中级职称师资（11 人），高级职称师资（11 人），分别参与一年级、二年级、三年级住院医师的教学培训。第一年，在上级医师的全程监督与指导下，学习麻醉科工作常规，初步掌握常规的麻醉方法及手术等相关的知识理论与技能；掌握心肺脑复苏等急救技术；掌握病史采集、查体和实验室检查等进行综合术前评估的基本技能，提高与患者、带教老师及手术团队成员沟通、协调能力，制订基本的麻醉管理方案等，实现医学生向临床医师的转变；第二年，在上级医师的指导和培训下，掌握麻醉各亚专业以及有创治疗的麻醉实施与管理，熟悉常见并发症的处理及其麻醉管理等；第三年，通过完成累积一定数量常见手术的麻醉，在上级医师的指导监管下，能够独立实施常见手术的麻醉及管理；了解复杂手术和危重患者的围手术期管理，并知晓麻醉学科国内外理论的新进展，初步掌握前沿的临床麻醉特殊监测和治疗技术。

在理论知识小讲座、临床病例讨论以及临床技能培训活动中，我们采取模块化教学。五个临床亚专业组根据其临床工作特点配比其熟悉的理论知识点，联系相关疾病完善病例讨论，并在临床工作中完成技能操作培训并进行考核。

（二）细化模拟教学实施方案

基础考核技能和可视化技能培训：卫勤训练中心统一组织采取模拟设备培训和临床教学培训。有临床麻醉理论基础的一年级住院医师每月参加模拟设备培训，经教学团队考核合格后方可进入临床教学阶段，由临床教学导师进行一对一技能培训，每季度进行考评并将成绩记录在案。

（三）采取责任导师制（生活中导师了解住培医师思想动态，临床工作学习中导师负责临床带教）

自 2022 年开始，每一年新入科住院医师配置一名责任导师，主要督查该住院医师的各项培训工作进展和考核，包括执业医师资格考试、年度结业考核、国家年度业务水平测试、轮转手册填写等，了解住院医师的思想动态和生活困难，为住培工作的开展和住院医师的生活学习提供保障。

每季度举行教学工作会议，教学小组研讨教学活动中存在的问题，不断提升、完善教学活动；教学小组和科室高级师资与住培医师面对面交流与沟通，共同解决住培医师工作中、生活中的困难。2015 年开展住培招生工作以来，基地每年招生 2～4 名。结业考核通过率和理论结业考核首次通过率达到要求，住院医生满意度 100%。至今已培训 21 名具有良好职业道德、人际沟通能力、应急能力，具有独立从事麻醉科常规临床工作能力，具备一定的科研和教学能力的住院医师。

四、教学成果

自开展住院医师规范化培训以来，基地结业考核首考通过率一直是 100%。已有 7 名住院医师经培训表现突出留科工作，其余多名住院医师进入了其他三甲医院工作。2022 年科室获医院“优秀教学团队”称号。

五、困境与展望

（一）面临的困境

尽管住培工作持续开展，但是在我们的培训过程中仍然存在很多不足之处，例如住院医师国家年度业务水平测试中住院医师百分位平均值低于全国平均线、执业医师资格考试首考通过率低，距离高质量住院医师规范化培训基地还有一定的差距。

1. 住培教学问题

组织管理和制度落实不到位；教学过程没有充分体现分层递进、螺旋上升的理念及循序渐进的教学理念；教学活动不规范，质量欠佳；住院医师专业水平和临床能力的评估反馈机制也有待完善。

2. 住培住院医师思想上认识不足

个别住院医师对于毕业后再教育主动学习意识不强，没有认识到麻醉学科在医疗工作中的重要性；把规培学习当做完成任务，住培教学活动参与积极性不高；对学习不够重视，缺乏危机感；对待执业医师资格考试重视不够，在住院医师培训学习过程中没有全身心投入，应付思想较重。这些都影响了培训质量。

3. 规范化制度有待完善

繁重的临床工作与科室人员缺乏、重临床轻教学等因素，导致科室临床教学工作开展受困。住院医师成为我们临床工作的主力，他们在做好临床工作的同时还要完成住院医师培训学习，身体、精神压力大，影响了他们工作、学习的积极性和主动性。完善规范化制度，解决科室人员缺乏问题和缓解住培住院医师临床压力是科室可持续发展的可靠保证。

4. 培训资金方面投入不足

住院医师薪酬待遇不能匹配其高强度工作。长时间的临床压力，导致住院医师对培训积极性不高，影响培训效果。指导医师相关的待遇不够明确，因此教学热情欠缺、投入精力相对不足，影响带教积极性和培训质量。

（二）展望

麻醉学是一门研究临床麻醉、调控生命机能、重症监测治疗和疼痛诊疗的综合学科，麻醉学已由简单的“打一针”发展成保障医疗安全的关键学科、舒适医疗的主导学科、未来医院的支柱学科、医学创新的重点学科、社会熟知的品牌学科。基地始终秉承“真诚、精业、厚德、至善”的院训，在全面保障患者安全的诊疗过程中发挥积极的作用，做好医疗安全和舒适化医疗的保障。

麻醉住院医师规范化培训是培养规范化麻醉住院医师的必要途径。住培工作是一项为国为民的长久方针政策，关系到我国医学人才的培养模式和医疗体制改革方案的顺利进行及大力推进。积极开展麻醉住培基地建设和提高麻醉住院医师人才培养质量，必将推动麻醉专业更快更好地发展，为建设健全卫生健康体系谱写新篇章。我们基地愿为西部边疆地区培养更多优秀麻醉学人才而不懈努力。

编 委：黄建成
执笔人：胡 芸

25 第二十五章 新疆维吾尔自治区人民医院麻醉专业住培基地

第一节　新疆维吾尔自治区人民医院

新疆维吾尔自治区人民医院始建于 1934 年，是一所集医疗、教学、科研、预防、管理为一体的大型综合性三级甲等医院。医院先后荣获全国文明单位、全国五・一劳动奖状、全国民族团结进步示范单位、全国抗击新冠肺炎疫情先进集体、全国卫生系统先进集体、全国百佳医院、全国改善医疗服务行动示范医院、全国十大省立医院、全国十大百姓放心医院、"群众满意的医疗机构""医疗扶贫榜样"等荣誉称号。医院位列"中国医院竞争力・顶级医院 100 强"第 76 位、中国医院影响力排行榜第 49 名、全国医院信息互联互通 HIC 第 7 名。医院是中国国际紧急救援中心、亚洲国际紧急救援中心定点医院、国家首批卫生紧急救援队和首批卫生应急移动处置中心之一，同时还担任上海合作组织医院合作联盟中方主席单位。

目前，医院编制床位 3100 张，职工 5058 人，其中医学博士学历、硕士学历 1177 名，教授、副教授 124 名，博士生、硕士生导师 301 名，享受国务院特殊津贴专家 21 人，入选国家百千万人才工程 1 人、国家卫生健康突出贡献中青年专家 4 人，2 人荣获中共中央、国务院和中央军委颁发的"全国先进工作者""全国抗击新冠肺炎疫情先进个人"称号，1 人荣获全国五一劳动奖章，3 人荣获中国医师奖、2 人荣获"国之名医"等，医院专家在中华医学会、新疆医学会等担任主委、副主委 89 人。

医院学科种类齐全，特色专科突出，在各种常见病、多发病尤其是疑难重症病抢救治疗方面积累了丰富的临床经验，居新疆领先水平，部分学科达到国内领先水平。开设 51 个临床科室、11 个医技科室，有 11 个国家级临床重点专科、42 个自治区临床重点专科、38 个自治区医学质量控制中心。医院是国家中西医协同"旗舰"医院建设单位，国家呼吸疑难重症诊治能力提升工程项目单位，设有国家呼吸疾病区域医疗中心、国家博士后科研工作站，是新疆唯一一家具备肺脏、肝脏、心脏、肾脏 4 项大器官移植资质的医疗机构。2024 年，医院门、急诊超过 300 万人次，出院病人 22.4 万人次，手术操作超过 17 万例。

医疗设施设备先进，技术力量雄厚，配有 PET-CT、双源 CT、3.0T 核磁共振、进口直线加速器等高精尖设备。建立了西北地区首个达芬奇手术机器人系统技术中心，完成达芬奇机器人辅助手术 3000 余例、各类高通量基因检测 1 万余例、医学 3D 打印技术辅助手术 2600 余例。医院锚定医疗领域科技前沿，成功开展多项新疆首例、西北首例、全国首例乃至世界首例高尖端技术。2003 年，医院完成了西北五省首例同种异体心脏移植手术，患者至今健康生存。

医院拥有 1 个国家级委省共建重点实验室、6 个国家级临床医学研究中心分中心、3 个自治区级重点实验室、11 个自治区临床医学研究中心。近年来，先后获批国家科技支撑项目、重点研发计划项目、科技惠民计划项目、国家自然科学基金等国家级科研项目 65 项，自治区重点研发计划、中央引导地方专项、科技支疆、科技创新团队建设、国际科技合作项目等省、部级科研项目 790 项，主持市、厅级科研项目 261 项，累计获批科研经费 2.4 亿元。先后荣获国家级科技奖 6 项，自治区及市级以上科技奖 89 项，国家发明专利及实用新型专利 947 项，发表高质量论文、核心期刊 3695 篇。2014 年，医院创办世界首份“胃食管反流病”专病杂志《中华胃食管反流病杂志》。

医院设有 24 个教研室，是新疆医科大学、石河子大学医学院、新疆大学等高校的教学医院及研究生联合培养单位。现有 25 个住培专业基地，是国家住院医师规范化培训基地和全科医师培训定点医院、国家医师资格考试实践技能与考官培训基地、麻醉及康复医学国家重点住培专业基地，拥有高科技医学模拟中心 1 个，每年承担培训考核任务上万人次。

医院积极承担社会责任，投身健康帮扶和乡村振兴。与克拉玛依市人民政府共建省级区域医疗中心，全面托管克拉玛依市中心医院，托管帮扶皮山县人民医院、洛浦县人民医院、策勒县人民医院、柯坪县人民医院、若羌县人民医院 5 家县级医疗机构，通过派驻管理团队和临床专家团队，稳步提升当地医院医疗服务能力和医院管理水平。

医院是西北五省首家通过六级电子病历和互联互通四级甲等两项高级别评测的医院，率先建立了覆盖全疆 126 家各级医疗机构的远程医疗专网系统，建成覆盖 14 个地州 120 家二级以上医疗机构的远程医疗网络综合服务平台，与 120 余家医院建立医联体，与疆内外 150 余家医疗机构签署专科联盟协议 800 余份。

医院始终遵循“仁爱、诚信、博学、严谨”的院训，坚持“病人第一、服务第一、信誉第一，质量第一”的宗旨，持续改善医疗服务、不断提升医院品质，全心全意为人民群众健康服务，用实际行动擦亮“人民”底色，不断创造医院发展新的辉煌!

第二节 新疆维吾尔自治区人民医院麻醉手术中心麻醉科

新疆维吾尔自治区人民医院麻醉手术中心麻醉科依托医院平台，目前已发展成为集临床、教学、科研为一体，全方位发展的临床科室。麻醉手术中心麻醉科目前是疆内设备最先进、技术力量雄厚的科室之一，现已成为由手术操作麻醉、日间手术、疼痛治疗、急救复苏、围手术期麻醉管理、门诊舒适化医疗和麻醉重症监护治疗组成的麻醉与围手术期医学中心。麻醉手术中心麻醉科始终秉承“医疗为基础，教学为重点，科研为发展”的学科定位，以人才培养作为科室发展的重点，努力为新疆各地州培养和输送优秀、合格的麻醉医师。

麻醉手术中心麻醉科现为国家临床重点专科、新疆麻醉管理临床医学研究中心、中华医学会麻醉学分会常务委员单位、中国医师协会麻醉学医师分会常务委员单位、中华医学会“困难气道管理培训基地”、中华医学会“小儿麻醉培训基地”、中国医师协会“无痛内镜培训基地”、国家老年临床研究中心“国家老年麻醉联盟成员单位”、西部血流动力学联盟成员单位、中国心胸血管麻醉学会理事单位、新疆医学会麻醉学专业委员会主任委员单位、新疆临床麻醉质控中心挂靠单位、中国医师协会“精准扶贫 - 麻醉专科医联体”项目新疆地区牵头单位、新疆基层麻醉联盟牵头单位和中华护理学会专科护士京外临床教学基地。

麻醉手术中心麻醉科现有医师 73 人（主任医师 8 人、副主任医师 12 名、主治医师 24 人、住院医师 29 人），护士 40 人（副主任护师 1 人、主管护师 8 人、护理师 8 人、护士 23 人）；博士生导师 1 名，硕士生导师 5 名。设立 9 个特色麻醉亚专业组（心血管麻醉、胸科麻醉、器官移植麻醉、神经外科麻醉、小儿麻醉、骨科麻醉、耳鼻喉及颌面外科麻醉、高级生命支持和麻醉重症监护治疗），建立特色专科麻醉诊疗规范。临床业务范围涵盖所有外科科室和 13 个内科科室，能完成各种复杂心脏及大血管手术，器官移植，新生儿、高龄、肥胖患者复杂手术的围手术期麻醉管理工作。尤其在急危重症患者围手术期救治、ECMO 治疗、减重患者围手术期管理、可视化神经阻滞技术、疼痛治疗等方面具有较强的专业优势。年完成手术麻醉、无痛诊疗量 12 万余例。拥有 DSA

杂交手术室及各专科手术室共 66 间，麻醉恢复室床位 34 张，预麻间床位 9 张，麻醉重症监护病房（AICU）床位 10 张，手术室外舒适化诊疗麻醉位点 23 个，总面积达 11 785.4 平方米。配备各种国内外先进的麻醉机、高端监护设备、麻醉微量输液泵、多功能呼吸机、血气电解质分析仪、麻醉深度监测仪、光导纤维支气管镜、高频喷射通气机、麻醉工作站、输血加温治疗仪、变温毯、麻醉气体监测仪、呼吸功能监测仪、无创心排血量监测仪、除颤仪以及便携式监护仪等仪器设备。

科室注重临床、教学和科研全面发展，鼓励创新。目前是国家住培重点专业基地，国家“儿科麻醉学”专培基地，新疆医科大学、石河子大学、新疆第二医学院本科分流教学基地。近五年来共承担国家自然科学基金项目 3 项，自治区级课题 13 项，自治区适宜技术推广项目 4 项，院内项目十余项、发表 SCI 论文十余篇，发表核心期刊 150 余篇，获各类专利 16 项，培养硕士、博士共计 38 人。获得自治区科技进步奖 2 项（2016 年自治区科技进步三等奖、2019 年自治区科技进步二等奖），自治区人民医院科技进步奖 7 项，自治区人民医院科技创新奖 6 项。2021 年成功获批“自治区麻醉管理临床医学研究中心”。

第三节　新疆维吾尔自治区人民医院麻醉科住培基地

一、基地介绍

麻醉科住培基地于 2012 年成立。自成立以来，专业基地不断完善住培管理制度、加强住培师资队伍建设，提高住院医师综合素质。2020 年基地获批国家级住院医师规范化培训重点专业基地（全国首批），加入住培“国家队”成员。基地亚专科麻醉种类齐全，技术设备先进，其中急危重症患者围手术期麻醉管理、减重患者围手术期麻醉管理、达芬奇机器人手术围手术期麻醉管理、ECMO 技术在急危重症患者管理、舒适化医疗服务和器官移植手术围手术期麻醉管理等具有明显的专科特色。基地广泛开展超声引导下神经阻滞、血流动力学监测、血液保护、深肌松、术中唤醒、纤支镜引导气管插管等多种先进技术。基地依托医院医学模拟教育培训中心，利用中心齐全的设施设备，以临床病例为载体，注重临床思维和技能训练，对住院医师进行单项技能培训、综合病例以及危机事件管理培训。基地全面推行“双师制”，由责任导师全面负责住院医师学习、生活与工作指导，指导医师负责临床带教。同时，对住院医师进行分年级分层分阶段培养及个体化培养，根据住院医师亚专业轮转计划，安排相应的手术麻醉工作，强化相应的麻醉操作技能。

二、师资建设

目前，麻醉科住培基地成立了以徐桂萍教授为基地主任的教学管理小组，小组下设教学主任 1 名，教学秘书 2 名，管理员 6 名。共有指导医师 53 人，指导医师先后在北京协和医院、四川大学华西医院、首都医科大学宣武医院、河南省人民医院等国内知名医院进修学习住培管理经验，多人次参加全国及自治区麻醉专业师资培训。连续三年被评为院级优秀教学集体，多名指导医师被评为院级优秀指导医师，是一支教学经验丰富、梯队建设完备的指导医师队伍。

基地主任徐桂萍，新疆维吾尔自治区人民医院麻醉手术中心主任，主任医师，教授，博士生导师，国务院特殊津贴专家，“新疆最美科技工作者”称号获得者。担任中华医学会麻醉学分会常务委员，中国医师协会麻醉学医师分会常务委员，中华医学会麻醉学分会危重症学组组长，新疆医学会麻醉学专委会主任委员，新疆临床麻醉质控中心主任委员，中国老年医学学会麻醉学分会常务委员，新疆麻醉管理临床医学研究中心主任，中国高等教育学会医学教育专业委员会麻醉学教育研究会理事会理事，中国心胸血管麻醉学会舒适化医疗分会常务委员。担任《国际麻醉学与复苏杂志》

《中华麻醉学杂志》《临床麻醉学杂志》编委，*Anesthesia & Analgesia* 中文版常务编委。近年来先后主持国家自然科学基金及省级自然科学基金8项，发表期刊论文100余篇，获自治区级科技进步奖2项。

教学主任阿里木江·司马义，新疆维吾尔自治区人民医院麻醉手术中心主治医师，新疆维吾尔自治区人民医院青年骨干。担任中华医学会麻醉学分会教育与人才学组委员，新疆医学会麻醉学专业委员会秘书，新疆医学会麻醉学专业委员会青年委员会副主任委员，新疆医学会加速康复外科专业委员会青年委员会副主任委员，乌鲁木齐医学会麻醉学专委会委员。先后主持省级自然科学基金1项，院内项目1项，参与国家及省级自然科学基金4项，发表论文10余篇。

基地教学小组定期对住培工作进行监督和考核，内容包括指导医师遴选和履职情况、培训指导医师带教能力、指导医师评价、教学活动督导和考核监管。同时建立指导医师和责任导师激励机制，发放教学绩效，并将带教工作业绩与个人考核挂钩。医院及基地定期评选“优秀指导医师”并予以表彰。定期组织召开教学工作管理会议和指导医师工作例会，进行教学质量反馈和改进。学员对基地的满意度逐年提高（2019年满意度96%，2020年满意度97.2%，2021年满意度97.6%）。

三、质量管理

基地承担新疆医科大学、石河子大学麻醉学专业“四证合一”住院医师、社会化住院医师及非麻醉专业住院医师的培训任务。目前（2022—2024年）在培住院医师52人，已结业住院医师70余人。基地培训和考核依据为《住院医师规范化培训内容与标准（2022年版）》麻醉科培训细则及《国家住院医师规范化培训考核评分标准》。

责任导师分为初级导师（三年以上中级职称）、中级导师（副高级职称）及高级导师（高级职称），分别参与一年级、二年级和三年级住院医师的全程培养。每位导师每年负责指导1～2名住院医师，根据学员的特点，引导其参与临床实践并指导其自主思考，提高临床思维等能力。住院医师第一年，在初级导师的指导下，学习麻醉科工作常规，初步掌握常规的麻醉方法及手术等相关的知识理论与技能。掌握心肺脑复苏等急救技术。掌握病史采集、查体和实验室检查等进行综合术前评估的基本技能，提高与患者、指导医师及手术团队成员沟通、协调能力，制订基本的麻醉管理方案等，实现医学生向临床医师的转变；第二年，在中级导师的指导和培训下，进行麻醉亚专业的轮转，熟练掌握有创操作的实施，熟悉常见并发症的处理及其麻醉管理等；第三年，通过完成累积一定数量常见手术的麻醉，在指导医师的监管下，能够独立实施常见手术的麻醉及管理。参与心血管麻醉等疑难复杂手术和急危重症患者的围手术期管理，并了解麻醉学国内外新进展。责任导师会定期督查住院医师的各项考核任务，协调和解决住院医师在培训过程中所遇到的困难，为他们指明方向。同时，责任导师还会定期对住院医师的临床实践和品德修养进行全面指导，增强住院医师的归属感，提升住培教学质量。

基地开展丰富多彩的教学活动，由9个特色麻醉亚专业组每月依次承担教学任务，包括小讲课、病例讨论、技能操作等教学活动（图25-1）。

1. 小讲课：根据麻醉专业住培标准和要求制订课表，包括基础知识、专科麻醉、临床指南解读等。

2. 技能培训：培训方式以模拟教学和Workshop形式开展，增加住院医师动手机会。技能培训结束后，由责任导师对其负责的住院医师临床技能进行考核并及时将考核结果反馈给教学小组。

3. 病例讨论：住院医师在指导医师的指导下制作病例讨论PPT材料，由住院医师汇报病例、分析病例特点、制订麻醉计划、叙述术中可能出现的问题及对策等，指导医师再对该病例进行补充、对相关知识新进展进行讲解，培养住院医师临床思维。

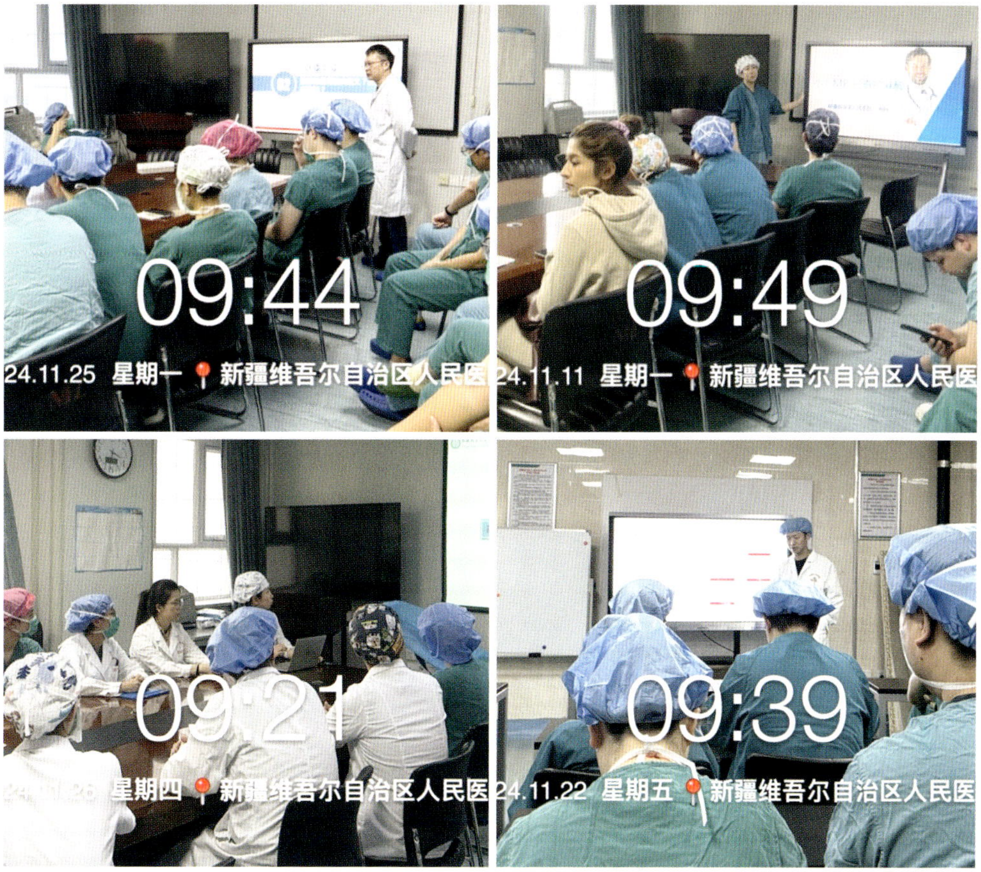

图 25-1　麻醉科住培基地教学活动

4. 教学查房：麻醉专业教学查房一直是麻醉科住培教学的瓶颈和难题，本基地创新性建立符合麻醉学专业的三段式教学查房，即示教室—麻醉复苏室（床旁）—示教室。教学查房准备阶段主要是根据教学安排，指导医师和住院医师一起选择合适的病例，并且在查房前和相关科室进行沟通，为教学查房顺利进行做好充分的准备。在确定好病例后，指导医师进行教案书写，准备相关 PPT，对主查住院医师及其他被查住院医师进行分工。教学查房尽量选择合并有内科并发症的患者，提前和患者及其家属沟通，取得他们的同意后方能进行。教学查房学员人数控制在 6～8 人，并从中选取主查住院医师。主查住院医师需要提前访视患者、阅读相关文献，并在查房当天进行相关病史汇报。首先由指导医师在示教室简单介绍病例情况，明确教学查房重点，强调需要住院医师掌握的教学内容。然后再到麻醉复苏室，由主查住院医师进行病史汇报，汇报内容规范并突出麻醉特色，接着进行麻醉相关专科查体，如主查住院医师动作不到位，由指导医师进行纠正。结束后，返回示教室，围绕病例提出针对性的麻醉方案，预测围手术期可能出现的危机情况并提出处理预案。整个过程注重教与学互动，提高学员积极性。

5. 杂志俱乐部：住院医师讲解文献内容、朗读并翻译，指导医师对文献背景、统计学方法，文献亮点进行深入解读，从而提高住院医师专业英语的听、说、译及科研水平。

6. 基地采取多元化模拟教学、现场演示等教学培训方式，提高住院医师对超声技术用于神经阻滞镇痛、肌骨疾病诊治及重要脏器评估等临床实践技能。与医院技能培训中心深入合作，共同举办可视化技术培训班、血流动力学培训班、临床危机情景模拟培训等住培培训项目，先进齐备的临床基本技能训练模型、高水平模拟手术间能够满足临床情景模拟训练的需求，为住院医师临床能力培训提供了良好的条件与平台。

四、教学成果

作为新疆唯一一家麻醉专业重点住培基地，科室充分发挥“示范，引领，创新”作用，近几年在基地主任徐桂萍带领下，形成了一系列创新举措及典型案例并进行示范推广：

1. 受新疆维吾尔自治区卫生健康委员会科教处委托，举办四期（2019 年、2020 年、2021 年和 2024 年）新疆维吾尔自治区住院医师规范化培训麻醉专业师资培训班（图 25-2）。来自全疆 13 家住培基地的 258 名麻醉专业指导医师参加培训，并获得自治区级麻醉专业住培师资合格证。同时，基地通过分析四年师资培训效果，在《中华医学教育杂志》2022 年 11 月刊发“新疆麻醉科住院医师规范化培训师资培训效果分析”一文。

2. 疆内首创“虚拟仿真情景模拟教学”，通过模拟真实的临床情景，将理论与实践相结合，锻炼住院医师的临床适应能力以及临床操作、医患沟通、临床决策能力，并逐渐培养严谨的医疗工作态度，提升医疗安全（图 25-3）。2021 年，基地承办“新疆住院医师规范化培训麻醉专业虚拟仿真模拟教学大赛”（图 25-4）。共有 12 支代表队参赛，各代表队通过指导医师和住院医师的紧密

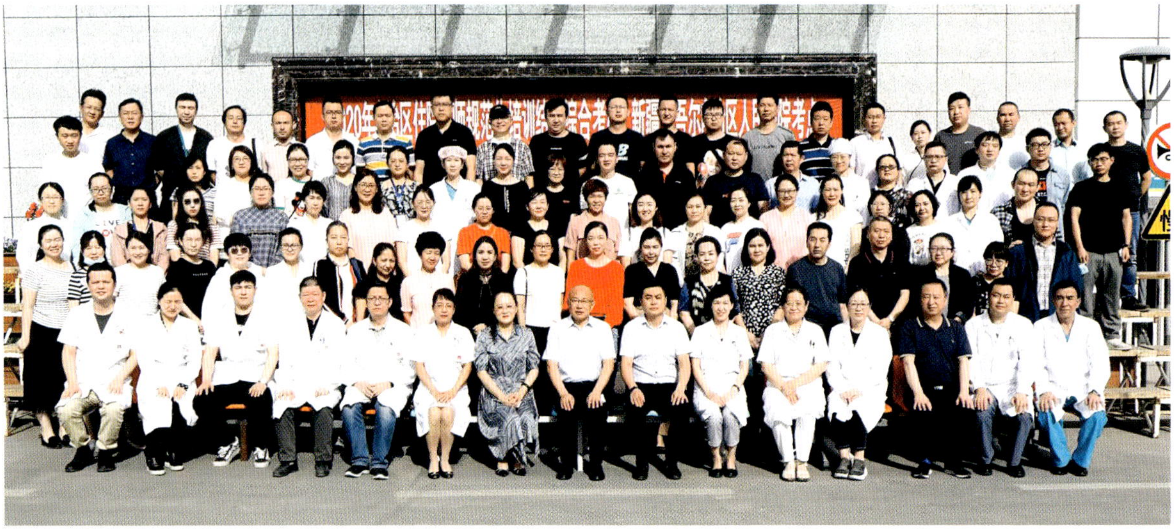

图 25-2　基地承办新疆维吾尔自治区住院医师规范化培训麻醉专业师资培训班（2020 年）

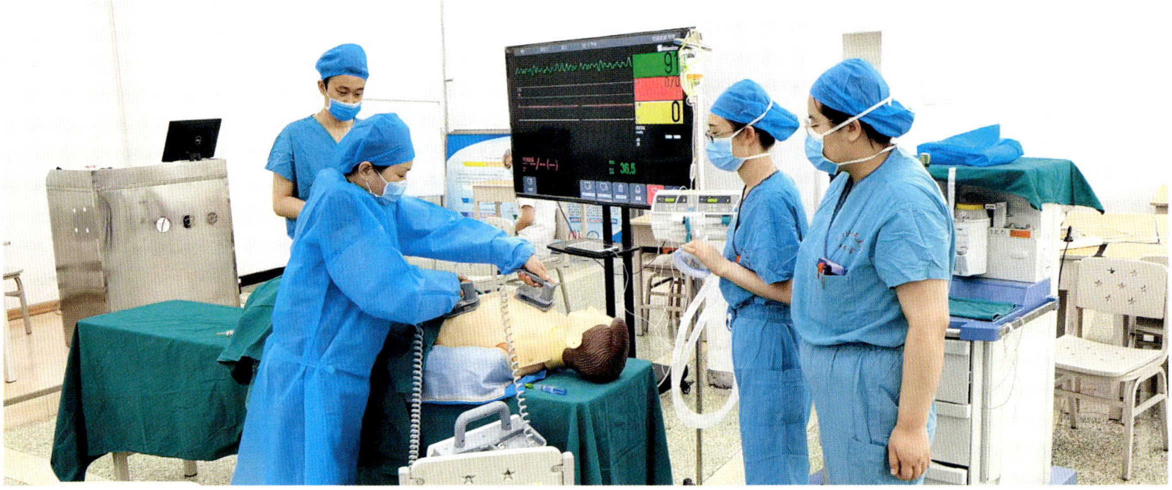

图 25-3　基地虚拟仿真情景模拟教学现场

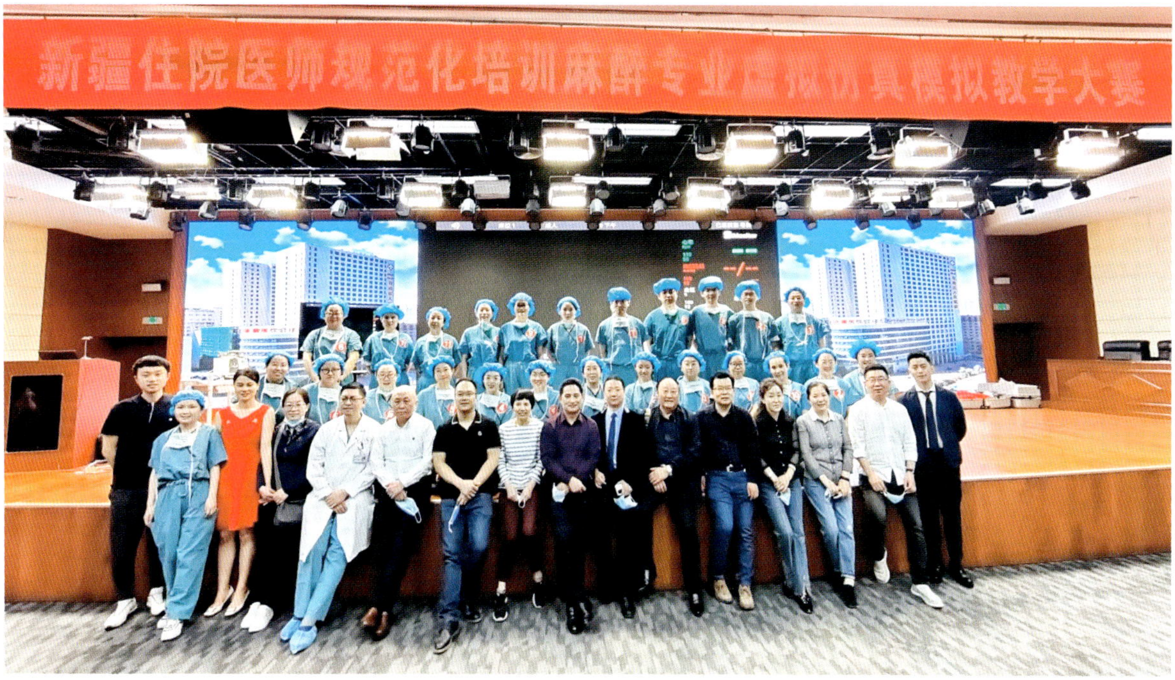

图 25-4　基地承办新疆住院医师规范化培训麻醉专业虚拟仿真模拟教学大赛

配合，身临其境般经历了过敏性休克、恶性高热、羊水栓塞等麻醉危机事件的发生发展过程。各代表队通过启动麻醉应急预案，精密合作诊疗，最终让每一个“患者”脱离生命危险。各代表队比赛结束后，评委就整个病例处理过程进行点评，按标准化流程重新梳理医护人员每一阶段的诊疗重点。

3. 全疆示范推广规范、标准、符合麻醉专业的住培教学活动，推广标准化“三阶段”教学查房、“小专题・短时间”小讲课和“指导医师—住院医师”共同讲授病例讨论等教学活动。旨在督促新疆各专业基地进一步规范教学活动，规范教学行为，通过不断加强业务能力，提高带教水平，促进新疆麻醉专业住培教学质量提升。

4. 基地连续五年承担自治区麻醉专业住培结业实践能力考核，共培训结业考核考官 59 人。通过考核工作，不仅对新疆麻醉专业住院医师的理论知识及专业技能操作进行了全面考核，同时也对新疆麻醉住培带教工作进行了综合评估。考核结束后，对所有考官进行专项考核复盘，及时对考核过程中所发现的问题与不足进行总结反馈，并将存在的问题作为下一步各基地教学及管理工作的重点和焦点，督查整改，不断提升。

5. 创建新疆首家麻醉重症监护病房（AICU），为培养复合型麻醉人才奠定基础（图 25-5）。创建麻醉重症监护病房是麻醉学科全面发展的一项重要创新和实践探索，因此围手术期危重症治疗是培养合格麻醉专业住院医师的重要教学环节，基地创新性地将围手术期危重症治疗教学纳入麻醉专业住院医师的轮转计划中，让住院医师参与围手术期重症患者管理，摆脱传统麻醉思维，试点培养复合型麻醉人才。

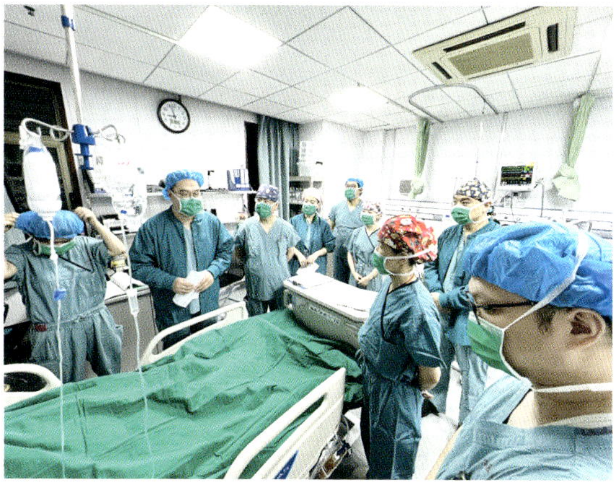

图 25-5　麻醉科住培基地 AICU 教学查房

五、困境与展望

（一）面临的困境

1. 虚拟仿真模拟培训可以为住院医师提供高度仿真的手术环境，让住院医师在实践中学习和掌握各种麻醉技能。这种培训方式不仅能够帮助住院医师熟悉手术麻醉全流程，还能提高住院医师的麻醉操作技能和应对紧急情况的能力。通过反复练习，住院医师可以更加熟练地掌握各种麻醉技能，从而提高临床技能水平。但是，由于虚拟仿真模拟培训需要较多的设备、资金及人力支持，故目前组织实施虚拟仿真模拟培训能力有待提高。如何将基地宝贵的虚拟仿真模拟培训资源发挥更大的教学作用也是基地教学工作下一步应该考虑和解决的问题。

2. 新疆住院医师生源质量与内地发达地区有较大差距，即使医院及基地通过各种措施进行教学培训和考核，仍难以完成国家规定的首通率（包括首次通过国家执业医师资格考试及首次通过住培结业考试）。

3. 考核评价作为住培教育的一个核心环节是判断、确保培训质量的关键，直接关系着住培的发展。建立完善的麻醉专业理论和实践技能题库，对了解住院医师自身专业素质、日常学习监督和强化训练等是非常必要的。目前，基地题库建设处于初级阶段，未形成统一而全面的题库建设规模。

（二）展望

1. 技能阵地——完善围手术期麻醉虚拟仿真模拟实训基地：完善目前的围手术期麻醉虚拟仿真模拟实训基地，形成拥有智能化模拟手术间、智能化仿真综合模拟人、智能化模拟软件等一体化的实训基地。实训基地能进行内科、外科、儿科、妇产科等手术操作及麻醉基本技能训练和考核，还可进行院前急救、创伤救护等专项技能培训，为围手术期内外科培训搭建平台。融入最先进技术手段（VR 及 AR 设备），使住院医师在身临其境下建立正确的临床思维及技术。同时加强与完善医院及科室数字化图书馆与电子阅览室建设。

2. 师资阵地——完善高素质、专业化、创新型师资队伍：优质的师资团队是住培工作的重要支撑，医院及科室应高度重视师资队伍建设，致力于培养有胜任力的带教团队，通过阶段式分层次培训，优化师资人才梯队。未来，基地将继续加强师资队伍建设，并在传统师资培训中开展师资考核的一致性评价制度。

3. 制度阵地——完善符合麻醉专业的住培出科考核及形成性评价制度：除住院医师平台手册填写以外，加强住培过程考核，建立信息化住培档案，专人管理，一人一案。档案包含住培月报表、出科考核表、过程考核材料以及指导医师评价表等材料。同时制订培训流程以及各种培训表单。通过过程及形成性评价制度，实时监控培训质量，对科室、指导医师和住院医师进行考核和综合评估，对培训进行全过程督查，并定期总结和征求意见，持续改进麻醉专业住培工作。形成以临床演练评估（Mini-CEX）和操作技能直接观察评估（DOPS）等方式的形成性评价机制。在形成性评价过程中，通过住院医师与指导医师的互动，建立有效的反馈机制，根据不同类别的课程和操作技能的实际情况及住院医师状况的不同，采用多种评价手段和形式，给予住院医师一定的激励。最后，指导医师需要及时对评价结果进行总结、分析，引导住院医师改进学习进度，提高学习效率，达到教学目标，从而形成“教学相长”的良性循环。逐步形成一套具有基地自身特色的形成性评价体系，共同促进医院乃至新疆麻醉专业住培工作稳步发展。

4. 培训阵地——完善“导师负责制”带教制度：进一步完善“导师负责制”，明确导师负责制在住培考试教学、结业评估及临床实践等工作中的义务与责任。设置教学小组，协助基地做好住院医师轮转、日常管理和督导监督等工作，组织相应的考核和教学活动，安排多学科联合病例讨论等，形成从上到下住培组织领导体系。

5. 积极推进与先进教学创新团队、高校、医院的合作与交流，定期选拔骨干指导医师赴以上机构进行短期及长期研修及合作，研修期间给予相应的待遇及保障措施。适当对麻醉专业住院医师招生进行政策倾斜，扩大招生规模，强化实践能力和科研思维能力培养，提升专业和学科影响力。

6. 考核评价作为培训中的一个核心环节，是判断、确保培训质量的关键，直接关系着住培教育的发展。未来将加大对题库建设、形成性评价和出科评价等方面的信息化系统建设，形成智能、共享的住培网络平台。

编　委：徐桂萍
执笔人：阿里木江

26 第二十六章 昆明医科大学第二附属医院麻醉专业住培基地

第一节　昆明医科大学

昆明医科大学是云南省重点大学，前身是创建于 1933 年的东陆大学医学专修科，1956 年独立建院，1981 年成为全国首批硕士学位授予单位，1998 年成为博士学位授予单位，2010 年云南医学高等专科学校并入，2012 年更名为昆明医科大学。是国家首批中西部高校基础能力建设工程院校。九十多年来，培养的 10 万余名全日制和 10 万余名非全日制高级医药卫生人才扎根边疆，服务基层，为云南卫生健康事业、经济社会发展、民族团结进步和边疆繁荣稳定做出了卓越贡献（图 26-1）。

学校现有呈贡（主校区）、人民西路、平政 3 个校区，校园占地面积 1482 亩。现有全日制在校生 22 875 人，其中本科生 16 178 人，硕士研究生 5503 人，博士研究生 724 人，留学生 430 人；成人本、专科在校生 29 078 人。经过多年的发展，形成了全日制高等医学（学士、硕士、博士）教育、毕业后教育、医学继续教育、留学生教育等完整的医学人才培养体系。有在编职工 6160 人（校本部 1624 人，直属附属医院 4536 人）。有长江学者特聘教授 1 人、“国家杰出青年科学基金获得者”2 人，“科技部创新人才推进计划中青年科技创新领军人才”1 人，“国家百千万人才工程”7 人，教育部“新世纪优秀人才支持计划”4 人，“国家突出贡献中青年专家”6 人，“享受国务院政府特殊津贴人员”90 人，全国教书育人楷模 1 人，全国优秀教师、优秀教育工作者 14 人，兴滇人才奖 2 人，云南省科技领军人才 1 人，入选其他省级人才项目 954 人次。

学校有学院（部）18 个，本科专业 35 个。学校贯彻落实国家加快医学教育创新发展战略要求，主动服务于云南省医药卫生事业发展的人才需求。本着“扶优扶特扶强”的原则，突出重点，分类建设，现有医学、理学、管理学、工学、教育学等 5 个学科门类，形成了以医学和“医学 +X”多学科交叉融合、生物医药和大健康产业相关专业为主的专业发展新格局。学校坚守“一流教学培养

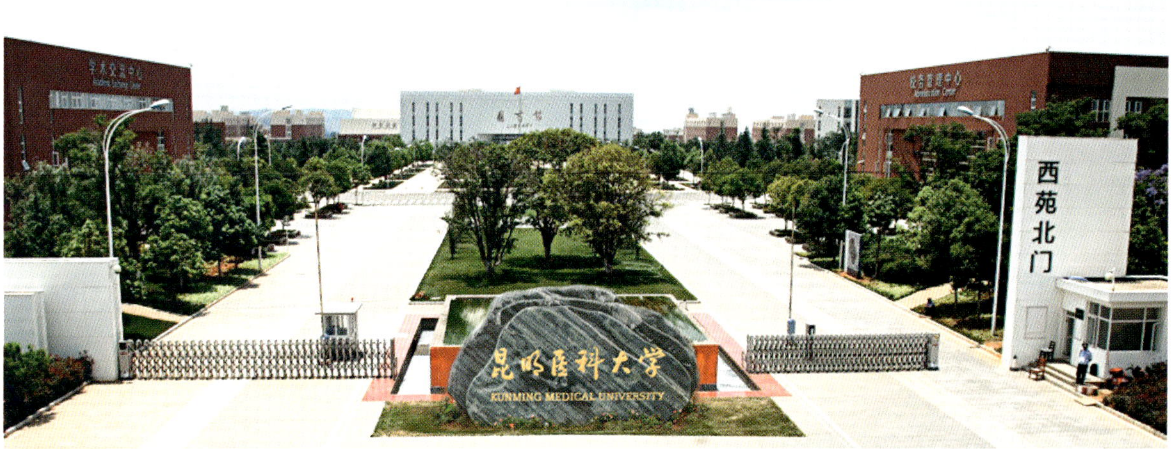

图 26-1　昆明医科大学校园

一流人才”的教学初心，以先进教育教学思想引领人才培养模式和本科教育教学改革。目前学校有国家级一流专业 10 个，国家级特色专业 4 个，国家级实验教学示范中心 1 个，国家临床教学培训示范中心 1 个，国家级一流课程 13 门，国家级课程项目 3 个；有省级一流学科 6 个，其中省级重点建设学科 2 个，省级一流专业 6 个，省级一流课程 47 门，省级教学团队 8 个。口腔医学、药学、临床医学、护理学 4 个专业先后通过教育部相关专业认证，康复物理治疗、康复作业治疗、假肢矫形工程 3 个专业通过国际认证。有一级学科博士学位授权点 5 个，博士专业学位授权点 2 个，一级学科硕士学位授权点 8 个，硕士专业学位授权点 7 个。设立了临床医学、基础医学、药学、口腔医学、公共卫生与预防医学 5 个博士后科研流动站。临床医学进入 ESI 全球排名 2.02%，药理学与毒理学、神经科学与行为学、生物学与生物化学、分子生物学、遗传学、精神病学与心理学 6 个学科进入 ESI 全球排名前 1%。

学校先后获国家级科技奖励 7 项，部委级科技奖励 17 项。“十三五”以来，获何梁何利“科学与技术创新奖”1 项，省级科技奖特等奖 5 项、一等奖 15 项；承担国家级科研项目 827 项，位居全省前三，年平均科研经费 1.6 亿元；有教育部创新团队 1 个，省创新团队 43 个。有教育部国际合作联合实验室 1 个，国家卫健委重点实验室 1 个，教育部省部共建协同创新中心 1 个，国家干细胞临床备案机构 3 个，国家干细胞临床研究备案项目 1 项，国家级资质认定和认可实验室（中心）2 个，省级重点实验室 11 个，省级临床医学研究中心、技术研究中心、基地等 140 个。《昆明医科大学学报》是国家科技核心期刊。

学校建立了由 4 所直属附属医院、11 所非直属附属医院、26 所教学医院、46 所实习医院、20 个社区实践教学基地和 75 个相关专业实践教学基地组成的完善的实践教学网络，充分满足学生实践教学需要。第一、二附属医院是“三级甲等”综合医院，第三附属医院和附属口腔医院是云南省水平最高的“三级甲等”肿瘤专科医院和口腔专科医院。

学校与 30 个国家和港澳台地区的 90 余所高校及科研院所建立了稳固的交流合作关系。发起成立南亚东南亚医学教育与医疗卫生联盟，成为推动国家和云南与南亚、东南亚在医学教育和医疗卫生领域交流合作的重要平台。与泰国玛希隆大学合作举办护理本科项目，合作办学。留学生生源国达 29 个，是云南省“国际医学人才培养基地”和首批招收国家政府奖学金留学生院校，是教育部批准的来华留学生本科临床医学专业（英语授课）学校，已通过教育部来华留学质量认证和印度、尼泊尔、泰国等国家医学委员会认证，是南亚、东南亚国家学生来华学习医学的主要目标院校。学校立足云南“面向南亚东南亚辐射中心”定位，主动服务和融入国家及云南发展战略，2010 年以培养具有“知华、友华、爱华”情怀，适应区域要求，具有救死扶伤的道术、心中有爱的仁术、知识扎实的学术、本领过硬的技术、方法科学的艺术“五术”的国际医学人才为目标，秉承“学生中心、育人育才、中外融通、医文并修”的人才培养理念，通过“融合创新—项目推进—实践完善”，创建了独立的面向南亚、东南亚来华留学生临床医学本科人才培养体系。

学校重视社会服务，积极开展医学及相关人员继续教育培训；承担社会责任，加强校地合作，开展教育、医疗、科技和文化对口帮扶。获全国文明校园、云南省文明单位、云南省文明学校、云南省思想政治工作先进集体、云南省脱贫攻坚先进集体、云南省民族团结进步先进集体、云南省医疗保险基金管理先进单位和平安校园等荣誉称号，是国家公共机构节约型示范单位。

第二节　昆明医科大学第二附属医院

昆明医科大学第二附属医院（以下简称“昆医大附二院”）建院于 1952 年 10 月，原名为“昆明市工人医院”。1962 年，更名为昆明医学院第二附属医院，2000 年挂牌昆明医学院第二临床医

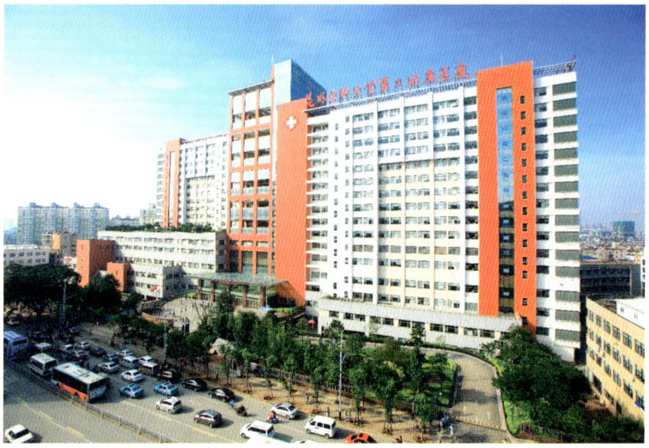

图 26-2 昆明医科大学第二附属医院

学院，2009 年和 2015 年分别加挂云南省泌尿专科医院、云南省肝胆胰外科医院牌子，2012 年更名为昆明医科大学第二附属医院（图 26-2）。2021 年接收云光发展有限公司云光医院，将其更名为昆明医科大学第二附属医院海口医院，形成一院两区的发展模式，进一步拓展了办院空间。建院以来，医院尊崇“明德至善”的院训，倡导家园意识和“关爱生命，情系患者，诚信友爱，和谐发展”的价值观，始终坚持“以人民健康为中心”，为戍卫人民健康，促进云南社会经济发展，维护边疆和谐稳定作出了积极贡献。“十四五”规划明确了医院建设国内知名，辐射南亚、东南亚的区域高水平医院和医学人才培养中心的奋斗目标。

目前医院已经发展为科室齐全，人才济济，技术力量雄厚，学科优势突出的集医疗、教学、科研、预防、保健、突发公共卫生事件应急处理和医疗救治于一体的大型三级甲等医院。医院是卫生部首批评定的“三级甲等医院”，是“全国百佳医院”及国际紧急救援中心（SOS）网络医院，是云南省首批命名为老年友善医疗机构的医院。是人力资源和社会保障部、全国博士后管理委员会批准认定的博士后科研工作站，是国家脑卒中防治委员会授予的云南省首个“高级卒中中心”单位，是云南省卒中学会（一级学会）主委单位，云南省化学中毒救治基地，云南省泌尿系统疾病临床医学中心，云南省肝胆胰疾病临床医学中心，云南省重症医学临床医学中心，云南省康复临床医学中心建设基地。

医院科室建设齐全，学科优势突出。肝胆胰外科、泌尿、康复医学、烧伤、重症医学、骨科、微创、护理、消化、血液、神经内科等学科，已步入国内、省内领先行列，优势突出。1999 年后率先在云南省开展了人同种异体原位肝移植、亲体部分肝移植、肝肾联合移植、心脏移植等移植手术，为云南省大器官移植的开展奠定了基础，培养了人才。医院现有开放床位 2255 张，80 个临床病区和医技科室，5 个国家临床重点专科建设项目（重症医学、泌尿外科、神经内科、肝胆胰外科、神经外科），29 个省级临床重点专科建设项目（烧伤科 2 个、新生儿科 2 个、产科 2 个、康复医学科 2 个、消化内科 2 个、骨科 2 个、麻醉科 2 个、创伤外科、疼痛科、精神科、眼科、急诊科、呼吸内科、护理专业、检验科、神经内科、肾脏内科、血液内科、妇科、普通外科、老年病科、儿科），国家药物临床试验机构（15 个专业）、国家医疗器械临床试验机构（38 个专业），云南省继续医学教育基地（18 个专业），国家级省域重大疫情救治基地，全科医师临床培训基地和云南省普外基地。全省首家通过卒中中心、胸痛中心、创伤中心、危重孕产妇救治中心、危重新生儿救治中心建设验收评审。目前，医院拥有云南省内第一台第四代达芬奇 Xi 手术机器人和第一台荧光腹腔镜，通过高端先进医疗设备的技术优势，进一步发挥好优势学科的带动作用，在智能医疗领域刻苦钻研探索，促进诊疗水平的不断提升，在改善患者就医感受、提高医疗服务质量中继续担当作为，更好地为人民群众健康保驾护航。

医院科研氛围浓厚，硕果累累。医院现有省级科技创新团队 2 个，云南省高校科技创新团队 5 个，云南省高校工程研究中心 2 个，云南省泌尿系统肿瘤重点实验室 1 个，云南省神经病理性疼痛诊疗工程研究中心 1 个。获云南省重大科技专项 1 项，院士 / 专家工作站 24 个，博士后科研工作站 1 个，云南省临床医学中心 4 个，云南省临床医学研究中心 1 个（泌尿系疾病），昆明医科大学重大科技成果培育项目 4 个。获云南省科技进步特等奖 1 项，先后 6 次获省级科学技术进步类一等奖。医院共有云南省肝胆胰外科、泌尿外科、烧伤、脑血管病 4 个内设研究所和云南省分子诊断、康复医学、睡眠呼吸紊乱疾病、肝病、骨质疏松、神经创伤、脊柱侧弯与脊柱畸形、创伤外科、妇科宫颈阴道疾病、儿童呼吸系统疾病防治、自身免疫性皮肤疾病、临床护理、重症医学、外科临床营养等 14 个内设研究中心。近 5 年获国家自然科学基金项目 63 项，省级科技计划项目 174 项。

医院人才辈出，结构合理。医院现有在岗职工 3636 人，其中高级职称 663 人。有首届“兴滇人才奖”1 人，国家“百千万人才”2 人，“云岭学者”4 人，“云岭名医”10 人，兴滇英才支持计划“名医”专项 40 人、青年人才 19 人、创新团队 3 个，云南省医学领军人才 16 人、学科带头人 35 人、后备人才 25 人，云南省中青年学术和技术带头人 22 人、后备人才 10 人，享受国务院特殊津贴 23 人，享受省政府特殊津贴 25 人，云南省有突出贡献的优秀专业技术人才 28 人。获“全国医院优秀院长”荣誉称号 3 人，全国“五一劳动奖章”1 人，全国教育系统先进个人 1 人，全国卫生系统先进个人 1 人，云南省先进工作者 2 人，抗击新冠疫情全国三八红旗集体 1 个。

医院不断加强对外交流合作，与南亚、东南亚、中东、欧美澳等二十多个国家和地区的医疗、教学机构建立了广泛的联系，有着多层次、多方位的医学研究、人才培养及学术交流与合作。多次派出医疗队援助乌干达，多次执行对缅白内障复明项目，成立“金桥”国际泌尿外科联盟，成功举办十届“金桥”国际泌尿外科会议、两届“金桥”中缅泌尿外科会议、三届中国 - 南亚东南亚神经外科昆明论坛及面向东盟国家援外医疗培训等国际学术会议及援外培训班，圆满完成各项援外医疗任务。先后与境外非政府组织［新加坡国际基金会、协力会（挪威）云南办事处］开展提升中国云南老龄化人口医疗服务合作项目、云南社区康复建设项目，为云南省培养了大批康复专业人才，进一步提高了云南省医疗机构及社区的康复服务能力。

淬炼“二院价值”和“二院文化”，随着医院代代相传，建院以来的优良传统得以很好地继承和积淀。全体二院人将秉承“明德至善”的院训，倡导家园意识和“关爱生命，情系患者，诚信友爱，和谐发展”的价值观，始终坚持“以病人为中心，以提高医疗、教学、科研质量为根本，与人民健康同行”的宗旨，以崇高的医德、精湛的医术和高度的社会责任感承载生命的重托，主动服务和融入国家“一带一路”建设，构建养老、孝老、敬老的服务环境，更好地满足老年人的医疗健康需求，为推进医院高质量发展，为昆明医科大学“双一流”建设，为云南省的社会经济建设、高等医学教育和卫生事业的发展，为健康云南、健康中国的建设而继续奋斗。

第三节　昆明医科大学第二附属医院麻醉手术科

昆明医科大学第二附属医院麻醉手术科是云南省省级临床重点专科、云南省重症医学研究中心、国家级住院医师规范化培训基地、云南省手术室专科护士培训基地、美国心脏协会（AHA）基础生命支持（BLS）和高级心血管生命支持（ACLS）培训中心、昆明医科大学麻醉学教学医院。

麻醉学专业自 1984 年获硕士学位授予权并开始培养硕士研究生。1985 年对五年制本科生进行麻醉专业培训。1989 年开设疼痛门诊。1990 年建立 SICU，同年麻醉本科专业成立，成为我国拥有麻醉专业的 8 所院校之一。1999 年 10 月 23 日，成功开展了云南省第一例同种异体肝移植术的麻醉及术后监测治疗。2000 年 9 月 18 日，成功开展云南省第一例心脏移植手术麻醉及手术后监测治疗，并开展严重脊柱畸形的矫正等手术的麻醉。2006 年 7 月，思永玉自四川大学华西临床医学博士毕业回麻醉科，系麻醉科第一位博士。2018 年思永玉当选中华医学会麻醉学分会第十三届委员会常务委员。几十年来，在文士铭、张云华、张自云、黄青青、思永玉历届主任带领下，麻醉手术

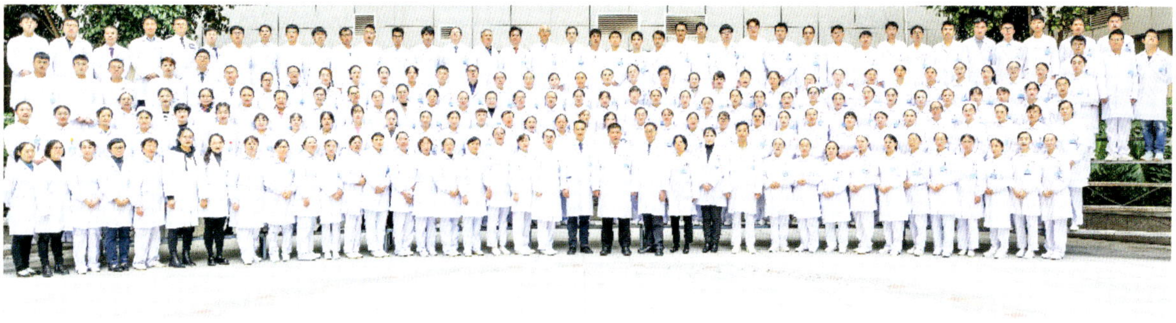

图 26-3 昆明医科大学第二附属医院麻醉手术科

科逐渐壮大并取得很好的声誉。

手术室内年麻醉量接近 3 万例，手术室外年麻醉量接近 4 万例，包括无痛胃肠镜、无痛取卵、无痛人流、无痛纤支镜、无痛分娩，年麻醉门诊量 2500 例。开展了 TCI 技术、心排血量监测指导危重患者麻醉、多种困难气道管理技术、麻醉深度监测、神经刺激器联合超声引导下神经阻滞、大出血患者血液保护、自体血液回收技术、大剂量氨甲环酸用于凝血功能调控与干预、术前心肺功能评估新方法、超声引导下有创操作（动静脉穿刺、神经阻滞、椎管内麻醉）、低中心静脉压联合凝血功能调控在肝脏手术中的应用、心脏移植麻醉。手术室配备有世界先进的第四代达芬奇机器人和复合手术间，同时还配备有国内外先进、精良的 3D 腹腔镜、荧光腹腔镜、神经监护仪、钬激光、EMS、电子胆道镜和宫腔镜等一系列精密的手术仪器，为医院开展新手术、新项目提供了丰富的设备资源。

昆医大附二院麻醉手术科共有 201 人，其中教授、主任医师 5 人，副教授、副主任医师、副主任护师 11 人，主治医师、主管护师 48 人，住院医师 23 人，麻醉护士 28 人，手术室护理人员 121 人（图 26-3）。硕士研究生导师 4 人，博士学历 2 人，硕士学历 42 人。中华医学会麻醉学分会全国常委 1 人，中华护理学会手术室专业委员会全国常委 1 人，中国医疗保健国际交流促进会护理学分会全国常委 1 人，中华医学会麻醉学分会基层麻醉学组组长 1 人，国家级学会委员 4 人，省级学会副主任委员 3 人，省级学会常委 4 人，省级学会委员 8 人。

麻醉手术科还拥有一支爱岗敬业的护理队伍，护理工作以精、专、细为特点。注重专业技术培训，对各类手术制定了精细、标准及可操作的护理配合流程，制定了精密仪器管理制度，以达到为医生提供娴熟的手术护理配合的目的。以高度的责任心为患者提供优质、高质量的护理服务，一切以患者为中心，使患者以最佳的状态，安全舒适地接受手术治疗。我们的团队愿景是：主动服务、专业配合、团结奉献、安全高效。

麻醉手术科加强对外合作交流，在省内多家医院麻醉手术科建立专家工作站和走基层活动，长期帮助基层医院培训麻醉医师、手术室专科护士和麻醉护士，每年举办国家级、省级学习班和学术交流活动。现麻醉科承担的科研项目有：国家自然科学基金 1 项、科技部子课题 1 项、省级科研基金 6 项，院级科研基金多项。

第四节 昆明医科大学第二附属医院麻醉专业住培基地

住院医师规范化培训是毕业后继续教育的重要组成部分，昆医大附二院于 1993 年开始住院医师培养工作，1996 年纳入云南省住院医师规范化培训体系，2006 年批准为云南省住院医师培训基地，2009 年获云南省首批全科医师临床培训基地，2011 年获云南省发改委“全科医生临床培养基地建设项目”资助，2013 年获国家卫生计生委首批“全科医生规范化培养基地能力建设项目”资助。2014 年首批认证为国家级住院医师规范化培训基地，设有专业基地 25 个，其中康复医学科专业为国家级重点专业。2017 年首批认证为国家级专科医师规范化培训基地，设有神经外科、呼吸与危重症医学、普通外科学 3 个专科基地。

一、基地介绍

昆医大附二院麻醉专业基地是首批国家级住院医师规范化培训基地，由昆明医科大学第二附属医院麻醉手术科牵头，昆明医科大学第三附属医院（云南省肿瘤医院）麻醉手术科和昆明医科大学附属儿童医院麻醉科协同组建。麻醉专业基地年手术麻醉量 10 万余例，全面覆盖麻醉学 12 个亚专业，肝胆胰外科、泌尿外科、烧伤科、小儿外科、胸外科亚专业麻醉作为优势亚专业。在三家医院麻醉科的共同努力下，构建了云南省优势突出、专业技术过硬的住院医师规范化培训基地。

（一）昆明医科大学第二附属医院麻醉手术科

见本章第三节。

（二）昆明医科大学附属儿童医院（昆明市儿童医院）麻醉科

昆明医科大学附属儿童医院（图 26-4）是云南省唯一一所集医疗、科研、教学、保健、康复为一体的三级甲等儿童专科医院。2019 年三级公立医院考核在儿童医院中全国排名第九，其中 CMI 排名第七，四级手术人数排名第十二；艾力彼智慧医院排名 46，是云南省唯一一家进入百强的医院；复旦排行榜西南地区小儿内科第三，小儿外科第四。

昆明医科大学附属儿童医院（昆明市儿童医院）麻醉科成立于 1975 年，2008 年被昆明市卫生局设立为昆明市儿童麻醉中心，2013 年被中华医学会麻醉分会确立为全国小儿麻醉培训基地，2014 年被昆明市卫生局确立为昆明市第四周期重点学科，并于同年被评选为云南省重点专科，同年 3 月麻醉科还成立了儿童麻醉镇静、镇痛中心。 医院目前新老院区合计手术床位 19 张，年手术量超过 10 000 台。麻醉科有多项科研成果获省、市科技进步奖，其中科研项目“维库溴铵在气管异物的应用”于 2014 年获得云南省科技进步奖三等奖，另有数十篇论文在省级专业期刊发表。获国家发明专利 4 项。

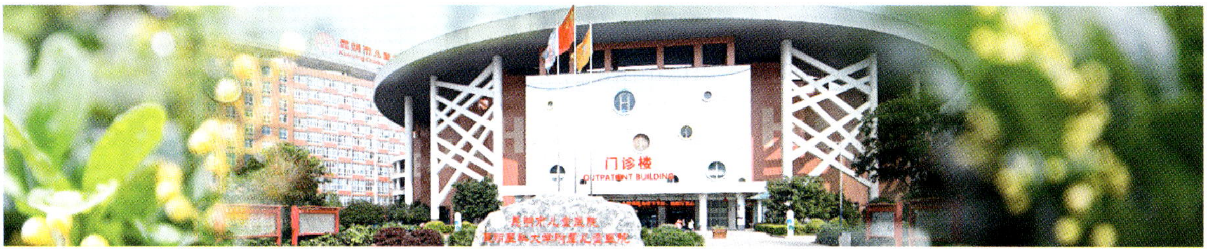

图 26-4　昆明医科大学附属儿童医院（昆明市儿童医院）

（三）昆明医科大学第三附属医院（云南省肿瘤医院）麻醉手术科

昆明医科大学第三附属医院（云南省肿瘤医院）是云南省集医疗、教学、科研、预防于一体的三级甲等肿瘤专科医院（图 26-5），是云南省癌症中心、云南省肿瘤诊疗质量控制中心、云南省肿瘤临床医学中心。有 4 个重点实验室，8 个省级创新团队，12 个研究中心，9 个专业开展住院医师协调培养，2 个院士工作站、8 个专家工作站，是昆明医科大学第三附属医院博士后科研工作站。

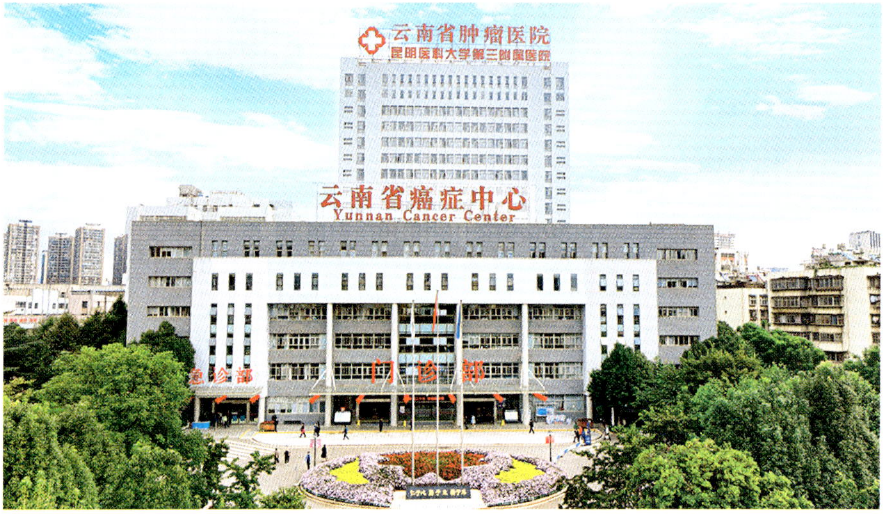

图 26-5　昆明医科大学第三附属医院（云南省肿瘤医院）

昆明医科大学第三附属医院（云南省肿瘤医院）麻醉手术科成立于 1992 年，科室现有医护人员 135 人，其中麻醉医师 39 人，麻醉护士 25 人，手术室护士 69 人，药师、技师各 1 人；53 人具有中高级以上职称。年手术量 2 万余台次，其中胸外科手术的麻醉六千余台，位居全国前列。开展无痛胃肠镜检查 1 万余例 / 年，无痛纤支镜检查 2000 余例 / 年，术后镇痛约 1 万例 / 年，中心静脉穿刺置管术近 3 万余例 / 年，动脉穿刺测压 1 万余例 / 年，麻醉恢复室（PACU）复苏术后患者约 2 万余例 / 年。

（四）组织结构与主要负责人

昆医大附二院麻醉专业基地是由基地主任领导，教学主任主持，三家医院麻醉科主任负责，教学秘书（教学管理员）落实实施的基本组织结构。

思永玉，昆明医科大学第二附属医院麻醉手术科主任，麻醉专业基地主任；主任医师，博士研究生导师；任中华医学会麻醉学分会常委，中华医学装备协会麻醉学分会副主任委员，云南省医学会麻醉学分会主任委员，云南省医师协会麻醉医师分会副主任委员，任《国际麻醉学与复苏杂志》《中华麻醉学杂志》编委。主持国家重点研发计划项目子项目 1 项：基于物联网技术的围术期生命监测支持仪器的评价研究 - 服务体系评价体系建立及仪器临床评价（2018YFC0117205）；主持云南省科技厅，联合专项 1 项：背根神经节 miRNA let-7e 调控 MZF1 表达参与慢性术后疼痛的机制研究（202201AY070001-125）；主持州市级课题 2 项：老年病人围术期心血管并发症的评估与防治（2021-KFKT-003）；下肢缺血再灌注预处理对术后心脏并发症的研究（2017NS305）。

角述兰，昆明医科大学第二附属医院麻醉手术科副主任，麻醉专业基地副主任（教学主任），主任医师，硕士研究生导师；任中国心胸血管麻醉学会围术期器官保护分会全国委员，云南省女医师协会麻醉学专业分会副主任委员，云南省医师协会麻醉医师分会第二届委员会常委，云南省医学会麻醉学分会第十届委员，中华医学会麻醉学分会第十三届神经外科麻醉学组委员。

成黎明，昆明医科大学附属儿童医院麻醉科主任，主任医师，硕士研究生导师。任中华医学会麻醉学分会儿科学组委员，云南省医学会麻醉学分会副主任委员，云南省医学会麻醉学分会第一届青年委员会副主任委员，云南省医师协会儿科医师分会小儿麻醉学组副组长，昆明医学会麻醉学分会副主任委员。

王忠慧，昆明医科大学第三附属医院（云南省肿瘤医院）麻醉手术科主任，主任医师，硕士研究生导师。任中华医学会麻醉学分会第十三届委员会心胸麻醉学组委员，中国医师协会结直肠肿瘤专业委员会围手术期医学专业委员会第一届委员会副主任委员，云南省医学会麻醉学分会第十届委员会副主任委员。主持及参与省级课题项目 10 余项，发表 SCI 收录论著 7 篇、国内核心期刊论文 10 余篇，参与编写国家级专家共识 2 部、论著 3 部。

教学管理小组根据教学单位的优势与特点，制订详细的教学计划安排，在各教学单位教学管理人员的共同努力下，扎实落实教学活动安排，积极推进教学评价，定期组织反馈与讨论，优化调整后续教学、培训内容。

（五）培养目标

以六大核心胜任力为导向，通过全面、正规、严格的培训，培养具有良好的职业素养、全面扎实的专业能力、细致的患者管理能力、有效的沟通能力和团队合作精神，具有良好的教学意识和自我提升意识，并在上级医师的督导下，独立、规范地承担麻醉专业常见病多发病诊疗工作的临床医师。

基于国家“一带一路”政策，大力发展优势学科，立足省会昆明，服务云南，建立与东南亚学术交流，推进云南麻醉走出云南，辐射东南亚。

二、师资建设

麻醉科专业基地共有“一对一”导师 23 名，带教教师 47 名，其中博士学位 2 人，硕士学位 31 人；副高以上职称 28 人；具有云南省省级以上师资资格证书 10 人，院级师资资格证书 16 人。麻醉专业基地成立由基地主任、教学主任、三家麻醉科负责人以及教学秘书为主的教学管理小组。

（一）多层次师资培养制度

师资的培养主要分为专业基地层面、医院层面与省级师资培训层面。教学管理小组制订师资培养计划，高年资住院医师纳入专业基地师资培养计划，参与住培日常的临床实践带教、教学讲课等日常教学活动后，基地推荐至医院层面的临床师资培训并考核通过，通过教学师资的评定，评定合格上报专业基地认定授予带教资格。优秀的带教师资将由专业基地推荐、医院审核与考察后，参加云南省师资培训，培训完成后纳入专业基地师资培训导师库。

（二）“一对一”导师制度

教学师资分为临床带教和“一对一”导师带教。“一对一”导师为高年资、教学经验丰富的带教老师，是住培医师在三年期间的生活、学业向导，指导住培医师健康、安全、积极地完成住培任务。教学管理小组对“一对一”导师的进行监督、考核，实行准入与淘汰制度。带教老师具体实施住培学员的临床麻醉带教工作。

（三）师资评价

教学管理小组负责带教师资的评价考核工作。对师资的评价主要由住院医师的评价、同行评价、教师自评组成。评价体系由教学热情、教学方法与能力、教学效果三大部分组成。评价结果的运用主要侧重点在于挖掘新颖的教学方法和保持良好的教学热情，同时教学管理小组制定相应的管理办法，对于优秀的教师予以表彰和绩效的鼓励。

（四）师资准入与淘汰制度

教学管理小组制定并实施专业基地师资准入与淘汰制度，动态评价并授予带教师资资格。教学小组每学年开始，组织召开教学小组会议，根据定期收集的带教老师评价情况，定期召开的住培医师座谈会的访谈情况，结合教学管理小组师资评价评分表对上一年度所有带教医师进行评定，评定合格的由教学管理小组上报专业基地续聘为下一年度带教医师；对于评定不合格、教学过程中有严重违规违纪的医师，经教学小组上报专业基地取消其带教资格，情节严重者，同时报送科室、医院教学管理部门、学校教学管理部门按照相关规章制度惩治。

三、质量管理

（一）培训方案的设计

1. 轮转计划与亚专业

麻醉科专业基地拥有三家三甲医院麻醉科的优势资源，结合不同医院、不同科室的优势学科，按照国家住院医师规范化培训内容与标准，制订住培医师的教学计划。基于昆医大附二院综合医院的背景，麻醉住培的临床实践训练以昆医大二院麻醉手术科为主，昆医大附属儿童医院以小儿病种为主，昆医大第三附属医院肿瘤病种为主，将部分亚专业的临床实践训练安排到对应医院进行（表 26-1）。

表 26-1 昆医大附二院麻醉专业基地轮转计划表

所在医院	科室	时间	负责人
附二院	呼吸内科	2 个月	思永玉
	心内科	2 个月	
	放射科	1 个月	
	心功能科	1 个月	
	重症医学科	3 个月	
	疼痛科	3 个月	
	麻醉科	10 个月	
附三院	麻醉科	5 个月	王忠慧
儿童医院	麻醉科	5 个月	成黎明

同时根据各临床科室的优势学科、技术与教学资源成立麻醉亚专业组，包括普通外科、泌尿外科和骨科麻醉，眼、耳鼻喉科麻醉，神经外科麻醉，胸心血管麻醉，妇产科麻醉，口腔外科麻醉，小儿麻醉，门诊和（或）手术室外麻醉等亚专业。各亚专业负责人由优势科室的高级职称医师担任，亚专业组自行制订具体的教学方案，实现灵活、自主的教学方式。

2. “统一、灵活”的教学制度

基地按照国家住院医师规范化培训内容与标准制定麻醉专业统一的教学基本要求，对各教学单位安排不同亚专业学习计划，实现灵活、自主的教学方式；专业基地教学小组，每年定期召开教学工作会议，对各教学单位进行带教指导、带教师资培训、带教师资质量督查；专业基地不定期组织教学小组到各教学点完成随机教学督导，保障高质量的教学效果；专业基地定期与在培医师谈话并开展问卷调查，评估教学方案以及教学效果，积极动态调整教学内容。

3. 分层递进的教学安排

麻醉专业基地按规定贯彻轮转计划和要求，结合昆医大附二院住培教学的实际情况，按照学年

落实分层递进的培训理念（表 26-2）。

一年级住培医师处于学生到医师转变的重要节点，通过执业医师资格考试是该阶段重中之重，除此以外，系统学习基础医学理论知识并掌握基本临床技能是第一学年住培医师的重要任务。

二年级的学习是住培训练承上启下的关键一年，是培养优秀麻醉医师、优秀临床教师、优秀科研医师的核心年，在业务水平、教学能力、科研能力方面着重进行培养。

三年级的学习要完善住培训练，练就扎实的临床功底，完成基本的教学任务（详见表 26-2）。

表 26-2　昆医大附二院麻醉专业分层递进培养目标

学年	培训要求
第一学年	通过执业医师资格考试 参加医院组织公共理论、技能课程 推荐学习：执业医师资格考试参考书籍
第二学年	基本麻醉技能的训练，独立完成基本操作及常见临床问题的处置 完成专业理论课程的学习 完成基础科研训练 推荐学习：《麻省总医院临床麻醉手册》
第三学年	学习急危重症麻醉的管理 参与组织专业理论授课，对低年级医师和实习医师带教 推荐学习：《摩根临床麻醉学》《米勒麻醉学》《现代麻醉学》

3.1 专业理论课程：专业基地根据麻醉学理论课程相关知识点建议（见表 1-3），统一制定麻醉专业理论课程，要求二年级住培医师按时完成 50 个专业知识点课程的学习；同时指定三年级住培医师参与一个理论课程的助教与讲授，由任课教师进行补充与点评。

3.2 临床教学：教学查房、小讲课、病例讨论等活动以解决临床问题的 PBL 模式进行，结合不同临床科室的业务特点，进行生动的临床教学活动（图 26-6）。要求一、二年级的住培医师按时参加，三年级的住培医师协助主讲教师完成临床教学，同时承担临床教学中的部分授课任务。

3.3 临床技能培训：麻醉专业基地除了强化麻醉常见的临床技能操作外，还强化医院优势学科的技能训练，强化围手术期医学概念，例如超声引导的临床操作（血管超声、动静脉穿刺、神经阻滞等）、纤维支气管镜在临床中的规范化使用、床旁超声在急诊患者中的快速器官功能评估等新手段（图 26-7）；同时强化“三基”的技能训练，包括胸穿、腹穿、腰穿、骨穿等在内的基本技能；在技能训练的同时探索建立以目标导向的技能训练，涵盖麻醉必备技能操作以及其他领域技能。

3.4 学历提升、科研训练：专硕研究生与住培医师实现双向并轨。住培医师积极参加昆明医科

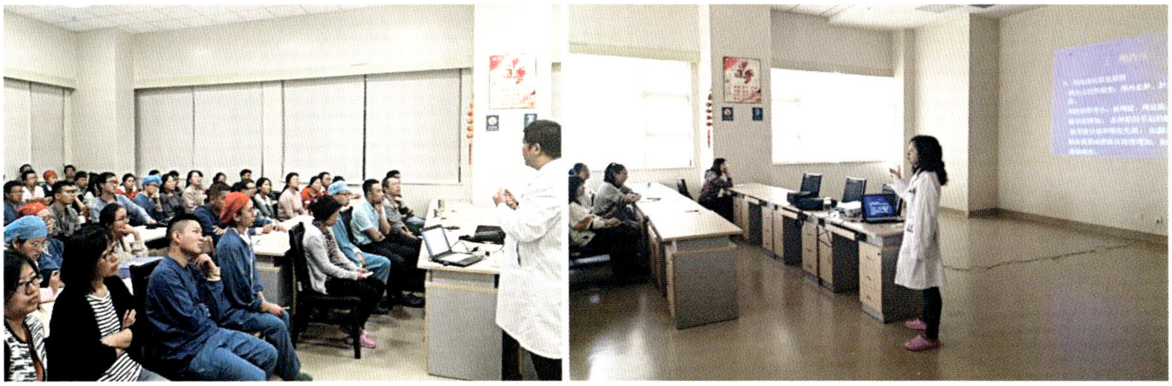

图 26-6　利用晚间开展病例讨论（左图）和专业理论授课（右图）

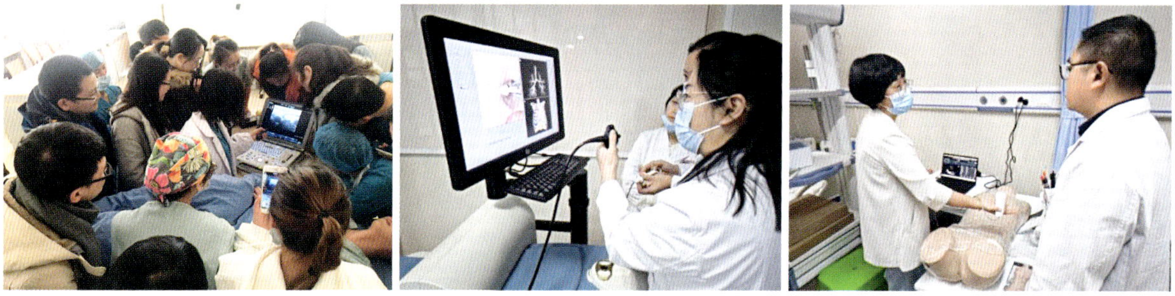

图26-7　麻醉相关的超声工作坊（左图）、纤维支气管镜技能模拟训练（中图）、床旁超声快速器官功能评估模拟训练（右图）

大学组织的同等学力申硕，依托科室硕士研究生导师提高学习能力、科研能力。专硕研究生严格并入住培管理体系，强化并规范临床技能。

3.5 教学能力：三年级住培医师需自主完成读书汇报、病例讨论，在带教老师的指导下以一对一的形式完成实习医师的临床带教工作，一对一帮助低年级住培医师。

（二）培训质量

1. 培训考核（图 26-8）。麻醉专业住培的考核主要分为日常考核（过程考核）、出科考核和年度考核。日常考核又称为过程考核，是住院医师规范化培训中的核心培训内容和考核要点。医学属于经验性学科，需要在规范的诊疗基础上大量积累临床经验，基地由有带教资格的老师带教确保了教学培训的规范性，通过实际的病例登记确保日常考核的真实性和有效性。

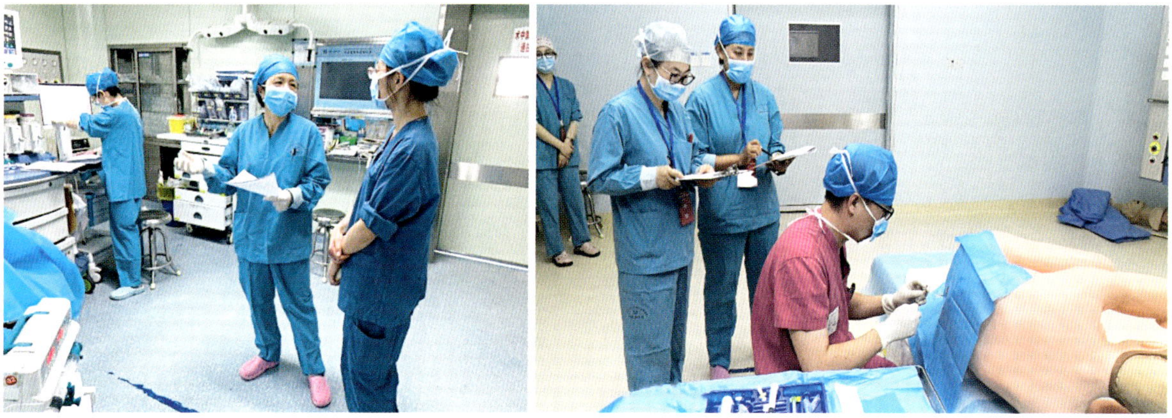

图 26-8　认真的临床带教（日常考核）（左图）和定期的阶段考核（年度考核）（右图）

出科考核和年度考核属于阶段考核。在规定培训时间完成后，对培训阶段的训练效果进行定性评价，通过理论考试和技能考试进行综合评价；评价结果用于指导住院医师的学习进度和反馈学习效果。

2. 结业考核与执业医师资格考试。基地麻醉专业首次执业医师资格考试通过率接近 90%，近两年首次结业考核通过率 100%（表 26-3）。基地依托医院信息化住培管理平台，积极分年级、分目标完成理论知识月度考核、定期考核，确保这两项考试（“两考”）顺利通过；建立教学反馈机制，定期对在培医师进行调研和访谈，对教学内容设置及时调整，对个人及时提供一对一的教学帮助。对于学有余力的住培医师，基地根据医师个人计划和爱好，利用现有的教学资源积极制订单项学习计划并指定带教老师完成单项技能的训练。

表 26-3　近 2 年两项考试通过率

年级	首次执业医师资格考试通过率	首次结业考核通过率	学员满意度
2019	80.1%	100%	100%
2020	90.91%	100%	100%
2021	86.67%	—	100%

（三）教学质量的评估与改进

基地定期召开教学工作会议，持续改进教学过程中存在的问题。教学管理小组根据住院医师对带教老师临床带教、教学活动的教学反馈信息，定期组织住院医师座谈会，听取住院医师在培训期间的意见，同时开展专业基地内教师互评和教师自评，将综合教学情况在教学工作会议中进行公布和讨论。为提高教学能力，基地邀请医院教学经验丰富的教学骨干进行指导。对当前存在的教学问题和困难，基地集中力量予以解决，确保教学质量。

基地同时接受由医院医学教育处组织的院内教学督导，督查重点包括教学计划的合理性及可实行性，教学活动的落实情况，教学效果的反馈情况和“两考”通过率的指标，同时组织专家团队对教学活动进行指导，规范和优化教学活动（图 26-9）。

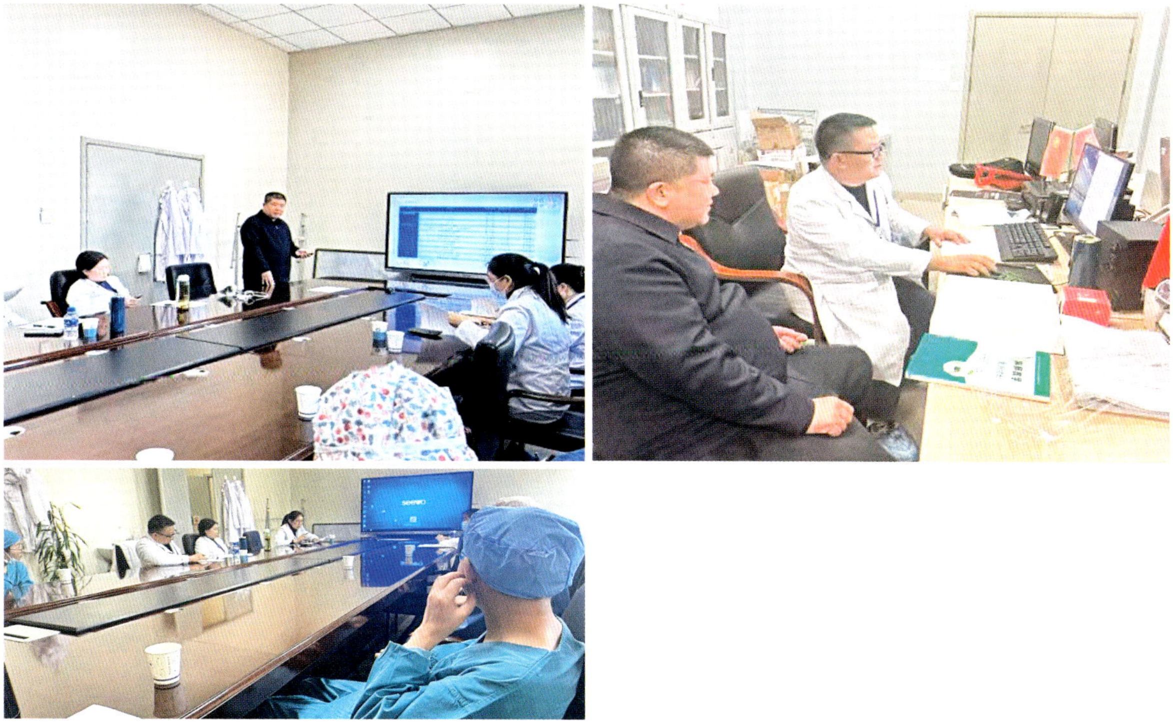

图 26-9　教学工作会议（左上图）、教学骨干指导（右上图）和院内教学督导座谈会（督导结果反馈会）（下图）

四、教学成果

（一）优秀的住院医师

基地致力于培养理论功底深厚、临床技能扎实的优秀围手术期医师。通过基地的精心安排、带教老师的辛勤教学、住院医师的刻苦努力，麻醉专业住院医师在医院年度评比中多次荣获医院一、二、三等奖学金。

麻醉科住院医师代表医院参加云南省住院医师规范化培训临床技能竞赛，多次荣获优异成绩，在云南省第二届住院医师规范化培训临床技能竞赛中荣获特等奖（图 26-10）。

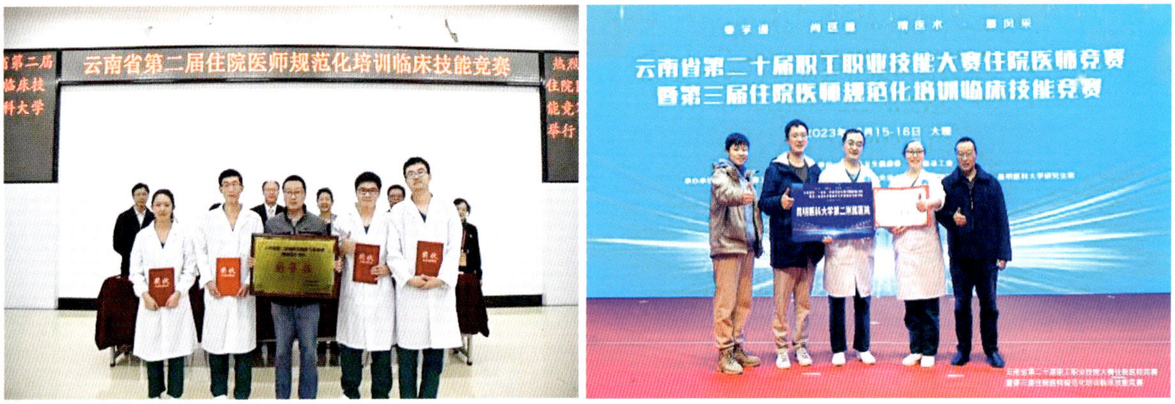

图26-10　麻醉科住院医师参加临床技能竞赛荣获特等奖（左图）、麻醉科带教老师参加临床技能竞赛荣获教师二等奖（右图）

（二）出众的住培教学团队

麻醉科专业基地的各位老师坚持以身作则、为人师表、倾力实现“头雁引领”，用自己的职业道德、医学理念、业务水平和教学精神不断地鼓舞着身边的每一位住培学员，把知识和技能毫无保留地传授给学员，让住院医师在未来的职业道路上走得更远更稳。

专业基地老师多次获得学校、教育厅教研教改项目，多次在教学比赛中获奖并荣获“教学之星”称号。

（三）目标导向的培养模式

基地建立了以目标导向的技能训练模式，涵盖麻醉必备技能操作以及其他领域技能。目标导向体现在两个维度：一个是实现目标技能快速、规范的掌握，经过目标导向的训练能顺利完成临床操作，解决实际的临床问题；另一个是分层、分阶段的系统性专项技能学习。

1. 解决临床实际问题为导向的技能课程：麻醉必备技能操作至少包含有创血压监测、中心静脉穿刺、全麻气管插管、椎管内麻醉、（超声引导）神经阻滞、危机资源管理等，其他领域专业技能至少包含基础生命支持、高级心血管生命支持、腹部超声、肺部超声、心血管超声的快速扫查诊断，CT、心电图的快速诊断等。专业基地根据操作规范、结合临床实际制定统一规范的操作指南，旨在规范化和同质化的同时，简便、易掌握，使住院医师能安全、快速、有效地完成临床实践操作。经过技能课程学习后，临床实践中由带教老师强化操作训练。

2. 分层、分阶段的系统性专项技能课程：目前建立了呼吸系统、心血管系统的专项技能课程，主要分为三个阶段（表 26-4）。

第一阶段：完成相关基本技能的训练，旨在掌握基本临床技能，解决临床操作的实际问题。

第二阶段：掌握专科指南和诊疗规范；树立正确的诊疗思路。

第三阶段：利用高级医学模拟人，结合相关疾病进行情境模拟训练。

表 26-4　分层、分阶段的系统性专项技能课程

	第一阶段（临床必备技能）	第二阶段（诊疗规范）	第三阶段（临床病例模拟）
呼吸系统	1. 肺部影像的解读 2. 肺部超声的诊断 3. 人工气道的建立 4. 呼吸机的使用 5. ……	1. 呼吸衰竭 2. 急性呼吸窘迫综合征（ARDS） 3. 哮喘 4. ……	1. 气道梗阻 2. 肺栓塞 3. 支气管哮喘 4. ……
心血管系统	1. 心电图的解读 2. 心脏超声的快速诊断 3. 有创血压监测 4. 中心静脉穿刺 5. 心肺复苏 6. ……	1. 高级心血管支持 2. 心律失常 3. 心脏压塞 4. 心力衰竭 5. ……	1. 心脏骤停 2. 快速型心律失常 3. 缓慢型心律失常 4. ……

目标导向的培养模式致力于发力云南，辐射东南亚，建立培养适合社会发展、满足群众需求的围手术期医学人才。此外，发挥专业基地的优势，将大学本科医学教育与毕业后继续医学教育连接起来，分层递进培养高质量医学人才。完成省内培养任务，依托云南西南地区的优势和“一带一路”政策，积极推动云南优势的医学培养模式走出国门。

（四）人文的麻醉专业基地

基地始终坚持“严暖”结合、师生共进的教育理念，树立了“一条心”“一起拼”（“两个一”）的人文精神。专业基地依托党支部、团支部、工会积极关心住培医师，加强政治教育的同时，倡导家园意识，树立了“两个一”的文化核心，力求建设一支政治立场坚定、生活态度积极向上、多才多艺的住培医师队伍。

温暖关怀“一条心”。专业基地定期召开座谈会，耐心听取住院医师的意见。组织“一对一”导师集中培训，导师努力做好住院医师培训期间的人生导师。生活上，专业基地积极协调医院与科室资源，解决住培医师生活中的后顾之忧。

众人拾柴“一起拼”。基地注重团队合力培育，定期组织开展团建活动、迎新文艺晚会等各种活动。这些活动不仅培养了学员的主人翁精神和团结协作精神，也让住培学员体会到家一般的温暖和归属感（图 26-11）。对于学员而言，指导老师既是良师，更是益友。

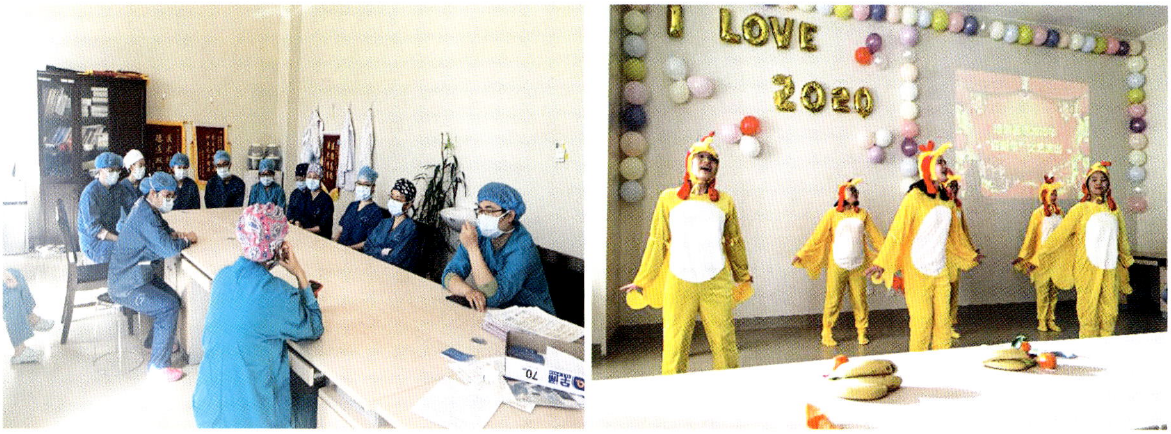

图 26-11　定期座谈会（左图）和开展丰富的文艺活动（右图）

五、困境与展望

迄今为止，基地规范的住培工作开展已有 10 个年头了，住院医师的培训已全面实现了规范化和同质化，但是培训过程中仍然存在一些不足的地方，距离国内顶尖团队还有差距。

（一）教学查房的问题

教学查房是临床教学中一个重要的环节，麻醉科的教学查房缺少临床病房，在传统的教学查房模式中床旁查房是实践教学的关键步骤，麻醉教学查房习惯使用标准化病人模拟病房，但是临床实践中具体的临床体征与症状无法通过标准化病人进行模拟。同时，部分教学查房在手术室进行，手术间人数的限制以及快节奏的手术室工作特点，难以保证麻醉教学查房高质量、高效率的开展。

麻醉教学查房的实践教学倾向于使用标准化病人模拟病房和床旁的教学，可以在建立标准化病人的基础上，探索使用高仿真模拟病人和视频模拟技术还原床旁场景及部分特殊的临床体征与临床症状，做到教学过程中的情境还原。

（二）目标导向的培养

住院医师的培训已经实现了规范化和同质化，面对当前医学专业硕士的并轨培养和单位委托培养的总体趋势，麻醉专业住培基地承担着向不同地区、不同医院输送高质量临床骨干的任务。麻醉住培医师的培训目标在国家卫健委相关文件要求的基础上，还需对麻醉专业进行进一步的训练。因此，建立更高层级的以目标导向为主的个体化、区域化培养目标是麻醉住培基地接下来要完成的使命。

多年以来，昆医大附二院麻醉专业基地在云南省卫健委和医院领导的高度重视和大力支持下，与职能部门和各个专业基地共同努力，各协同单位在日常工作中不断积极探索住院医师规范化培训模式，在组织管理、基地建设、师资培养及过程管理等方面取得了丰富的经验，使住培工作得以长足发展，并形成自己的特色与优势，获得各级部门、协同单位、培训学员和用人单位的好评。麻醉专业基地将一如既往投身医学住培事业，为医药卫生事业输送高质量医学人才。

编　委：思永玉
执笔人：阮天翼

27 第二十七章 昆明医科大学第一附属医院麻醉专业住培基地

第一节　昆明医科大学

见第二十六章第一节。

第二节　昆明医科大学第一附属医院

昆明医科大学第一附属医院是一所集医疗、教学、科研、预防、干部保健、突发公共卫生事件应急处理和医疗急救于一体的大型综合医院，是昆明医科大学直属附属医院暨临床医学院，是国家首批住院医师规范化培训基地，省级医学科技创新基地。以名医荟萃、学科齐全、技术力量雄厚、特色专科突出、多学科综合优势强大位列云南医疗界榜首，在复旦大学医院管理研究所公布的西南区综合实力排行榜中两次位列第四，在 2022 年度全国三级公立医院绩效考核中喜获佳绩，考核等级连续 5 年保持在 A^{+} 行列。2023 年被评为“第二届研究型医院”。

医院始建于 1941 年，“国立云南大学医学院附属医院”正式成立，院名横匾“云大医院”；1956 年，云南大学医学院独立建院，更名昆明医学院，医院更名为昆明医学院附属医院；1962 年，更名为昆明医学院第一附属医院，简称“昆医附一院”；2012 年，昆明医学院更名为昆明医科大学，医院更名为昆明医科大学第一附属医院，简称“昆医大附一院”。

建院 80 余年来，一代代附一院人秉承“仁医仁术立院、真理真心育人”的宗旨，薪火相传，砥砺奋进，深得百姓的信赖和赞誉，培养的一批批医学院学生和进修学员，成为云南乃至周边省区医疗机构的骨干力量。

医院重视高端人才培养和梯队建设，有高级职称 751 人，博士 524 人、硕士 1084 人。国家级、部级、省级突出贡献专家和享受国务院、省政府特殊津贴者 90 名。云南省“兴滇英才计划”科技领军人才 1 人、云岭学者 7 人、云岭名医 122 人、产业创新人才 3 人、青年人才 69 人。有何梁何利奖获得者 1 人，国家百千万工程人才 2 人，中国医师奖获得者 1 人，省中青年学术和技术带头人后备人才及省技术创新人才 80 名，云南省卫健委医学领军人才 50 名。何黎教授获得 2016 年“全国十大教书育人楷模”称号，团队 2021 年获“云南省黄大年式教学团队”的荣誉。荣获国家级、省部级劳模、三八红旗手、巾帼标兵等荣誉称号的先进个人不胜枚举。

医疗服务实力雄厚，医院现有西昌路院区、呈贡院区、高新院区 3 个院区，总占地 455 亩，总建筑面积 50.41 万平方米，职工 6500 余人，编制床位 2536 张，设有临床、医技科室 76 个。有国家级重点专科项目 7 个，省级临床重点专科项目 36 个，省级质控中心 18 个。先进诊疗设备有达芬奇机器人 1 台、PET / CT1 台、高端直线加速器 1 台、核磁共振 9 台、CT 15 台、SPECT / CT 1 台、DSA 8 台。医院设有专病门诊 248 种，最高日门、急诊量 1.5 万人次。2024 年总诊疗人次 375 万，出院人次 21.2 万，手术人次 8.1 万。

教学育人方面，博士生导师 90 人，硕士生导师 409 人，全日制本科生 3041 人、研究生 2014

人（含留学生 114 人）。已经建成临床教学全程制度化教学管理体系和教学质量监控体系，被认定为首批国家临床教学培训示范中心。自 2018 年云南省教育厅开展本科专业综合评价工作以来，临床医学专业连续六年获 B 级评级，儿科学专业、医学影像专业获 B^- 级评级。其中，临床医学专业、麻醉专业获批国家一流本科专业建设点，医学影像学专业为云南省一流专业。2023 年临床医学专业成功申报国际一流（A 类）专业，实现专业建设高质量发展。全国青年教师教学基本功比赛连续 3 年获一等奖，获全国高校微课比赛一等奖 4 项、二等奖 6 项，获得全国第二届 MBBS 英文教学讲课比赛一等奖，获全国高等院校医学影像专业教师教学基本功竞赛一等奖，获第六届全国高校青年教师教学竞赛二等奖，获第四届全国高校教师教学创新大赛三等奖，近 3 年获云南高校教师教学创新大赛特等奖 1 项、一等奖 3 项、二等奖 1 项、三等奖 2 项。2019 年至今共有 236 项省级、校级教育教学研究项目立项，其中重点项目 14 项，思政专项 8 项；校级重大培育教学成果 3 项；获省级、校级一流课程 23 门；获云南省教学成果奖二等奖 6 项；校级教学成果奖特等奖 1 项；主编、参编教材 42 部，发表教学论文数量在全国 671 家附属医院中排名第 8。

科学研究方面，学术团队、平台等级和数量在省内独占鳌头。被认定为国家干细胞临床研究机构、国家药物临床试验机构，医院有教育部协同创新中心 1 个、教育部创新团队 1 个、省级创新团队 15 个、院士专家工作站 30 个、博士后科研工作站 1 个；国家中医药管理局重点研究室 1 个、云南省临床医学研究中心 10 个、省重点实验室 2 个、省临床医学中心 6 个、省工程技术研究中心 2 个、省工程研究中心 4 个、省卫健委内设研究机构 30 个（研究所 8 个）。科研项目和科技成果数连续十余年名列全省卫生系统榜首。近 5 年获得国家自然科学基金项目 159 项；获得科技部科技支撑计划等国家级重点项目子课题 28 项，省部级科研项目 617 项，厅、市级科研项目 168 项；外来科研经费超过 2.8 亿元；获云南省科学技术奖 49 项，其中特等奖 3 项、一等奖 5 项、二等奖 6 项；获中华中医药学会科学技术一等奖、中国医院协会科技创新二等奖、中国老年保健医学会科技成果二等奖各 1 项；获云南省卫生科技成果奖 47 项；3 项成果入选云南十大科技进展；作为第一或通讯作者单位在《The Lancet Psychiatry》《 Gastroenterology 》《Cancer Cell》期刊上发表有国际影响力论文；获国家专利授权 1800 余项。

国际交流与合作方面，医院积极开展对外交流合作工作，在服务国家战略中提升医疗卫生服务水平，推进国际人才培养。2024 年 3 月，医院挂牌“云南省国际诊疗保健合作中心”，以“国际化、专业化、优质化”为目标，促进同南亚、东南亚国家在医疗卫生服务、科学研究、医学教育等领域的交流与合作。至 2024 年共完成 9 次“光明行”项目，累计救助白内障患者超 1200 例。2023 年 10 月成功举办了昆明器官移植大会等国际会议，共同研讨领域内热点、难点问题，搭建业内交流合作平台。医院每年积极派出医护专业人员赴法国、英国、美国等国家学习、进修、交流访问，累计公派达 300 余名。医院 2 次派遣援乌干达医疗队，3 次组建医疗队赴缅甸、老挝抗击新冠肺炎疫情，获得全国援外医疗工作先进集体称号 2 次。

昆明医科大学第一附属医院将继续贯彻“仁医仁术立院、真理真心育人”的核心理念，坚持“以患者为中心，以员工为核心”，牢记“维护健康、立德树人”的根本任务，全面提升医疗质量、医疗服务、医学教育、临床科研、医院管理能力和水平，强化体系创新、技术创新、模式创新、管理创新，努力建设云南引领、西部一流、全国知名、辐射南亚东南亚的高质量发展现代化高水平医科大学附属医院。

第三节 昆明医科大学第一附属医院麻醉科

昆明医科大学第一附属医院麻醉组成立于 1951 年，于 1957 创建麻醉科，2022 年获批国家临床重点专科。目前是云南省麻醉质控中心、云南省麻醉学研究中心、云南省医院管理协会麻醉学专业管理委员会和云南省住院医师规范化培训麻醉学专业委员会所在地，是云南省首批麻醉学住院医师规范化培训基地，是云南省历史最长、麻醉医护人数最多、手术量最大、科研项目和成果最多的麻醉科（图 27-1）。科室目前开放手术间 55 间，PACU 床位 48 张，配备完善先进的硬件设施，手术麻醉种类丰富齐全。科室近 3 年来的麻醉业务量平均每年超过 10 万例。

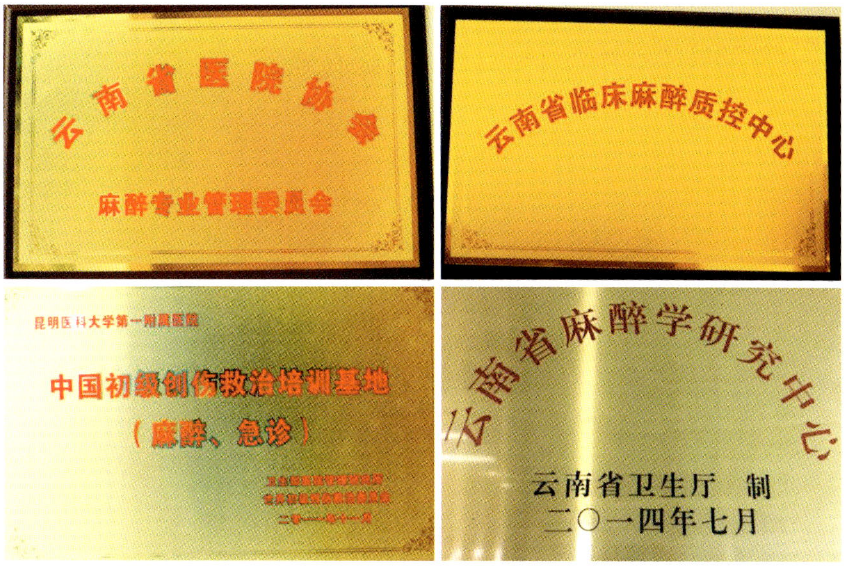

图 27-1　科室平台

科室现有麻醉医师 97 人，护士 198 人（手术室护士 148 人，麻醉护士 50 人），工程师 2 人，秘书 1 人（图 27-2）。麻醉学博士生导师 3 人、硕士生导师 16 人，住培责任导师 36 人，住培带教老师 15 人。中组部“西部之光”优秀访问学者 1 人，云南省突出贡献专业技术人才 1 人、云南省中青年学术和技术带头人 2 人、医学高端人才 1 人、医学学科后备人才 4 人，云岭产业技术领军人才 1 人、云岭名医 2 人、云南省医学学科带头人 2 人、享受云南省政府特殊津贴 2 人、云南省兴滇英才 3 人、昆医大附一院 535 高层次人才 3 人。

科室是昆明医科大学麻醉学专业的所在地。1982 年昆明医学院开始进行麻醉专业本科班训

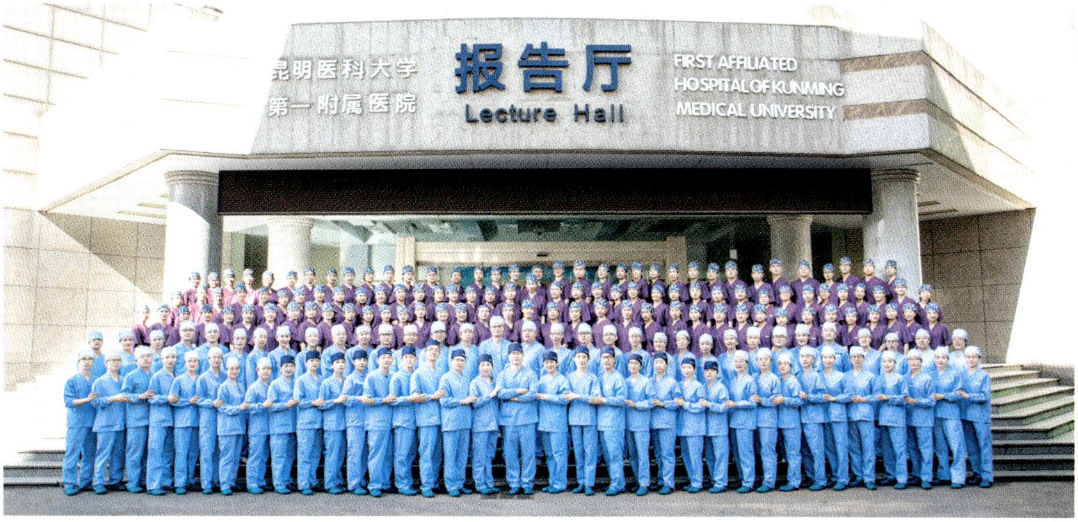

图 27-2　科室职工

练，1989 年批准成立麻醉学专业，于 1990 年开始招收麻醉专业本科生，是全国较早成立麻醉学专业的医学院校之一。40 年来麻醉学专业共培养了 1200 余名优秀的麻醉专业毕业生，工作在全国各级医院。麻醉专业是昆明医科大学最早具有硕士生授予权的专业之一，昆明医科大学第一附属医院麻醉科是云南省麻醉学硕士研究生招收培养最多的医院，也是云南省唯一一个具有麻醉学专业博士研究生招生资格的单位。目前已培养麻醉专业硕士研究生 300 余名，麻醉学博士研究生 6 名。近年来，科室在医院领导的大力支持下，坚持科学发展观，以人为本，与时俱进，经过不懈努力，科室在人才队伍建设、硬件设施建设和临床医疗水平上不断发展提高，实现了医疗、教学和科研齐头并进，科室综合实力居全省前列，在云南省享有较高的声誉。昆明医科大学麻醉学专业于 2021 年获批国家一流专业建设点。

科室注重科学研究。在学科研究中已发表 SCI 收录论文 100 余篇，参编中英文专著十余部。获国家重点研发计划、国家科技支撑计划在内的国家级课题 10 余项，省部级课题 20 余项。

科室致力于教育建设。近五年来已申请到校级教研教改项目 20 余项，教学专利 20 余项。2019 年《临床麻醉学》获批云南省省级一流课程，2022 年《危重病医学》获批校级一流课程。多名教师荣获国家、省级和校级教学比赛奖项：2012 年“昆明医科大学第七届青年教师普通话课堂教学比赛一等奖”；2013 年“昆明医科大学课堂教学比赛伯乐奖”；2014 年“昆明医科大学青年教师双语讲课比赛一等奖”；2016 年首届全国教师《麻醉学》独立开课讲课比赛二等奖；2018 年“维力杯”第三届全国医学院校麻醉学独立开课讲课比赛二等奖；2020 年全国高校（医学类）微课教学比赛二等奖；2021 年昆明医科大学普通话讲课比赛二等奖；2022 年昆明医科大学教育教学成果二等奖；2023 年昆明医科大学教师创新教学大赛一等奖；2023 年第六届全国青年教师教学竞赛二等奖；2023 年昆明医科大学第十三届教师普通话（课程思政）课堂教学比赛二等奖；2023 年第三届全国高校教师教学创新大赛云南赛区比赛三等奖；2024 年第四届全国高校教师教学创新大赛云南赛区比赛特等奖，全国三等奖；2024 年昆明医科大学教师英语课堂教学比赛三等奖。

第四节 昆明医科大学第一附属医院麻醉专业住培基地

住院医师规范化培训是医学生完成学校基本教育后接受的某一个学科的规范化的专业培养，是毕业后医学教育的重要组成部分，是培养高层次医学人才、提高临床医疗水平的重要环节和措施。麻醉科作为临床外科系统的枢纽和平台科室，除了要完成手术室内外的手术麻醉需求外，还要承担全院的急救任务，因此对麻醉医师的要求较高。麻醉科住院医师规范化培训是实现中国麻醉医师标准化、规范化和同质化的重要途径。昆明医科大学第一附属医院麻醉科于 2014 年获批国家级住院医师规范化培训麻醉专业基地，是昆明医科大学麻醉学专业所在地，在云南省麻醉住培教育中起领先作用。

一、基地介绍

昆明医科大学第一附属医院麻醉专业基地是 2014 年首批国家级住院医师规范化培训专业基地，是昆明医科大学麻醉学专业所在地，拥有教学模拟训练中心，为住培教学提供保障。该中心目前暂位于昆明医科大学第一附属医院 3 号楼 23 楼，拥有：模拟手术室一间，SimMan3G 智能模拟人（212-02350）+ALS5000 模拟肺解决方案（420-11900）1 套，支气管镜模拟训练考试系统 1 套，安醒（aneSIM）麻醉危机资源管理虚拟培训系统 2 套，气管插管模型 6 套（成人 2 套，儿童 2 套，新生儿 2 套），椎管内穿刺模拟人 2 套，成人动脉穿刺操作模型 2 套，深静脉穿刺模型 2 套，全身心肺复苏安妮模型 2 套。借助各种技能模拟器对住院医师进行技能培训、利用安醒麻醉危机资源管理虚拟培训系统对住院医师进行麻醉临床思维的培训以及利用模拟手术室和 SimMan3G 智能模拟人来开展麻醉危机资源管理课程，以提高住培学员的临床胜任力。

二、师资建设

（一）住培师资介绍

昆明医科大学第一附属医院麻醉科 2014 年获批国家级住院医师规范化培训基地，目前共有住培师资 44 人，其中正高 11 人，副高 21 人，主治医师 12 人。博士生导师 3 人，硕士生导师 16 人（图 27-3），住培责任导师 34 人。近五年来多名师资被评为院级优秀带教老师（表 27-1），是一支教学经验丰富、科研实力雄厚、梯队建设完备的教学队伍。每年至少 2 名住培学员被评为院级优秀住培学员。

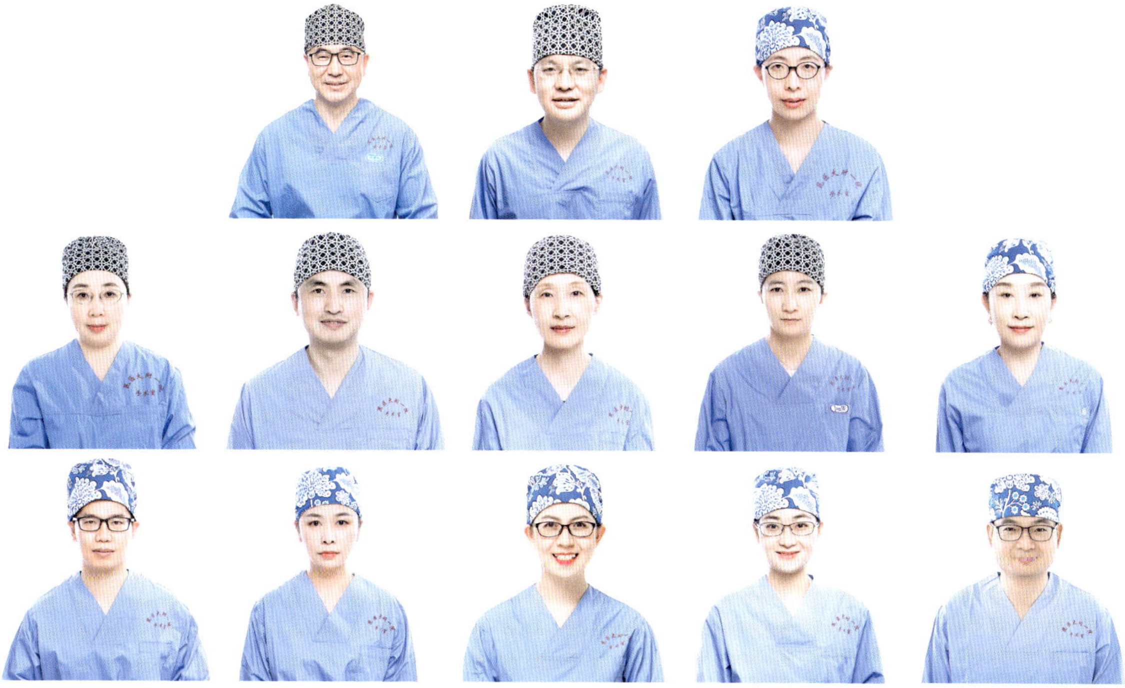

图 27-3　研究生导师团队（部分）

表 27-1　获奖情况

时间	奖项	时间	奖项
2016 年	优秀带教老师	2020 年	优秀带教老师
2017 年	优秀带教老师	2021 年	优秀专业基地主任 优秀带教老师 优秀专业基地秘书
2018 年	优秀带教老师	2022 年	优秀带教老师
2019 年	优秀专业基地主任 优秀带教老师 优秀专业基地秘书	2023 年	优秀带教老师

（二）教学团队

基地设有专业基地主任及副主任，负责协调本专业和相关专业的教学资源，加强对教学与培训人员的组织管理，整体把控培训质量，对本专业基地（含协同单位）的培训质量承担主要责任，并切实落实；设有专业基地教学主任，负责本专业住院医师的轮转计划制订和本专业培训的全过程管理，定期检查评价住院医师的培训质量和指导医师的带教质量等；设有专业基地教学秘书，负责协助专业基地负责人、教学主任开展培训与教学工作，执行专业基地负责人、教学主任布置的各项培训工作任务，督促指导医师积极落实带教任务等。

基地主任邵建林，主任医师、博士生导师，昆明医科大学麻醉学专业办公室主任、昆明医科大学第一附属医院麻醉科主任、昆明医科大学第一临床医学院麻醉学教研室主任、云南省麻醉质量控制中心主任，云南省有突出贡献专业技术人才，云岭产业技术领军人才，云南省中青年学术和技术带头人，享受云南省政府特殊津贴。担任中国医师协会麻醉学医师分会全国委员，中华医学会麻醉学分会人工智能学组副组长，云南省住院医师规范化培训麻醉学指导委员会主任委员，云南省医院协会麻醉学专业管理委员会主任委员，云南省医学会麻醉学分会副主任委员，云南省医师协会麻醉学医师分会副主任委员，云南省中西医结合学会麻醉学分会副主任委员。获得中组部“西部之光”优秀访问学者、昆明医科大学第一附属医院优秀专业基地主任称号。作为第 1 完成人获得云南省自然科学奖二等奖 1 项，主持国家重点研发科技计划子课题 1 项，主持国家自然科学基金 2 项，主持云南省基础科研重点项目等。发表学术论文 50 余篇，其中 SCI 收录 16 篇。

基地副主任钱金桥，博士、教授、博士生导师，昆明医科大学第一附属医院麻醉科副主任。担任中国心胸血管麻醉学会心血管麻醉分会委员、中华医学会麻醉学分会基础与应用基础研究学组委员；*Cardiovascular Drugs and Therapy*、《国际麻醉学与复苏杂志》编委；美国德州大学医学分部博士后，德国雷根斯堡大学及美国斯坦福大学访问学者。2012 年入选首批“云南省卫生厅卫生系统学科带头人”；2014 年入选“云南省第十七批省中青年学术和科技带头人后备人才”；2018 年获“昆明医科大学围术期心脏保护研究科技创新团队”；2018 年获“云南省万人计划－名医”称号、昆明医科大学第一附属医院“优秀带教老师”称号；2019 年获“云南省医学领军人才”称号、“云南省中青年学术和技术带头人”称号；2020 年获“享受云南省政府特殊津贴专家”称号；2023 年获得昆明医科大学第一附属医院“优秀医师”称号。多次获昆明医科大学“三育人优秀教师”“教书育人先进个人”称号。主持科研项目 16 项，其中国家自然科学基金 4 项；发表论文 84 篇，其中 SCI 收录 39 篇（第一作者或通讯作者 30 篇）；主编参编专著 12 部。招收研究生 75 名，其中博士生 9 名。

前基地副主任张小梅，主任医师、硕士生导师，昆明医科大学第一附属医院疼痛科主任。担任中华医学会疼痛学分会全国委员、云南省医学会疼痛学分会主任委员、中国女医师协会疼痛分会全国常委、云南省医师协会疼痛学分会副主任委员、云南省医管协会疼痛专委会副主任委员、云南省抗癌协会癌症康复与姑息治疗专业委员会委员、云南省微量元素研究会理事、西部精神学会疼痛专委会委员、云南省科技厅自然基金评审专家、云南省事故鉴定专家、云南省医保库专家、昆明市医保库专家，《中国疼痛医学杂志》《实用疼痛学杂志》通讯编委，《云南医药杂志》编委。

基地教学主任张琦，博士、主治医师，昆明医科大学麻醉学专业办公室副主任。担任云南省医学会麻醉学分会青年学组第二届副组长、云南省住院医师规范化培养麻醉学指导委员会秘书。主持云南省教育厅科学研究基金一项。多次获得昆明医科大学“三育人优秀教师”称号，获昆明医科大学第一附属医院学生“最喜爱带教教师”1 次，获昆明医科大学第一附属医院住院医师规范化培训“优秀基地秘书”1 次，“优秀带教老师”1 次。作为第 2 完成人获得昆明医科大学校级教学成果二等奖 1 次，获得昆明医科大学青年教师双语讲课比赛一等奖、昆明医科大学青年教师普通话课堂教学比赛二等奖、全国首届医学院校《麻醉学》独立开课讲课比赛二等奖。

前基地教学主任彭沛华，主任医师、住培责任导师，担任中国心胸血管麻醉学会常务委员，云南省医学会麻醉学分会常委。2014—2017年担任昆明医科大学麻醉学专业办公室主任，分管科室教学科研、住院医师规范化培训及进修医生培养等工作。2014—2023年10月担任昆明医科大学第一附属医院住院医师规范化培训麻醉学专业基地教学主任，获昆明医科大学第一附属医院“优秀带教老师”及“优秀专业基地主任”称号。获得2012年昆明医科大学第七届青年教师普通话课堂教学比赛一等奖，2013年昆明医科大学课堂教学比赛“伯乐奖”，被评为首届全国大学生麻醉学知识竞赛“优秀指导教师”。

（三）培训方案

1. 培训目标

遵循《住院医师规范化培训内容与标准（2022年版）》中麻醉科培训细则，以六大核心胜任力为导向，通过全面、正规、严格的培训，培养具有良好的职业素养、全面扎实的专业能力、细致的患者管理能力、有效的沟通能力和团队合作精神，具有良好的教学意识和自我提升意识，并在上级医师的督导下，独立、规范地承担麻醉专业常见病多发病诊疗工作的临床医师。最终培养为具有良好的职业道德、人际沟通能力、应急能力和团队精神，具有独立从事麻醉科常规临床工作的能力，具备一定的科研和教学能力的临床医师。

2. 培训方法

依据《住院医师规范化培训内容与标准（2022年版）》，采取在麻醉科各亚专业和非麻醉科室轮转的方式进行。培训总时长为36个月，其中必选科室轮转时间为33个月，机动科室为3个月（表27-2）。按照分层递进培养，在第一年尽量安排住院医师完成非麻醉科轮转，对其在第一年通过执业医师资格考试有一定的帮助。通过管理患者，参加门诊、急诊工作和各种教学活动，完成规定的病种和基本技能操作数量，学习麻醉专业理论知识，认真填写电子版《住院医师规范化培训登记手册》；规范书写病历；低年资住院医师参与见习／实习医生的麻醉科临床教学工作，高年资住院医师指导低年资住院医师。

表27-2　轮转科室及时间安排

年级	轮转科室	轮转时间
第一年	呼吸科 2 个月 心胸外科 1 个月 影像科 1 个月 心内科 2 个月 疼痛科 3 个月 重症监护室 3 个月	12 个月
第二年	普外科麻醉 3 个月 泌尿外科麻醉 1 个月 眼科和耳鼻咽喉科麻醉 2 个月 口腔外科麻醉 1 个月 门诊和手术室外麻醉 1 个月 麻醉恢复室 1 个月 小儿外科麻醉 3 个月	12 个月

续表

年级	轮转科室	轮转时间
第三年	骨科麻醉 2 个月 妇产科麻醉 2 个月 神经外科麻醉 2 个月 胸外科麻醉 1.5 个月 心外科麻醉 1.5 个月 机动 3 个月	12 个月

3. 教学活动安排

依据《住院医师规范化培训内容与标准（2022 年版）》，3 年培训期间，住院医师必须参加至少 50 次的住院医师理论课学习。目前昆明医科大学第一附属医院麻醉专业基地理论课包含小讲课每周 1 次、教学病例讨论每两周 1 次和教学查房每两周 1 次。技能课包含心肺复苏和电除颤培训每月 1 次，麻醉危机资源管理课程每两周 1 次。

麻醉科小讲课课程分为七大部分：超声、气道、技术、术前访视与麻醉用药、特殊疾病患者的麻醉、特殊手术的麻醉和特殊麻醉事件的管理。

教学查房是住院医师规范化培训过程中不可或缺的教学环节，是将医学理论知识与临床实践相结合的教学活动，也是住培专业基地评估指标“过程管理 - 培训活动”中的重要内容。高质量的教学查房可提高住培医生的临床思维能力。目前我科的教学查房主要围绕术前评估、特殊患者的术中管理、术后苏醒期并发症和术后镇痛等方面来实施。

模拟教学的实施：优秀的麻醉医师除具备系统、扎实的理论知识外还应具备熟练的临床实践技能与良好的临床思维。研究证明，与传统的教学模式相比，模拟培训是联系医学理论与临床实践的桥梁，危机资源管理模拟教学能够提高麻醉医师必须具备的非技术技能。科室设立了麻醉危机模拟培训平台，建立了模拟手术室，配比相应的教学软件与设备和专业的模拟教学团队，通过 SimMan3G 高仿真模拟人呈现麻醉危机事件进行模拟教学（图 27-4），让住院医师参

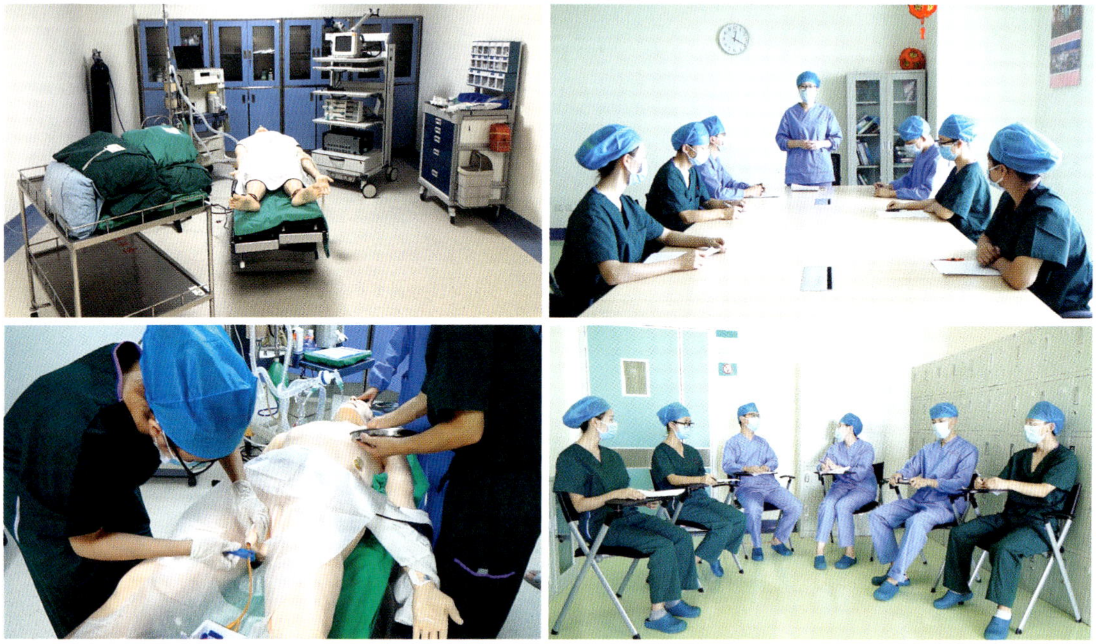

图 27-4 麻醉危机资源管理课程

与案例的运行和复盘，旨在提高住院医师对麻醉危机的识别能力、处理能力和麻醉医师的非技术技能。

（四）师资培训

麻醉医师在取得主治医师职称三年后参加院级住院医师规范化培训师资培训，考核合格后成为住院医师规范化培训带教老师。云南省副主任医师认定成功后可申请成为住院医师规范化培训责任导师，省级及以上的师资培训并结业的中级医师可申请成为住院医师规范化培训责任导师。以上住培师资要求每年更新院内住培师资证。优秀带教老师在科内进行示范，丰富教学文化促进教学积极性。

科室定期派骨干师资参与院级、省级及国家级培训，提高自身素质（表 27-3）。

表 27-3　外出学习汇总

年份	会议名称	参会师资
2019	华西围术期模拟医学教育师资培训班	住培师资
2020	住培师资核心教学技能能力提升营	住培师资
2021	第四届模拟教学及麻醉精英发展培训班	住培师资
2021	第三届中国模拟医学大会（CMSH）	住培师资
2022	第六届模拟教学及麻醉精英发展培训班	住培师资
2023	第九届模拟教学及麻醉精英发展培训班	住培师资
2023	2023 年胜任力导向麻醉科专业住院医师规范化培训师资培训	住培师资
2024	《住院医师规范化培训教学活动指南》解读巡讲（第一期）	住培师资
2024	2024 年胜任力导向麻醉科专业住院医师规范化培训师资培训	住培师资

三、质量管理

自 2014 年开展住培招生工作以来，基地住培学员执业医师资格考试首次通过率及结业考核首次通过率均在本专业国家平均通过率以上。至今共培训了 211 名具有良好的职业道德、人际沟通能力、应急能力和团队精神，具有独立从事麻醉科常规临床工作能力的结业学员。

四、教学成果

本基地目前已结题教研教改课题 4 项，在研教研教改课题 1 项（表 27-4）；在国内各类期刊发表教学论文 10 篇（表 27-5）；出版教学专著 5 本（表 27-6）；申请教学专利 21 项（表 27-7）；获得教学成果奖 1 项（表 27-8）。

表 27-4　教学课题

已结题教研教改课题	在研教研教改课题
1. 可视化技术用于困难气道处理模拟训练在麻醉学教学中的应用 2. PBL 结合微课教学模式在麻醉临床技能培训中心的应用研究 3. 标准化病人在麻醉学实践教学中的应用与探索 4. 基于微课的翻转课堂在麻醉技能模拟教学中的探索与实践	混合式教学在上肢手术神经阻滞教学中的探索

表 27-5　教学论文

题目	期刊	年份
个性化培养在麻醉学教学中的应用初探	《心理医生》	2016
PTC 教学模式用于临床麻醉危机管理教学的实践总结	《继续医学教育》	2017
用学生标准化病人模拟临床场景进行麻醉前访视培训的研究	《继续医学教育》	2017
病例为基础的学习教学法在教学中的应用	《继续医学教育》	2018
微信辅助超声引导臂丛神经阻滞在麻醉教学中的观察	《继续医学教育》	2019
Seminar 教学法结合 PTC 在麻醉危机管理中的效果分析	《继续医学教育》	2021
基于可视化技术的困难气道处理模拟训练在麻醉教学中的应用	《卫生职业教育》	2021
高仿真模拟教学在医学教育中的应用	《医药卫生》	2022
模拟教学在麻醉护理的应用研究	《医药卫生》	2022
智能情景模拟教学在麻醉学教学中的应用与发展	《医药卫生》	2022

表 27-6　教学专著

教材（著作）名称	出版社	出版年份
《实用临床医学教案范例》	云南科技出版社	2016
《临床麻醉学学习指导与习题集》	人民卫生出版社	2017
《老年患者麻醉教程》	世界图书出版公司	2018
《现代麻醉学》（第 5 版）	人民卫生出版社	2020
《围手术期麻醉相关问题的考量与决策 -PBL 与危机处理》	云南科技出版社	2021

表 27-7　教学专利

专利名称	申请年份	专利名称	申请年份
一种 B 超穿刺引导装置	2017	一种输液输血两用输液器	2020
一种困难气道的上气道三维模型	2018	一种小儿麻醉用麻醉诱导装置	2020
一种用于双腔气管导管插管的简易可视喉镜	2018	一种手术托盘	2020
一种可调节的气管插管固定器	2019	一种新型麻醉科用麻醉针	2020
一种 B 超引导下神经阻滞麻醉辅助装置	2019	一种新型胸外科手术肺隔离通气装置	2020
一种喉镜插管牙齿保护套	2019	一种麻醉科用多通道口咽通气装置	2020
一种视角可调喉镜	2020	一种方便消毒的麻醉器械架	2020
一种麻醉科带有方向定位功能的导管	2020	一种 B 超神经阻滞穿刺针	2020
一种呼吸末二氧化碳检测装置	2020	一种小儿吸入式麻醉装置	2021
一种输血袋加压恒温辅助装置	2020	腹内压监测装置	2022
一种保护型牙套	2020		

表 27-8　教学成果奖

年份	题目	等级
2022	多模式高仿真情景教学在麻醉学教学中的应用效果	昆明医科大学校级二等奖

五、困境与展望

尽管基地住培工作得到顺利开展，但是在培养过程中仍然面临一些困境。

1. 住培学员国家年度业务水平测试成绩较前两年大幅度提高，但距离国内顶尖团队水平还有差距：首先，住培学员对于毕业后医学教育的认识不足、学习意识不强，把住院医师规范化培训学习当做任务，在过程中没有全身心投入，影响效果；其次，学员的工作强度大，临床压力大，可用来学习的业余时间少；最后，专业基地重视不足。

2. 教学查房的问题：麻醉科本身没有患者，难以像其他科室一样在患者的床边进行病史汇报、体格检查和病情分析。待患者进入手术室后查房面临人员多过、手术室感控问题和加重术前患者的紧张情绪等问题。

麻醉专业住院医师规范化培训是国家住院医师规范化培训的重点之一，是培养合格的麻醉住院医师的必经之路。目前我国的住培制度和体系仍在不断完善中，希望在未来能够达到国际化、标准化、制度化，以满足人民群众健康多样化、多元化和个性化的需求。

编　委：邵建林
执笔人：郑华容　肖　璘

2

第二部分

中国西部麻醉教学研究进展

28 第二十八章 麻醉住院医师规范化培训的现状及研究进展

经过 160 多年的演变与发展，麻醉学已逐渐成为一门综合性学科，包括临床麻醉、疼痛治疗、急救与危重症医学等领域。麻醉科的建设和发展需要高素质的医师人才队伍，未来的医学专业人才不仅需具备坚实的专业知识，还应具备广泛的人文和社会科学知识，出色的人际沟通能力，以及崇高的职业道德。因此，如何同时注重科学精神和人文精神、科技知识和人文知识的培训成为医学教育领域的重要探讨课题。在临床麻醉教育中，临床麻醉理论知识和操作技能是保障手术和危重患者生命安全的关键要素，提高学生的岗位胜任力是临床麻醉教学的首要目标，如何在有限的教学时间内确保临床麻醉教学的质量是科室人才教育的一道难题，培养能够确保患者围手术期安全、实施精准麻醉，同时满足患者舒适需求的麻醉医师队伍是麻醉学毕业后教育研究的重点。

一、麻醉科住院医师规范化培训的相关研究

住院医师规范化培训在医学教育中扮演着至关重要的角色，提升临床医疗水平是其关键任务。朱正华等[1]论述了强化住院医师规范化培训的紧迫性，强调要顺应国际医学教育发展趋势，以探索适应 21 世纪医学人才标准的中国住院医师规范化培训模式。他们同时提出，应增强职业道德和沟通技能、医学基础知识和临床技能、信息管理和批判性思维等内容的培训，并建立全程质量监控考核方法以确保培训质量。总之，科学精神和人文精神并重、科技知识和人文知识并举的住院医师规范化培训对于培养未来医疗人才和提升临床医疗水平将具有重要意义。

目前，麻醉科的工作质量和数量已经成为直接影响医院手术效果、患者安全和医院综合水平的重要因素。孙焱芫等[2]调查发现，中小型医院的麻醉医师普遍存在学历相对较低、知识面相对狭窄、思维相对固化、临床业务能力相对有限等问题，且各医院不同程度存在麻醉医师数量不足和专业思想不够稳定的现象。鉴于中国基层医院麻醉专业水平相对较低的现状，西京医院麻醉科尝试开展了麻醉专业住院医师规范化培训计划，旨在提高麻醉专业住院医师的专业水平。在总结经验的基础上，西京医院麻醉科建立了完善的个人档案（包括临床实践、科研以及教学实践和论文撰写等内容），副主任医师和高年资主治医师对住院医师培训的授课、临床指导和科研训练的制度，以及专门的管理、监督和考评制度等。最终发现，为住院医师提供规范的专业培训，是培养高素质医师队伍的基础工作，也是患者安全和利益的充分保障，有助于推动我国麻醉专业继续教育事业的进一步发展。

国外医学生本科毕业后，会继续接受大约 5 年的住院医师培训，通过考试和评估后获得麻醉专业医生资格证书，这种培训模式被称为毕业后教育（PGE）。西京医院麻醉科借鉴此种 PGE 相关经验，结合我国的国情，自 2001 年开始实施住院医师培训计划。在详细阐述麻醉专业的现状、麻醉住院医师培训的重要性以及西京医院麻醉科住院医师培训经验的基础上，郑恒兴等[3]指出，住院医师通过为期 5 年的培训，可获得坚实的理论基础、丰富的临床经验以及卓越的工作能力，能够独立进行各类手术的临床麻醉、处理常见危重病情、进行急诊抢救以及常见疼痛治疗，同时具备独立进行临床研究设计和实施的能力，基本达到主治医师的标准和要求。这一培训计划取得了显著的成

效，为医院和医疗体系的发展做出了重要贡献。

二、麻醉科医师人才培养途径的探索

竞争靠科技，科技靠人才，人才靠培养。麻醉科的建设和发展需要高素质的医师人才队伍，早期培养医师人才尤为重要。杨建平等[4]基于所在医院麻醉科医师的现状，对麻醉医师的学历、职称和编制情况进行了分析，以探讨麻醉科医师人才队伍的培养途径。他们强调了加强医师人才队伍培养的重要性，提出通过明确发展目标、引入竞争和激励机制、制定并贯彻执行具体措施、鼓励医师接受培训、将人才培养与医教研相结合等措施，逐渐形成人才队伍培养的制度化和规范化，以解决医师人才队伍不齐的问题。

2011年教育部、卫生部联合召开的全国医学教育改革工作会议提出“要建设一支高素质、高水平的临床教师队伍，高水平的临床教师队伍是保证高质量临床实践教学的关键”。因此，想要实现“卓越医师”的培养目标，深化医学教育改革，教学医院需要建立一支高素质的临床医学人才组成的教师队伍。西京医院以培养创新型临床医学人才为目标，以“国际视野定位、世界标准衡量”的理念，通过不断探索与实践，构建了一套完善的创新型医学人才培养体系[5]：以“两个动力”激发人才创新激情；用“三个层次”培训覆盖人才终身发展；用“四聚方略”助推人才创新能力发挥；并通过考评机制检验培养效果，以不断优化培养体系。医院通过创新型临床医学人才的培养，在临床师资力量培养方面取得了较好成绩，大幅度提升了临床教学水平，推动了医院建设整体发展。

三、麻醉学专业本科生培养的相关探索

美国在医学研究领域一直处于国际前沿，这得益于其完善的医学教育体系，特别是医学院校中的科研培训教育。在本科教育中适度引入科研思维和能力培训，通过参与科研工作和培训，可以激发本科生的学习热情，拓宽他们的学习视野，对培养综合素质的人才具有重要意义。董海龙等[6]介绍了美国医学本科生科研教学的发展现状，为我国医学院校本科生教学改革提供了有益参考。医学科研培训和教育是现代医学教育的重要组成部分，通过医学科研培训，可以在医学生入学后培养其严谨的思维能力、一定的科研技能和正确的科研态度。同时，激发和引导医学生从事医学科研将对国家未来医学临床和研究的自主发展产生关键影响。但如何找到适合中国国情的本科生科研教学模式仍是一个重要的难题，我们应大胆借鉴国外的成功经验并积极探索，以创建适合我国国情、地区特色的本科生科研教学模式。

长期以来，我国医学院校本科教育一直侧重于理论知识和临床能力的学习。虽然学生在本科学习期间应该致力于掌握基础理论知识，并在一定程度上熟悉临床工作，但仅仅专注于这两个领域的教学工作是远远不够的。是否可以在本科教育中适度引入科研思维和能力培训，通过参与科研工作和培训的方式激发本科生学习的积极性，拓宽他们的学习视野，对综合性人才的培养具有重要意义。董海龙等[7]结合他们在美国留学期间的经验，对这一问题进行了深入探讨。他们指出，随着社会的不断进步和发展，培养具备高素质科技人才对推动人才培养的可持续发展至关重要。在分析科研教学的必要性以及培养目标定位的基础上，就如何找到适合中国国情的科研教学模式这一问题，从导师制、培训时间、兴趣小组、小额资助、科研教学成果评估等方面提出了自己的看法和思考。随着我国科研创新投入的增加和人才梯队建设的完善，医学本科生的科研教学和培训将逐渐走上正轨，未来将培养更多具备创新精神和实践能力的高素质医学人才，最终提升我国的综合科技实力。

在麻醉学专业的本科教育阶段，学生需要完成至少一年的临床实习。但是不同实习医院的学科发展水平不一，学生在实习阶段所学的知识存在差异。此外，本科生接受的科研训练通常较少，这

会影响其成为出色的临床医生。为全面提升实践能力、培养科研思维、养成终身学习的习惯，彭沛华等[8]在充分考虑学生兴趣和意愿的基础上，设计了实践加强型、科研加强型和理论加强型三种个性化培养方案。学生可在完成麻醉学专业本科教育目标的基础上，根据自己的兴趣和意愿自主选择培养方案，并在实习结束后的一个学期开展。这种新型教学模式可让学生在实习中更清晰地了解自身的兴趣和职业规划，选择更有目标导向的学习方式，达到更加理想的学习效果，为培养良好职业道德、科学素养和人际沟通能力的综合性医学人才奠定了良好的基础。

目前，各大院校重视培养本科生的科研兴趣、科研意识、科学态度和创新思维，鼓励学生开展课外科研活动。青年教师对于开展本科生课外科研活动有着极高的积极性，但却面临着时间有限的挑战。因此，如何解决时间问题，提高带教效率，是青年临床教师需要认真思考的问题。杨谦梓[9]作为一名青年本科生课外科研导师，凭借自身在指导本科生课外科研活动方面的亲身经验，深入思考并提出了以下建议：首先，明确带教目的，树立正确的科研观念；其次，灵活掌握交流方式，确保有效沟通和指导；再次，要善于团队合作，提高带教效能；最后，合理规划时间，确保各项工作有序开展，从而提高本科生课外科研活动的成效。

四、麻醉学专业研究生培养的相关探索

随着麻醉学科的不断壮大，麻醉学研究生培养作为一种重要的高级人才培养方式也变得日益常见。在这一背景下，培养单位必须着重强化研究生的科研能力和临床思维能力。西京医院麻醉科在杰出的学科带头人熊利泽教授的引领下，经过十余年的不懈努力和发展，成功培养了众多优秀的麻醉学研究生，为我国麻醉领域输送了大批杰出人才。胡胜等[10]结合自身经验，根据西京医院麻醉科的实际培养环境和资源，分享了麻醉学研究生培养的宝贵经验：强调明确麻醉学研究生培养的目的，结合科学的研究生培养计划、严格的研究生管理制度以及针对性的临床麻醉轮转计划以培养科研与临床复合型麻醉学高级人才。研究生教育的核心目标在于培养科研和临床兼备的麻醉专业高级人才，为此，培养单位必须加强学生的科研潜力和临床应用思维的培养。这一过程要充分考虑培养单位的实际条件，制订适合本单位的麻醉学研究生培养计划和管理制度，以培养出在临床和科研领域都具备卓越能力的高素质麻醉专业人才。

目前，国内麻醉学科在大学教学医院条件相对较好，麻醉学研究生培养的方向是为各级医院培养高素质、具有发展潜力的麻醉科医师。马克思主义哲学在麻醉学研究生培养中的学习内容应包括政治思想教育和道德培养，这是研究生教育的首要环节；临床能力培养方面，学生需培养局部与整体观念，善于透过现象认识疾病的本质，善于抓住主要矛盾，以及关注疾病规律的特殊性；科研能力培养方面需引导学生解放思想、激发创造精神，并为创造性思维的合理发挥提供理论指导；此外，还应加强医用化学实验基本技能的训练，并调整化学实验教学的内容[11]。医学研究生通过学习马克思主义哲学能够掌握科学的方法论和辩证思维方法，有助于正确分析和理解医学中的各种复杂问题，提高他们的认知水平和实践能力，对于医学研究生的政治思想教育、道德培养、医疗实践以及科学研究具有十分重要的指导意义。

良好的组会制度对于加强研究团队内部的交流至关重要。它有助于新理念和技术的迅速传播、营造积极向上的学术氛围、增进研究团队成员之间的感情、构建和谐的内部关系、增加研究生对团队的认同感，对于推动研究课题的进展，提高研究团队成员的学术能力、交流技巧、阅读广度和深度都具有重要意义。杨谦梓等[12]结合麻醉学科的特点，介绍组会制度的内涵和要素，并探讨在麻醉学研究生培养中引入组会制度应该注意的问题，为麻醉学研究生的培养提供了有益的指导。鉴于当前国内麻醉学科的迅猛发展以及麻醉学研究生数量的不断增加，定期开展组会有助于规范研究生管理、提升师生的整体科研水平，是一项应长期坚持的良好制度。

近年来，随着研究生招生规模的不断扩大，导师的医疗、教育和研究任务逐渐增加。同时，新的医疗环境对麻醉学专业的研究生提出了更高的要求——更强的临床思维能力和操作技能、独立进行科学研究、出色的人际沟通和团队协作技能。然而，传统的“一对一”指导模式已不再适应于这一要求。易斌等 [13] 在研究中借鉴了彼得・圣吉的学习型组织理论，提出了以团队为主体的“研究生学习型团队”模式，这对改善研究生的学习方法、提高研究生的培养质量具有重要意义。该模式将学科全体研究生导师、各年级研究生分别团队化，并通过团队化的方式对不同的学习小组进行培养。易斌等的研究结果表明，应用这一培养模式的研究生在知识广度、人际沟通能力、论文发表质量与速度，以及临床技能考核评分等方面都有显著提高。

五、非麻醉专业住院医师规范化培训麻醉教学现状分析及改进措施

目前麻醉科住院医师规范化培训存在许多问题，尤其是在麻醉科对非麻醉专业住培生的培训中，这些问题在《亚洲外科杂志》中的一篇文章中得到了详细的讨论，引发了 Su W 等 [14] 的一些新思考。目前年轻的临床医生在麻醉、危重疾病以及急救技能等方面的知识相对匮乏。Su W 等通过调查和随访他们所在医院的住培情况，发现非麻醉专业住院医师规范化培训中存在学生缺乏目标、积极性和主动性，教师缺乏指导积极性，培训基地缺乏严格的培训制度和考核方案等一系列问题。对此，他们有针对性地提出了以下解决方案：首先，住培生应该制订明确的学习计划和目标；其次，指导教师需提高认识，积极参与教学过程；最后，培训基地需要改进管理制度、师资队伍建设和培训流程。他们期望通过培训基地、指导教师和住培生的共同努力，能够改善非麻醉专业住院医师的麻醉科轮转培训质量和水平，更好地服务于基层医疗和患者。

六、临床麻醉学后慕课时代的教学相关研究

戴维・麦克利兰认为胜任力可以显著区分优秀者和普通者的个人特征，包括个人特质、自我概念、价值观、动机、行为态度、知识技能等。在临床麻醉学教学中，临床麻醉学理论知识和操作技能是为手术患者和危重患者的生命安全提供有力支持的关键要素。因此，提高学生的岗位胜任力是临床麻醉学教学的首要目标。田春等 [15] 以后慕课时代为背景，以岗位胜任力为导向，总结了重庆医科大学第五临床学院 2016 级、2017 级全科医学生的临床麻醉学教学实践培训。通过阐述我国全科医师岗位胜任力的研究现状及基于岗位胜任力的全科医学临床麻醉学教学的意义，他们对后慕课时代下的规范教学制度以实现同质化教学、注重课程思政教学以强化医德医风教育、改进教学方法以全面提升教学水平、创新完善考评机制并及时调整教学安排等基于岗位胜任力的全科医学临床麻醉学教学实践进行了详细分析。同时，他们以上述内容为基础，认为以岗位胜任力为导向的以团队为基础的学习（team-based learning，TBL）与小规模限制性在线课程（small private online course，SPOC）相结合的教学模式需转变教师思维模式，将重点放在优化课程内容上；需转变学生学习观念，提升其自主学习能力和自控力，需强化 SPOC 课程建设，重视学生学习的任务感知与激励；需强化 SPOC 的实施管理，重视交流互动，提升学生满意度。在后慕课时代的背景下，全科医学教育的未来研究重点将以岗位胜任力为目标导向，结合我国国情，推进全科医学教学模式的不断创新，构建更具科学性和普适性的全科医师岗位胜任力模型。

此外，田春等 [16] 结合重庆医科大学第五临床学院的教学实践，以提高全科医学生的岗位胜任力、为学生未来从事基层医疗卫生服务事业奠定坚实基础为目标，对后慕课时代中 TBL 与 SPOC 相结合的临床麻醉学教学模式进行了研究。他们将重庆医科大学 2016 级 99 名临床本科生（全科定向）分别分配至讲授式教学（lecture-based learning，LBL）组、TBL 教学组或 TBL 结合 SPOC 模式（TS）教学组，并学习一个学期。最终通过匿名调查问卷和综合评价，对各组的教学效果和

学生满意度进行了调查。结果表明，TS 组和 TBL 组的学生在临床基本能力、医生职业精神和素质、医学知识的掌握和运用能力、团队合作能力、基本公共卫生服务能力、信息与管理能力以及总体教学满意度等方面都明显优于 LBL 组。同时，TS 组的学生在学术研究能力方面也优于 TBL 组和 LBL 组，但 TS 组理论知识的考核成绩和对课程管理的满意度相对较低。由此可见，TBL 结合 SPOC 模式的临床麻醉学教学模式能够取得满意的教学效果，有助于学生掌握和运用知识技能，激发他们的学习潜力，提升其岗位胜任力。

七、住院医师相关能力的培养

临床试验是指在人体（患者或健康志愿者）进行试验以获得药品、医疗器械和医疗技术安全性和有效性数据的活动，它不仅可以提高研究结果的可靠性和可重复性，而且可以保护受试者的权益和安全，从而促进临床医学的进步和发展。目前中国的临床试验研究中存在培训医生的行为不规范、临床试验执行能力不强等问题。医生在临床试验中不仅需要负责记录病例报告表（CRF）等数据，还需要参与研究方案的设计、实验室检测、病案保存以及其他临床试验数据的整理和保管。因此，掌握临床试验的基本知识和技能在医生的培训中是非常必要的。

Xu GM 等 [17] 根据临床试验研究的经验制定了临床试验研究人员的培训方法，希望通过系统、全面的药物临床试验质量管理规范（GCP）培训，提高麻醉医师的临床试验能力和综合素质。这些培训方法包括以下方面：学习相关理论知识，以理论教学的形式传授临床试验的相关知识、理论和标准操作程序，提高医生的理论水平；开展临床伦理教育，包括受试者知情同意、尊重和保护受试者权益、安全监测等方面，以提高住院医师对临床试验的认识，增强其责任感和使命感；进行临床试验实践，通过有经验的主治医师的一对一指导，分阶段加强教学、观察、辅助管理和培训管理，以提高医生的实际操作技能；接受定期质控，接受临床研究管理机构和科室 GCP 质控医师的定期质控评价，对工作中出现的问题进行整改，质控医师对项目中发现的各种问题进行总结和点评。这些措施将有助于提高临床试验的质量和安全，确保患者和受试者的权益得到保护。

实现精准麻醉、确保患者围手术期安全，满足患者的舒适需求，是麻醉学科未来的发展方向。在此背景下，如何进行专科医师的教育和培训是亚专业发展的一个重要问题。雷翀等 [18] 研究人员针对心血管麻醉专科医师培训的现状和必要性进行了调查研究。结果显示，三级甲等医院的麻醉科普遍认为亚专业化是学科发展的趋势，但专科医师的培训仍处于初级阶段。大部分亚专业麻醉科医师仍是由科室全部麻醉医师轮转担任，而固定的亚专业设置通常需在医师获得高级职称后，以亚专业负责人的身份参与。对此，他们提出了有关心血管麻醉专科医师培训项目设置的建议，并提出包括提高科研能力、教学能力和管理能力等在内的心血管麻醉专科医师职业发展的相关建议，以实现更广阔的职业发展前景。

随着医学科学和现代社会的不断发展，急诊手术的需求也逐渐增加，急诊手术患者的病情多变、紧急、复杂、风险高，这要求参与急诊值班的麻醉医师具备足够的临床思维能力和判断能力。麻醉医师临床思维能力培养最有效的途径是积极参与临床病例讨论、会诊、术前访视、各种手术麻醉、术后随访以及科室间的交流与班会等，通过不断接受理论知识和实际临床经验的传授和实践提高临床思维能力。胡胜等 [19] 就如何培养急诊值班麻醉医师正确临床思维的方法提出了相关见解。他们以急诊抢救气管插管和小儿气管异物取出的麻醉、急诊妇产科手术的麻醉、失血性休克手术的麻醉以及复杂气道情况下的急诊手术全身麻醉等典型案例为例，展开探讨，进行总结，在此过程中培养麻醉医师正确的临床思维。他们认为，急诊值班的麻醉医师只有树立了正确的临床思维，才能在应对各种危重、疑难的急诊手术麻醉时，做出科学的决策，提高麻醉质量，为手术提供更好的保障，挽救更多的生命。

八、西北地区军队医院承担国家住院医师规范化培训的实践与思考

西北地区的住培起步相对较晚，受地域和医院管理体制差异的影响较大，因此缺乏现成的、可供借鉴的培训模式。王剑锋等[20]对兰州军区兰州总医院承担国家住院医师规范化培训基地建设的实施方法和效果进行了介绍：通过建立组织管理体制、健全培训规章制度、加快师资队伍培养、加强教学环节管理等教学组织管理，确保规范化培训质量；通过按规管理提供高质量服务、专项账户管理规范资金使用、层级管理激发学员的自主创新等行政保障管理，为规范化培训提供坚实的支撑；通过充分发挥信息技术的拓展作用、重视加强临床技能培训等教学设施建设，为规范化培训创造基本条件。在上述基础上，他们提出优化和增强培训效果的相关建议，包括进一步推动军民融合发展，重塑规范化培训观念，加强信息化管理手段的应用与研究生规范化培训的相关研究等。

2015 年 8 月开始，中组部医疗人才“组团式”援藏工作正式启动，为了解决如何提升西藏自治区麻醉学科的医疗服务能力和水平、如何通过医疗人才“组团式”援藏打造一支留得住、能力强、带不走的麻醉学人才队伍等核心问题，北京协和医院麻醉科申乐等[21]在援藏的教学方式方法以及人才分层分级培养模式上进行了探索与实践。他们通过“协和－西藏麻醉大讲堂”“‘现代麻醉学’讲堂”“多学科援藏专家 MDT 晨课”“协和慕课在西藏”等多模式教学方法，以及“导师制”分层培养提升不同年资医师的临床医疗服务能力、建立学科管理梯队与年度重点外派学习计划等分层级、分重点人才梯队培养方案，为西藏自治区麻醉学科人才梯队建设奠定坚实的基础。

唐帅等[22]援藏队员也结合当地实际，创新性地健全了规培制度，实施“导师制”分层级带教，培养住院医师的竞争意识，因地制宜举办学术活动，开展“援藏团队 MDT 共建手术麻醉科”系列晨课，在实践中不断积累和传递经验。他们还通过床旁教学、模拟教学、危机资源管理教学、网络同步季度考核、区域麻醉亚专业教学、科研能力培养与人文教学等多种教学方法，提高麻醉住院医师规范化培训的质量与效果，进而加强西藏自治区麻醉学科的人才培养。

九、麻醉教学中的麻醉安全教育分析

吕治全等[23]指出，麻醉学是一门研究临床麻醉、生命机能调控、重症监测治疗和疼痛诊疗的科学，重视麻醉安全、提高临床麻醉技术水平是每位医护人员的责任。由于麻醉工作的高风险性和复杂性，加强实习医生的麻醉安全观念培养，有助于保障患者安全、提高临床诊疗水平。在麻醉教学中，贯彻医疗安全教育至关重要：加强医疗法律法规学习并培养学生的法律安全意识，加强各项麻醉理论学习并锻炼实践麻醉操作能力，严格执行各项标准流程确保麻醉安全，准确把握麻醉深度并加强与外科医师合作，充分了解药物的同时把握药物禁忌，加强监测力度与重视呼吸管理。这些措施有助于提高实习医生的麻醉安全观念和技术水平，保障患者安全。每一位麻醉医师在工作中都有自己的工作经验、特点和习惯，但须实行严格的上下级医师关系，下级医师应尊重上级医师的工作方式，重要环节须请示上级医师；上级医师应考虑下级医师的合理建议，相互尊重，团结合作，共同完成麻醉工作。通过麻醉安全教育，学生可对麻醉安全有更加深入的理解，提高防范意识，促进教学水平的提高。

综上所述，西部麻醉住培基地对麻醉学科人才培养的模式、方法进行了积极、全面的研究，在全面提升西部麻醉住院医师规范化培训中发挥着至关重要的作用，并对未来麻醉学人才培养指明了方向。

执笔人：王　芝

参考文献

[1] 朱正华，朱萧玲，陈绍洋，等. 住院医师规范化培训的探索. 医学教育探索，2007，6（9）：820-821.

[2] 孙焱芫，熊利泽，陈绍洋，等. 麻醉科住院医师规范化培训探索. 西北医学教育，2005，13（1）：97-99.

[3] 郑恒兴，王军，熊利泽，等. 要注重麻醉住院医生的培训. 医学信息，2004，17（11）：742-743.

[4] 杨建平，黄厚刚. 浅谈麻醉科医师人才队伍培养途径. 中国医药指南，2009，7（9）：296-297.

[5] 聂煌，劳宁，卢杨，等. 创新型临床医学人才的培养探索. 解放军医院管理杂志，2015（7）：635-636.

[6] 董海龙，熊利泽. 美国医学院校本科生科研教育现状. 中国高等医学教育，2007（10）：38-39.

[7] 董海龙，熊利泽. 关于我国医学本科生科研能力培训的思考. 西北医学教育，2007，15（4）：622，624.

[8] 彭沛华，邵建林，思永玉，等. 个性化培养在麻醉学专业本科生中的应用初探. 心理医生，2016，22（28）：273-274.

[9] 杨谦梓. 青年临床教师指导本科生课外科研活动的实践和思考. 卫生职业教育，2018，36（21）：13-15.

[10] 胡胜，汪晨，董海龙，等. 浅谈麻醉学研究生的培养. 西北医学教育，2011，19（1）：69-71.

[11] 王强，熊利泽. 浅谈马克思主义哲学与麻醉学研究生培养. 医学教育探索，2006，5（12）：1109-1110，1133.

[12] 杨谦梓，刘曌宇，邓姣，等. 组会在麻醉科研究生培养中的应用. 广西医学，2019，41（21）：2819-2821.

[13] 易斌，陶国才，鲁开智，等. 以团队为主体的培养模式在麻醉学专业研究生教学中的应用. 西北医学教育，2010，18（4）：730-732，737.

[14] Su W, Yang C, Yang L, et al. Current situation analysis and improvement measures of anesthesia teaching in standardized training of non-anesthesia residents. Asian J Surg, 2023, 46(2): 977-978.

[15] 田春，张娜. 后慕课时代基于岗位胜任力的全科医学生麻醉学教学实践与体会. 甘肃教育研究，2022，（3）：8-11.

[16] 田春，杨秀明. 后慕课时代全科医学本科专业临床麻醉学教学的探索与实践. 中国继续医学教育，2022，14（18）：115-118.

[17] Xu GM, Wang Y, Li JC, et al. Methods of GCP ability training for residents. Asian J Surg, 2023, 46(8): 3366.

[18] 雷翀，侯丽宏，陈敏，等. 心血管麻醉专科医师教育与培训. 临床麻醉学杂志，2018，34（10）：1031-1033.

[19] 胡胜，董海龙，熊利泽. 麻醉急诊值班医生如何培养正确的临床思维. 西北医学教育，2011，19（6）：1288-1290.

[20] 王剑锋，郭建魁，魏子惠，等. 西北地区军队医院承担国家住院医师规范化培训的实践与思考. 中国卫生产业，2015，12（34）：104-106.

[21] 申乐，拉巴次仁，吴文铭，等. 利用多模式教学方法与分层级培养规划加强西藏自治区麻醉学科人才梯队建设. 基础医学与临床，2018，38（8）：1196-1199.

[22] 唐帅，拉巴次仁，吴文铭，等. 通过“组团式”援藏项目探索西藏自治区麻醉住院医师的规培模式. 基础医学与临床，2019，39（12）：1809-1812.

[23] 吕治全，闫东. 麻醉教学中的麻醉安全教育分析. 大学教育，2014（12）：103-104.

29 第二十九章 麻醉教学中可视化技术应用的现状及研究进展

可视化技术，源自 20 世纪 60 年代，经过几十年的不断发展和完善，已在各个领域广泛应用，为人们的工作和生活带来了革命性的变化。麻醉学是一门实践性和应用性非常强的学科，麻醉医师需要掌握各种不同的临床技能，以应对复杂的临床工作。这些技能包括但不限于气道管理、神经阻滞、心肺复苏、中心静脉穿刺置管、桡动脉穿刺置管以及各种监测技术。随着生物医学工程技术的不断进步，可视化技术已经广泛应用于麻醉临床工作和教学工作。西部麻醉住培基地的多项研究表明，应用可视化技术教学可以更直观地了解解剖结构和操作技巧，提高教学效率，促进技能提升，增强学生信心，保障患者安全，明显提高培训效果，在医学教育中具有广泛的应用前景。

一、可视化技术在气道管理中的应用

气管插管是临床上最为常见的气道管理方式，是麻醉实习学员和住培学员必须掌握的临床技能之一。确保学员能够安全、准确、无损伤地完成气管插管一直以来都是麻醉教学中的重点和难点。目前，可视喉镜在中国临床实践中得到广泛应用，且已经有研究关注其在气管插管教学中的应用，与普通喉镜一样，在麻醉教学中都是培训学员气管插管技能的常规设备。

童珊珊等[1]研究了可视喉镜与普通喉镜联合教学在麻醉专业本科实习中的培训效果。该研究将 40 名麻醉专业本科实习学生随机分成两组，A 组（使用可视喉镜教学一个月，再使用普通喉镜教学一个月，n=20）和 B 组（使用普通喉镜教学一个月，再使用可视喉镜教学一个月，n=20），通过气管插管技能考核和问卷调查结果评估教学效果。结果显示，第一个月：A 组气管插管的一次成功率为 90%，而 B 组为 60%，差异具有统计学意义（$P < 0.05$）；A 组所需的气管插管时间为（61.8 ± 5.0）s，而 B 组为（83.0 ± 4.9）s，差异具有统计学意义（$P < 0.05$）；在并发症方面，A 组为 5%，而 B 组为 14%，差异具有统计学意义（$P < 0.05$）。第二个月，两组之间气管插管成功率、插管时间以及并发症的差异没有统计学意义。在组内比较中，两组在一次成功率和并发症方面的差异没有统计学意义；而两组学员普通喉镜插管时间都比较长，差异具有统计学意义（$P < 0.05$）。问卷调查显示，可视喉镜应用于气管插管教学，明显提高了学员的学习兴趣，而先使用可视喉镜再使用普通喉镜教学更有利于学员掌握气管插管技能，增强培训效果。

困难气道处理在麻醉临床工作中尤为重要，特别是在处理未预料的困难气道时，若处理不及时或者不当都可能会导致严重并发症甚至死亡。因此为临床实习的麻醉学生提供有效且规范的困难气道处理模拟培训至关重要。

王栋等[2]在临床教学中将可视化技术与困难气道模拟训练相结合，探索了可视化技术在困难气道处理模拟训练教学中的应用。将 100 名实习学员分为对照组和观察组，对照组接受传统的困难气道处理模拟训练教学，而观察组接受可视化困难气道处理模拟训练教学，培训内容分为理论大课培训和 5 个模块的模拟人培训：面罩通气、紧急气道管理、传统气管插管（可视化）、喉罩、传统纤维支气管镜（可视化）。培训结束后，对两组学员进行了 5 个模块的理论考核和技能考核。研究结果表明，观察组学员在理论考试（3 个模块）和技能考试中（4 个模块）的表现优于对照组，且具有统计学意义。该研究提示可视化困难气道处理模拟训练教学提高了实习学员关于困难气道理论知识水平，同时提高了实习学员困难气道处理的临床实践能力。

可视喉镜是将高清晰度防雾摄像头嵌入到喉镜的前端，并通过光缆将捕获的图像传输到液晶显示屏上，使操作者能够清晰地观察口腔咽部的结构，而无需移动患者的舌体或调整其头部的位置。此外，可视喉镜还允许对喉部结构进行清晰的放大，摄像头与镜片前端的距离仅有 3 厘米，有效避免了直接喉镜前端的盲区，使喉部位置更容易显露。吕治全等[3]比较了可视喉镜与传统普通喉镜的教学培训效果，将 40 名实习学员分为可视喉镜教学组和传统喉镜教学组，对手术患者进行气管插管教学，可视喉镜教学组组织损伤发生率为 6.00%，而对照组为 40.00%；插管时间为（25.44 ± 15.23）秒，对照组为（37.55 ± 13.14）秒；气管插管一次成功率为 80.00%，对照组为 50.00%。采用可视喉镜进行气管插管在麻醉教学中展现出了众多优势，包括简单有效、容易掌握和易于培训等。该技术显著提高了实习学员学习兴趣，为他们提供了更好的学习体验。

二、可视化技术在神经阻滞中的应用

臂丛阻滞是上肢手术常用麻醉方式，传统的穿刺方式属于解剖定位盲式操作，容易导致局麻药中毒和神经损伤等并发症。随着可视化技术的开展，在超声显像下，其解剖结构更清晰，定位更精确，可以最大限度地避免神经、血管损伤，以及气胸等并发症。

闫东等[4]比较了超声引导下的腋路臂丛阻滞与传统腋路臂丛阻滞在临床麻醉教学中的有效性。将 16 名实习医生分成两组，分别进行超声引导腋路臂丛阻滞和传统腋路臂丛阻滞教学，然后对两组患者的麻醉效果进行评价。研究结果显示，超声引导组的麻醉成功率（87.50%）明显高于传统组的麻醉成功率（62.50%）（$P < 0.05$）；此外，相对于传统组，超声引导组的麻醉起效时间较短（$P < 0.05$）。该研究提示在临床麻醉教学中，采用超声引导腋路臂丛阻滞能够显著提高教学效果，值得全面推广和应用。

蛛网膜下腔（蛛网膜下隙）穿刺是麻醉科住院医师必须掌握的临床技能之一。然而，在有限的时间内，如何为住院医师提供高质量的蛛网膜下腔穿刺实践教学一直是麻醉带教所面临的严峻挑战。如今，随着医疗技术的不断发展，超声可视化技术的引入为蛛网膜下腔穿刺教学指明了新的方向。通过超声实时的影像引导，使学员能够更加准确地认识椎管的解剖，定位蛛网膜下腔，提高了实践操作的成功率。这一创新的教学方法有望有效解决传统教学所面临的挑战，确保住院医师能够获得必要的技能，提高麻醉实践的质量和安全性。

田国平等[5]研究了可视化超声技术在蛛网膜下腔穿刺教学中的应用和效果。将 2017 年 9 月至 2018 年 12 月参加麻醉科住院医师规范化培训的无蛛网膜下腔穿刺经验的 20 名住院医师随机分为盲探组和超声组，分别对 100 例手术患者进行蛛网膜下腔穿刺。记录两组住院医师的穿刺定位准确率、穿刺时间、穿刺次数、进针深度、首次穿刺成功率，并统计了术中疼痛、术后腰痛以及神经刺激征象的发生率。此外，穿刺结束后，对两组住院医师在解剖知识的掌握度、操作难度、操作自信心、学习积极性以及教学效果等方面进行了评价。研究结果表明，在可视化超声引导下，超声组的住院医师穿刺定位准确率和首次穿刺成功率明显提高（$P < 0.05$），穿刺时间、穿刺次数、术中疼痛和术后腰痛的发生率也显著降低（$P < 0.05$）。两组住院医师的穿刺进针深度和神经刺激征象之间在统计学上没有显著差异。此外，超声组的住院医师对相关教学评分明显高于盲探组（$P < 0.05$）。由此可见，可视化超声技术的应用可以明显提高初学者进行蛛网膜下腔穿刺的成功率，有效减少穿刺相关并发症的发生，同时有助于提升学员的操作自信心和学习积极性，从而显著改善临床教学效果。

三、可视化技术在其他技能教学中的应用

传统的深静脉导管放置通常采用解剖盲探法，穿刺的成功与否很大程度上依赖于操作者的经验，因此在麻醉专业的临床教学中一直是一个难点。近年来，随着可视化技术的不断发展，超声引导下的深静脉穿刺已经取得显著的进展。这种方法显著提高了穿刺的成功率，同时也大幅减少了并发症的发生。

甯交琳等[6]在研究中纳入了34名麻醉实习医师，随机分为对照组和实验组。实验组采用超声引导深静脉穿刺法教学，而对照组则采用传统的解剖定位法教学。12次练习后，所有参与者在统一的解剖盲探法下进行考核，以评估超声引导在麻醉专业学生深静脉穿刺临床教学中的示教效果。结果显示，对照组和实验组的一次穿刺成功率分别为41.2%和64.7%，误入动脉的发生率分别为33.3%和17.6%。表明实验组在超声引导下进行深静脉穿刺的准确性和安全性明显高于对照组，组间比较差异均具有统计学意义。该研究提示超声引导深静脉穿刺在麻醉科临床教学中具有显著优势，值得推广应用。

近年来，随着重症超声理念的提出、推广以及普及，麻醉学科作为医学领域的重要分支，积极跟随医疗技术的发展步伐，肩负起为患者提供全面保障的使命。马育等[7]提出作为麻醉科住院医师，熟悉重症超声的基本理念并掌握相关技术已经成为基本要求。重症超声技术具备实时性、动态性、无创性和多维可视化等一系列独特的优势，成为临床医生的得力助手，在临床上发挥着越来越重要的作用。随着围手术期医学的发展，重症超声在围手术期管理中的地位也日益突出。麻醉科住院医师需要紧贴这一趋势，熟练掌握重症超声技术，应用于围手术期监测，更好地了解患者的血流动力学情况和器官功能，确保手术安全，优化患者管理。对该技术的掌握有助于提高麻醉医师的临床实践能力，使麻醉医师更好地履行他们的职责，为患者提供高质量的医疗服务。

综上所述，随着可视化技术在临床麻醉中的应用日益普及，可视化技术也极大提高了麻醉教学工作的效率和效果。

执笔人：张　娜

参考文献

[1] 童珊珊，饶传华，闵苏，等．可视喉镜与普通喉镜联合教学在麻醉本科实习中的教学效果研究．中华医学教育探索杂志，2021，20（7）：804-807.

[2] 王栋，陈文栋，谭莹．基于可视化技术的困难气道处理模拟训练在麻醉学教学中的应用．卫生职业教育，2021，39（14）：80-81.

[3] 吕治全，李超．可视喉镜用于麻醉教学与传统教学的效果对比．科学咨询，2018（1）：18.

[4] 闫东，柏平．临床麻醉教学中超声引导腋路臂丛神经阻滞的应用．科学咨询，2018（10）：33-34.

[5] 田国平，顾健腾，易斌，等．可视化超声技术提高蛛网膜下腔穿刺教学质量的探索．麻醉安全与质控，2019，3（5）：282-285.

[6] 甯交琳，王恩琴，杨纯勇，等．超声引导在麻醉专业学生深静脉穿刺临床教学中的应用．中国高等医学教育，2014（3）：79-80.

[7] 马育，高燕凤，谭敬，等．加强麻醉科住院医师围手术期重症超声技术．中国继续医学教育，2020，12（30）：78-82.

30 第三十章 模拟教学在麻醉住院医师规范化培训中的现状及研究进展

模拟教学在麻醉教学中已经得到了广泛应用。模拟教学可以让学生身临其境地学习，弥补传统教学的不足，提高学习效果和教学质量。现对西部麻醉住培基地在模拟教学方面做的相关教学研究综述如下。

一、模拟教学在医学教育中的现状

模拟医学以其安全性和可重复性，成为了现代医学教育发展的必然趋势。我国模拟医学教育虽发展相对滞后，但近年来随着医学模拟手段的迅速发展，已经在全国范围广泛开展。

郑华容等[1]总结了高仿真模拟教学在麻醉科、急诊科、产科和儿科等临床科室的应用。高仿真模拟教学系统以高端仿真模拟人为基础，再现真实的临床场景，安全可重复、实时可控。医学生可以在模拟真实的临床环境中进行反复实践，从而避免在传统教学中可能出现的风险，不仅提高了医学生的临床操作能力，且在教学实践中有效锻炼了临床思维能力，并促进了非技术技能的学习，如沟通能力、团队合作能力、状况认知和决策能力等。高仿真模拟教学是现代医学教育发展的重要趋势，对于培养合格的医生具有重要的意义。目前我国高仿真模拟教学的设备硬件已达到国际水平，但仍应进一步促进模拟医学教育的发展，特别是在建立完善的理论课程、师资队伍、专职管理团队等方面。相信在各大医学高校的努力下，高仿真模拟教学的软件方面和学术科研方面也会得到一定的发展。

二、模拟人在麻醉模拟教学中的使用

医学模拟教学是培养医生的关键途径之一，它能够有效解决临床实践中的难题和局限，为医生提供可重复的标准化培训。通过这种方式，可以显著提升医生的临床诊断技能和临床操作技能。

朱萧玲等[2]提出，医学模拟教学是通过模拟临床真实环境来培养医生临床技能的一种创新的培训方法。其特点在于不会影响患者安全、可以重复操作、可以模拟罕见和危重病例以及实现新技术应用。医学模拟系统包括基础解剖模型、局部功能训练模型、计算机交互式模型和生理驱动型模拟系统。前三种系统分别用于示教、局部临床操作技能训练、整体临床思维培养及相关系列的临床基本操作技能训练。生理驱动型模拟系统具有与人一样的外形，有呼吸、心搏、脉搏、瞬目等体征，可模拟真实患者对药物及操作产生的相应反应。模拟教学在临床技能训练中应用广泛，如内视镜虚拟手术仿真系统用于手术训练，高仿真模拟人用于急救训练，麻醉模拟系统用于麻醉操作和术中管理，虚拟人体或人体某局部结构用于微创手术训练。模拟教学改变了传统的教学模式，提供安全、虚拟的教学环境，可提高低年资医生临床技能，对高年资医生进行继续教育，是未来医学教育发展的主流。

医学模拟临床技能培训是一种创新性医学模拟教学革新，通过编辑研发“实用”的基于模拟系统的临床培训病例，模拟临床情景，提高医务工作者临床分析判断能力和决策能力，也是当前国际医学模拟教学的研究热点之一。研发医学模拟教学病例的意义在于让参训人员“大胆思维”，在讨论中反思和进步，提高医务人员的团队协作能力、增强自信心。利用高端模拟人进行病例编辑与演练是国内外医学模拟教学的热点，很多培训中心都建立了临床技能培训中心，国外很多机构不仅进行了病例的开发和研制，还进行了病例培训应用的有效性分析和经济效益比较。顾楠等[3]指出，运用 SimMan3G 高端模拟人研发病例并开展培训，首先要选择满足临床需求的病例，然后针对不同科室医务人员的参训团队，选择相应的模拟系统案例来实施训练。该团队以呼吸心搏骤停为例对 SimMan3G 高端模拟人教学和传统模拟教学进行了效果分析。将麻醉科、急诊科、重症医学、呼吸内科相关科室 60 名同等学历住院医师分为 SimMan3G 综合模拟人训练组和传统临床思维训练组，结果显示 SimMan3G 综合模拟人培训的住院医师在理论知识和操作实践上的成绩均显著优于接受传统方式培训的住院医师。

模拟教学作为新的教学手段可以为医学生提供安全的实践环境，适应国内医疗和教学的实际形势，在实习生教学上也具有重要作用。当前由于医患关系日益紧张，临床实践机会逐渐减少，麻醉学科由于其实践性较强显得尤为明显，另外面临的问题还包括手术室条件限制、带教老师不固定、部分带教老师教学理论和方法存在差异等，都可能对学生的学习效率和积极性产生影响。张璐等[4]将模拟教学应用在麻醉实习教学的不同阶段。在麻醉技能操作培训中，通过模拟教具进行反复训练，结合可视化技术，使学生能够规范操作流程，提高技能水平。在麻醉药物应用的培训中，利用计算机编程系统模拟麻醉方案实施效果，帮助学生理解复杂的麻醉药理过程，结合实例进行指导，使学生能够合理精准用药。在应急事件处理的培训中，应用情景模拟教学方法，结合智能模拟人，模拟手术室真实的场景及各种紧急情况，学生在安全环境下进行反复训练，提高了麻醉医师的心理素质和团队合作能力，减少了学生的非技术性错误。总的来说，模拟教学在麻醉实习教学中具有重要作用，可以为实习生搭建麻醉基础理论和临床应用的桥梁，规范操作流程，培养实习生临床应变能力和团队合作精神。

三、模拟教学在重症领域的应用

重症医学是一门理论性、实践性和应用性极强的综合性学科，与临床各学科均有密切的关联，是多学科专业知识和技能融合的学科。重症医师需要具备较为全面的医学知识和对病情的整体评估能力，培养优秀的重症医师是医学教育的又一难题。为此，很多学者提出了不同的教学方案，旨在提高重症医师的培养质量。

3G 机器人可以模拟患者的各种生理病理特征，可与呼吸机、除颤仪、监护仪等设备配合使用，通过后台操作，能适时与学员进行交流，并可对不同的诊疗操作展示不同的反应与临床结局。陈宇等[5]提出将 3G 机器人应用于重症医学的模拟教学，对 2018 年 4 月至 11 月期间在重症监护病房（ICU）轮转的部分医师（自愿原则）在传统教学模式之外进行 3G 机器人辅助教学。结果表明，3G 机器人辅助教学能够提高 ICU 轮转医师的出科理论及操作成绩。该团队对 3G 机器人辅助军事重症教学进行了探索，SimMan ALS 系统增加了超声接口、肝功能与休克评估分析等，实现对特定重症病种的模拟培训；SimMan Trauma 型号的机器人系统，能够模拟断肢、出血、建立骨髓内输液通路、进行止血及容量控制分析，特别适用于军队及院前急救教学；虚拟现实（VR）是医疗教学方法探索的热点之一，美国军事医学院将广域虚拟环境与 3G 机器人相结合，设计战斗场景下的重伤救治，开展战斗医疗技能培训，但目前国内尚无报道。3G 机器人辅助模拟教学是一种有效的教学方法，尤其适用于和平时期军事重症医学人才的培养。今后，需要进一步从病例编写、课时安排、标准化设计等多个方面进行探索、完善。

八年制医学生受培养体制限制，在重症医学科轮转时间明显不足。医学模拟教学已在其他临床二级学科中发挥重要作用，但在重症医学中缺乏较为合理的培训内容和较为公认的课程设计。

董海龙等[6]对八年制医学生轮转重症医学科期间模拟教学课程设计及培训方案进行了探讨。教学内容设置包含基本临床技能培训、重症医学专科临床操作基本技能培训、重症医学专科技能培训及情景模拟病例处置训练。轮转期的模拟教学组织形式包括课程时间安排、授课人员安排和课程内容设置，主要分为三个阶段培养，从而达到培训的规范化和标准化。培训过程中以病例为主导、问题为基础、学生为主体、教师为辅助，利用多种局部解剖和功能模型、计算机互动模拟、模拟患者和模拟临床场景，进行临床教学和实践，解决了学生多与病例少的矛盾，体现了以人为本的教育理念。同时，模拟教学能培养学生处理典型、罕见重症病例的能力，强化对危急重症的救治与处理能力和综合分析判断病情的能力，满足八年制的临床教学要求。八年制临床医生不仅要具备创新意识、人文意识和综合思维意识，还应该具备较强的独立分析和解决问题的能力、良好的人际沟通能力、团队协作能力和临床实践能力，其临床教学模式需要不断改进和探讨。增加模拟教学培训可提高教学质量，培养医学精英人才，是现代医学教育的重要发展方向。

综合模拟人是高度仿真的标准化模拟患者，可预设病例程序，用于各种危急症急救培训。万林骏等[7]探索了综合模拟人对学生和住院医师在心血管急救实践教学中的培训效果。采用挪度（Laerdal）综合模拟人系统对学生组（麻醉实习生）48 人和医师组（住院医师）48 人进行心血管急救培训，比较培训前后学员理论考试、操作成绩和心肺复苏质量，通过问卷调查，评估受培训学员的应急能力、团队配合、临床技能、临床思维等能力。结果显示培训后学员笔试成绩较培训前均有提高（$P < 0.05$），受训学员心肺复苏质量高于未受训者（$P < 0.05$）。培训后学员的应急能力、团队配合、临床技能、临床思维等均高于培训前（$P < 0.05$）。研究结果提示，通过模拟病例抢救，学员心肺复苏质量、临床技能均有提高。综合模拟人教学可以让学员更好地规范操作流程，掌握临床技能，提高理论应用能力，得到了广大麻醉及重症医学临床教师的肯定。

四、模拟教学与团队合作技能结合

美国卫生研究与质量局（AHRQ）开发的提高医疗质量和患者安全的团队策略与工具（TeamSTEPPS）培训课程通过系统设计的方法与工具，将团队合作技能与临床实践有机整合，以提高医疗质量、安全和效率，现已成为一项医疗团队合作培训的标准。次德吉等[8]将 TeamSTEPPS 课程引入西藏自治区人民医院麻醉科，以探索其在医疗条件相对欠缺地区的培训效果。选取 20 名麻醉住院医师、10 名手术室巡回护士、10 名外科住院医师作为培训对象，借助超级模拟人，以跨专业团队形式实施围手术期危重病例模拟培训。培训对象于课程前后分别填写 TeamSTEPPS 团队合作认知调查问卷和 TeamSTEPPS 团队合作态度调查问卷，以此作为依据，对模拟课程的教学效果进行评估。所有培训对象对 TeamSTEPPS 课程评价均表示满意，借助临床情境模拟学习体验，有效强化了理论知识的实践应用和团队合作的能力。在麻醉教学中应用 TeamSTEPPS 培训模式，住院医师接受程度高，显著增强了培训对象在手术中遇到危重病例时的团队协作和沟通能力，为提高手术团队的临床工作能力提供了有力帮助，更好地保障了患者的安全。

五、其他模拟工具在教学中的应用

除了以上运用模拟人的模拟教学之外，还有其他的模拟工具可以进行辅助教学。

Li Q 等[9]对心外科实习生在室间隔缺损（VSD）封堵术模拟训练器中技术水平的提高对患者预后的影响进行了探索。他将 7 名学员分为 2 组。经验医师组：4 名已完成大于 5 次 VSD 封堵术的资深学员；住院医师组：3 名从未做过 VSD 封堵术的住院医师。实验开始前，经验医师组的人员预先在真实患者中完成 3 次 VSD 封堵术。两组参与者均参与为期 4 周的模拟训练，要求每个参与者每周在 3D 打印模型上完成 2 次 VSD 封堵术。1 个月后，所有学员在真实患者中进行手术参与考核，由 2 名心脏外科医师使用特定的先心病手术操作培训评估工具（HOST-CHS）进行独立记录、盲评。并对手术效果进行分析。结果显示，从第 1 周到第 4 周培训学员中位 HOST-CHS 评分显著增加［50（39，58）*vs.* 73（65，74），$P < 0.001$］，经验组医师模拟训练的成功主要表现在技能的提升［72.5（71，74）*vs.*54（51，60），$P < 0.001$］，包括总阻断时间缩短［训练前时间（min）：86（70，99）*vs.* 训练后 60（53，64），P=0.006］，需要多次转机的严重渗漏发生率降低［训练前 4/11 *vs.* 训练后 0/9，P=0.043］。经过模拟训练后，住院医师组和经验医师组主要区别仅在主动脉阻断时间（min），分别为 76.5（71.7，86.8）和 60（53，64），差异有统计学意义（P=0.002），其余操作表现和患者预后都是相同的。通过该研究可知，使用模拟进行有意的练习可以提升住院医师的技能，为患者带来更好的预后，从未实施过 VSD 封堵术的住院医师在模拟训练后也能与资深医师一样安全有效地完成真实手术。

Song 等[10]进行了环甲膜切开术的模拟训练，他们使用猪喉、气管和猪皮来模拟人颈部结构，旨在培训麻醉医师实施环甲膜切开的技术要点。研究将 40 名麻醉医师分成 4 组，每名麻醉医师都进行了 3 次环甲膜切开操作，并记录了操作完成的时间。此外，研究还通过问卷调查了麻醉医师对环甲膜切开技术的掌握程度和满意度。研究结果表明，通过反复实践，麻醉医师的环甲膜切开技术熟练度得到提高，而且他们对这一模型的训练感到相对满意。这表明，利用活体动物的气道解剖模型可以有效帮助麻醉医师掌握环甲膜切开技术，以备临床急救需要。这种训练方法有望提高麻醉医师的技术水平，从而更好地处理困难气道情况，确保患者在手术和麻醉中的安全。

六、情境模拟教学

情境模拟教学也是模拟教学方法的一种。麻醉学作为临床二级学科，需要有非常高的基础知识和临床实践相整合的能力。

陆美琳等[11]提出，情境模拟教学符合教学及临床实践的需要，提高医学生实践水平，弥补了传统教学模式的不足。传统教学模式以教师为中心，能系统传授知识，但缺乏实践性和创造性。PBL 教学方法能激发学生的学习兴趣，培养自主学习能力，但如何实现“身临其境”是一个挑战。智能情境模拟教学具有安全性、重复性、高效性、可控性等优势，可模拟特殊场景和多种疾病特征，是麻醉学本科教育的重要手段。教学工具包括传统教具、高仿真模拟人、翻转课堂互联网＋软件、VR 模拟等；教学方法需要将多种教学模式相结合，多采用理论授课＋临床麻醉技能培训＋智能情境模拟相结合的方式；教学效果评价指标包括理论知识、临床麻醉技能和非技术能力的评价。智能情境模拟教学已逐步在各大高校及附属医院开展，也从临床实习延伸到医师资格考试、住院医师培训和专科医师培训，但是还存在一些需要完善的问题，如模拟人与真实人体的差异、不能完全体现个体差异等。随着医学教育模式的转变和健康标准的提高，智能情境模拟教学将成为培养优秀麻醉学人才的重要手段。

与传统灌输式教学方式不同，情境教学法以学生为主体，不仅能活跃课堂氛围，激发学生学习兴趣，还能有效提升教学质量，目前已广泛应用于多个学科。税春玲[12]探索了情景教学法在高校“麻醉学”课程中的应用策略，主要包括创设合作探究情境、创设时事新闻情境、创设“小老师”情境以及创设动手操作情境。通过合作探究，激发学生的学习兴趣，加深学生对课程内容的印象；通过时事新闻，引导学生关注行业动态，深化学生对职业素养的理解；通过“小老师”情境，提高学生的教学能力和自主学习能力；通过动手操作，提高学生的参与度，让学生掌握更多的技能知识。情境教学法的应用策略有助于提高麻醉学课程的教学效果，促进学生的学习和发展。在高校“麻醉学”课程中，除上述情境外，教师还可以通过创设游戏、故事和音乐等情境，以及不断探索和实践情境教学法，来提高学生的学习兴趣和培养质量。

七、模拟软件

模拟培训是提高年轻医师理论和临床操作能力的重要手段，其中模拟危急重症患者抢救的 MicroSim Inhospital 软件是一种实用的培训工具，该软件系统模拟的场景与手术室内麻醉医师面对的危急重症患者十分相似，对于快速提高培训人员的理论水平非常有益。

崔剑等[13]基于医院模拟中心建立的网络资源和 MicroSim Inhospital 软件对科室 50 名住院医师进行强化模拟训练，探索其在麻醉科住院医师急救能力培训中的应用。住院医师按年级层次分组：一年级组（18 人）、二年级组（17 人）、三年级组（15 人）。培训分为四个阶段：一阶段理论强化培训，二阶段急救技能分解训练，三阶段 MicroSim Inhospital 计算机模拟训练，四阶段角色模拟。评价指标分阶段制订为理论课到课率、自发参加模型训练的次数、分解训练考核成绩、计算机模拟及角色扮演考核成绩。结果显示，自发参加 3 次以上模拟训练人员中三年级组（47%）显著低于其余两组（$P < 0.05$），三年级组深静脉穿刺成绩显著高于一、二年级组（$P < 0.05$），角色模拟阶段在“为什么做”问题中，高年级组成绩显著高于低年级组（$P < 0.05$），其余结果在组间均无统计学差异。从本次培训成绩分析，新入科学员（一年级）在学习上更有主动性，经过自觉的强化训练，一年级组住院医师在大部分理论知识和操作中的考核成绩与三年级组并无明显差异，这说明切实可行的培训对年轻医师的成长非常重要，虽然对一些操作性强的技术如深静脉穿刺尚需进一步加强，但对临床安全性的提高作用却是显而易见的。MicroSim Inhospital 软件系统更强调诊疗思维的合理性和连续性，但缺乏对具体操作细节的重视，因此崔剑等人设计了专题讲座、模型模拟操作以及角色模拟对其进行了补充，弥补了 MicroSim Inhospital 软件系统的局限性。

八、复盘

复盘是模拟医学教育中最重要的环节，其本质是导师与学员间带有教学目的的互动对话，通过引导学生反思和思考，使学生在今后的临床实践中坚持自己的长处，或避免今后再犯模拟演练中类似的错误，从而提高学生的临床胜任力。传统复盘主要由导师引导实施，朱株材等[14]提出了同学复盘，即由同学引导复盘和提供反馈。同学复盘可以作为教师复盘的有效替代方案，可用于非技术技能（如沟通交流技巧和团队合作等）的学习和评价，常见形式有同学互助学习和小组团队学习等。相比教师复盘，同学复盘具有以下优势：充分调动学生内在积极性，促进主动学习；建立共享心智模式，协作学习，共同进步；培养团队合作和沟通交流能力；形成自我评价体系，利于终身学习；优化教师资源利用，课程时间更灵活，节约教学成本。同时也存在评价准确性差、培训满意度不一致和复盘质量可能不如教师复盘等不足。针对这些不足，可以通过对学生进行复盘培训，使用复盘辅助工具如复盘提纲、限定复盘的提问与框架避免离题，使用视频辅助复盘以及联合应用同学复盘和教师复盘来进行优化。同学复盘是教师复盘的有效补充，但质量有待提高，长期效果需进一步研究。教师复盘与同学复盘各有优势，为了实现教学效果最大化，应在教学实践中扬长避短，灵活应用。

九、模拟教学与传统教学的比较

传统的教学模式多以理论教学为主，学员未受到系统性的操作训练，教学效果欠佳。基于真实案例的情境式模拟教学模式是一种新兴的教学模式，通过模拟真实案例，让学生在相关的情境中进行实际操作。

李林锋等[15]对情境式模拟教学模式在麻醉科临床教学中的应用效果进行了研究。他们将 2018 年 1 月至 2019 年 12 月在麻醉科实习的 24 名医学生随机分为对照组（12 人）与观察组（12 人），对照组进行传统教学，观察组进行情境模拟教学，分别在教学前后对两组学生的理论考试、操作技能以及批判性思维评分进行比较。结果表明，在教学前，两组学生的理论考试成绩、操作技能考试成绩以及批判性思维评分方面无显著差异（$P > 0.05$）；而在教学后，观察组学生的理论考试、操作技能以及批判性思维的各项评分均显著高于对照组，差异有统计学意义（$P < 0.05$）。该研究表明，对麻醉科实习生开展真实案例的情境式模拟教学，能够锻炼学生的系统化能力和分析能力，在一定程度上提升了学生的批判性思维能力，有利于进一步提高学生的理论知识以及实践操作技能，值得在临床中推广。

张灵敏等[16]也对情境式模拟教学法在麻醉学临床教学中的实践效果进行了研究。他们将 43 名实习生随机分为对照组（21 名）和研究组（22 名）。对照组实施传统教学法，研究组实施基于真实案例的情境式模拟教学法。评估项目包括两组实习生培训前后考试成绩、培训后的自我评价及对教学的满意度。结果显示，研究组实习生的理论考核成绩和操作技能考核成绩较培训前明显提高，且显著高于对照组（$P < 0.05$），研究组实习生的学习兴趣、分析及解决问题能力、沟通与团队协作能力较培训前提高的比例优于对照组（$P < 0.05$）。此外，研究组实习生对教学的满意度也高于对照组（$P < 0.05$）。由此得出，基于真实案例的情境式模拟教学法在麻醉学临床教学中的实践效果良好，有助于提高实习生理论成绩及临床操作技能水平，而且，学生的自我评价及教学满意度也明显提高。

杨文燕等[17]运用学生标准化病人模拟临床场景进行麻醉术前访视，探索其培训效果。将 40 名实习学生分为两组，A 组（20 人）采用标准化病人剧本，由学生标准化病人扮演的临床场景进行角色扮演、提问、讨论，培训 4 次，B 组（20 人）仅采用标准化病人剧本的临床场景提问、讨论，培训 4 次，两组均进行培训前后的考核和培训后的问卷调查。结果显示为两组同学均喜欢临床情境教学模式，认为该法具有新颖性，尤以 A 组为甚。同时在问诊的完整性、详细程度和重点突出方面，A 组优于 B 组。该研究表明，在麻醉前访视的教学中利用学生标准化病人（SSP）配合临床情境教学模式具有易操作性和指导性，可帮助学生建立真实感，提高学习兴趣和临床思维能力，巩固前期理论知识；有助于学生短时间内掌握术前访视的常规内容和重点内容，建立有效的临床思维模式，起到理论和实践的有效衔接。

董海龙等[18]对传统教学法与模拟教学法在本科临床教学中的应用效果进行了探讨。他们将五年制本科学员随机分为对照组（128 人）和模拟教学组（130 人），对照组采用传统教学法，即以理论讲授为主，课后做练习，教员演示操作，学员分组练习；模拟教学组利用各种模拟手段，在规范化的技术路线和参数控制下，模拟真实情境进行教学。培训结束后，两组采用相同标准进行理论和技能考试。结果显示模拟教学组理论考试和技能考试成绩优良率显著高于对照组（$P < 0.01$）；总体合格率两组差异无统计学意义。由该研究可以发现，传统教学法往往采用固定的教学模式，易出现教学与学习疲劳，降低学员的学习兴趣。模拟教学法通过模拟真实医疗情境，提供更多实践机会和评估方式，帮助学生培养临床技能和思维能力，提高应对紧急情况的能力，改善本科生对麻醉专业知识的认知程度，为将来从事麻醉工作打下良好的基础。

十、模拟教学联合其他教学方法的探讨

部分研究对模拟人联合其他教学方法进行了探讨。

王爱华等[19]探讨了 TBL（team-based learning）联合模拟人教学法在麻醉学本科生的临床实习中的教学效果。将 48 名本科实习学生，分为 TBL 教学组和 TBL 联合模拟人教学组。在半年实习期结束后，对比分析两组学生的理论知识、临床思维和技能操作成绩。研究结果显示，采用 TBL 联合模拟人教学组学生技能考试成绩明显高于 TBL 教学组，但理论知识和临床思维成绩上两组无

统计学意义；综合评价问卷调查结果显示 TBL 联合模拟人教学组教学满意度、学习兴趣、学习效率都高于 TBL 教学组。这项研究结果强调了 TBL 联合模拟人教学法在技能操作培训方面展现出更强的有效性。这意味着通过这种教学方法，学生更好地掌握了实际操作所需的技能，为日后的临床实践打下了坚实的基础。

袁伟等[20]将 SimMan 模拟人与 PBL 教学法相结合应用于麻醉科住院医师规范化培训。研究中选取了 100 名住院医师作为研究对象，随机分为观察组和对照组，进行为期 1 年的观察。观察组接受 SimMan 模拟人联合 PBL 教学法，而对照组接受传统的单项操作教学联合 PBL 教学法。研究的观察指标包括 1 年后所有学员的理论知识考核成绩、实践技能考核成绩、教学质量评价以及教学满意度评价。结果显示：PBL 联合 SimMan 模拟人教学法在麻醉科住院医师规范化培训中产生了显著的积极效果。学员的理论知识和实践技能考核成绩均优于对照组，表明这一联合教学法有助于提高医师的综合水平。此外，采用 PBL 联合 SimMan 模拟人教学法的教学满意度也明显提高。联合教学模式不仅提高了医师的专业能力，还增加了他们对教学内容的兴趣和参与度。总之，通过将 SimMan 模拟人与 PBL 教学法相结合，麻醉科住院医师规范化培训质量取得了明显的提升。

吕治全等[21]将高级综合模拟人联合 PBL 应用于麻醉教学，并对其效果进行了深入研究。在麻醉操作成绩方面，观察组的平均分为 86.64 ± 4.38，而对照组的平均分为 79.13 ± 5.49，两者之间的差异具有统计学意义（$P < 0.05$）。这表明高级综合模拟人结合 PBL 的麻醉教学模式在学生急救意识和急救能力的培养方面取得了明显的效果。此外，这一教学模式还有助于加强学生的团队协作意识，将理论知识与实践操作相结合，从而提高了麻醉教学的整体质量。因此，高级综合模拟人联合 PBL 的麻醉教学模式具有广泛的应用前景，特别是在现代医学专业教育领域。通过促进学生急救意识、急救能力和团队协作意识的培养，这一教学模式有望为未来医学领域人才的培养提供更为有效的教育方法。

综上所述，模拟教学在麻醉住院医师规范化培训中发挥了极其重要的作用，不仅有利于培养住院医师的临床思维、危机处置能力，还能很好地体现分层递进的培训理念。

执笔人：陈紫君

参考文献

[1] 郑华容，邵建林．高仿真模拟教学在医学教育中的应用．中文科技期刊数据库（全文版）医药卫生，2022（3）：116-118.

[2] 朱萧玲，陈绍洋，熊利泽，等．医学模拟教学与临床技能的培训．医学教育探索，2006，5（7）：650-651.

[3] 顾楠，毕卫云．SimMan3G 医学模拟病例研发提升临床技能培训效果的应用研究．医学教育研究与实践，2021，29（5）：794-797.

[4] 张璐，陈婵．模拟教学在麻醉实习教学中的应用探讨．教育教学论坛，2020（28）：272-273.

[5] 陈宇，张西京．3G 机器人辅助在军队医院重症医学教学中的应用．东南国防医药，2019，21（5）：549-551.

[6] 董海龙，杨贵涛，朱萧玲，等．模拟教学在八年制医学生重症医学临床轮转教学中的应用．西北医学教育，2014（5）：989-992.

[7] 万林骏，思永玉，王嫒嫒，等．综合模拟人系统用于危急重症临床实践教学的效果．昆明医科大学学报，2017，38（12）：145-148.

[8] 次德吉，费昱达，权翔，等．西藏自治区麻醉科培训中引入 TeamSTEPPS 团队培训课程的探索．中国毕业后医学教育，2023，7（2）：149-153.

[9] Li Q, Hussein N, Zhang Y, et al. Clinical translation of surgical simulated closure of a ventricular septum defect. Interact Cardiovasc Thorac Surg, 2022, 35(3): 122.
[10] Song F, Han C, Liu B, et al. Establishment and application of cricothyrotomy in vivo. BMC Med Educ, 2023, 23(1): 552.
[11] 陆美琳，邵建林. 智能情景模拟教学在麻醉学本科生教学中的应用与发展. 中文科技期刊数据库（全文版）医药卫生，2022（3）：129–131.
[12] 税春玲. 情境教学法在高校“麻醉学”课程中的应用探研. 成才之路，2020（18）：9–10.
[13] 崔剑，易斌，黄河清，等. 基于 MicroSim Inhospital 软件的强化模拟训练在麻醉科住院医师急救能力培训中的应用. 中国高等医学教育，2013（9）：67–69.
[14] 朱株材，蒋小娟，李崎，等. 同学复盘在模拟医学教育中的应用. 中国胸心血管外科临床杂志，2023，30（12）：1692–1696.
[15] 李林锋，张槐，李强，等. 基于真实案例的情景式模拟教学模式在麻醉科临床教学中的应用效果. 中文科技期刊数据库（引文版）医药卫生，2021（3）：192–194.
[16] 张灵敏，袁慧，袁伟. 基于真实案例的情景式模拟教学法在麻醉学临床教学中的实践效果. 教育现代化，2019，6（87）：345–346，349.
[17] 杨文燕，汪珺，陈华梅，等. 用学生标准化病人模拟临床场景进行麻醉前访视培训的研究. 继续医学教育，2017，31（5）：35–36.
[18] 董海龙. 模拟教学在麻醉学临床教学中的应用效果. 临床麻醉学杂志，2014，30（8）：825–826.
[19] 王爱华，田春，彭明清. TBL 联合模拟人教学法在麻醉学本科生临床实习中的应用研究. 现代医药卫生，2018，34（23）：3726–3728.
[20] 袁伟，马育，肖颖，等. SimMan 模拟人联合 PBL 教学用于麻醉科住院医师规范化培训中的效果. 健康必读，2022（1）：211–213.
[21] 吕治全，杨柳. 基于高级综合模拟人联合 PBL 的麻醉教学研究. 科学咨询，2019（1）：74–75.

31 第三十一章 师资培训在麻醉住院医师规范化培训中的现状及研究进展

医学师资培训对于高质量、高素质医学专业人才的培养至关重要，加强师资培训是确保医学教育质量的关键。通过常态化的师资培训有助于教育者了解最新的教育方法和策略，更好地满足不同层次医学生的需求；可以向医学生传授专业素养，包括医德医风、职业操守和人际沟通技能等；可以将他们的学术研究和实践经验融入教育过程中，使学生受益；有助于将学术和实际应用相结合，培养具备批判性思维和问题解决能力的医学生。总的来说，师资培训在培养优秀医学生方面发挥着关键作用，高水平的师资队伍可以保证医学教育的高质量，培养出具备临床技能、专业素养和批判性思维的医学专业人员。

一、临床教学师资的培训

随着我国高等教育的迅速发展，青年教师逐渐开始承担临床教学任务，他们的教学质量对学生医学素养的培养起着至关重要的作用。但是青年教师刚刚开始从事教学工作，缺乏相关经验，多处于学习和探索适合自己的教学方法的初级阶段。因此，青年教师通常被视为新手型教师，需要积极实践所学知识，研究教学所需技能，以提高他们的教学能力。

方宗平等[1]基于自己作为青年临床教师的教学经验，分析并指出了青年临床教师在教学过程中常见的问题，如表达能力不足、备课不充分、知识深度和广度不足、与学生缺乏交流等。他们还详细说明了提高青年临床教师教学能力的具体措施，包括鼓励青年临床教师参与并重视专家授课、发挥指导教师的引导作用、对青年临床教师的课堂教学质量进行有效评估、完善对青年临床教师的培训机制、组织青年临床教师进行集体备课等。他们提出通过综合应用多种措施，可以促使青年临床教师积极转变心态，提高他们的教学技能，帮助他们更自信地进行课堂教学，从而真正成为具备卓越专业技能和教学能力的临床教师，进一步提高我国的医疗水平，更好地为社会提供医疗服务。

2012 年，基于互联网技术的大规模在线开放课程（Massive Online Open Courses）首次在美国的一些大学成功应用，但在后续发展中暴露出教学目标和计划不够明确、对传统大学线下课程影响有限等问题。目前，以学生为中心的混合教学模式将小规模限制性在线课程（Small Private Online Courses，SPOC）和线下翻转课堂有机结合，已成为教育教学的新常态。

田春等[2]研究调查了重庆市全科医学临床教师对 SPOC 的认识、态度和行为现状，分析了其岗位胜任力，为深化以岗位胜任力为导向的临床教学改革提供了理论依据。研究是通过自行设计调查问卷进行的，问卷内容主要包括人口统计学特征和胜任力特征两部分，比较了重庆市 190 名全科医学临床教师不同人口统计学特征对教师岗位胜任力的影响。结果表明，重庆市全科医学临床教师在岗位胜任力方面表现较好，但不同的人口统计学特征对全科医学临床教师的岗位胜任力具有一定影响，这需要在今后的教育教学改革中引起足够重视。该研究提示，我国的全科医学临床教师需要提高其岗位胜任力，尤其需要熟练应用 SPOC 教学模式，同时必须重视人口统计学特征因素在其中产生的显著影响。此外，作者还提出了多元化全科医学临床教师岗位胜任力提升策略，以营造“临床教师善教乐教，学生好学乐学”的良好氛围。

二、住培师资的培训

住院医师规范化培训在医学生毕业后的教育中扮演着至关重要的角色，有助于初级医生快速积累经验、促进个人成长，是医学生成功过渡到临床医生的关键一步。培养合格的带教教师对教学质量具有决定性的影响，尤其是在麻醉学科，该领域对临床实践和应急处理能力要求较高，内容涉及广泛，需要跨多个学科，因此住院医师规范化培训的难度相对较高。如何提高麻醉住培师资队伍的培训水平是一个值得探索的问题。PDCA（Plan-Do-Check-Act）循环作为质量管理的理论之一，将其应用于住院医师规范化培训中有助于提高培训质量。

袁伟等[3]研究探讨了PDCA对麻醉科住院医师规范化培训师资教学水平的影响，研究对象包括2019年11月至2020年11月期间的46名麻醉科住院医师规范化培训带教师资。他们采用PDCA循环质量管理方法，进行了6轮改进措施，并对师资教学水平进行了评估，包括师资考核、带教方式满意度、带教态度满意度、带教能力满意度以及质量监督小组评价等方面。通过对比PDCA循环各轮次师资教学水平发现，师资教学水平的各项指标均明显提升（$P < 0.05$）。因此，PDCA的实施有助于解决麻醉科师资带教中存在的问题，不断提高质量管理水平和师资教学水平，是一种行之有效的师资管理方法。通过PDCA循环，能够提高住院医师满意度，一定程度上提高培训质量，最终有助于提高学生综合能力。

完善麻醉科住院医师规范化培训制度的关键在于住培流程建设和师资队伍建设。师资队伍建设是实现住培“过程规范化，结果同质化”的重要环节。如何加强师资队伍建设以提升其带教能力，是住培基地建设的前提和关键之一。目前，住培师资队伍建设面临多方面问题，包括准入门槛较低、培训不规范、供需矛盾明显、资源分配不均等。

阿里木江・司马义等[4]研究分析了新疆维吾尔自治区的麻醉科住院医师规范化培训师资培训的效果，以提供改进培训策略和措施的依据。研究对2019年至2021年参加住培师资培训的178名学员进行问卷调查，了解他们在培训前后对6个培训内容的自我评价分数，分析不同类别学员培训后课程自评分等级的相关性。结果表明，与培训前相比，培训后学员在教学管理、教学能力、教学评价方法、沟通能力、综合素质和模拟教学等方面的自评分有所提高，且培训后学员对教学评价方法和模拟教学的自评分与学员的学历呈正相关关系（r值与s值分别为0.16和0.36，均$P < 0.05$）。可见，新疆麻醉科住院医师规范化培训的师资培训取得了良好的效果。

三、模拟师资的培训

模拟教育是通过使用模型、虚拟现实技术、情境再现等手段，为学员提供实践练习、积累经验的教学方法。模拟医学教育在医学人才培养中发挥着重要作用，既能够减少患者风险、缓解教育资源匮乏，又能提高医学人才的同质性，其重要性在医学人才培养中愈发显著。然而，国内合格模拟医学教育师资的缺乏，制约了我国模拟医学教育的健康发展。

李崎等[5]探讨了模拟医学教育师资存在的问题与应对策略。他们指出我国模拟医学教育师资存在多方面问题，包括师资匮乏、培训标准不足、培训课程匮乏以及领导层对其重视不足。对此，该团队提出了改进策略，其中包括：确立相应的标准以保障师资质量；强化相关制度建设，激发医师参与模拟医学教育的积极性；支持师资接受规范培训，以确保师资水平；培养模拟医学教育的辅助人员，以推动模拟医学教育设备的创新与发展。我国的医学模拟教育仍处于初级阶段，而师资问题只是众多挑战中的一部分，关键在于决策者们必须充分认识到模拟医学教育的重要性。所有从业人员都应清醒地认识到，模拟医学教育的目标不仅仅是培训，更是提高医疗质量、确保患者安全。只有当我们都认识到发展模拟医学教育最终将有助于提高医生的临床技能，改善医疗服务水平，培养更多的合格医生，才能逐渐解决当前困扰社会的“看病难、看病贵”的问题。

综上所述，医学教学师资的质量和能力是确保医学毕业后教育质量的关键，通过常态化的师资培训，可以确保师资的带教热情和能力，有助于全面提升住院医师规范化培训的质量。

执笔人：王 雪

参考文献

[1] 方宗平，冯云，秦星，等．青年临床教师教学能力提升的思考．中国继续医学教育，2020，12（21）：5-7．
[2] 田春，杨柳．重庆市全科医学临床教师基于岗位胜任力的 SPOC 知信行现状．卫生职业教育，2022，40（17）：106-109．
[3] 袁伟，姜伟，王瑞，等．PDCA 对住院医师规范化培训师资教学的影响．中国继续医学教育，2022，14（14）：135-138．
[4] 阿里木江·司马义，高琳，等．新疆麻醉科住院医师规范化培训师资培训效果分析．中华医学教育杂志，2022，42（11）：1043-1046．
[5] 李崎，方利群，左云霞，等．模拟医学教育师资存在的问题与应对策略．中华医学教育杂志，2020，40（5）：354-357．

32 第三十二章 教学查房在麻醉住院医师规范化培训中的现状及研究进展

教学查房是由带教老师组织，以真实病例为授课内容，以学生为参与主体，师生互动，并由带教老师进行总结的临床教学活动，是将理论知识与临床实践相结合的重要桥梁，是培养临床医生所需技能的关键环节。教学查房不仅有助于培养学生的临床思维、观察、诊断与治疗、医患关系处理等能力，也有助于学生逐步适应从医学生向临床医生的转变，是临床教学活动的重要组成部分。麻醉学作为一门特殊的医学学科，其教学查房具有不同于内外科的独特性。

申江华等[1]就如何提高教学查房质量这一问题，对三种不同的麻醉教学查房模式进行了分析，以探讨满足不同规模住培基地实际需求的查房模式。文章首先对临床麻醉教学查房与其他临床专业教学查房的异同点进行了分析，包括教学查房启动时间与持续时间存在差异、临床麻醉教学查房的病例数受限、大型教学医院麻醉住培生人数多、床旁教学查房开展受限、即将接受手术治疗的患者配合不佳等。相较于专科临床查房，麻醉科教学查房需要对患者的术前、术中及术后整个围手术期的各个环节予以关注。该团队依据不同阶段的住培教育理念、方法及人数规模发展的具体情况，调整设定了手术床旁集中教学查房、手术间巡查式教学查房、手术床旁结合教学室集中讲授式教学查房等三种不同的临床麻醉学教学查房方式，并在实践的基础上进行总结，使住培学员在麻醉科教学查房中能真正学有所获，进而提高培训的质量，并为不同规模的住院医师规范化培训基地提供参考。

陆军军医大学西南医院麻醉科黄艰等[2]为提高麻醉专业教学查房的教学效果，采用以学生为主体、以问题为基础（Problem-Based Learning，PBL）的教学查房模式。该模式以麻醉相关知识为核心，以患者的病理生理和麻醉生理变化为基础，以手术方式和麻醉方案对患者的影响等问题为主要内容，层层递进，向学生提出问题并要求学生作答，最后在案例结束时由指导教师进行闭环总结。授课前，指导教师需精心挑选病例并制订教学查房计划；授课过程中，指导教师需以围手术期影响患者生理功能的相关问题为导向引发学员思考，并突出麻醉教学查房的特点；授课的最后环节，指导教师需通过总结等方式使教学查房形成“闭环”。整个实践中，指导教师应积极调动学员参与的积极性，重视教与学的互动，进而实现麻醉住规学员解决问题能力、自主学习能力以及终身学习能力的提升，实现麻醉专业住院医师规范化培训教学质量的提高。

Mini-CEX（Mini-Clinical Evaluation Exercise）是一种综合了教学功能和评估功能的测评工具，于 1995 年由美国内科医学会的 Norcini 等在传统 CEX 的基础上发展而来，旨在评估住院医师的临床能力。这一工具包含七项核心内容，包括医疗问诊技能、体格检查技能、人文关怀 / 专业态度、临床判断、咨询 / 建议和交流沟通能力、组织能力和效率，以及整体临床胜任能力。

住院医师规范化培训是医学生进阶成为合格临床医生的必要阶段，临床教学是医学课程和临床实践的关键连接点。Mini-CEX 具备施教兼测评双重功能，可全面反映受试者的职业素养，有助于各临床学科住培同质化的实现。虽然 Mini-CEX 的七项核心内容覆盖了医生所需的基本综合素质，但不同专业学科各具特色，上述七项核心内容的具体指标在不同专业学科中并不完全相同。因此，在应用 Mini-CEX 进行教学或测评时，需结合学科自身特点进行改进。顾健腾等[3]结合麻醉学科专业特色，通过研究和改进 Mini-CEX 的七项核心内容，并将其应用于麻醉学住院医师规范化培训的教学查房中，成功推动了麻醉专业教学查房的标准化培训，提升了麻醉学科的教学查房质量，有助于麻醉学科住院医师规范化培训“同质化”目标的实现。

综上所述，西部麻醉住培基地在麻醉学教学查房方面进行了积极的探索，因地制宜、因时制宜提出了多种具有麻醉学特色的教学查房模式，提高了住院医师规范化培训的质量。

执笔人：代春霞

参考文献

[1] 申江华，田国平，唐希，等. 住培生临床麻醉教学查房三种模式的实践与探讨. 中国继续医学教育，2022，14（13）：183-186.

[2] 黄艰，高宪，杨贞，等. PBL 教学查房在麻醉住院医师规范化培训中的实践. 中华医学教育探索杂志，2021，20（11）：1320-1322.

[3] 顾健腾，田国平，唐希，等. 改良 Mini-CEX 在麻醉学住院医师规培教学查房中的应用. 中华医学教育探索杂志，2019，18（6）：631-635.

33 第三十三章 新冠肺炎疫情下的麻醉住院医师规范化培训现状及研究进展

2019 年底，新冠肺炎（COVID-19）疫情这一全球性卫生紧急情况使全球各行各业陷入了沉重的危机，不仅对公共卫生产生了巨大的冲击，也对全球经济、社会和教育系统造成了严重的干扰。在关闭学校的举措下，国家提出了“停课不停学”的号召，小规模限制性在线课程（Small Private Online Course，SPOC）也因此在国内众多高校得到了快速推广和应用。SPOC 最早由加州大学伯克利分校的阿曼德·福克斯教授提出和应用，既具备慕课开放共享的特点，也避免了教学资源的浪费，是在线课程教学和线下翻转课堂教学的有机结合。在突如其来的新冠肺炎疫情背景下，SPOC 教学方式的适应性和灵活性使其成为继续教育的重要工具。

田春等[1] 提出了 SPOC 联合以团队为基础的学习（team-based learning，TBL）的教学模式，并结合教学实践详细阐述了这两种教学法的联合应用所具备的众多优势：开放自由，学习时间和空间上不受限制；构建了学生和教师之间的紧密联系，有助于全面提升临床诊疗能力；倡导课堂翻转，促进学生知识应用相关技能的提升；践行合作交流，以利于学生临床思维的培养；重视学生临床基本能力、职业精神素质、沟通交际能力、掌握与运用医学知识能力、团队合作能力、基本公共卫生服务能力、信息管理能力等综合能力的考核，并坚持“以考促学”，有利于提升学生的岗位胜任力。

COVID-19 疫情流行期间，麻醉医师在进行气道管理，尤其是危重患者的气道管理过程中，与患者接触密切，因而高风险暴露于感染者的呼吸道飞沫或气溶胶中，面临着较高的 COVID-19 感染风险。住院医师通常是接触患者的第一人，但我国标准住院医师培训体系中缺乏麻醉科治疗 COVID-19 患者所需的相关培训内容，住院医师管理 COVID-19 患者的临床经验相对有限。因此，非常有必要开展相关培训，以减少院内感染风险，提高麻醉医师在应对突发公共卫生事件时的认知和应对能力。

为指导麻醉专业住院医师的临床工作，Li J 等[2] 总结了以下措施：建立紧急插管流程和麻醉流程（包括相关的感染防护要求、操作材料和流程、消毒规定以及患者转运流程等），加强相关理论学习；对院内感染和流行病的防范进行理论培训，并进行相关考核以强化基本能力；规范 COVID-19 手术室的物资配置，并设计污染区、缓冲区和洁净区的布局，以使住院医师提前熟悉工作环境；动脉穿刺、中心静脉导管（CVC）置入以及气管插管等技能操作在危重患者抢救中至关重要，且在 COVID-19 患者的全身麻醉中也有涉及，因此需相应调整培训计划，以帮助住院医师更快地掌握这些技能，同时需关注超声设备和纤维支气管镜的培训，以提高手术成功率并降低感染风险；采用危机资源管理（CRM）培训，对手术过程中的 COVID-19 患者进行以 CMR 为基础的模拟团队培训，由主治麻醉医师设计所要模拟的感染风险因素，进而培养住院医师的应急能力；在 COVID-19 手术室内利用互联网通信技术，实现术中数据的实时同步，主治医师可提供在线指导；定期组织心理咨询活动，帮助住院医师缓解焦虑情绪。

麻醉医师在新冠肺炎抗疫战争中发挥了不可或缺的重要作用，尤其在气道管理、深静脉穿刺、危重症患者救治等方面表现出色。同时，麻醉医师作为临床教师也需要思考这场疫情对临床麻醉学教学的启示，以推动“双师型”麻醉学临床教师教育教学改革的发展。

吴悠等研究人员[3]自行设计了调查问卷，旨在调查重庆市麻醉学临床教师在后疫情时代的岗位胜任力情况，为以胜任力为导向的临床麻醉学教学改革提供参考依据。他们的调查结果显示，在后疫情时代，重庆市麻醉学临床教师的岗位胜任力总体表现较好。值得注意的是，是否参与过抗疫一线任务对临床教师的岗位胜任力无明显影响，但对临床教师的个人特质特征具有积极作用。此外，不同的人口学特征对麻醉学临床教师的岗位胜任力具有一定的影响，在今后的教育教学改革中需要引起重视。

新冠肺炎疫情肆虐 3 年，西部麻醉住培基地在“停工不停学”、如何引导麻醉住院医师积极参与抗击疫情、如何为疫情期间的手术提供麻醉保障等诸多方面都做了积极的探索，为在流行病背景下的麻醉学毕业后教育提供了宝贵的经验。

执笔人：舒晓利

参考文献

[1] 田春，王爱华．TBL 联合 SPOC 模式在全科医学见习教学中的应用探研．成才之路，2021（35）：31-33.

[2] Li J, Yang C, Yang L, Su W. Teaching of anesthesia for patients with COVID-19 in the standardized training of anesthesiology residents. Asian J Surg, 2023, 46(2): 884-885.

[3] 吴悠，田春．后疫情时代重庆市麻醉学临床教师岗位胜任力现状调查及对策研究．卫生职业教育，2022，40（20）：138-141.

34 第三十四章 不同教学方法在麻醉住院医师规范化培训中的应用及研究进展

一、问题引导式教学（PBL）教学方法的应用

问题引导式教学（Problem-Based Learning，PBL），是一种以问题为基础，以医学专业人员为主体，以小组讨论为方式的教学模式。在这种教学方法中，教育者鼓励学生积极参与，通过提出开放性问题来引导学生学习。这种方法旨在培养学生的问题解决能力、批判性思维和自主学习技能。

柏平等[1]与吕治全等[2]对 PBL 教学法在麻醉教学中的应用进行了探讨，他们均比较了 PBL 教学法与传统教学法。研究结果表明，PBL 教学法对学生的学习效果产生了积极的影响，有助于激发学生的学习兴趣，提高学习效率。在 PBL 教学方法下，学生可以主动参与学习，他们积极思考并探索解决问题的途径。通过引入具体的问题情境，学生在解决问题的过程中不仅获取了知识，还培养了批判性思维和协作能力，使学生之间更加团结、使语言交流能力得到锻炼。此外，PBL 教学模式应用在麻醉学实践教学中使得“以学生为中心”得到全面体现，带教老师通过分析学生的特征因材施教，确保学生的问题得到解决的同时还能加深对知识点的记忆，从根本上提高学生学习课程的积极性。

为培养高水平的麻醉医师，杨贞等[3]建立了一个以整合医学教育理念为基础的病例库，以 PBL 教学为中心、以麻醉手术中的病理生理变化为主线的病例库，该病例库的案例来源于临床真实病例。在该研究中，规培学员被分为 A 组和 B 组。A 组采用传统的教学方法，而 B 组基于建立的病例库，采用整合医学理念联合 PBL 教学方法。研究结果显示，B 组的学员在出科理论考试、临床操作和模拟考试成绩上均优于 A 组。其中，出科理论考试成绩和模拟考试成绩的差异具有统计学意义。调查问卷结果显示，B 组的学员在对规培教师的评价方面明显高于 A 组，这一差异也具有统计学意义。由此可得出整合医学理念联合 PBL 教学不仅可提高规培学员的操作能力，还可提高他们对理论知识的掌握程度，使他们能够有效地将理论知识应用到临床患者的麻醉管理中。这种教育方法有效提升了规培学员的麻醉管理水平，同时也培养了他们的问题发现、分析和解决能力，从而达到了培养“高素质”“同质化”麻醉医生的目的。

张西京等[4]分析了 PBL 应用于重症医学临床教学的必要性。重症医学发展迅速，急需加强重症医学人才的培养。传统的教学方法对于重症医学的多学科、病情复杂的特点并不完全适用，缺少将所学知识与临床诊治能力紧密结合的培训方式。PBL 可以把复杂的临床病例以问题的形式提出，引导学员自主学习和整合各学科知识，这在内外科领域中常有应用。重症医学强调解决实际问题的能力，应用 PBL 手段，充分发挥学员的主动性和积极性，将“填鸭式”教学转变为启发式教学，引导学生提出问题、思考解决方案，可帮助学员将已有知识转化为救治患者的能力。在重症医学领域，相较于刚离开本科院校学员，PBL 教学法更适合有一定临床知识的规培学员。PBL 所选病例必须真实，能够在未来帮助学员解决可能遇到的实际问题，答案可以不确定，教师在此过程中更多的是引导、评价和观察，提高学员自主解决问题的能力与主动学习的能力。对于我国目前重症医学专业人员现状，PBL 的顺利实施，可以使培训人员基础理论更加全面、系统，更加符合未来重症医学发展的人才需求。

二、病案教学法（CBL）教学方法的应用

病案教学法［Case-Based Learning，CBL；也称病（案）例（分析）教学法］是借助具体病例引导学员主动学习，鼓励学员独立思考，从而提高学员的分析问题和解决问题的能力。与传统的教学方式相比，这种以学员为主体、教师为引导者的教学模式在全球医学教育中日益受到重视。许多研究已经表明，CBL 教学法不仅可以提高学生的学习热情，还能促使学生将所学知识应用到临床实践中去。

屈启才等[5]探讨了 CBL 教学法在 MBBS（Bachelor of Medicine and Bachelor of Surgery）留学生麻醉实习课程中的应用情况。该研究将留学生分为 CBL 组和讲授式教学组（Lecture-based Learning，LBL 组），以麻醉理论考核成绩和留学生对教学方法的满意度作为教学效果评价。结果表明，CBL 不仅有效提高了 MBBS 留学生对麻醉理论知识的掌握，还能够提升学生的学习积极性、激发学习兴趣，并提高实习效率。这一教学方法的成功应用为留学生的医学教育提供了有力支持。它不仅有助于学生更好地掌握麻醉理论知识，还能够让他们更加投入学习过程，从而更好地理解和运用所学知识。留学生对这一教学方法的满意度也得到了提高，表明病案教学法在麻醉实习课程中具有积极的教育效果，是一种值得推广的教学方法。

郭海云及其团队[6]研究了 CBL 法在麻醉与围手术期医学八年制实习带教中的效果。八年制临床医学专业旨在培养高层次的临床研究型人才，具备较强的创新、理解和解决临床问题的能力。研究中，他们将 80 名八年制实习生随机分为观察组（采用 CBL 教学法）和对照组（采用 LBL 教学法），对比教学一个月后的考核成绩（包括实践技能和理论知识）以及满意度指标。结果显示，CBL 教学法组在理论知识和实践技能的考核成绩以及教学满意度上均显著高于对照组。由此提出 CBL 教学法有助于提高八年制实习生的理论知识水平和实践技能水平，并激发他们的学习兴趣，具有普及推广的意义。

江海霞等[7]将 CBL 法引入了本科实习教学的气道管理培训中，并与传统的教学方法进行了比较。首先让所有学员接受气道管理工具的模拟训练，之后分为 CBL 组与教师讲授组进行培训。结果显示，相较于传统的教师授课方法，CBL 教学法的学员表现出更高的学习兴趣，且更容易掌握气道管理的关键知识点，同时，CBL 教学法鼓励学生积极参与学习、自主思考，有助于培养学员自主学习的能力。CBL 教学法还可以提高学员的临床思维能力，拓展麻醉学习的新方式。CBL 教学法与实物模拟相结合可以有效提高学生的学习效果，并激发他们的学习兴趣，在整个麻醉实习教学中具有应用价值。

Li 等[8]对病例分析教学法在临床麻醉教育中的应用进行了系统回顾和 meta 分析，在 PubMed、Embase、Ovid MEDLIN 等数据库中检索关键词“Case Analysis Teaching”“Clinical Anesthesia”“Effect Analysis”和“Effectiveness”。共检索了 1131 篇文章，通过筛选最终纳入 3 篇文章。经过分析发现，病例分析教学组的学生成绩显著高于对照组，且差异有统计学意义。该文章指出，传统的教学方法在很大程度上依赖于理论教导。在这种模式下，老师讲授理论知识，学生只能被动地接受，授课方式缺乏吸引力，不利于学员解决问题、协作学习或终身学习能力的培养。相比之下，病例分析教学是一种以学员为中心的教学方法，在这种模式下，学生研究具体病例，进行自主学习和协同合作，学习内容与临床实践相结合，可培养批判性思维能力和临床问题解决能力，提高学员的学习积极性。

病例分析教学法除了应用于麻醉学科中，在其他领域中的应用也颇为广泛。王念等[9]对病例分析法在重症医学教学中的应用进行了探讨。他们在文章中指出，在重症医学教学中应用病例分析法有助于提升学生的问题分析能力；激发学生的学习积极性；同时有助于学生将理论知识与实践有

效整合，使之形成较为完善和系统的知识体系；还有利于学生主体地位的提升，使他们能够更主动地参与学习过程。在授课过程当中，教师应结合典型临床病例，引导学生提出问题，或者教师提出问题引导学生思考，充分发挥学生的主体地位、教师的主导地位，为学生建立一个自由、平等以及互动的良好学习环境。在授课过程中教师应注意以下问题：一方面要注重改善学生参与积极性不高的问题，另一方面要注重改善实际教学能力不足的问题，同时还要注重改善和教学大纲内容结合不足的问题。教师们要不断更新自身的教学知识，提高教学能力，做好病例的选择，从而保证教学的效果更加理想。

柏平等[10]提出的案例式立体教学法是在案例分析法的基础上借助多媒体，将案例转化为动画或声频，使得案例教学更加立体及动感。他们对照了传统教学法与案例式立体教学法，结果发现，案例式立体教学组学员的理论成绩、操作技能、案例诊断技能、学术论文撰写评分等显著高于传统教学组。这一研究结果强调了案例式立体教学法在麻醉学教育中的重要性，不仅提高了学生的学术水平，还增强了他们的实际操作技能。此外，还有助于培养学生分析问题和解决问题的能力，这对于将来的临床实践至关重要。

翻转课堂是学生通过课下自主学习在线视频，课上进行师生讨论、答疑解惑和操作练习的学习模式。赵鸽等[11]将翻转课堂与 CBL 结合，探讨了其在麻醉规培中的应用。研究分为对照组（传统教学模式）和研究组（翻转课堂结合 CBL），结果显示：与传统教学模式相比，翻转课堂联合 CBL 教学模式的住院医师在理论知识、综合分析、临床操作、综合平均成绩等方面都优于传统教学模式，调查问卷的结果也显著优于传统教学方法。他们认为，翻转课堂结合 CBL 的教学模式，有助于加深学生课堂内容印象、将基础内容融会贯通、加强对相关知识的理解记忆；在讨论过程中，学员的沟通能力、团队意识和主观能动性以及增强综合素质提升。翻转课堂结合 CBL 教学模式可以避免传统授课方式的缺点，丰富教学内容、激发学习兴趣，不但提高了学员学习的主动性，还可以将枯燥的理论知识与复杂多变的临床实践结合，使学员临床能力得到提高，达到规范化培训的目标。

三、团队教学法（TBL）教学方法的应用

团队教学法（Team-Based Learning，TBL）是指以团队学习为核心进行学习和思考，教师从旁负责引导，使学习团队能够通过讨论、分享和交流等获得知识的一种教学方法。主要包括三个阶段：第一阶段，学生课外自主学习；第二阶段，小组讨论学习；第三阶段，知识应用，模拟训练或实践。

甯交琳等[12]将 TBL 应用于临床麻醉模拟教学，研究将学员分为 TBL 培训（TBL 组）与传统模拟培训（ST 组）两组，比较两组学员在经过培训后的考核成绩、问卷调查结果以及带教老师满意程度。结果显示，TBL 组的综合能力平均成绩显著高于 ST 组，调查问卷结果比较得出 TBL 组学员的学习兴趣、学习氛围和参与性亦显著高于 ST 组，且指导老师对 TBL 组学生的满意程度也更高。他们认为 TBL 可将传统的灌输式教学模式变为以学生为主体的教学模式，从而对学生的主动学习能力、终身学习能力和创新学习能力进行培养，使得学生的团队协作精神、创造能力、实际应变能力、实践能力、对信息的搜集处理及统计整理能力得到很大程度的提高。

杨柳等[13]也对 TBL 在麻醉临床教学中的应用进行了探索，研究用随机分组法将 98 名实习生分为实验组和对照组，对照组采用传统的教学模式，而实验组则使用 TBL 教学模式。观察指标为两组实习生理论知识和操作技能得分情况。结果显示实验组的实习生平均得分明显高于对照组，且差异有统计学意义。该团队指出 TBL 教学法可以激发学生的学习积极性和主动性，在团队的带动下，强调了集体荣誉感，锻炼了学生的临床思维能力，培养了灵活应变能力，是培训麻醉科实习生

的有效方法。

王中林等[14]将TBL与LBL相结合，研究了LBL+TBL双轨模式教学法在麻醉科见习中的应用效果。该研究将见习学员分为两组，一组采用传统的教学模式LBL（对照组），而另一组则接受LBL+TBL双轨模式教学（观察组）。结果显示，观察组见习生的基础成绩、思维成绩、理论考核总成绩、操作考核成绩等均高于对照组，差异有统计学意义。该团队认为LBL+TBL双轨模式教学更能加深学生对理论知识的理解，促使学生建立临床思维，提高专业技能水平，在临床实习中有积极作用。

四、初级创伤救治（PTC）教学方法的应用

初级创伤救治（primary trauma care，PTC）是由世界卫生组织倡导并由国家卫生健康委员会医院管理研究所创建的培训项目，要求医护人员快速有效救治严重创伤患者，其与麻醉危机事件处理非常类似，体现了时间的紧迫性、措施实施的有效性。

方育等[15]提出了将PTC教学模式应用于麻醉危机管理教学中，PTC课程采用了开放式的教学方法传授急救技能：讲座、小组讨论、技能教授和场景演练等，并应用于临床麻醉危机管理教学，使课程理念新颖，易于被学生接受。具体实施过程包括：建立有针对性、实用性的麻醉危机管理规范流程；临床实习前进行规范化培训；在实习期间应用PTC理念紧密结合理论与临床，包括理论讲座、小组讨论、技能传授、情景演练及现场反馈等；组织病例讨论，使理论与临床结合；扩展训练；考核与总结。作者也指出，由于条件有限，模拟场景和现场技术操作时缺乏一些使情景更加逼真的高科技模拟操作系统，这是当前存在的问题与不足。总体来说，PTC教学模式有助于调动学生的积极性、主动性、创造性，培养学生独立思考、解决问题的能力，有助于提高学生的急救技能水平，将成为今后麻醉危机管理及急救技能教学发展的一个方向。

Seminar教学法是以问题为中心，引导学生查阅文献、小组讨论，发挥学习主动性的教学方法。黄洁等[16]把Seminar教学法结合PTC应用到麻醉危机管理教学中，并对此进行了研究。他们将70名麻醉实习同学随机分为P组（PTC组）和PS组（PTC+Seminar组）。分别对两组学生进行7项麻醉危机事件培训，培训完成后对所有学生进行理论知识和临床技能考核，并以问卷的形式调查两组学生对各自教学方法的评价。结果显示，两组在理解和分析类题型中，PS组的得分显著高于P组（$P < 0.05$）。在7项麻醉危机事件的临床操作技能考核中，PS组的得分也显著高于P组（$P < 0.05$），并且PS组全体同学都通过了考核。问卷调查显示，PS组的学生除了表示占用了一些业余时间外，其他教学方面的满意度都高于P组（$P < 0.05$）。由该研究结果可以得出，将Seminar教学法和PTC培训结合，可以显著提高麻醉实习生对危机事件的应对及处理能力，有助于提高他们课后自主学习的积极性，为临床麻醉教学方法提供了新的思路。

五、现代信息化技术在教学中的应用

在需要高度操作技能的麻醉专业中，医学生需要掌握许多复杂的临床操作，如超声引导下的神经阻滞等。仅仅通过传统的课堂授课，再加上医学生相对有限的实践时间，难以达到良好的教学效果。因此，合理利用网络、建立微信互动平台，实时辅助麻醉课堂教学，可以有效弥补以上不足。

李小刚等[17]研究了微信辅助教学在麻醉科住院医师规范化培训中的应用效果。他们将90名住院医师分为两组，观察组采用微信辅助教学，而对照组采用传统教学。观察指标包括理论和实践考核成绩，以及教学满意度调查结果。结果显示，观察组学员的理论成绩和临床操作能力均显著高于对照组，观察组学员的教学满意度也显著高于对照组。作者认为，微信辅助教学抓住了住院医师这个年轻群体的特点，建立微信群和公众号，提高了学习效率，也为学员之间及学员与带教老师之间

提供了沟通的平台，提高学员自主学习能力，真正实现个体化教学的目的。

王雁等[18]探讨了微信辅助超声引导下臂丛阻滞在麻醉实习教学中的应用。该研究将 60 名实习生随机分为两组，对照组接受传统教学授课模式，试验组采用传统授课结合微信互动式教学模式。结果显示试验组学生的麻醉效果、教学满意度以及对神经阻滞课程的兴趣程度上均高于对照组，差异有统计学意义。作者认为，微信作为一种辅助工具，有助于提高学生的学习积极性，巩固专业知识，增强对专业领域的兴趣，对麻醉实习教学有积极的推动作用。

王中林等[19]研究了微信平台联合 PBL 教学法在临床麻醉教学中的应用效果。研究将 60 名住院医师随机分为微信平台联合 PBL 教学法组（观察组）和常规 PBL 教学组（对照组）。结果显示，观察组住院医师的考试分数高于对照组，且表现出更高的学习积极性和更高的教学满意度，这表明微信平台联合 PBL 教学法可以有效提高麻醉科住院医师的学习效果，受到广泛欢迎。这种教学方法为医学培训提供了一种创新的途径，值得进一步探讨。

张昊鹏等[20]也对微信辅助教学法与传统教学法在临床实习中的教学效果进行了比较。该研究将 41 名实习生分为传统教学组（A 组）和微信平台辅助教学组（B 组），研究结果显示，B 组实习结束后理论考试和操作考试优秀率均明显高于 A 组。此外，微信辅助教学法还在教学过程中促进了教师与学生之间的沟通，有助于了解学科的最新研究进展和知识，同时也弥补了传统教学中的片面性、滞后性和局限性。因此，微信辅助教学法具有广泛推广的潜力，可望在未来的医学教育中发挥更大的作用。

江伟等[21]探讨了基于微信平台的 CBL 教学法在麻醉教学中的应用。该研究将 40 名非麻醉专业学员随机分为对照组（CBL 教学法）和观察组（CBL 联合微信平台），结果显示观察组的理论和技能操作考试成绩均优于对照组，而且观察组学员对麻醉科轮转期间教学满意度和学科感兴趣程度均高于对照组。研究指出，对于非麻醉专业的学员而言，借助微信平台实施 CBL 教学，不仅可以有效提升学员的教学满意度，还能激发学员对麻醉学科的浓厚兴趣，并在实际教学中取得显著的成效。但是，考虑到非麻醉专业学员的多学科背景，如何更进一步实施专业导向的教学，又不会给教师增加过多工作负担，将成为未来非麻醉专业学员住院医师培训改革的关键和难点。在借助新媒体微信平台进行教学的过程中，作者也意识到碎片化学习方式存在一定问题。碎片化学习方式可能导致学生的注意力分散，由于缺乏面对面带教老师的监督，学生可能在学习过程中分散精力，这在一定程度上会延长他们掌握知识所需的时间。因此，我们需要思考如何更有效地融合新媒体教学方式和传统教学方法，这是未来的研究方向。

在新冠肺炎疫情防控期间，网络授课成为了主要教学方式。王爱华等[22]对新冠肺炎疫情防控期间在线网络课程的教学效果进行了探讨。调查结果显示，学生的在线学习目标达到了学习要求，但学习互动环节表现不够理想，学生对网络课程整体满意度较高，但在课程内容、课程资料素材、学习顺畅度等方面仍需要改进，大多数学生仍期待线下面授课程。该研究为在线网络课程建设的进一步优化提供了指导。首先，需要仔细筛选在线学习和线下自学的内容，以最大限度地优化和精简课程学习资源。每个在线视频播放单元以 30 分钟为宜，虽然在线课程主要以教学视频为主，但也不能忽视仍然有一部分学生倾向于通过 PPT 课件进行学习。其次，在线网络课程依赖于网络平台，平台的稳定性和课程学习的流畅性直接影响学生的使用体验，甚至影响其学习兴趣。最后，教师在在线网络课程中需要不断改进教学视频的制作，提高视频资源质量，不断完善教学内容，积极与学生互动交流，创造良好的学习氛围，增设激励措施，从而提高学生的自信心。综合考虑这些因素，可以有效提高在线网络课程的质量和学生满意度。

江伟等[23]研究了多媒体视频在见习教学中应用的效果，并探讨了麻醉见习教学中多媒体视频的最佳应用方式。研究将 50 名学生随机分为对照组和观察组，对照组学生首先观看标准教学视频，展示麻醉机的应用和全身麻醉过程，然后进行现场观摩示教。观察组则采用了相反的教学顺序。然后，对这两种不同的教学方式进行了比较。研究结果显示，对于非麻醉专业的学生，首先进行现场观摩示教可以更好地激发学生的学习兴趣，而多媒体视频随后可以起到补充和总结的作用，从而实现更好的麻醉见习效果。由此而知，对于非麻醉专业的学生，多媒体视频的最佳应用方式是首先现场观摩示教，然后观看标准教学视频，这种教学顺序可以更好地激发学生的学习兴趣，达到更好的学习效果。

何丽洁等[24]对互动式数字化教学在内科循环系统中的应用进行了探索。互动式数字化教学方案包括以下内容：3D real-time body 学习软件；解剖投影技术；多媒体教学完成心电图的初步学习；数字化医学培训考核平台；互动式实践演练。在该研究中，60 名临床医学专业五年制本科生被随机分成两组，实验组采用互动式数字化教学模式进行循环系统疾病的理论和实践教学，而对照组则采用传统学习模式，完成学习后，接受病例分析考核，并填写教学效果评价问卷。研究结果显示，实验组病例分析考核的总成绩高于对照组，同时，实验组教学评价问卷得分也优于对照组。此外，实验组的学员对互动式数字化教学模式的反馈更为积极，认为这种模式适用于内科循环系统的学习。总之，研究表明互动式数字化教学模式能够显著提高学生在内科循环系统学习中的专注力和知识掌握能力。这种模式为内科学的教学提供了一种更加有效和更具吸引力的方式。

方利群等[25]将线上视频直播应用于见习教学。该研究选取了八年制临床医学专业的 83 名学生，随机分为试验组（43 名）和对照组（40 名），试验组采用了线上视频直播结合线下技能训练的教学方法，而对照组采用了教师课堂授课和技能训练的方法。结果显示试验组学生在理论测试、单人面罩球囊通气技能和鼻咽通气道置入技能方面的成绩均高于对照组学生。该研究者指出：在气道管理见习课程中，线上视频直播联合线下技能训练对于提高学习兴趣、改进教学效果以及营造良好的学习氛围具有积极作用。在视频直播中，枯燥的理论知识与临床现场更好的结合，提高学生对所学知识的感性认知，有助于学生掌握相关知识。此外，视频直播教学形式更为新颖，学生可以观察手术间的布局、设备、人员及其行为等，这些临床场景对见习学生具有很强的吸引力，使学生有一种“临场感”，参与感大大提高，学习兴趣也更浓厚。但直播教学对设备依赖度高，视频播放为单向输出，互动缺乏，与现场观看仍然有一定差距，不能完全取代现场观摩，人数较多时可以考虑。在今后的教学实践中，如何合理安排线上和线下教学以拓展教学范围和提高学习效率是需要继续探讨的问题。

虚拟现实技术在医学领域应用已 20 多年。医学教育实践性高、临床培训昂贵、充满风险，虚拟现实技术模拟临床诊疗，降低费用，提供丰富教育资源，激发学生兴趣，减少风险和时空限制。世界各地医学教育积极采用虚拟现实技术，如：德国的人体三维重建，四川大学的 3D 解剖虚拟系统，上海中医药大学的模拟医院。尽管虚拟现实技术在医学各领域还处于初级阶段，但随着人工智能和传感器技术发展，视、触、听、嗅觉更加真实，虚拟现实技术将给医学教育带来全新的体验和变革。

李峰等[26]学者根据我国麻醉医师现状以及麻醉规培教育的独特需求，结合虚拟现实技术在医学领域的应用，探究虚拟现实技术在麻醉规培教育中的潜在价值。麻醉专业规培生培养周期长、成长慢，其主要原因是手术种类繁多、麻醉特殊病例少见，对手术中可能出现的意外情况判断不足，从而增加手术风险。我国麻醉医师数量严重不足，工作负荷、压力巨大，更快更好地培养高质量麻醉医生是目前急需解决的问题。虚拟现实技术的发展为麻醉规培提供了全新的学习模式，直观形象地模拟特殊病例、罕见病例，可以很好地提高年轻医生处理复杂问题的能力、缩短培养周期。同时虚拟现实技术还能提供麻醉质量评价功能，在未来也有希望作为规培生的考试评价工具。然而，目前虚拟现实技术还不完全成熟，有赖于科技继续发展，相信在不远的将来一定会成为规培教育的一大助力。

2013 年是大数据时代的元年，让传统教育研究走向科学实证，让教育科学领域能够借由前沿技术的发展从宏观群体走向微观个体，从而让教育研究“个体化”成为了可能。

易斌及其团队[27]探讨了如何运用教学大数据系统来提高麻醉专业型硕士研究生的教学质量。其团队构建的教学大数据系统由教学系统、大数据采集系统、考核系统及反馈信息采集系统 4 部分组成。带教老师使用系统对学生的日常技能操作进行实时评分，并提供有效、针对性的规范和纠正，还采集和记录了学生对老师带教过程中的态度、经验、专业素养、逻辑思维的合理性等信息。带教老师和学生可以随时查阅实时更新的数据，了解当天操作考核的得分和丢分点，和既往以及其他学生进行比较，此外，老师可以随时查看学生对自己的评分，以便及时进行调整提高。该团队将麻醉专业硕士研究生分为大数据组和传统教学组，大数据组采用前述教学模式，传统组采用传统的教学模式。比较后发现大数据组研究生的 28 项临床技能考核成绩均高于对照组，两组学生对带教老师的“带教态度”以及“专业素养”上无区别，在“逻辑思维”“动作示范”以及“教学效果”的评分上，大数据组优于传统组，说明大数据组的教师在带教过程中，对学生操作的个体差异以及优缺点把握更加准确，由此带来更好的带教逻辑思维、更好的带教示范和更好的教学效果。该团队将通过临床实践研究，构建适用于麻醉专业研究生临床实践培训的临床教育大数据信息框架，基于此框架开发一套平板电脑大数据采集管理程序，用于实时采集学生和老师的培训数据。这些数据经过分析处理，可帮助改善培训质量，为学生存储连序性、个性化的培训数据，实现个性化培训的连贯性。

六、其他教学方法在教学中的应用

任务教学法（Task-Based Language Teaching，TBLT）是指教师将学习内容融入教学任务中，通过学生对任务的分析、探讨，更好地巩固学过的知识。税春玲等[28]探索了任务教学法在麻醉教学中的运用，具体实施策略包括：自主探究任务、合作探究任务、混合探究任务。自主探究任务主要为培养学生的自主探究意识与能力，教师可设计问题如“麻醉前一般要做哪些准备”，学生积极自主探究后给出答案，不仅培养学生的自主探究能力，更在一定程度上加强了学生对相关知识的理解。对于一些重难点问题，学生需通过合作探究来完成，例如“麻醉诱导前即刻期的准备”，由于需要准备的内容较多，学生无法在短时间内单独完成，可通过合作，避免耽误课堂进度。混合探究任务是将上述两种任务混合在一起让学生完成，同样可以起到理想的教学成效。但需要注意的是，不应过分频繁地使用任务教学法，频繁使用会产生适得其反的效果。此外，在使用任务教学法时，教员应适度引导学生思考，帮助建立清晰的思路，有针对性地解决所布置的任务。同时，在设计任务时，教员应仔细斟酌，力求任务设计既科学又合理，以提高教学质量、激发探究热情。

罗红霞[29]在麻醉教学实践中发现，通过引导学生进行课堂讨论，可以有效提高麻醉课程学习的积极性，从而显著提升教学质量。结合多年的麻醉教学经验，罗红霞总结出引导学生讨论应重点把握如下几个方面：①科学设计讨论话题：教师需精心设计讨论话题，话题的科学性直接关系到学生的讨论参与度，教师必须谨慎科学地设计与教学内容相关的讨论话题，以提高学生的讨论质量和积极性。②科学引导学生讨论：学生讨论需要教师适时引导，而非袖手旁观，以确保讨论质量。科学引导有助于深入、积极的课堂讨论，提高教学质量。若偏离主题，教师应适时引导将焦点重新聚焦在原讨论话题上。③将讨论延伸至课外：麻醉课堂的时间有限，难以容纳充分的讨论。教师应努力将讨论延伸到课外，例如建立班级微信群等，可以在微信群中进行自由讨论，教师在课外讨论中也应进行积极引导，提高课程教学质量。

王韶双等[30]研究了多元化教学在麻醉超声培训中的应用。他们将 95 名学员分为两组，对照组采用传统教学方法，观察组采用多元混合教学方法。结果显示：观察组的理论考核、操作考核和学员满意度均显著高于对照组。该研究团队认为，多学科参与的多元化教学方法在麻醉医师超声引导神经阻滞教学中的教学效果明显优于传统教学方法。这种方法提高了培训学员的学习积极性和学习效率，有助于麻醉医师更好地掌握超声引导神经阻滞技术，从而提高医疗质量和安全性。

宋凤香等[31]研究了立体化教学模式在临床麻醉学教学中的应用。立体化教学包括课堂教学、实践教学和网络教学。该研究团队发现，与传统教学模式相比，立体化教学模式培养下的学生在形成性考核和终结性考核中都有更好的成绩，学员对课程也更加满意。该团队认为，立体化教学充分利用互联网技术，突破时间和空间的限制，极大地激发了学生自主学习的兴趣，不仅有利于强化、巩固所学知识，学生还能接触更全面、更前沿、更深层次的知识。因此，这种教学模式不仅能提高课堂教学效率，还培养了学生的自学能力，锻炼了其创新思维，提高了其创新能力。立体化教学充分利用纸质和数字化、电子化教学资源，将理论讲授、临床实践与网络学习有机整合在一起。学生不再仅仅是被动接受知识，而是积极参与到各种实践活动中，包括案例分析、模拟手术、团队合作等，有助于培养学生的创新实践能力，充分发挥了学生的教学主体性和积极性，有利于培养出一批具备一定创新精神的高素质的临床麻醉医师。

对分课堂教学模式倡导将一半课堂时间用于教师讲授，一半课堂时间用于学生讨论学习。自该教学模式提出以来，立即受到医学教育界的普遍关注。程红等[32]就如何在麻醉课堂中有效地应用对分课堂进行了论述。①对分课堂留给教师的知识讲授时间不充裕，教师应把握知识讲授节奏，提高知识讲授成效。②讲授知识仅是开端，接下来的学生讨论方是重难点。麻醉教师最好于课前提前预设讨论任务，讨论任务的科学与否关乎对分课堂教学质量是否能够提升。③布置讨论任务后，教师应采取有效措施积极引导学生讨论，可以在教室中巡视，一旦发现积极性不高的学生，应立即了解情况并积极解决。④学生完成讨论后，教师可以要求每个小组派遣一名代表发表讨论成果，并对成果进行总结，这有助于学生记忆和复习，同时，鼓励学生将总结内容记录在笔记本中，以便后续学习。总之，对分课堂教学模式在麻醉学教学中的应用有助于提高教学效果，希望这种教学方式可以让更多的麻醉教师有所感悟。

研讨式教学法是在教师的指导下，学生以小组形式对指定问题进行讨论的一种教学模式，旨在让学生通过讨论或实践来达到学习的目的。Zeng 等[33]对研讨式教学法与传统教学法在医学教育中的应用效果进行了 meta 分析。经检索与筛选，该团队共纳入 16 项随机对照试验，涵盖了药理学、内科学、外科学、妇产科学、儿科学、麻醉学等学科，教学效果的评估包括了课堂氛围的改善、主动学习能力的提高、学习兴趣的提高等 12 个项目，分析结果显示，与传统讲座式学习（LBL）相比，研讨式教学法是一种更为有效的教学方法。研讨式教学法不仅提高了学生的知识和技能得分，还提高了学生的主动学习能力、培养了学生的合作精神，并且课堂氛围更加活跃。

优秀的医务工作者需要良好的医患沟通能力，因为充分的医患沟通对于缓解紧张的医患关系至关重要。研究发现，80% 的医疗纠纷与不良医患沟通有关，而另外 20% 也与不完善的医患沟通密切相关。医学研究生是未来临床医生的潜在力量，因此医学研究生的医患沟通能力也是学习阶段的重要培训项目。陈堃等[34]提出了研究生在读期间每人每周主持一次医患小讲座，邀请患者及家属就患者病情诊疗相关问题进行沟通，12 周后由评审专家对研究生进行门诊诊疗考核，通过自我评价量表和利物浦医生沟通能力评价量表评估考核效果。结果显示研究生的沟通能力、自我评价及专家评价都有明显提升，该团队指出通过医患小讲座，医学研究生的沟通技能得到明显改善。因此，医患小讲座可被视为一种用于培养临床医学研究生的潜化新型教学方法。

基本生命支持（BLS）的质量被证明是预测心脏骤停患者存活率的重要因素。然而，数据显示，无论是院外还是院内复苏，BLS 的质量都不理想，提高 BLS 急救培训质量是解决这一难题的关键。在李琦等前期的研究中提出，视频辅助反思学习可以有效提高受训者的 BLS 学习效果。他们之前采用了初学者 BLS 技能预测试并录制视频，在培训开始前向学员展示，让学员反思自己犯的错误并进行纠正。然而，这种方法会对学员的心理产生影响，因为将他们的错误暴露给其他学员可能会让他们感到难堪和尴尬，从而在后续的学习中产生压力。因此，李琦等[35]提出了模拟错误视频法，即通过演员而不是学员提前演示 BLS 中容易出错的知识点，并在学员接受培训前观看视频并进行反思。他们通过对比 BLS 传统教学组、学员预测试反思组和模拟错误反思组，发现学员预测试反思组和模拟错误反思组都有效提高了受训者的 BLS 学习效果。最重要的是，模拟错误视频组不会对学员的心理产生负面影响，因此这一方法值得推广。

一位卓越的临床军医需融合卓越的专业技能与卓越的心理素质。当前，国内医学培训主要侧重专业技能培训，而对心理素质的培训却相对不足，这成为医师培训领域明显的不足之处。

马剑波等[36]探讨了心理干预对提高军队医学专业学位研究生心肺复苏模拟培训的效果。他们将 87 名军队专业学位研究生随机分成三组：传统培训组（C 组，29 人）、心理干预 1 组（S1 组，29 人）和心理干预 2 组（S2 组，29 人）。所有学员接受相同培训导师的专业战时模拟培训。传统培训组在培训结束后立即进行考核。心理干预 1 组在培训结束后通过讲座方式，由心理专家讲解分析培训考核中常出现的心理问题以及解决方法，进行心理疏导，然后进行考核。心理干预 2 组则由心理学医师进行一对一个性化访谈和心理疏导，然后进行考核。考核使用了“单人成人心肺复苏术考核评分表”进行评分。在测试前，每位学员需要进行状态 – 特质焦虑问卷（STAI）评估。测试后，他们还进行了创伤后精神痛苦调查表（PDI）、麻醉医师非技术能力（ANTS）评估以及压力源调查。考核导师详细记录了考核表现。研究结果表明，各组学员的 STAI 评分没有明显差异。与传统培训组相比，心理干预 1 组和心理干预 2 组的 PDI 评分显著下降，同时 ANTS 评分和考核成绩均显著提高。此外，心理干预 2 组的 PDI 下降更为显著，ANTS 评分和考核成绩也有明显提高。该团队指出，心理干预可以显著提高军队医学专业学位研究生心肺复苏模拟培训的质量，然而关于如何进行心理干预以最大程度提高战时心肺复苏模拟培训的质量，目前仍处于探索阶段，尚没有完备健全的心理干预程序或指南，需要进一步研究和改进。

麻醉学包含生理学、人体解剖学、药理学、内外科学、紧急重症护理和临床实践等多个学科。传统的麻醉学教学方法通常抽象晦涩，让医学生感到枯燥，难以引发兴趣，使他们难以理解和掌握临床麻醉学的理论知识，从而影响其对临床麻醉操作技能的掌握。这对全科医学生的临床麻醉学实习热情产生负面影响，同时也可能对学科整体教学质量造成不利影响。

重庆医科大学附属永川医院麻醉科结合全科医学特点，对全科医学本科生麻醉学教学方法实施了一系列改革，包括教学前准备、教学方法、临床实践及实习总结与考核，其教学方法多样化，涵盖以问题为基础的学习、启发式教学和讨论与互动式教学。李敏等[37]对 2011—2013 级全科医学麻醉学临床教学情况进行了汇总，发现改革后的教学方法得到了广大师生的肯定和欢迎，不仅有利于培养学生的学习能力，让更多的全科医生对麻醉有了深刻的认识，激发了他们的麻醉学习兴趣和主观能动性，从而保证和提高了麻醉学教学质量。

徐海涛等[38]提出，传统教育在医学领域存在诸多不足，影响学生学习效果和职业发展。微课程作为现代科技手段的产物，具有时间短、内容精悍、灵活性强等特点。微课程对知识点、命题或思考题进行深入讲解，便于学习者理解和掌握。在医学教育教学中，微课程可以有效解决知识点零碎、门类繁多等问题，提高学习效率，成为当下课堂教学的重要补充。微课程的构建对教师而言是一个极大的考验，需要有扎实的专业知识与凝练的语言技巧，但这也是教师专业发展的一个契机；对学生而言，学生拥有了灵活的学习平台，可自由支配时间，但是要求学生有自我教育和自主学习能力；对学院而言，提供了新路径，促进了计算机硬件设施建设，增强了高校实力和综合竞争力。

其具体措施包括拓展思维、把握时间、学生参与。在微课程建设中，教师需要运用多种方法将抽象的知识点直观表达，精炼内容，突出重点，同时邀请学生参与课程构建，了解学生的知识水平和需求，使课程设计更科学合理。医学教育教学微课程的构建是时代发展的必然，有助于提高教学质量、扩充教育资源、增强综合实力，同时促进医学生自主学习能力的发展、高校教师教育教学水平的提升和教育科研能力的增强，是高校课程改革和建设取得新成果的重要推动力量。

循证医学作为结合临床医学与临床流行病学的新体系，被广泛应用于医学的临床教学中，改变传统经验医学模式，加速临床医学的发展。柏平等[39]汇总了循证医学教育在麻醉教育中的应用，为提高麻醉教学有效性奠定了基础。麻醉学教学中引入循证医学可提高临床实践能力和理论知识应用能力，规范操作方式，提高患者依从性和预后，促进带教老师知识水平提高。其教学步骤为带教老师提出问题，学生通过多种途径查找最佳证据，随后对证据进行评价，最后在临床实践中应用。在麻醉临床教学中，应用循证医学教育需要加大带教医生的培训力度，并且要及时更新教学内容和改进教学方法。带教医生需要具备查阅文献的能力和丰富的临床经验。同时，学生需要掌握网络医学技术，对查阅的文献资料进行批评性评价，并在临床情境中应用相关信息。麻醉临床教学中应用循证医学教育也有不足之处，循证医学教育需要付出更多精力和时间，且要求学生具备较高的自学能力，否则易致教学质量下降。此外，若过多采用循证医学教育模式，会使学生应接不暇，影响其他学科的学习效果。随着现代医学科技的发展，循证医学教育模式在麻醉临床教学中已成为必然趋势，可有效提高学生获取前沿知识的能力，以及在临床实践中合理应用理论知识的能力，增强学习的积极性和主动性。

在麻醉学教学中，由于知识枯燥乏味，学生普遍缺乏学习兴趣。为解决这一问题，罗红霞[40]提出了几个激发学员学习兴趣的教学方法：第一，模拟系统是麻醉教学的重要工具，包括真人模拟系统、视频模拟系统、实物模型以及虚拟现实和触觉感知系统等。学员可以进行角色扮演，重复模拟意外事件和麻醉并发症，提供一个相对真实的情境，增加学生的学习乐趣，激发兴趣。第二，在麻醉教学中，教师应积极引导学生提问，帮助学生解答疑惑，以激发他们的学习兴趣。通过让学生自由提问，教师可以更好地了解学生的学习情况和需求，帮助他们更好地掌握知识。第三，利用互联网的普及，在麻醉课堂中开展在线学习，以激发学生的学习兴趣。通过布置在线学习任务，引导学生系统了解和掌握麻醉知识，并在讨论中总结心得体会。总之，通过利用模拟系统、引导学生提问和在线学习等多种手段，可以有效地激发学生的学习兴趣。

麻醉学是临床医学的重要学科，近年麻醉专业发展迅速，学生构成更加复杂，水平参差不齐，为临床教学带来困难。传统教学方法已不适用于新形势，闫东等[41]探讨了新形势下麻醉学教学方法及其教学特点。教学方法包括加强学生专业知识学习、基本技能培训、专题讲座和心理素质培养，在 50 名实习同学中加以应用，并与传统教学法进行比较。结果显示：与传统教学方法相比，新型教学方法使得学生学习成绩、临床思维能力、独立解决问题能力、自学能力、综合分析能力、记忆理解能力、团队意识、沟通能力、学习兴趣都明显提高，差异有统计学意义（$P < 0.05$）。由该研究可以得出，加强对麻醉学专业学生的专业知识及基本技能培训，积极开展专题讲座，并注重学生心理素质的培养，可以有效提高学员学习积极性和成绩，以及沟通能力的提升。

西部麻醉住培基地与时俱进，积极探索各种教学模式在住院医师规范化培训中应用的优缺点，这些宝贵的经验有助于全面提升西部麻醉住院医师规范化培训的质量。

执笔人：王漠然

参考文献

[1] 柏平，闫东．PBL 教学法在麻醉教学中的应用效果．中国科教创新导刊，2014（2）：66.

[2] 吕治全，李敏．PBL 教学法在麻醉学实践教学中的运用．科学咨询，2017（40）：24，27.

[3] 杨贞，黄艰，朱圆，等．整合医学理念联合 PBL 在麻醉住院医师规培教学中的应用．中华医学教育探索杂志，2023，22（5）：730-733.

[4] 张西京，苏斌虓．重症医学临床教学应用 PBL 模式的作用．创伤与急危重病医学，2015，3（4）：193-195.

[5] 屈启才，杨柳，谭苗，等．病案教学法在 MBBS 留学生麻醉科实习课中的应用评价．继续医学教育，2018，32（6）：37-39.

[6] 郭海云，才延辉．以病例为基础的教学法在麻醉与围术期医学科八年制实习带教中的应用效果．中国医药导报，2021，18（19）：68-71.

[7] 江海霞，展希，杨文燕．病例为基础的学习教学法在气道管理实习教学中的应用．继续医学教育，2018，32（3）：47-49.

[8] Li P, Li M, Tian L, You J, et al. A systematic review and meta-analysis of the influence of case analysis teaching in clinical anesthesia education. Ann Palliat Med, 2022, 11(1): 291-298.

[9] 王念，田春，石会．病例分析法在重症医学教学中的应用．中国继续医学教育，2023，15（14）：175-179.

[10] 柏平，闫东．案例式立体教学法及其在麻醉教学中的应用．中国校外教育（下旬刊），2014（2）：63-63.

[11] 赵鸽，刘畅，申新，等．翻转课堂结合 CBL 在麻醉住院医师规范化培训教学中的应用．中国继续医学教育，2020，12（22）：27-29.

[12] 甯交琳，赵弘智，王恩琴．TBL 教学模式在临床麻醉模拟教学中的初步应用．中华全科医学，2014，12（1）：3.

[13] 杨柳，吕治全．临床麻醉教学中 TBL 教学模式的应用．科学咨询，2018（40）：69.

[14] 王中林，田春．LBL+TBL 双轨模式教学法在麻醉科见习中的应用效果观察．中国继续医学教育，2017，9（1）：19-20.

[15] 方育，黄洁，乔飞，等．PTC 教学模式用于临床麻醉危机管理教学的实践总结．继续医学教育，2017，31（4）：37-38.

[16] 黄洁，方育，谭莹，等．Seminar 教学法结合 PTC 在麻醉危机管理中的效果分析．继续医学教育，2021，35（5）：2-4.

[17] 李小刚，申新，王强，等．微信辅助教学在麻醉科住院医师规培中的应用．中国继续医学教育，2019，11（26）：11-13.

[18] 王雁，彭佩华．微信辅助超声引导臂丛神经阻滞在麻醉实习教学中的观察．继续医学教育，2019，33（1）：25-26.

[19] 王中林，蔡翼．微信平台联合 PBL 教学法在临床麻醉教学中的应用．中国继续医学教育，2019，11（7）：26-27.

[20] 张昊鹏，苏斌虓，董海龙．微信平台在麻醉学临床实习教学中的应用．临床麻醉学杂志，2018，34（9）：907-908.

[21] 江伟，杨柳，税春玲，等．基于微信平台的 CBL 教学法在麻醉教学中的应用．中国继续医学教育，2022，14（14）：37-40.

[22] 王爱华，田春．基于清华教育在线平台网络课程教学的全科医学专业麻醉学教学研究．现代医药卫生，2020，36（23）：3861-3863.

[23] 江伟，杨秀明．多媒体视频在非麻醉专业学生见习教学中的应用对比．科学大众（科学教育），2017（8）：173.

[24] 何丽洁，张瑜婷，苏斌虓，等．互动式数字化教学在内科循环系统中的应用．心脏杂志，2024，36（1）：116–120.
[25] 方利群，许钊，岳建明，等．线上视频直播联合线下技能训练在医学生气道管理见习教学中的应用．中华医学教育杂志，2023，43（10）：760–764.
[26] 李锋，童华，梁晶，等．虚拟现实技术在麻醉规培生教育中应用探索．教育现代化，2019，6（87）：234–235.
[27] 易斌，杨纯勇，鲁开智，等．应用教学大数据提升麻醉学专业型研究生教学质量的研究［C］//中国学位与研究生教育学会．中国学位与研究生教育学会，2016.
[28] 税春玲，屈一鸣．任务教学法在麻醉教学中的运用探研．科学大众（科学教育），2017（8）：171，183.
[29] 罗红霞．讨论法在医科大学麻醉课程教学中的运用研究．成才之路，2017（1）：78.
[30] 王韶双，毕阳，严军，等．多元化教学在麻醉超声培训中的应用价值．继续医学教育，2022，36（1）：21–24.
[31] 宋凤香，邓立琴，马妮娜，等．临床麻醉学立体化教学模式探索．中华医学教育探索杂志，2018，17（12）：1232–1237.
[32] 程洪，罗红霞．对分课堂教学模式在麻醉课堂中的应用浅探．才智，2020（14）：85.
[33] Zeng HL, Chen DX, Li Q, Wang XY. Effects of seminar teaching method versus lecture–based learning in medical education: A meta–analysis of randomized controlled trials. Med Teach, 2020, 42(12): 1343–1349.
[34] 陈堃，刘大为．医患小讲座对医学研究生沟通能力的培养．中国高等医学教育，2021（3）：131–132.
[35] Li Q, Lin J, Fang LQ, Ma EL, et al. Learning Impacts of Pretraining Video–Assisted Debriefing With Simulated Errors or Trainees' Errors in Medical Students in Basic Life Support Training: A Randomized Controlled Trial. Simul Healthc, 2019, 14(6): 372–377.
[36] 马剑波，杨纯勇，曹志永，等．心理干预对军队医学研究生培训质量的影响．解放军医院管理杂志，2019，26（2）：188–192．DOI:10.16770/J.cnki.1008–9985.2019.02.025.
[37] 李敏，彭明清．全科医学本科生麻醉学教学方法探析与实践．现代医药卫生，2017，33（15）：2396–2398.
[38] 徐海涛，税春玲．医学教育教学微课程构建．新课程研究，2021（2）：73–74.
[39] 柏平，闫东．麻醉临床教学中循证医学教育的应用价值．科学咨询，2018（6）：45–46.
[40] 罗红霞．试论如何激发学生的麻醉学习兴趣．课程教育研究，2017（3）：2.
[41] 闫东，柏平．新形势下麻醉教学的构成及特点分析．中国校外教育，2014（2）：58.

35 第三十五章 教学评价在麻醉住院医师规范化培训中的现状及研究进展

教学评价是学员对整个课程的教学质量进行评价。这种评价为教育者提供了宝贵的反馈意见，使教育者能够识别成功的教学策略和需要改进的教学领域。根据评价结果，课程可以进行必要的修改，以增强学习过程的有效性和吸引力，这有助于提高课堂教育的质量，促进知识传递和技能培养，使学生更好地实现他们的学术和职业目标。

邓娇等[1]通过对空军军医大学（原第四军医大学）第一附属医院外科学教研室的教学质量进行抽查和分析，为改进教学质量评估方法提供了重要见解。他们发现在过去的教学质量评估中，采用的百分制评分表评分在不同年度或不同职称之间没有明显差异，无法为个人提供明确的改进方向。随后，他们采用了满意制调查问卷，这一方法更好地反映了教学技术方面的差异，更易出现统计学意义。然而，这一方法仍然有局限，因为它无法体现不同课程、不同授课教师之间的差别，且对于教学表现和学习效果等方面的评价也很有限。为此，该团队重新设计调查问卷，采用新型电子问卷工具，细化了评估领域，包括课程总体满意度、教学技术、教学表现力、教学效果和教师特征五个方面，旨在提供更全面的评估效果，根据评估结果模块追溯教师，可将结果通知到个人，促进教师成长，激发学员的学习能力，从而提高整体教学质量。问卷在设计时应从以下几个方面入手：问卷设计的目标、影响关键信息评估结果的因素问题、明确的问题设计、应答格式的选择、问卷的长度、问题的排布、问卷的发放方法与时机等。问卷在实施过程中，还要根据学生反映及时修订，以获得更可靠的数据，才能为不断提高教学质量做出贡献。

住院医师规范化培训在全国大规模开展，但是各培训基地医疗水平和教学水平有着明显差距，为了追求住院医师规范化培训的同质化，在培训过程中进行阶段性、计划性的形成性评价和终结性考核尤为重要。而形成性评价可以及时反馈住培学员的学习情况并进行改进，在整个住培学员培训中起着重要作用。

四川大学华西医院麻醉科及自贡市第四人民医院麻醉科郭飞、吴朝萌等[2]提出了“临床流程式考试量表”（Clinical Flow Examination，CFE），用于评估四川大学华西医院麻醉科住院医师规范化培训的效果。在培训过程中，研究人员对 98 名学员进行了连续 3 次的考核，并随后对考核导师和学员进行了满意度调查，并对 CFE 量表进行了信效度检验，最后对成绩和满意度数据进行了统计分析。结果显示，95 名学员完成了考核，CFE 量表的信效度较高。学员的基础、专业和最终总成绩普遍较高，表现出较好的培训效果。值得注意的是，女生组在基础、专业和最终总成绩方面均高于男生组（$P < 0.05$），而其他组之间的差异则没有统计学意义（$P > 0.05$）。此外，研究还发现，学员和导师对 CFE 的满意度分别为 98.9% 和 100%，显示出他们对这一评估工具的高度满意。总体来说，四川大学华西医院麻醉科的 CFE 量表在评估麻醉科住院医师规范化培训效果方面具有良好的评价效果，学员和导师对其满意度也很高。然而，虽然整体培训效果较好，但男性学员仍有改进的空间，因此，需要进一步优化考核安排，以实现更好的同质化效果评价。

人工智能（artificial intelligence，AI）是以计算机科学（computer science）为基础的多学科交叉融合的新兴学科，是研究、开发用于模拟、延伸和扩展人的智能的理论、方法、技术及应用系统的一门新的技术科学，已经完全渗透到医学领域，在临床教育和培训方面也有研究。

麻醉学作为医学领域的重要分支，临床技能和术中管理的培训至关重要。传统的临床技能培训通常依赖于带教导师的个体指导，这既费时又费力。易斌等[3]提出，在麻醉学专业硕士生（专硕生）的临床技能培训中，人工智能具有巨大的潜力，可以借助人工智能，实现对专硕生临床技能的实时分析和培训质量的追踪，从而增强培训效果。依据“多源临床教学数据的实时采集与辨识”“面向 AI 方法的教学指标分析与预测预警模型的构建”“教学评测评估算法与智能教学干预提示”等关键技术对麻醉学专业硕士临床技能培训进行可行性探讨，实施过程中对临床技能标准视频操作要点进行采集及标注，构建临床技能评估模型与技能培训评估分析系统，对专硕生临床技能和麻醉管理进行采集分析，达到培训质量的实时诊断和追踪，能够减少大量临床技能培训对带教导师工作量的依赖度，切实提高每位麻醉学专硕生的临床培训质量。总的来说，人工智能的应用给麻醉学专硕生的临床技能培训带来了革命性的变化，它实现了教学质量的实时追踪，减轻了带教导师的工作负担，为专硕生提供了更好的教育体验。这一创新在麻醉学领域有着广泛的应用前景，有望推动医学教育的不断发展。

迷你临床演练评估（Mini Clinical Exercise Evaluation，Mini-CEX）是 1995 年美国内科医学会 Norcini 在传统的 CEX 基础上，发展出的一套评估住院医师临床技能的教学测评工具。即由主治医师观察住院医师对患者操作，结束后询问学员诊断与治疗计划，再通过结构式表格项目进行评分、反馈。它在住院医师规范化培训中的技能评估上，相对于传统评估方法，具有更高的结果稳定性和可靠性。目前，Mini-CEX 已广泛用于国内外内科和外科住院医师的规范化培训过程中。

易斌及其团队[4]在麻醉学住培临床技能培训中引入了 Mini-CEX，并开发了“麻醉学住院医师规范化培训 Mini-CEX 考核辅助系统 APP”。该 APP 基于住培生和导师个人档案的建立，包含一个简化的 28 项麻醉技能考核表（采用三级 9 分制评分），以及用于导师反馈和学生反馈的系统。利用该系统，对比分析了 2015 年和 2016 年的麻醉住培生，发现采用 Mini-CEX 模式培训的学生，其临床麻醉核心技能操作出科考核成绩显著优于传统教学组。两组学生对导师的“带教态度”和“专业素养”评分相似，但在“逻辑思维”和“教学效果”方面存在显著差异。改良的 Mini-CEX 模式有助于全面评估麻醉住培生的综合能力，特别是“实时反馈”对自我提升有很大帮助。建议在麻醉学住院医师规范化培训中推广，其可在麻醉学专业硕士生乃至本科生的临床实习阶段发挥重要作用。

很多学者都探讨了 Mini-CEX 在麻醉学住院医师规范化培训中的作用，欧阳玉芳等[5]对这些研究进行了综述，他们认为，以 Mini-CEX 为基本框架的临床技能考核，可反映出学员在不同学习阶段其临床技能的薄弱环节，进一步进行个体化施教以保证麻醉专业学员的技能水平都能得到提升，同时，利用 Mini-CEX 评分表对构建的结果进行培训效果评价，亦可以取得良好的评价结果。但 Mini-CEX 对判断考核是否达标带有较强的主观性，而且当前麻醉住培教学系统缺乏统一的标准化 Mini-CEX 考核体系，众多住培基地都在共同探索。未来在麻醉住培教学的实践过程中，可采用 Mini-CEX 联合多种教学方式，包括危机管理教学。将其应用于整个麻醉住培教学的不同阶段和不同教学活动中，形成全面、客观、科学的双向评价体系，以提高教学质量、培养学员的临床综合能力。

综上所述，教学评价在麻醉毕业后教育质量提高和学生发展中具有重要意义，合理恰当应用教学评价，不仅可以提升住院医师培训的质量，也有利于师资教学能力的提升，最终促进麻醉住院医师培训质量的全面提升。

执笔人：朱　圆

参考文献

[1] 邓姣，杨柳，杨谦梓，等. 教学满意度调查问卷在外科学教学质量评估中的应用及新问卷设计. 中国高等医学教育，2019（9）：42-43.
[2] 郭飞，黄康，吴朝萌，等. 临床流程式考试量表在麻醉科住院医师规范化培训中的应用. 中华医学教育探索杂志，2021，20（2）：208-212.
[3] 易斌，陈芋文，钟坤华，等. 人工智能在麻醉学专业硕士临床技能培训考核中的应用可行性探讨. 医学教育研究与实践，2019，27（3）：421-425.
[4] 易斌，顾健腾，鲁开智. 基于Mini-CEX的麻醉学住院医师规范化培训的新教学模式设计和应用. 中国高等医学教育，2017（11）：5-6.
[5] 欧阳玉芳. Mini-CEX在麻醉住院医师规范化培训中的应用现状和展望. 重庆医学，2023，52（2）：294-296，310.